Radiumtherapie

Instrumentarium, Technik, Behandlung von Krebsen, Keloiden, Naevi, Lupus, Pruritus, Neurodermitiden, Ekzemen, Verwendung in der Gynäkologie

von

Dr. Louis Wickham und **Dr. Degrais**

Médecin de Saint-Lazare, Ancien chef de clinique dermatologique de la Faculté de Paris, Lauréat de l'Académie

Chef de Laboratoire à l'hôpital Saint-Louis, Lauréat de l'Académie de Médecine

Vorwort von **Professor Alfred Fournier**
Membre de l'Académie de Médecine

Von der Académie de Médecine de Paris preisgekrönte Arbeit

Autorisierte deutsche Ausgabe von **Dr. Max Winkler** in Luzern

mit einer Einführung
von Professor **Dr. J. Jadassohn**
Direktor der Dermatologischen Universitätsklinik in Bern

Mit 72 Textfiguren und 20 mehrfarbigen Tafeln

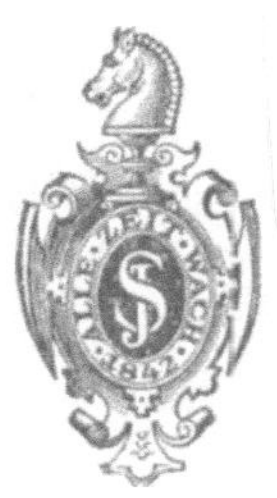

Berlin
Verlag von Julius Springer
1910

Softcover reprint of the hardcover 1st edition 1910

ISBN 978-3-642-50460-0 ISBN 978-3-642-50769-4 (eBook)
DOI 10.1007/978-3-642-50769-4

Einführung.

Unter den modernen physikalischen Behandlungsmethoden ist in der deutschen Literatur die Therapie mit Radium etwas in den Hintergrund getreten, vielleicht vor allem darum, weil an den meisten Orten die zur Verfügung stehenden Mengen des kostbaren Stoffes zur Anstellung größerer Versuchsreihen und zur Verwendung bei zahlreichen Kranken nicht ausreichen. Dagegen hat speziell in Paris diese Behandlung sehr große Fortschritte gemacht. Wer die Literatur verfolgt hat, der weiß, daß es unzweifelhaft das große Verdienst Louis Wickhams war, das Studium der biologischen und besonders der therapeutischen Wirkungen des Radiums zuerst in systematischer Weise aufgenommen und mit außergewöhnlicher Energie in sehr kurzer Zeit Fortschritte erzielt zu haben, die alle bisher gewonnenen Ergebnisse weit übertreffen. Er begann seine Radiumarbeiten im März 1905, und im März 1909 ist das Manuskript des vorliegenden Werkes abgeschlossen worden. Wickham war allerdings in der besonders glücklichen Lage, sehr große Mengen von Radium in einer neuen, für die medizinische Applikation speziell geeigneten Form von der Fabrik Armet de Lisles zur Verfügung zu haben. Aber damit allein war der Erfolg keineswegs gewährleistet. Wickham überzeugte sich bald von der enormen therapeutischen Wirkung des Radiums, und auf seine Initiative wurde dann, um die Studien auf breiter Grundlage und von allen Seiten vornehmen zu können, das „Laboratoire biologique de Radium" mit seinen verschiedenen Abteilungen in Paris gegründet. Hatte Wickham auf der einen Seite durch diese zweckentsprechende Organisation einer gründlichen biologischen und medizinischen Erforschung des Radiums die Wege geebnet, so hat er auf der anderen Seite durch die Filtration der Radiumstrahlen die Radiumtherapie auf eine neue Basis gestellt und manche andere wichtige Neuerungen eingeführt. Es ist unzweifelhaft berechtigt, wie es Malcolm Morris im Anschluß an einen Vortrag Wickhams in der British Medical Association getan hat, bei der Radiumtherapie von einer Epoche vor Wickham und von einer Epoche nach Wickham zu sprechen, wie man die Chirurgie in eine Periode vor Lister und in eine Periode nach Lister einteilt.

Da die bisherigen Erfahrungen Wickhams und seiner Mitarbeiter nur in einzelnen Mitteilungen niedergelegt sind, ist es mit großer Freude zu begrüßen, daß er als der Berufenste, oder besser gesagt, als der einzig Berufene sich entschlossen hat, in Gemeinschaft mit Degrais das erste zusammenfassende Buch über die Radiumtherapie herauszugeben. Es handelt sich hierbei, wie der Leser bald sehen wird, nicht um eine Kompilation der Erfahrungen anderer, sondern um eine eingehende Darstellung eigener Experimente und Krankenbeobachtungen.

Es ist nicht meines Amtes, hier eine Kritik des Buches zu geben oder seinen Inhalt zu resümieren. Ein Blick in die folgenden Blätter wird genügen, um zu zeigen, daß es sich hier wirklich um ein Standard work handelt, von dem jeder, der für physikalische Therapie im allgemeinen Interesse hat, Kenntnis nehmen muß. Ich habe es daher, ganz wie bei dem Original unser Altmeister Fournier, für überflüssig gehalten, der deutschen Übersetzung dieses Buches ein Vorwort beizufügen. Aber ich habe doch den Wunsch meines sehr verehrten Kollegen Wickham, mit dem mich seit langen Jahren freundschaftliche Beziehungen verbinden, sein Werk bei dem deutsch sprechenden Ärzte-Publikum einzuführen, nicht unerfüllt lassen wollen. Ich hoffe in der Tat, daß die Winklersche Übersetzung dieser Monographie zur Verbreitung und Vertiefung der Kenntnisse über Radiumwirkung und Behandlung im deutschen Sprachgebiet und zugleich zu einer allgemeinen Anerkennung der außerordentlichen Verdienste der Verfasser und des Laboratoire biologique de Radium beitragen werden. Hoffentlich wird in nicht zu ferner Zeit eine immer größere Anzahl von Patienten in allen Ländern der Segnungen dieser neuen Therapie teilhaftig werden können.

Bern, November 1909. **J. Jadassohn.**

Mein lieber Wickham!

Sie bitten mich, dieses Buch, das Sie mit Herrn Degrais verfaßt haben, bei dem medizinischen Publikum einzuführen. Glauben Sie wirklich meiner Empfehlung zu bedürfen? Ich denke, daß das Publikum in diesem Punkte nicht Ihrer Meinung sein wird.

Ihre Arbeiten sind seit langer Zeit bekannt und werden von uns allen hochgeschätzt. Ich glaube nichts Besseres tun zu können, als heute nochmals zu wiederholen, was ich anläßlich der Vorlegung Ihrer ersten Abhandlung in der Akademie gesagt habe. Sie haben eine schöne, an erstaunlichen Erfolgen reiche Arbeit geleistet, und ich gratuliere Ihnen dazu von Herzen.

Ich bedaure nur, daß die Syphilis an diesen Resultaten noch keinen Anteil hat. Aber wer weiß, ob Sie uns nicht bald mitteilen werden, was auch auf diesem Gebiete Ersprießliches von der neuen Behandlung zu erwarten ist.

Niemand mehr als ich weiß, von welcher Gewissenhaftigkeit und welchem wissenschaftlichen Ernst Ihre Studien durchdrungen sind. Seit 20 Jahren sehe ich Sie neben mir an der Arbeit, und die Gefühle der Hochschätzung und Neigung gegenüber meinem früheren ersten Assistenten haben sich im Laufe der Zeit immer verstärkt.

Ihr herzlich ergebener

Alfred Fournier.

Vorwort.

Dieses Buch ist dem Andenken **P. Curies** und Frau **Curie** gewidmet.

* * *

Bald nach der Entdeckung des Radiums wurden dessen biologische Eigenschaften durch zahlreiche Experimente an Pflanzen und niederen Tieren erkannt.

Seine Wirkung auf das menschliche Gewebe wurde im Jahre 1901 durch einen Zufall entdeckt. Becquerel arbeitete mit einem Röhrchen, das reines Radium enthielt, und steckte es in seine Westentasche; sein Gehilfe Matout warnte ihn vor dieser Unvorsichtigkeit; Becquerel kümmerte sich nicht darum und behielt das Röhrchen mehrere Stunden in der Tasche. 14 Tage später zeigte die darunter liegende Haut eine heftige Entzündung, die Besnier auf das Radium zurückführte.

Das war die berühmte Brandwunde Becquerels; die Erinnerung daran ist bis auf den heutigen Tag eine sehr lebhafte geblieben, und bei vielen Ärzten ist die Wirkung des Radiums gleichbedeutend mit Verbrennung.

P. Curie machte darauf absichtlich ein analoges, sehr beweisendes Experiment und dachte mit vollem Recht daran, daß die Eigenschaften des Radiums für medizinische Zwecke verwendet werden könnten. Er übergab Danlos, Arzt im Spital St.-Louis, eine Probe des Radiums zu Versuchszwecken.

Das war der Ursprung eines neuen Zweiges der physikalischen Therapie.

Heute ist das Radium als Heilmittel allgemein anerkannt, und groß ist die Zahl der auf diesem Gebiete gemachten Fortschritte. Wir besitzen Hilfsmittel zur Messung der Strahlen, die uns genügende Garantien leisten und zur Realisierung zahlreicher Hoffnungen beitrugen.

Schon viele Patienten, die an schwer zu behandelnden Affektionen litten, haben aus der Entdeckung der Curies großen Vorteil gehabt.

Es hat uns deshalb mit großer Befriedigung erfüllt, als Zeichen unserer Dankbarkeit an den Anfang dieses Werkes die Namen der Gelehrten setzen zu können, denen die Ärzte und die Patienten ein so wertvolles therapeutisches Mittel verdanken.

* * *

An verschiedenen Stellen dieses Buches sind Bemerkungen zur Geschichte der Radiumtherapie zu finden. Ein spezielles Kapitel wird denselben nicht gewidmet. Was wir selbst bei diesen Studien geleistet haben, das mögen andere beurteilen.

Im Besitze eines neuen Instrumentariums und einzig dastehender Hilfsmittel zum Studium haben wir die Frage ganz von Anfang an wieder aufgenommen.

In der Einleitung geben wir den ersten Teil der Untersuchungen wieder, die der eine von uns vom März 1905 an in seiner Abteilung in Saint-Lazare und in der medizinal-chirurgischen Klinik der Herren Cazin und Banzet unternommen hat.

Die Resultate dieser Arbeiten gaben die Basis ab zur Schaffung eines biologischen Laboratoriums für Radium, und dank der vollkommenen Organisation dieses Institutes konnten die neuesten Fortschritte in der Radiumtherapie erzielt werden. Für uns wurde dadurch die Möglichkeit geschaffen, unsere ersten Arbeiten zu vervollkommnen, unsere Versuche systematisch auf hartnäckige Affektionen, die für Radium geeignet schienen, auszudehnen und so nach und nach die Schlußfolgerungen zu präzisieren, die dieses Buch enthält.

Wir haben uns von dem Prinzipe leiten lassen, daß in der Radiumtherapie noch mehr als bei irgend einer anderen Behandlung bestimmte Behauptungen nur mit Vorsicht aufzustellen sind, und daß solche durch eine genügend lange Beobachtung und durch eine genügende Zahl behandelter Fälle gestützt sein müssen. Die durch Radium beeinflußten Gewebe bleiben in der Tat noch während Monaten in Aktion, und man muß ihnen Zeit lassen, bis die überhaupt möglichen Modifikationen definitiv eingetreten sind, bevor man sich über den Erfolg der Behandlung ausspricht.

Unsere Beobachtungen erstrecken sich auf 4 Jahre und umfassen ungefähr 900 Kranke.

Unser Hauptaugenmerk richteten wir stets auf das Studium der Messungen, des Filtrierens und der Dosierung, und wir bestrebten uns bei unseren klinischen Beobachtungen konstant, die nötige wissenschaftliche Kritik walten zu lassen, was bei einem so zauberhaften Mittel, bei dem die Gefahr der Autosuggestion besonders groß ist, sehr not tut.

Jede neue und komplizierte Wissenschaft ist fortwährenden Modifikationen unterworfen, und so haben wir denn unsere Behauptungen sehr bescheiden formuliert und übergeben in diesem Sinne dieses erste Buch über die Radiumtherapie unseren Kollegen. Wir erheben nicht den Anspruch, der Kritik zu entgehen.

Der Zweck dieser Arbeit besteht vor allem darin, die Tatsachen darzulegen, die wir selbst auf einem Gebiete beobachtet haben, wo fast alles neu ist, und unseren Kollegen den Gebrauch des Radiums für das Wohl ihrer Patienten zu ermöglichen, indem sie sich eingehende und lang dauernde Untersuchungen ersparen können, die wir haben unternehmen müssen.

* * *

Für viele Ratschläge auf dem Gebiete der Physik sind wir den Herren Razet, Danne, Matout, Sagnac und Debierne verbunden.

Wir müssen ferner vor allem die Bedeutung unseres physikalischen Kabinets für das biologische Radiumlaboratorium hervorheben.

Die Arbeiten des Herrn Beaudoin, Ingenieur der Physik und der Chemie, haben zu einem guten Teil zur Entwicklung der wissenschaftlichen Methoden beigetragen, die in der Therapie Verwendung fanden.

Wir danken auch unseren Kollegen und Freunden, Dominici und Jaboin, für ihre freundliche und wertvolle Hilfe.

Sehr häufig werden bei unseren Beobachtungen die Namen Balzer, de Beurmann, Brocq, Ertzbischoff, Gaucher, Hallopeau, Jeanselme, Magnin, Triboulet und anderer Kollegen wiederkehren. In der Tat haben unsere Lehrer und Freunde in den Spitälern uns in weitherziger Weise ihre Abteilungen und Kranken zur Verfügung gestellt, unter ihnen an erster Stelle de Beurmann im Hospital St.-Louis.

Wir dürfen auch eins nicht vergessen: wenn arme Patienten die Vorteile des Radiums genossen — Herr Prof. Gaucher hat kürzlich diese Bemerkung gemacht in einer Vorlesung, in der die Radiumtherapie gleichsam die offizielle Weihe erhielt —, so haben wir das einerseits der Liebenswürdigkeit der Herren Armet de Lisle und Tarjas zu verdanken, die uns zu diesem Zwecke Radium geliehen haben, andererseits dem Geiste, der die Organisation unseres neuen Institutes beseelt.

Wir müssen auch die Hilfe erwähnen, die uns durch die ersten französischen und ausländischen Arbeiten zuteil wurde, von denen wir besonders die von Danlos, Béclère, Abbé, Williams, Davidson, Lassar, Blaschko zitieren, ebenso die wohlwollenden Worte, die Sir Fréderick Treves anläßlich eines klinischen Vortrags im „London Hospital" gesprochen hat.

Unseren speziellen Dank sprechen wir den Herren Baillère aus für die Sorgfalt bei der Publikation unseres Werkes.

Allen diesen Mitarbeitern sind wir verbunden[1]).

Unser verehrter Lehrer Fournier weiß, welche Dankbarkeit wir ihm für seine stetige liebevolle Fürsorge schulden; wir verdanken der Autorität seines Wortes das Interesse, das die Akademie der Wissenschaften der Radiumtherapie entgegengebracht hat.

Die Einteilung dieses Buches ist einfach und erklärt sich von selbst: Wir mußten erörtern, was das Radium ist, woher es kommt und wie groß seine verwendbare Energie ist, also

Erster Teil: Physik.

Weiter waren die Instrumente anzugeben, die Mittel, über die wir verfügen, die Bedingungen für die Messung und Dosierung, also

Zweiter Teil: Instrumentarium, Technik.

---

[1]) Wir danken Herrn Combres, Assistent der medizinischen Abteilung in St. Lazare, bestens für die Mithilfe bei der Abfassung des Registers und der Kapitel über pigmentierte Naevi und Tuberkulose.

Endlich war zu zeigen, was wir mit Hilfe dieser verschiedenen Mittel erreicht haben, also

Dritter Teil: Klinische Therapie, bestehend in allgemeinen Erwägungen über die Reaktion und in einer Reihe von Kapiteln über Karzinome, Keloide, fehlerhafte Narben, Angiome, pigmentierte Naevi, Tuberkulose, hartnäckige chronische Dermatosen entzündlicher oder pruriginöser Natur und verschiedene andere Affektionen; endlich die Verwendung in der Gynäkologie.

Inhaltsverzeichnis.

Dritter Teil. Therapie.

Einleitung.

Von

Louis Wickham.

I. Wissenschaftliche Basis des Radiums.

Wenn sich die Befunde bestätigen, wenn gewisse Hypothesen sich bewahrheiten, so werden wir am Anfange dieses Jahrhunderts Zeugen einer sehr bedeutenden Umwälzung auf dem Gebiete der physikalischen und chemischen Wissenschaften gewesen sein.

Neue Theorien erschüttern sogar die Grundpfeiler dieser Wissenschaften; gewisse Dogmen, welche bis jetzt unangreifbar schienen, sind sehr ernstlich bedroht.

Man anerkannte im Universum zwei verschiedene Welten: die Welt des Wägbaren und die Welt des Unwägbaren (den Äther und alle Phänomene der Energie im Äther wie Licht, Wärme, Elektrizität usw.).

Diese beiden Welten wurden scharf voneinander getrennt.

Die Energie war unzerstörbar.

Die Materie war unzerstörbar; sie konnte in andere Formen übergehen; ein fester Körper konnte flüssig oder gasförmig werden, aber die Summe der neuen Stoffe ergab immer exakt das gleiche Gewicht wie die der ersten.

Die Materie war träge und besaß in sich selbst keine andere Energie als die, welche ihr von Anfang an mitgeteilt worden war. Sie konnte selbst keine Energie erzeugen.

So konnte z. B. die elektrische Energie nur dann von der Materie stammen, wenn diese selbst der Sitz gewisser Impulse, gewisser chemischer Reaktionen war.

Eine Umbildung der Elemente schien unannehmbar.

Auf diesen Grundpfeilern schienen die physikalischen und chemischen Wissenschaften fest und unwandelbar aufgebaut.

Nach jahrhundertelangen Anstrengungen war man endlich in den Besitz fester Gesetze und Fundamente gekommen.

Aber schon am Ende des letzten Jahrhunderts zeigten sich einzelne Divergenzen. Widersprechende Experimente ließen einige Zweifel aufkommen, vermochten aber die Überzeugung noch nicht zu erschüttern; die Argumente waren zu schwach und leicht zu bekämpfen. Um solche Grundgesetze anzutasten, bedurfte man klarer und entscheidender Befunde und Experimente.

Die Entdeckung der Radioaktivität und insbesondere die Entdeckung des „Radiums" durch P. Curie und Frau Curie gaben den nötigen Angriffspunkt.

Gewisse Annahmen, denen man noch skeptisch gegenüberstand, wurden durch die Eigenschaften des Radiums bekräftigt. Es hat die Experimente ermöglicht; es hat Hypothesen entstehen lassen, welche bis dahin wenig wahrscheinlich waren. Das Radium bildet das Zentrum, um das sich eine wissenschaftliche Revolution abzuspielen scheint.

Sir William Ramsay hatte vorher gezeigt, daß in der Luft eine bestimmte Menge Helium vorhanden sei — analog dem Helium im Sonnenspektrum. Als er nun das Gas „Emanation", ein Zerfallsprodukt des Radiums, in einem Rohre isolierte, konstatierte er, daß in dem Maße, wie das Gas zerstört wurde, es sich in Helium umwandelte.

Dieses Phänomen ließ daran denken, daß das Helium der Luft langsam durch Umwandlung der Emanation entstanden sei, und lieferte ein klares Beispiel dafür, wie aus einem einfachen Körper, der Emanation, ein anderer einfacher Körper, das Helium, entstehen kann.

Debierne hat in gleicher Weise gesehen, daß die Emanation des Aktiniums sich in Helium umwandelte.

Das Helium scheint daher ein Produkt des Zerfalls radioaktiver Substanzen im allgemeinen zu sein.

Sir W. Ramsay soll mittels der Emanation ein noch deutlicheres Beispiel der Umwandlung der Körper gegeben haben. Wenn sich das bestätigen sollte — es wird von Frau Curie bestritten — so würde es die Negation der fundamentalen Gesetze der Chemie bedeuten.

Indem er Emanation in Kontakt mit Kupfernitrat brachte, erhielt er verschiedene Produkte, unter anderem sah er bei der spektroskopischen Prüfung die Linien des Lithiums!

Ebenso unerwartet sind die Tatsachen auf dem Gebiete der Physik.

Das Gas Emanation hat die merkwürdige Eigenschaft, die Radioaktivität zu induzieren, d. h. beim Kontakt mit anderen Körpern können diese für eine gewisse Zeit radioaktiv werden. Sie erwerben also Eigenschaften, die dem Radium entlehnt sind. Irgendein Stoff, Wasser, Vaseline usw. können unter dem Einflusse des Gases „Emanation" radioaktiv gemacht werden ohne Radium zu enthalten.

Indem das Radium zerfällt, wird kontinuierlich Energie unter der Form von materiellen und halbmateriellen Teilchen frei, die äußerst fein und spontan mit Elektrizität geladen sind (α-Teilchen und β-Elektronen), in ihrem Volumen schwankend vom kleinsten Atomteilchen H bis zu Dimensionen, die noch 2000mal kleiner sind. Das Radium stößt sie mit einer außerordentlichen Schnelligkeit ab, die derjenigen des Lichtes fast gleichkommt (300000 km pro Sekunde).

Diese Emission ihrerseits erzeugt eine Bewegung („perturbation") des Äthers, die sich durch die Existenz von sog. γ-Strahlen kundgibt.

Die Teilchen und die Bewegung („perturbation") bilden die Strahlen, die vom Radium ausgehen. Dieselben besitzen eine beträchtliche Energie, die sich auf physikalischem, chemischem und biologischem Gebiet manifestiert; sie durchdringen Körper, verändern photographische Platten, ionisieren die Luft und modifizieren die organischen Zellen.

Das Radium erzeugt nicht nur Elektrizität, sondern auch reichlich Wärme und Licht; es ist phosphoreszierend.

Alle diese verschiedenen Formen der Energie entstehen und manifestieren sich spontan.

Das Radium scheint keinen Anreiz von irgendeiner Seite zu erhalten. Es würde also die Energie, welche es andauernd abgibt, spontan immer wieder finden.

Bis jetzt wenigstens hat man nichts entdecken können, was ihm neues Material zuführen oder es unterhalten könnte. Es müßte daher eigentlich rasch an Gewicht verlieren. Aber die Fragmente hatten nach Jahren das ganz gleiche Gewicht!

Gewisse neuere Berechnungen scheinen zwar doch auf einen Gewichtsverlust hinzudeuten, der aber so erfolgen soll, daß wir ihn nicht bestimmen können; es soll Hunderte von Jahren dauern, bis die Energie eines Radiumkörnchens erschöpft ist.

Diese merkwürdigen und unerwarteten Entdeckungen haben hervorragende Physiker zu etwas phantastischen und sehr interessanten Hypothesen geführt, welche aber der Wahrscheinlichkeit nicht entbehren.

Wenn man bedenkt, daß andere Substanzen, die freilich ganz differenter Natur sind, unter dem Einflusse von bekannten chemischen und physikalischen Reaktionen ganz analoge Wirkungen, wie die vom Radium bedingten, hervorrufen, (der elektrische Funken innerhalb der Crookesschen Röhre — Kanal- und Kathodenstrahlen — und außerhalb der Röhre — X-Strahlen), so muß man sich fragen, ob bei diesen Phänomenen nicht ein gemeinsamer Ausgangspunkt existiert? Ob nicht die Materie selbst, welcher Natur sie auch sei, schließlich in ihren Atomen die gleichen konstitutiven Elemente enthält? Die Strahlen wären nur die Resultante der Desorganisation der Materie im allgemeinen. Der Zerfall würde sich für gewisse seltene Körper spontan und rasch vollziehen, für andere wären gewisse Impulse zu seiner Auslösung nötig.

Um diesen Mechanismus zu erklären, könnte man annehmen, daß die konstitutierenden Elemente der Atome, aus denen alle Substanzen bestehen, mit im Wirbel kreisenden Bewegungen versehen sind, deren Schnelligkeit so groß ist, daß sie Gegenstand der Anziehung und Abstoßung werden (wie ein Planetensystem).

Aus dieser Rotationsgeschwindigkeit resultiert ein Gleichgewichtszustand, welcher die anscheinende Stabilität der Materie ergibt.

Und gerade in der Rotationsgeschwindigkeit der Elemente wäre die unvergleichliche Energie zu suchen, welche der Materie als Reserve innewohnt.

Sobald irgendetwas die zur Stabilität nötige Rotationsgeschwindigkeit vermindert, kommt es zu einer Störung des Gleichgewichts.

Die unmittelbare Folge dieser Störung wird die sein, daß ein Teil der Reservekraft in Freiheit gesetzt wird. Elemente werden mit einer bedeutenden Schnelligkeit entweichen und die in Freiheit gesetzte Kraft wird um so größer sein, je beträchtlicher die Gleichgewichtsstörung war.

Eine absolute Stabilität der Atome darf aber nicht angenommen werden. Eine teilweise Gleichgewichtsstörung besteht immer, so daß ohne Unterbrechung ein Teil der Energie frei wird.

Das heißt nichts anderes als: die Materie dissoziiert sich, zersetzt sich; sie ist in einem permanenten Aufteilungszustand, da Teilchen von Atomen frei werden. Die Zersetzung manifestiert sich in der Abgabe verschiedener Energien: Wärme, Licht, Elektrizität, Radioaktivität usw.

Die Kräfte, die von der Abgabe der in den Atomen der Körper liegenden Energie herstammen, wären als Übergangsstadien vom Materiellen zum Immateriellen zu bezeichnen. Einige sind bloß halbmateriell (wie das Emanationsgas des Radiums und die Elektronen); andere sind nicht mehr materiell. Diese Kräfte vergehen; man kann sie nur bis zu einer gewissen Grenze verfolgen. Sie kehren zum Äther, zur imponderablen Welt, zurück; sie heben die Scheidewand auf zwischen den Ponderabilien und den Imponderabilien und bilden einen Übergang zwischen ihnen.

Über einen Teil dieser Kräfte verfügen wir bereits; sie unterliegen unserem Studium; so die Wärme, das Licht, die Elektrizität, die Radioaktivität usw.

Wir glauben damit einen sehr wertvollen Besitz zu haben. Es könnte aber sehr leicht sein, daß diese Kräfte nur einen minimalen Teil der Energie repräsentieren, welche in der Materie vorhanden ist, von der sie abstammen.

Diese folgenreiche Dissoziierung der Materie — wenn wirklich alle Kräfte der Natur von ihr herstammen — entsteht spontan und hält kontinuierlich an, geht aber mit einer solchen Langsamkeit vor sich, daß sie bis jetzt unsern Augen verborgen blieb; sie ist unsern Untersuchungsmethoden vollständig entgangen. Wir kannten wohl einige ihrer Wirkungen und nützten sie auch aus, ohne aber über ihren Ursprung in Klarheit zu sein. Wenn wir Wärme, Elektrizität, Licht, Phosphoreszenz erzielten, so beschränkte sich unsere Tätigkeit darauf, diese Dissoziation der Körper zu beschleunigen, ohne uns dessen bewußt zu sein.

Bei alledem würde es sich also nur um einen sehr langsam verlaufenden, kaum angedeuteten Zerfall handeln.

Wenn es den Forschern gelingen wird, Mittel und Wege zu finden, die Dissoziation der Körper auch nur etwas zu aktivieren, dann werden Energien von unberechenbarer Kraft frei werden, welche die bereits bekannten verstärken und neue entdecken lassen.

Vor nicht allzu langer Zeit hatte Galvani gerade genügend Elektrizität zur Verfügung, um den Froschschenkel zu erregen. Man wird sich wohl der Hoffnung nicht verschließen dürfen, daß auch die ungeheure Kraft der Materie in absehbarer Zeit nutzbar gemacht werden wird.

Schon jetzt werden verschiedene Methoden studiert, um die Strahlungsintensität gewisser spontan radioaktiver Körper zu vermehren.

Wenn die Entladung der in der Materie enthaltenen Kräfte sich leicht und ökonomisch vollziehen könnte, so würde man in den Besitz von Mechanismen zur Erzeugung unbegrenzter Energie gelangen.

Ich gebe hier verschiedene interessante Abschätzungen berühmter

Physiker wieder, welche als Hauptbasis die Formel $\frac{MV^2}{2}$ haben (das halbe Produkt der Masse der Teilchen mal das Quadrat ihrer Geschwindigkeit).

Nach J. S. Thomson würde die in einem Gramm Materie aufgespeicherte Energie 100 Milliarden Kilogrammeter repräsentieren.

Max Abraham rechnete aus, daß 1 g Elektronen (Teilchen, welche bei der Dissoziation der Materie frei werden) die Energie von 80 Millionen Pferdekräften in einer Sekunde repräsentieren.

Mit Vergnügen geben wir hier folgende Sätze wieder, welche H. Poincaré in der Akademie der Wissenschaften anläßlich des „Éloge de Curie" gesprochen hat:

„Als die Curie das Radium isoliert und gesammelt hatten, sah man, daß dieses neue Metall ganz überraschende Eigenschaften besaß. Es gibt konstant Strahlen ab, welche man dem Strome elektrisch geladener Körperchen vergleichen kann. Die letzteren sind außerordentlich fein und besitzen eine fast ebenso große Geschwindigkeit wie das Licht. Man nimmt an, diese Körperchen seien so leicht, daß sie vom Radium während Milliarden von Jahren abgegeben werden können, ohne daß sein Gewicht merklich abnimmt.

Wenn sie ein Elektroskop treffen, so wird es entladen; wenn sie gewisse Körper erreichen, so bringen sie dieselben zum Leuchten, und dieses Licht scheint ewig zu sein, da dessen Quelle anscheinend unerschöpflich ist.

Diese Körperchen besitzen eine uns unbekannte Geschwindigkeit und enthüllen uns eine ganz neue Mechanik, welche vielleicht (nach dem Urteil einiger Enthusiasten) berufen sein wird, unsere alte Mechanik zu ersetzen, die gerade noch gut genug wäre für unsere dürftigen alten Maschinen mit ihrem Schneckengang. Und diese neue Mechanik läßt nichts vom Alten bestehen. Hiernach gäbe es keine Materie mehr, und was wir heute so nennen, wäre nichts anderes als eine Illusion elektrischen Ursprungs.

Das Radium, welches Licht erzeugt, muß in gleicher Weise auch Wärme erzeugen, und Curie hat gezeigt, daß deren eine große Menge produziert wird — und das war eine neue Überraschung. Liegt hierin das „perpetuum mobile"? Man hat das vielleicht zu schnell behauptet, da man jetzt sagt, daß sich das Radium in 1200 Jahren erschöpfen soll. Bei dieser Annahme würde das Radium immer noch tausendmal mehr Wärme enthalten, als das gleiche Gewicht Kohle. Man hat sogar die Wärmequelle im Erdinnern und selbst die Sonnenwärme auf die im Radium verborgenen Vorräte zurückführen wollen.

Je mehr man diesen neuen Körper studierte, desto mehr wurde man von neuen unerwarteten Tatsachen überrascht, die unser ganzes Wissen über die Materie umzuwerfen schienen. Man sah geheimnisvolle Emanationen, deren sukzessive Umwandlungen die Ursache der erzeugten Wärme zu sein schienen, und welche schließlich zum Helium führten, einem sehr leichten Gas, das man in der Sonne fand, bevor man ihm auf der Erde begegnet war. Hatte sich damit etwa der Traum der alten Alchimisten verwirklicht? Stand man vor der Umbildung der Elemente? Allzu ängstliche Gemüter mögen sich beruhigen. Es ist wahrscheinlich, daß es den Chemikern gelingen wird, diese seltenen Phänomene in den Kreis bereits bekannter Gesetze einzureihen. Man arrangiert sich ja tatsächlich immer, und wenn die Elemente nach ihrer Definition das sind, was bei den Umwandlungen konstant bleibt, so müssen sie wohl unveränderlich sein. Aber jedenfalls handelt es sich hier um Reaktionen, die von dem, was wir bis jetzt kannten, ganz verschieden sind, und die unglaubliche Mengen von Energie in Freiheit setzen. Man ist vielleicht etwas zu weit gegangen, aber von dem, was man geträumt hat, wird immer noch genug übrig bleiben, um die ganze Lehre der Physik zu erschüttern."

Diese Zeilen geben sehr schön die verschiedenen Hypothesen wieder, die sich um die Frage des Radiums gruppieren.

Man wird wohl begreifen, daß das Studium einer so gewaltigen und mysteriösen Kraft zur Leidenschaft werden kann, namentlich wenn sie zum Zwecke der Behandlung verschiedener leicht zugänglicher Affektionen, wie der Haut und der Schleimhäute, herangezogen werden kann. Überblicken wir, um von der Hypothese zur Realität zurückzukehren, das bis jetzt auf medizinischem Gebiete Erreichte, wie ich es mit Dr. Degrais im Verlaufe dieser Arbeit darlegen werde, so wird man die Gewalt und die Variabilität der Energie, die im Radium den Ärzten nun dienstbar gemacht ist, in ihrer Bedeutung nicht verkennen können.

II. Organisation und Entstehung des ersten zum Studium der Radiumtherapie geschaffenen Institutes.

Meine ersten Studien über die therapeutische Wirkung des Radiums in der Dermatologie und besonders bei den Epitheliomen der Haut hatten die Gründung des „biologischen Radium-Laboratoriums" zur Folge. Es liegt mir daher die Pflicht ob, mit einigen Worten auf die Entstehung und Organisation dieses ersten Zentrums für therapeutische Radiumstudien einzugehen.

Im Beginne des Jahres 1905 wurde mir Radium aus der Fabrik Armet de Lisle zur Verfügung gestellt, das in Apparaten von einer neuen Konstruktion enthalten war.

Soeben hatte Danlos seine lehrreichen Arbeiten aus dem Spital Saint Louis publiziert. Das für seine Versuchszwecke nötige Radium war ihm von P. Curie geliehen worden. Wenn sich der Verfasser über die Verwertbarkeit des Radiums auch sehr zurückhaltend äußerte, so ließ er doch die Möglichkeit zu, daß, wenn der Radiumtherapie genügend zahlreiche, aktive und vervollkommnete Apparate zur Verfügung ständen, daraus sehr große Vorteile gezogen werden könnten!

Mir wurden nun 8 Apparate zur Verfügung gestellt[1]), welche eine

[1])

		Verwendbare Ausstrahlung
1. Rund, flach, Firnis ...	500000; 0,04.	50000 (0 α; 85 p. 100 β; 15 p. 100 γ)
2. „ „ „ ...	500000; 0,03.	64000 (2 p. 100 α; 84 p. 100 β; 14 p. 100 γ)
3. „ „ „ ...	500000; 0,01.	10000 (5 — α; 80 bis 85 β; 10 bis 15 γ)
4. Apparat mit Filter ...	500000; 0,05.	48000 (0 — α; 89 — β; 11 — γ)
5. Quadratisch, Firnis ...	rein 0,01.	200000 (10 — α; 75 — β; 15 — γ)
6. Zylinder	500000; 0,02.	

7. und 8. Zwei Stücke Hanfstoff mit Radium von 4 cm^2 (Aktivität 8000 und 15000).

beträchtliche äußere Radioaktivität besaßen. Sie waren vervollkommnet, hatten eine neue Form und waren bis jetzt in der Dermatologie noch nicht geprüft worden. Sie boten für die Wissenschaft große Vorteile und ermöglichten exakte Dosierungen für die Therapie.

An der Spitze des physikalischen Laboratoriums der Fabrik stand Danne, Mitarbeiter im Laboratorium der Curie in der Sorbonne. Die Fabrik selbst wurde dem Laboratorium Curie für seine Untersuchungen zur Verfügung gestellt und lieferte alle Garantie für eine ausgezeichnete wissenschaftliche Organisation.

Angesichts dieser Vorteile und durchdrungen von der hohen Bedeutung des Studiums der radioaktiven Körper für die Zukunft, unternahm ich es, Experimente mit einem Radiumpräparat zu machen, dessen wissenschaftlicher Wert anßergewöhnlich und dem gewissermaßen der offizielle Stempel aufgedrückt war.

Nach mehrmonatlichen Studien war ich von dem therapeutischen Wert wie von der mannigfachen Verwendungsmöglichkeit der Apparate überzeugt.

Die Rückbildung von Neoplasmen konnte leicht erreicht werden, ohne daß die Oberfläche der Gewebe gereizt wurde, indem es gelang, die totale Radioaktivität der Apparate durch Filtrierung (mittels eingelegter Filter) zu vermindern und so mit kleinen Dosen stärker penetrierender Strahlen zu arbeiten.

Es zeigte sich deutlich, daß das Radium einerseits für die Dermatologie und verschiedene Affektionen aus dem Gebiete der äußeren Pathologie (Tumoren, gynäkologische Leiden etc.) wertvoll werden konnte, und daß sich andererseits dessen Anwendung auch auf die innere Pathologie ausdehnen ließe — dank den Eigenschaften des Gases „Emanation" (induzierte Radioaktivität verschiedener Substanzen), dank der Löslichkeit verschiedener Radiumsalze, dank endlich der Möglichkeit, das Radium pharmakologischen Produkten einverleiben zu können (wie durch die früheren Arbeiten von Jaboin gezeigt wurde). Ich war mir aber auch klar darüber, daß eine therapeutische Methode, die ernst zu nehmen und von Dauer sein sollte, nicht gefunden und daß eine auf breiter Basis ausgeführte und für den Praktiker nutzbringende Forschung nicht unternommen werden konnte ohne die energische Mitarbeit der Laboratorien der Physik, Chemie und der experimentellen Medizin, und daß dazu ein vielseitiges, zahlreiches, wohldurchdachtes Instrumentarium nötig war.

Diese Ideen fanden glücklicherweise Beifall, und die Resultate, welche ich erhalten hatte, führten im Anfange des Jahres 1906 zur Organisation eines Zentrums für radiotherapeutische Studien. Dieses Zentrum wurde fortan „biologisches Laboratorium für Radium" genannt.

In Anbetracht der Größe und der Vielseitigkeit des Forschungsgebietes war eine Verteilung der Arbeit nicht zu umgehen.

Das Laboratorium der chemischen Untersuchungen wurde Jaboin übertragen; das physikalische Laboratorium mit seinen sehr empfindlichen Meßapparaten (Elektrometer von Curie, spezielle Elektroskope etc.)

sollte von Danne geleitet werden; später wurde es von Beaudoin, Ingenieur der Physik- und Chemieschule, dirigiert.

Dr. Dominici, der sich bis dahin in keiner Weise mit Radium beschäftigt hatte, wurde die Direktion des physiologischen Laboratoriums und der therapeutischen Untersuchungen in der inneren Pathologie übergeben.

Die Leitung der Forschungen auf dem Gebiete der äußeren Pathologie wurde mir reserviert, da ich Spezialstudien in der Dermatologie und Gynäkologie gemacht hatte. Ich bat meinen Freund, Dr. Degrais, mich bei der Lösung der großen Aufgabe zu unterstützen.

Am 1. Juli 1906 begann das Institut mit seiner Arbeit, wohlversehen mit einer bedeutenden Quantität Radium. Bis die Organisation der Laboratorien vollendet war, hatte ich meine Untersuchungen, die mit den 8 ersten Apparaten unternommen wurden, fortgesetzt, und das Ergebnis dieser Vorarbeiten (vom März 1905 an) ist in einem Aufsatz in den Annales de Dermatologie niedergelegt (Oktober 1906).

Ich gebe hier die Schlußfolgerungen dieser ersten Arbeit wieder:

1. Messungen. — Methodische Anwendung des Radiums. Bis dahin begnügten sich die Radiumforscher die Radioaktivität des Radiumsalzes anzugeben, welches in den Apparaten enthalten war; man sagte z. B. der oder jener Apparat enthält 0,05 Radiumbromid mit einer Aktivität von 500000. Da nun aber das Radium notwendigerweise in einer andern Substanz eingeschlossen sein muß, so werden die Strahlen, wenn sie durch diese Substanz durchfiltrieren, quantitative und qualitative Veränderungen erleiden. Für eine wissenschaftliche Therapie ist es also nützlicher zu wissen, wieviel der Apparat an Strahlen herausläßt als wieviel er deren enthält. Es genügt für die Zukunft nicht mehr zu sagen, ein Apparat enthält 0,05 Salz à 500000, sondern man muß angeben, was der Apparat abgibt. Man sagt z. B. der Apparat repräsentiert eine Radioaktivität von 45000, zusammengesetzt wie folgt: 10 Proz. α-Strahlen, 85 Proz. β-Strahlen, und 5 Proz. γ-Strahlen.

Was also, um zu resümieren, wichtig ist zu kennen, das ist die Kraft — Quantität und Qualität — welche in die Gewebe eintritt und so verwendbar wird.

Es folgen hier einige Beispiele wie man die therapeutische Dosierung ausdrücken kann:

Schwund eines wuchernden Epithelioms in 22 Tagen nach 13 Sitzungen, jede von einer Stunde Dauer, mittelst eines Apparates, der 50000 verwendbare Aktivitäten ausstrahlt; darin sind enthalten α-Strahlen gleich Null, β-Strahlen 85—90 Proz., γ-Strahlen 10—15 Proz.

Heilung eines ulzerierten Epithelioms der Nase mittels der gleichen Radioaktivitätskraft in 8 Sitzungen von je 1 Stunde, jeden zweiten Tag eine Sitzung.

Vollständiger Schwund von 2 Keloiden nach 3 Sitzungen von 30 Minuten mit dreitägigem Intervall mit einem Apparate, der 48000 Aktivitäten ausstrahlt, davon α-Strahlen 0, β-Strahlen 89 Proz., γ-Strahlen 11 Proz.

Heilung einer Neurodermitis nach 4 Sitzungen von 20 Minuten Dauer, in Intervallen von 14 Tagen mittels eines Apparates von 20000 Aktivitäten, enthaltend 15 Proz. α-Strahlen, 73 Proz. β-Strahlen und 12 Proz. γ-Strahlen.

2. Filter und Filtrierung. Bis jetzt wurde zu therapeutischen Zwecken ein Filtrieren der Strahlen noch nicht versucht. Da das Radium nur, wenn es zum Schutze in eine andere Substanz eingeschlossen ist, auf die Gewebe gebracht werden kann, so müssen die Strahlen vorerst diese Substanz passieren, werden also filtriert. Aber die Idee, durch Einschieben von Filtern zwischen den einmal gegebenen Apparat und das zu behandelnde Gewebe die Ausstrahlung zu modifizieren, war noch nicht aufgetaucht. Ich habe gleich bei meinen ersten Versuchen Filter eingeschoben, die aus aufeinander gelegten Wattelagen bestanden, ungefähr 1 cm dick und mit zwei Goldschlägerhäutchen und mit Aluminiumblättchen umhüllt waren, um so die Radioaktivität meiner Apparate zu vermindern. In der früher zitierten Arbeit habe ich darauf hingewiesen, wie wichtig und nützlich es ist, alle diese verwendbaren Einlagen genau zu kennen.

3. Irritation („revulsion") und Zerstörung. Ich habe gezeigt, wie es möglich ist, Epitheliome, Keloide und Neurodermitiden zur Heilung zu bringen ohne entzündliche Reizung der Oberfläche selbst bei unmittelbarer Applikation mit großen Dosen von Radioaktivität. Die Radioaktivität kann die Heilung herbeiführen, entweder durch Zerstörung der kranken Gewebe — es entsteht eine Ulzeration, welche sich später wie eine gewöhnliche Wunde verhält — oder durch „einfache Modifikation" der Zellen, indem die Gewebe ohne Ulzeration in den normalen Zustand zurückgeführt werden oder in Narbenbildung übergehen. Zwischen diesen beiden Phänomenen der Geschwürsbildung und der einfachen Modifikation kommen alle möglichen Übergangsstadien vor. In gewissen Fällen beobachtet man ein eigentliches „Schmelzen" der wuchernden Gewebe oder eine Heilung der durch die Krankheit verursachten Ulzerationen mit Narbenbildung selbst bei der Anwendung sehr aktiver Dosen, ohne daß es dabei zu einer neuen Phase der Geschwürsbildung kommt. In zwei Fällen von kleinen Keloiden trat Schwund der Tumoren ein ohne Alteration der Haut.

4. Analgesie ohne Irritation („revulsion") der Oberfläche. Sicherlich wirken die Strahlen auf Schmerzen und auf oberflächliche Formen des Pruritus. In einem Fall von Hyperästhesie der Haut in der Zervikalgegend nach Zoster wurde die Schmerzempfindung nach der ersten Sitzung fast vollständig aufgehoben. Nach acht Sitzungen schien Heilung erfolgt zu sein. An den behandelten Partien zeigte sich in der Folge nichts von Erythem. Bei verschiedenen Fällen von Neurodermitiden wurde ebenfalls Schmerzlosigkeit erreicht. Ich bitte zu beachten, daß bei allen unseren Versuchen kaum ein Erythem erzeugt wurde, obschon wir mit sehr intensiv penetrierenden Dosen gearbeitet haben; das rührt von der besonderen Applikationsweise her. Wir haben das Salz nacheinander auf eine ganze Reihe benachbarter Punkte appliziert und so die Strahlen nach schmerzhaften, tieferen Partien hin zur Konvergenz zu bringen versucht, ohne daß die Haut mehrfach der Bestrahlung an derselben Stelle ausgesetzt wurde. Die Sitzungsdauer darf nicht so groß sein, daß es zu einem Erythem kommt. Seither habe ich stark penetrierende Strahlen verwendet und die Apparate direkt appliziert, ohne Irritationen an der Oberfläche zu erzeugen.

Diese Technik hat uns später zur Methode des „Kreuzfeuers" („feu croisé") geführt.

5. Differenz in der Resistenz der Gewebe. Die Resistenz der gesunden und kranken Gewebe ist je nach der Gegend und Struktur äußerst verschieden. Ein wucherndes Epitheliom läßt sich viel leichter beeinflussen als ein ulzeriertes Epitheliom oder ein Lupusgewebe. Die kranken Hautgewebe leisten im Grunde stärkeren Widerstand als die gesunde Haut. Drei Sitzungen haben ein kleines Papillom der Kopfhaut zum Schwinden gebracht, ohne die geringste Erosion zu erzeugen, während die gleiche Prozedur an uns selbst (Vorderfläche des Vorderames) eine ziemlich starke Ulzeration erzeugt hatte. Auch die Schleimhäute scheinen resistenter zu sein, wovon wir uns anläßlich der gynäkologischen Applikationen überzeugen konnten. Ein Fall von chronischem Zervikalkatarrh mit beträchtlichem Ektropium wurde in unserer Abteilung in St. Lazare behandelt und ohne bemerkenswerte Zerstörung geheilt. Es wurden dazu Dosen verwendet, welche zweifellos jede gesunde Haut zur Ulzeration gebracht hätten.

6. Strahlenwirkung durch Diffusion außerhalb der Applikationsstellen der Apparate. Die Strahlen können auf Distanz wirken, ohne die Gewebe zur Ulzeration zu bringen. Auf das ulzerierte Zentrum eines ausgedehnten Tuberkuloseherdes der Haut wurde das Radium in zerstörenden Dosen appliziert. Es bildete sich an der betreffenden Stelle eine noch tiefere und ausgedehntere Ulzeration, worauf eine langsame Narbenbildung eintrat. Unerwarteterweise stellte sich dann in der nicht direkt behandelten, nicht ulzerierten kranken Umgebung eine Modifikation ohne Ulzeration ein, und nach etwa 3 Monaten war die ganze tuberkulöse Plaque in eine feine glatte Narbe umgewandelt.

7. Die Epitheliome waren Gegenstand meiner ersten Untersuchungen. Es folgt hier die Liste der Affektionen, die ich bis damals zum Teil unter Mithilfe des Dr. Degrais behandelt und geheilt hatte:

Epitheliome 11 Fälle (ulzerierte Epitheliome der Nase 3 Fälle, des Handrückens 2 Fälle, der Wangen 3 Fälle, wuchernde Epitheliome der Pubes 2 Fälle, der Schläfe 1 Fall);

Papillome des behaarten Kopfes 2 Fälle, der Zunge 1 Fall;
Keloide 2 Fälle;
Lupus vulgaris 5 Fälle, Lupus erythematodes discoides 1 Fall;
Tuberculosis verrucosa cutis et ulcerosa 3 Fälle;
Gummata scrophulo-tuberculosa 3 Fälle;
Naevi vasculosi 2 Fälle;
Hartnäckige syphilitische Ulzerationen 4 Fälle;
Blennorrhoe des Anus mit Ulzeration 1 Fall;
Parakeratosis psoriasiformis 1 Fall;

Hyperaesthesia gravis nach Herpes cervicalis 1 Fall;
Chronische katarrhalische Metritiden 2 Fälle.

8. Injektionen von radiumhaltigem und radioaktiviertem Wasser. In einem Falle von Lupus am Hals, der uns von unserem Lehrer, Dr. Hallopeau, überwiesen wurde, machten wir Injektionen von 1—2 cm^3 radioaktivierten Wassers (0,001 reines Radiumsulfat auf 1 L.) und radiumhaltigen Wassers (0,001 reines Radiumbromid auf 1 L.) ins Lupusgewebe; sie wurden vom Patienten sehr gut vertragen. Es sind damit für die Untersuchungen ganz neue Bahnen eröffnet, und es dürfte mit der Möglichkeit, radioaktive Energie in alle Teile des menschlichen Körpers einbringen zu können, eine kostbare Quelle für die Therapie erschlossen sein.

9. Bakterizide Wirkung. Mit den Strahlen der Apparate mit aufgeklebten Radiumsalzen hat man in gewissen Fällen ein rasches Versiegen von staphylogenen und gonorrhoischen Eiterungen erzielt. Die Strahlen schienen also bakterizide Kraft zu besitzen. Durch unsere Laboratoriumsversuche zeigte es sich aber, daß eine solche bakterizide Kraft nur scheinbar vorlag, und daß es sich dabei in Wirklichkeit um Modifikationen des Terrains handelte. Die Strahlen, welche die Apparate abgeben, haben im Brutschrank auf kräftige Staphylokokken- und Gonokokkenkulturen keine Wirkung, wenigstens nicht in der Zeit, die für die Klinik in Betracht kommt. (Die Experimente wurden im Laboratorium von Leysin mit Staphylococcus aureus und Gonokokken unternommen).

Dagegen scheint das radiumhaltige Wasser, selbst 1:1000000 (reines Radium), auf die Kulturen zu wirken. Es spielen also wohl die α-Körperchen eine speziellere Rolle bei der bakteriziden Wirkung, da diese Körperchen zum großen Teil vom Firnis der Apparate absorbiert werden, während sie im Gegenteil in jeder radiumbromidhaltigen Flüssigkeit in großer Menge vorhanden sind und abgegeben werden. Man wird also, wenn man eine direkte bakterizide Wirkung erhalten will, zu radioaktiv gemachten und radiumhaltigen Substanzen seine Zuflucht nehmen müssen, welche die α-Strahlen passieren lassen. —

Das waren die z. T. neuen Schlußfolgerungen, zu denen mich meine ersten Arbeiten geführt hatten. Seither sind in meiner Abteilung unter Mithilfe des Dr. Degrais neue Fortschritte in bezug auf Technik, Dosierung und klinische Resultate erzielt worden. Auch in den anderen Abteilungen sind seit der Eröffnung des biologischen Laboratoriums für Radium bis zur Stunde große Erfolge erreicht worden. Die Chemie hat einen guten Teil dazu beigetragen, indem sie der inneren Pathologie radiumhaltige Produkte zur Prüfung lieferte. Ebenso hat uns das physikalische Laboratorium sehr reichlich unterstützt. Den Arbeiten und Ratschlägen von Beaudoin verdanken wir die Fortschritte in der Dosierung und in den physikalischen Studien betreffs Filtrierung. Die Beiträge aus dem Laboratorium für Physiologie und aus der Abteilung für innere Pathologie waren zahlreich und sehr interessant. Kurz die bisherigen Arbeiten haben der Radiumtherapie einen kräftigen Impuls gegeben und sie von dem tastenden Vorgehen, das sehr langsam vorwärts führte, abgebracht; sie haben der Radiumtherapie ihre Daseinsberechtigung und ihre wissenschaftliche Stellung verschafft. Das biologische Laboratorium hatte indessen noch eine andere Aufgabe zu erfüllen. Es mußte in weitherziger Weise den Patienten und Ärzten offen stehen und Schule machen. So ist es denn gekommen, daß eine Anzahl französischer und fremder Kollegen, welche sich bei uns die Resultate mitangesehen hatten, überzeugte Anhänger der Radiumtherapie geworden sind. Zur Zeit sind in verschiedenen Ländern ähnliche Institute im Entstehen begriffen.[1])

Das Radiumlaboratorium mußte seine Hilfsmittel auch einigen Spitalabteilungen zur Verfügung stellen, und es liegt mir die Pflicht ob, unsern Lehrern und Freunden im Spital St. Louis und anderer Spitäler noch speziell dafür zu danken, daß sie uns die Kranken ihrer Abteilungen anvertraut haben; ebenso danke ich Herrn Armet de Lisle, der es uns ermöglichte, unsere Methoden der Radiumtherapie in diesen Spitalabteilungen zu erproben, indem er uns ein Supplement von Radium zur Verfügung stellte. In den Spitälern war auf dem offiziellen Wege dieses interessante neue Mittel noch nicht zu bekommen. Meine persönlichen Untersuchungsresultate, ebenso diejenigen, welche unter Mitarbeit von Dr. Degrais zustande kamen, sind in kleinen Aufsätzen zerstreut niedergelegt, so wie sie in den wissenschaftlichen Sektionen mitgeteilt wurden. Unsere Freunde haben uns deshalb gebeten, sie zu sammeln und zu einem Ganzen zu vereinen. So übergeben wir heute dieses Werk der Öffentlichkeit — trotz der Schwierigkeiten, welche der Ausführung einer Arbeit entgegenstehen, in der viele Punkte neu sind und den Stempel persönlicher Auffassung tragen. Wir verfolgen keinen anderen Zweck als die Resultate klar zu legen, zu denen wir gelangt sind.

---

[1]) Ein Institut für Radiumtherapie wird nächstens in London eröffnet werden. An der Spitze desselben stehen: Sir Frédérick Treves, Sir William Ramsay, Sir Malcolm Morris usw.

Erster Teil.

Physik.

Wir bezwecken in diesem Abschnitte nur die Wiedergabe elementarer Tatsachen, denn die vorliegende Arbeit ist für Mediziner, nicht für Physiker bestimmt.

Bei einem so neuen und komplizierten Stoff muß der Wunsch nach Klarheit dahin führen, die Darstellung möglichst einfach und oft schematisch zu gestalten.

I. Die Entdeckung der Radioaktivität und der radioaktiven Stoffe.

Becquerelstrahlen und Uran. Bei der Untersuchung der Phosphoreszenz der Uransalze entdeckte H. Becquerel 1896, daß die unsichtbaren spontanen Strahlen, welche von phosphoreszierenden Salzen des Uranoxyds ausgehen, auch an Salzen des Uranoxyduls, an den Uranoxyden und am Uran selbst wahrnehmbar sind, obschon diese Körper sämtlich keine Phosphoreszenz zeigen.

Er schloß daraus, daß die spontanen Strahlen von der Phosphoreszenz unabhängig und lediglich an das Uranatom gebunden sind.

In der Folge stellte Becquerel fest, daß die unsichtbaren Strahlen geeignet sind, nicht allein auf photographische Platten durch undurchsichtige Schirme hindurch zu wirken, sondern auch elektrische Körper, wie z. B. das Elektroskop zu entladen.

Dieser neuen, von der Phosphoreszenz und der Fluoreszenz verschiedenen Erscheinung wurde die Bezeichnung „Becquerelstrahlen" gegeben.

Thorium. Im Jahre 1898 entdeckten Frau Curie und Schmidt, unabhängig voneinander, ähnliche Strahlen im Thorium, einem ebenso wie das Uran schon längst bekannten Metalle.

Im Verlauf ihrer Untersuchungen gelang es Frau Curie, die Wirkungsstärke der Uranstrahlen festzustellen und zu bestimmen, und als sie die verschiedenen Uranverbindungen, insbesondere die Pechblende (ein Uranoxyderz) näher studierte, bemerkte sie zu ihrer Überraschung, daß von denselben deutlich kräftiger wirkende Strahlen ausgingen, als vom Uran selbst.

Der Schluß lag nahe, daß diese Verbindungen außer Uran noch einen anderen radioaktiven Körper enthalten müssen.

Radium und Polonium. Infolge dieser ersten Beobachtungen gelangten P. Curie und Frau Curie, nach langen und sinnreichen Untersuchungen, 1900 zur Entdeckung von zwei neuen Elementen: das eine, höchst aktive nannten sie Radium, das andere viel schwächer wirkende Polonium, zur Erinnerung an die Heimat der Frau Curie.

Aktinium. Im selben Jahre 1900 stellte Prof. Debierne von der École Alsacienne in den bei der Darstellung obiger Körper bleibenden Rückständen die Anwesenheit eines neuen radioaktiven Stoffes, des Aktiniums, fest.

Radiothorium. Im Jahre 1904 endlich entdeckten Ramsay und Hahn das Radiothorium.

Dies sind die wichtigsten bis heute bekannt gewordenen radioaktiven Körper.

Natürlicherweise wandten sich die Untersuchungen hauptsächlich dem Radium zu, dessen außerordentlich kräftige, diejenige des Urans (Maß-Einheit) um das Zweimillionenfache übertreffende Radioaktivität besonderes Interesse erweckte.

In dieser Abhandlung wird nur vom Radium die Rede sein, da dieses Metall der einzige zurzeit therapeutisch verwendete radioaktive Körper ist.

Da aber jeder der oben besprochenen Stoffe besondere physikalische Eigenschaften hat und dem Radium gegenüber einzelne physikalische oder materielle Vorteile besitzen kann, ist es nicht ausgeschlossen, daß auch die besondere Strahlenenergie eines jeden derselben eines Tages in der Heilkunde Verwendung finden wird. So gibt Polonium nur α-Strahlen, das radioaktive Blei dagegen nur β-Strahlen; für das Uran spricht seine verhältnismäßig große Verbreitung, sein niedriger Preis und seine leichte Darstellbarkeit.

Das größte Hindernis für die therapeutische Verwendung dieser Stoffe besteht in ihrer schwachen Wirkung; es ist jedoch bereits gelungen, die Radioaktivität einzelner derselben zu konzentrieren. Dies ist z. B. beim Uran der Fall, dessen Radioaktivität durch das Ausfällen von Baryumsulfat in einer Lösung von Uranchlorid erhöht wird.

II. Was ist Radium?

Seine Herkunft.

Nach seinen chemischen Eigenschaften gehört das Radium zu derselben Gruppe der alkalischen Erdmetalle wie das Baryum und das Strontium. Seine elementare Natur ist durch die Spektralanalyse festgestellt, welche ein neues charakteristisches Spektrum zeigt, sowie durch das Atomgewicht, welches nach den letzten Bestimmungen von Frau Curie zu 226,45 angenommen werden muß.

Die derzeit verfügbaren sehr geringen Mengen Radium und die Schwierigkeit, die Metalle dieser Gruppe zu isolieren, haben den Versuch noch nicht zugelassen, metallisches Radium darzustellen. Bei einer solchen Operation sind gewisse Verluste unvermeidlich; es ist daher begreiflich, daß noch niemand den Versuch wagte.

Die Forschung mußte sich daher bis jetzt auf die Untersuchung der Radiumsalze (Chlorid, Bromid, Sulfat, Karbonat usw.) beschränken.[1])

Das für unsere therapeutischen Versuche verwendete Radium stammt aus der Fabrik von Armet de Lisle, in welcher die meisten französischen und ausländischen Erze zur Aufarbeitung gelangen.

P. Curie und seine Frau gewannen das Radium zunächst aus den Rückständen der Aufarbeitung der Joachimsthaler Pechblende. Seither wurde das Radium nicht allein in allen Pechblendelagern, sondern auch in allen Mineralien gefunden, welche Uran enthalten. Es scheint sogar zwischen Uran und Radium eine gewisse Verwandtschaft zu bestehen.

Radiumerze. Als Radiumerze sind vor allem die Uranverbindungen zu betrachten:

Pechblende und Pechuran (Uranoxyd)
Uranit oder Aktinit (Uran-Kalziumphosphat)
Chalkolit (Uran-Kupferphosphat)
Karnotit (Uranvanadat)
Thorianit (Uran- und Thoroxyd).

Während einiger Zeit wurde auch ein Bleiphosphat, das Pyromorphit, verarbeitet, welches Radium, aber kein Uran enthält. Es ist dies das einzige uranfreie Radiumerz.

Die bedeutendsten Pechblendelager befinden sich bei St. Joachimsthal in Böhmen, in einem in gerader Linie ungefähr 16 km von Karlsbad entfernten Gebirgsstock.

Außerdem bestehen zahlreiche andere Lager in Böhmen, Ungarn, Sachsen, der Türkei, in Schweden, Kanada, Kolorado usw.

Das Autunit hat seinen Namen von der Stadt Autun, in deren Nähe es in ziemlicher Menge vorkommt; es findet sich außerdem in der Auvergne, in Portugal und Tongking.

Das Chalkolit findet sich mit Autunit gemischt in Frankreich, Sachsen, Portugal.

Carnotit wurde auf der Hochfläche von Utah (Ver. Staaten) gefunden.

Das Thorianit stammt aus Ceylon, wo es kristallisiert, in bisweilen ziemlich regelmäßigen Würfeln vorkommt.

Das Pyromorphit wurde in Frankreich bei Issy-l'Evêque (Saône et Loire) gefunden.

III. Wie wird Radium gewonnen?

Bei gleichem allgemeinen Gang des Verfahrens ist die Behandlung der Erze verschieden, je nach ihrer chemischen Zusammensetzung. Die Verarbeitung erfordert stets zahlreiche, langwierige und schwierige Operationen. Sie umfassen:

1. Eine mechanische Vorbereitung;
2. Eine chemische Behandlung;
3. Eine Fraktionierung.

---

[1]) Matout, Eigenschaften des Radiums (Presse méd., 8. April 1908).

1. Mechanische Vorbereitung. Diese umfaßt eine Reihe von Operationen: Zerkleinerung, Pulverisierung, mechanisches Anreichern.

Die Zerkleinerung geschieht vermittels einer amerikanischen Backenstampfe, durch welche das Erz bis zu Nußgröße zerkleinert wird.

Zur Pulverisierung wird eine Klopfmühle verwendet, durch welche ein ziemlich feines Pulver erzeugt wird. Soll das Pulver äußerst fein sein, so wird es durch eine Kugelmühle gegeben.

Die mechanische Anreicherung wird je nach der Natur der Stoffe durch Rütteltische oder durch Waschen, Schlämmen und Sedimentieren erzielt.

2. Chemische Behandlung. Die einfachste Behandlung ist die der Pechblende-Rückstände; sie möge als Typ dienen.

In den Rückständen der Pechblende befindet sich das Radium in unlöslichem und säurebeständigem Zustande, in Mischung oder Verbindung mit Alkalien, Erdalkalien und Erdsilikaten. Durch wiederholtes Auswaschen mit Wasser und Salzsäure wird eine beträchtliche Menge inaktiver Stoffe entfernt. Der unlösliche Teil enthält das Radium; er wird längere Zeit mit Soda gekocht, wodurch eine Aufschließung der unlöslichen und säurebeständigen Radiumsalze in ebenfalls unlösliche, aber gegen Säuren empfindliche Verbindungen bewirkt wird. Durch erneutes Auswaschen mit Wasser müssen gewisse Substanzen entfernt werden, welche eine Rückbildung der säurebeständigen Radiumverbindungen veranlassen könnten. Nach dem Auslaugen wird der Schlamm mit Salzsäure behandelt, wodurch das Radium zugleich mit einer großen Menge von Verunreinigungen in Lösung geht.

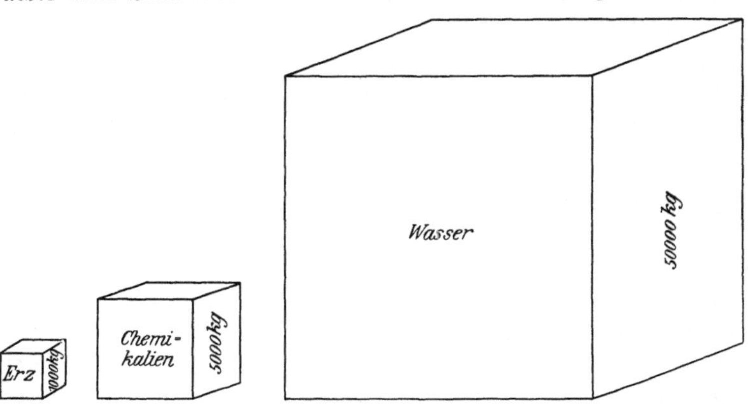

Fig. 1. Verhältnisse der erforderlichen Materialien, um aus 1 Tonne Erz 2 bis 5 cg reines Radiumbromid zu erhalten (Schema von Razet).

Hierauf wird diese radiumhaltige Lösung sorgfältig gereinigt, indem die Metalle teils als Sulfide aus saurer, teils als Oxyde aus alkalischer Lösung gefällt werden.

Schließlich werden aus 1 Tonne Erz, nach Verarbeitung von 56 Tonnen verschiedener Substanzen (1 Tonne Erz, 5 Tonnen Chemikalien, 50 Tonnen Wasser) etwa 25 kg einer Lösung erhalten, welche schon sehr stark radioaktiv wirkt und nur noch Baryum und Radium enthält (Fig. 1).

[1]) Die hier angegebenen Bereitungsverfahren sind die in der Fabrik von Armet de Lisle gebräuchlichen; wir verdanken dieselben der freundlichen Mitteilung von Herrn Ingenieur Razet, von der École de physique et de chimie, Betriebsleiter der Fabrik.

3. Fraktionierung. Diese Lösung kann nun fraktioniert werden. Die Operation umfaßt mehrere Phasen: grobe Fraktionierung, engere Fraktionierung, Fraktionierung der Bromide.

Läßt man eine Lösung von radiumhaltigen Baryumchlorid kristallisieren, so beobachtet man, daß die Kristalle mehr Radium enthalten als dir Mutterlauge. Auf diese Eigenschaft gründet sich das Fraktionieren.

Man verfährt dabei folgendermaßen: die nach der letzten Reinigung erhaltene Lösung wird in der Wärme in einem Gefäß Nr. 1 konzentriert und hierauf erkalten gelassen. An den Wänden und dem Boden des Gefäßes setzen sich Kristalle an. Nach völligem Abkühlen wird die Mutterlauge in ein Gefäß Nr. 2 abgegossen, und die Kristalle in Nr. 1 in Wasser gelöst. Beide Lösungen werden wieder konzentriert; nach dem Abkühlen wird die Mutterlauge aus Nr. 2 in ein Gefäß Nr. 3 gegeben, die Kristalle Nr. 2 in der Mutterlauge von Nr. 1 und die Kristalle von Nr. 1 in Wasser gelöst. Diese drei Lösungen erfahren eine neue Konzentration; nach dem Erkalten wird ein Gefäß Nr. 4 hinzugefügt, und so fort, indem die Mutterlauge des einen Gefäßes immer auf die Kristalle in dem folgenden übergegossen wird. Nach einiger Zeit enthält die erste Fraktion nur noch eine geringe Menge sehr aktiven Salzes, die letzte dagegen ist reich an inaktiven Stoffen.

Die grobe Fraktionierung geschieht fabrikmäßig; zu Anfang werden große Wannen, schließlich Steinzeugschüsseln verwendet. Dadurch werden die ursprünglichen 25 kg auf 4 bis 5 kg eingeengt.

Das engere Fraktionieren findet im Laboratorium in Porzellanschalen statt; wenn nur noch 400 bis 500 gr Chloride übrig bleiben, wird die Operation unterbrochen, die Salzmischung einer letzten sehr sorgfältigen Reinigung unterworfen; hierauf die Chloride in Bromide umgesetzt, welche in ähnlicher Weise in Porzellanschalen fraktioniert werden. Zum Schlusse erhält man einige Zentigramm reines Radiumbromid.

Die Reinheit des Salzes wird mit dem Spektroskop oder dem Curieschen Elektrometer geprüft.

Radioaktivität des reinen Radiums: 2000000. Die Wirkungsenergie des reinen Radiumsalzes wird durch sein Ionisierungsvermögen bestimmt. Nimmt man als Maßeinheit das Uran, so kann angenommen werden, daß das reine Radiumsalz eine Aktivität von annähernd 2000000 besitzt; das heißt, das Radiumsalz macht eine Luftsäule 2000000 mal leitungsfähiger für Elektrizität, ionisiert dieselbe 2000000 mal stärker als das gleiche Gewicht reines Uran.

Das Radiumbromid ist ein völlig definiertes Salz, von welchem aus sämtliche anderen Salze dargestellt werden können, das Karbonat, das Sulfat, das Nitrat, das Stearat usw. je nach der beabsichtigten Verwendung.

Das Bromid, das Chlorid und das Nitrat sind löslich, Sulfat und Karbonat unlöslich.

Zu den Apparaten mit aufgetragenen Salzen, Firnis und Hanfgewebestoff, welche zu therapeutischen Zwecken dienen, werden die Sulfate verwendet.

Aus der vorstehenden Beschreibung geht hervor, wie schwierig und mühsam die Darstellung des Radiums ist. Die Menge der Materialien, welche zur Verarbeitung von einer Tonne Erz und Darstellung einer sehr geringen Menge von Radiumbromid erforderlich sind, ist eine sehr bedeutende, und wird durch das Schema in Fig. 1, das wir Herrn Razet verdanken, treffend veranschaulicht.

IV. Welches sind die Eigenschaften des Radiums?

Das Radium hat physikalische, chemische und biologische Eigenschaften; wir erwähnen hier nur die hauptsächlichsten derselben, deren Kenntnis für uns von Bedeutung ist.

1. Physikalische und chemische Eigenschaften.

Wärmeentwicklung. Diese ist spontan, regelmäßig und kontinuierlich. Es ist berechnet worden, daß 1 g Radium in der Stunde ungefähr eine kleine Kalorie entwickelt und imstande ist, das gleiche Gewicht Eis zum Schmelzen zu bringen. Diese Wärmeentwicklung ist von der äußeren Temperatur unabhängig. Es ist das eine besonders interessante Eigenschaft, denn so gering die Wärmemenge auf den ersten Blick scheinen mag, so wächst sie ins Kolossale, wenn man die wahrscheinliche Existenzdauer des Radiums in Betracht zieht und bedenkt, was diese Aufspeicherung der Energie für unberechenbare Zeiträume bedeutet. Es ist möglich, daß man dieser Eigenschaft dereinst die Hauptrolle bei dem therapeutischen Prozeß zuschreiben wird, dessen Endziel die Modifikation der erkrankten Zellen ist.

Lichtentwicklung. Wird eine gewisse Menge eines kräftig aktiven Radiumsalzes in eine Glasröhre gebracht, so ist im Dunkeln ein deutliches Leuchten des Salzes zu bemerken.

Färbungserscheinungen. Wird ein Radiumsalz mit einer Pastille von Baryum-Platincyanür (nach Sabouraud-Noiré) in Berührung gebracht, so verliert dieselbe nach einiger Zeit ihre grüne Färbung, wird zunächst gelb, um dann ins Orange überzugehen.

Man hatte zuerst daran gedacht, diese Eigenschaft zum Messen der therapeutischen Wirkung zu benutzen; in Wirklichkeit kommt ihr vorläufig keine praktische Bedeutung zu.[1])

Das Radium hat auch die Eigenschaft, Glas violett, braun oder schwarz zu färben. Farbloser Topas nimmt einen orangegelben, Diamant einen rosa, grünen, blauen oder gelben Ton an.

Diese Veränderungen sind jedoch vorübergehend und verschwinden bald nach der Berührung von selbst, unter dem Einfluß der Zeit, oder durch die Einwirkung physikalischer Hilfsmittel, z. B. der Wärme.

---

[1]) Wickham, Notiz über die therapeutische Verwendung des Radiums (Annales de dermatologie, Okt. 1906, S. 7). „Ein mit 0,006 reinem Radiumsalz beschickter Apparat bringt nach fünf Minuten auf der Außenseite des Vorderarmes ein Erythem hervor, während er vier bis fünf Stunden braucht, um auf der Pastille die Färbung hervorzurufen, bei welcher für Röntgenstrahlen die Gefahr des Erythems beginnt."

Beeinflussung photographischer Platten. Die Radiumstrahlen wirken auf die in der Photographie gebräuchlichen Stoffe, wodurch es möglich wird, Radiumgraphien zu erhalten. Die Fähigkeit der Strahlen, die Körper mit verschiedener Leichtigkeit zu durchdringen, erklärt die Entstehung von Licht und Schatten auf der photographischen Platte. Diese Eigenschaft kann dazu benützt werden, die Aktivität der verschiedenen Apparate zu vergleichen. Dr. Abbé wendet diese Methode sehr häufig an. Wir sind der Ansicht, daß die Ionisierung raschere, präzisere und brauchbarere Ergebnisse gibt.

Ionisierung. Durch das Radium wird die Luft für die Elektrizität gut leitend gemacht, d. h. Radium vermag die Luftmoleküle in sogenannte Ionen zu zerlegen und sie mit Elektrizität zu laden.

Ein geladenes Elektroskop wird sich somit entladen, sobald Radium in den Raum gebracht wird, in welchem es sich befindet. Die leicht zu berechnende Geschwindigkeit der Entladung steht genau in direktem Verhältnis zur Radioaktivität des Salzes. Diese allen radioaktiven Stoffen gemeinsame Eigenschaft ist zur vergleichenden Messung der verschiedenen Radioaktivitäten verwendet worden. Auf diese Weise konnte durch Vergleich mit dem als Einheit aufgestellten Uran die dem reinen Radium zugeschriebene Intensität 2000000 festgestellt werden. Diese Eigenschaft der Ionisierung ist noch heutzutage die einzige, welche eine genaue Messung der Radioaktivität erlaubt. Mit ihrer Hilfe wird auch die von unseren Apparaten ausgehende Aktivität gemessen.

Produktion von Phosphoreszenz gewisser Stoffe. Das Radium ruft die Phosphoreszenz gewisser Stoffe, wie z. B. Baryum-Platincyanür hervor.

Bringt man im Dunkeln eine Spur Radium in einiger Entfernung vor einem Schirm mit Baryum-Platincyanür an, so wird der Schirm leuchtend. Wird der Apparat näher gerückt, so nimmt die Lichterscheinung an Umfang ab und an Helligkeit zu. Wird ein Buch oder ein anderer Gegenstand zwischen Radium und Schirm eingeschaltet, so bleibt das Leuchten wahrnehmbar, aber seine Intensität nimmt in umgekehrten Verhältnis zu der Undurchlässigkeit des eingeschalteten Körpers ab.

Durchgang durch undurchsichtige Körper. Der vorstehende Versuch beweist den Durchgang der Radiumstrahlen durch die Körper; denn das Aufleuchten des in einer gewissen Entfernung angebrachten Schirmes beruht darauf, daß die Strahlen eine Luftschicht zu durchdringen vermögen, und derselbe Versuch beweist auch, daß die Strahlen undurchsichtige, feste und flüssige Körper durchdringen, denn der Schirm leuchtet auch, wenn solche Körper eingeschaltet werden. Die Intensität des Leuchtens wechselt aber mit der Natur der Körper, und je undurchlässiger der Stoff ist (Blei, Platin), desto schwieriger ist der Durchgang.

Manche Substanzen wie Aluminium, Glimmer, gewisse Firnisse usw., sind sehr leicht durchlässig, wie elektrometrische Versuche oder das helle Aufleuchten des Schirmes beweisen, wenn nur solche Substanzen eingeschaltet werden. Daher wurden diese zur Anfertigung der ersten Apparate verwendet. Die Leichtigkeit, mit welcher sie sich durchdringen lassen, verringert den Verlust in hohem Maße, den die Strahlen erleiden würden, wenn sie dichtere Schichten zu durchdringen hätten.

2. Biologische Eigenschaften.

Die biologischen Eigenschaften wurden durch zahlreiche Versuche klargelegt.

Matout stellte fest, daß Samen, welche vor dem Pflanzen während acht Tagen den Radiumstrahlen ausgesetzt wurden, nicht mehr zum Keimen gebracht werden können.

Giesel sah grüne Blätter unter dem Einfluß der Strahlen welken und zerfallen.

J. Reverdin studierte die Einwirkung des Radiums auf Insektenpuppen.

Bohn wies nach, daß im Wachstum begriffene Gewebe niederer Tiere sich verändern.

Auch Danysz und andere Physiker machten höchst interessante biologische Beobachtungen.[1])

Was die menschlichen Gewebe betrifft, so haben wir in der Vorrede gesehen, wie die Wirkung des Radiums auf dieselben entdeckt wurde. Der ganze Abschnitt unseres Werkes, welcher von der klinischen Therapie handelt, ist nur eine ausführlichere Darstellung der biologischen Eigenschaften des Radiums.

V. Worin besteht die Energie des Radiums?

Wir haben soeben in aller Kürze besprochen, welches die hauptsächlichsten Eigenschaften des Radiums sind. Ihre Verschiedenheit deutet darauf hin, daß die dem Radium entströmenden radioaktiven Kräfte sehr kompliziert und wirksam sind.

Es ist nötig, diese Energie zu analysieren und zu erklären.

Das Radium ist in stetem Zerfall begriffen; durch diesen Zerfall entsteht ein Gas, Emanation genannt, und es wird Energie frei. Die Energie äußert sich in der Form unsichtbarer Strahlen.

Wir untersuchen also:

1. die Strahlen,
2. die Emanation.

1. Unsichtbare Strahlen α, β, γ.

Es konnte festgestellt werden, daß die Radiumstrahlen nicht homogen sind. H. Becquerel, P. Curie und P. Villard konnten drei verschiedene Arten von Strahlen unterscheiden: die α-, β- und γ-Strahlen. Diese

[1]) Die Reaktionen der pflanzlichen und tierischen Gewebe sind höchst interessant, und wir bedauern, an dieser Stelle die zahlreichen Arbeiten nicht anführen zu können, welche sich mit diesen Fragen beschäftigen. Sie wurden in wissenschaftlichen Vereinen, besonders in der Akademie der Wissenschaften mitgeteilt; ihr Studium ist sehr empfehlenswert.

sind unsichtbar, geben ihre Existenz jedoch durch zahlreiche Reaktionen zu erkennen.

α-Strahlen. Die α-Strahlen werden Atomen zugeschrieben, d. h. Partikeln von chemisch meßbarer Größe. Diese Atome bestehen aus Materie; ihre Masse ist äußerst gering, ihre Dimensionen denjenigen des Wasserstoffatoms vergleichbar. Sie sind ähnlicher Art, aber von größerem Durchdringungsvermögen als die Kanalstrahlen der Crookesschen Röhre.

Wirklichen Geschossen ähnlich, besitzen diese radioaktiven Atome eine Fortbewegungsgeschwindigkeit, die zehn- bis zwanzigmal geringer ist als die Geschwindigkeit des Lichtes.

Sie sind mit positiver Elektrizität geladen.

Sie bilden eine Gruppe von wechselnder Homogenität, je nachdem das Radium vor kürzerer oder längerer Zeit dargestellt wurde.[1])

Durch den Magneten erleiden die Strahlen eine, wiewohl geringe Ablenkung nach links. Sie bilden den weitaus größten Teil und zwar etwa 96 Proz. der vom unbedeckten Radium ausgehenden Strahlen (Fig. 2).

Die Strahlen sind sehr leicht absorbierbar und besitzen ein geringes Durchdringungsvermögen; eine dünne Scheibe von Metall oder Gummi genügt, um sie aufzuhalten.

β-Strahlen. Die β-Strahlen sind den Kathodenstrahlen zu vergleichen, aber etwa 500 mal wirksamer als jene; einige Physiker schreiben dieselben ebenfalls materiellen Atomen zu. Die meisten jedoch, u. a. Kauffmann, denken, daß die β-Partikel oder „Elektrone" elektro-magnetischer und nicht ausschließlich materieller Natur sind, daß sie vielmehr ungefähr in der Mitte zwischen Materie und Weltäther stehen. Dem β-Körperchen kommt ein hohes physikalisches Interesse zu, denn es kann als das elektrische Uratom angesehen werden.

Auf die Existenz des Elektrons, das als der Ursprung aller thermischen, elektrischen und Lichterscheinungen aufzufassen ist, gründen sich heutzutage die gesamten Theorien der modernen Physik.

Die β-Körperchen sind mit negativer Elektrizität geladen.

Durch den Magneten werden sie stark nach rechts abgelenkt. Ihr Mengenverhältnis zu der Gesamtausstrahlung des unbedeckten Radiums beträgt etwa 9 Proz. (Fig. 2). Sie bilden eine heterogene Gruppe, sind also untereinander durch ihre Dimensionen, ihre Geschwindigkeit und folglich ihr Durchdringungsvermögen verschieden.

Die langsamsten und gröbsten β-Strahlen gleichen bezüglich letzterer Eigenschaft den α-Strahlen, man nennt sie weiche β-Strahlen.

Andere Strahlen, die sogenannten harten β-Strahlen bestehen aus äußerst feinen Partikeln (200 mal kleiner als die Wasserstoffatome), die eine enorme, derjenigen des Lichtes ungefähr gleichkommende Geschwindigkeit besitzen (200000 bis 300000 km in der Sekunde). Zwischen diesen

---

[1]) Die α-Strahlen aus frisch dargestelltem Radium sind homogen; ihre Tragweite in der Luft beträgt bei 760 mm Druck 3,25 m. Die altem Radium oder den Apparaten entstammenden α-Strahlen sind nicht homogen. Die Tragweite der fünf bekannten Sorten von α-Strahlen aus altem unbedecktem Radium betragen: 3,5 m; 3,9 m; 4,3 m; 4,8 m; 7,1 m (Razet).

Extremen, den weichen und den harten β-Strahlen mit allen ihren Zwischenstufen, liegen die mittleren β-Strahlen.

Infolge ihrer Feinheit und Geschwindigkeit besitzen diese Strahlen ein bedeutendes Penetrationsvermögen; sie dringen mit Leichtigkeit durch die Körper, aber diese Erscheinung ist ungleich, und diese Leichtigkeit wächst von den weichen bis zu den harten β-Strahlen. Die weichen β-Strahlen werden rasch absorbiert, wogegen die harten β-Strahlen eine Luftschicht von mehreren Metern durchdringen. Nach Debierne ist mit einer kräftig wirkenden Quelle von reinem Radium und einer Bleischicht von 5 bis 10 mm nicht genau festzustellen, wo die β-Strahlen aufhören. Nach Sir W. Ramsay sollen nach dem Durchdringen von 5 mm Blei noch geringe Spuren von β-Strahlen wahrzunehmen sein. Es handelt sich dabei selbstverständlich um primäre β-Strahlen, die durchgedrungen sind, und nicht um sekundäre β-Strahlen, welche durch den Durchgang selbst hervorgerufen werden.

Nun gibt es aber noch eine sehr wichtige Erscheinung, welche beweist, daß man sich in der Radiumtherapie vor jeder allzu systematischen Unterscheidung der Wirkung der verschiedenen Strahlengruppen zu hüten hat. Es scheint nämlich, daß wir neben den primären auch mit sekundären β-Strahlen zu rechnen haben. Diese entstehen durch die Wirkung der γ-Strahlen, deren Zusammentreffen mit der Materie die von Sagnac beschriebenen sekundären β-Strahlen hervorruft. Diese sekundären β-Strahlen entstehen wahrscheinlich in erheblicher Menge auf der ganzen Bahn der γ-Strahlen durch die Materie. Selbst wenn die γ-Strahlen durch ein starkes magnetisches Feld isoliert werden, sollen sich neue β-Strahlen bilden, sobald die γ-Strahlen auf Materie treffen.

γ-Strahlen. Die γ-Strahlen sind eine Bewegung des Äthers und den X-Strahlen vergleichbar.

Diese Schwingungen des Äthers sind wahrscheinlich auf die Erschütterung zurückzuführen, welche durch den Zerfall des Radiums in α- und β-Atome hervorgebracht wird. Ihre Geschwindigkeit dürfte derjenigen des Lichtes gleichkommen. Durch den Magneten erfahren sie keinerlei Ablenkung.

Die Wellenzahl und Wellenlänge dieser Strahlen konnten noch nicht bestimmt werden, da sie den Gesetzen der Optik nicht unterworfen sind.

Die γ-Strahlen besitzen das höchste Penetrationsvermögen; sie sind imstande, bis 10 cm Blei zu durchdringen. Im Laboratorium ist es so gut wie unmöglich, sich dieser Strahlen völlig zu entledigen. Ihr Penetrationsvermögen übertrifft bei weitem das der X-Strahlen, welches 1 bis 2 mm Blei nicht übersteigt.

Verfügt man also z. B. über ein genügendes Quantum reinen Radiums (etwa 5 cg), so kann man, nach Matout, infolge der Eigenschaft des Radiums, einen radioskopischen Schirm zum Leuchten zu bringen, das wunderbare Penetrationsvermögen der γ-Strahlen beobachten, welche den Körper eines Menschen in Brusthöhe durchdringen. Dabei wird nicht die geringste Spur des Skelettes sichtbar, der Durchgang erfolgt also ebenso leicht durch die Knochen wie durch die Weichteile. Es ist sogar nicht möglich, aus einer Veränderung in der Intensität der Beleuchtung den

Zeitpunkt zu bestimmen, in welchem die Person zwischen das Radium und den Schirm tritt. Bei diesem Versuch kann das Radium 4,20 m vom Schirm entfernt sein.

Die γ-Strahlen machen 1 Proz. der Gesamtstrahlung des unbedeckten Radiums aus.

Mechanismus und Erklärung des Durchgangs der Radiumstrahlen durch die Körper. Es ist leicht begreiflich, daß so feine und mit so großer Geschwindigkeit begabte Partikel wie die α- und β-Strahlen die Fähigkeit besitzen, die Materie zu durchdringen. Ebenso ist klar, daß die gröberen und langsameren α-Atome nicht so weit eindringen wie die β-Stahlen, und daß bei letzteren infolge ihrer heterogenen Zusammensetzung das Penetrationsvermögen der weichen und der harten β verschieden ist. Es kommt nun darauf an, den Mechanismus dieses Eindringens zu erläutern.

Alle Körper bestehen im letzten Grunde aus einem Konglomerat von Atomen, zwischen denen sich leere Räume, die sog. interatomistischen Räume befinden.

Da nun die α- und β-Partikel ungleich kleiner sind, als die Atome der Körper, gegen welche sie anprallen, gelangen sie infolge ihrer Geschwindigkeit dazu, in die interatomistischen Zwischenräume einzudringen.

Was die γ-Schwingungen betrifft, so genügt die Tatsache, daß der Weltäther alle Körper umgibt, alle Substanz durchdringt, zur Erklärung ihrer leichten Fortbewegung.

Hiernach ist auch die respektive Penetrationsfähigkeit der drei Gattungen von Strahlen leicht zu begreifen. Die γ-Schwingungen büßen beim Durchgang nur sehr wenig Energie ein, und werden daher erst von einer Bleiplatte von ungefähr 10 cm Dicke endgültig aufgehalten.

Bei den α- und β-Partikeln ist der Verlust größer, weil eine Reibung zwischen den Massen stattfindet und der Durchgang erschwert wird, je stärker diese Reibung ist. Deshalb verlieren die α-Strahlen ihre Energie rascher als die β-Strahlen. Dies wird durch das Prädikat „leicht absorbierbar" ausgedrückt, das den α- im Vergleich zu den β-Strahlen beigelegt wurde

Filtration. — Die oben erläuterten physikalischen Begriffe führen uns zur Erklärung der Erscheinung, vermöge welcher eine Filtration, d. h. eine Trennung der verschiedenen Strahlensorten bewirkt werden kann.

Da die verschiedenen konstituierenden Elemente der Ausstrahlung verschiedene Absorptionsfähigkeit besitzen, muß jeder der Strahlenquelle gegenübergestellte Körper nicht allein die Gesamtmenge der Strahlen vermindern, sondern auch eine Trennung der Elemente nach ihrer Penetrationsfähigkeit hervorrufen. Jede Substanz vermag also einzelne leicht absorbierbare Strahlen aufzuhalten und nur bestimmte Strahlen durchzulassen.

Wird die Strahlenquelle direkt auf die Hautgewebe aufgelegt, so wird ihre Ausstrahlung diese Gewebe in ihrer ganzen Dicke und darüber hinaus durchfluten; die α-Strahlen werden von den äußeren Schichten aufgehalten, die β dringen merklich tiefer ein, indem die Tiefe von den weichen zu den harten β wächst; die γ endlich penetrieren mit Leichtigkeit. Die Gewebe übernehmen auf diese Weise selbst die Filtration.

Diese Verschiedenheit des Penetrationsvermögens haben wir vom Beginn unserer Versuche, die Strahlen zu modifizieren, für die therapeutische Anwendung nutzbar gemacht.

Versieht man einen Radiumapparat mit einem Wattefilter oder einer Aluminiumplatte von genügender Stärke, um die α-Strahlen abzuhalten, so werden nur β- und γ-Strahlen durchgelassen. Wird die Dicke des Filters mehr und mehr verstärkt, so erhält man nur noch harte β und γ, die sogenannten ultrapenetrierenden Strahlen; schließlich nur noch die γ-Strahlen, die aber ganz rein nur durch Einschaltung eines Bleifilters von 5 bis 6 mm Stärke zu erhalten sind.

Verhältnis der α-, β- und γ-Strahlen in einer Ausstrahlung. Besitzt jede Strahlensorte ein besonderes Penetrationsvermögen, so besteht andererseits auch ein bedeutender Unterschied in dem realen Mengenverhältnis der in einer Ausstrahlung enthaltenen Strahlen.

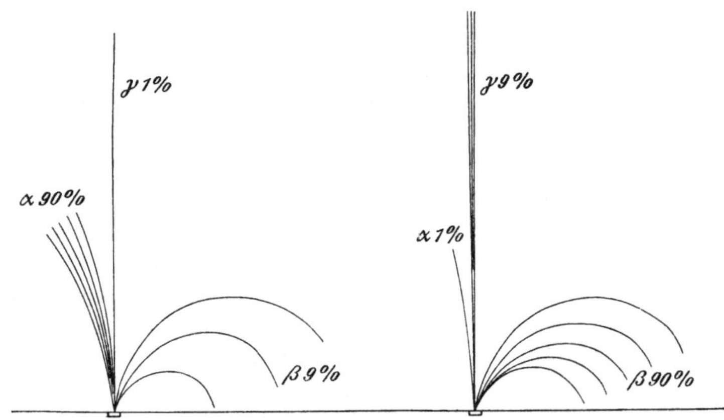

Fig. 2. Unbedecktes Radium. Fig. 3. Radium im Firnis der Apparate.
Analytische Trennung der Radiumstrahlen durch das magnetische Feld.
(Schema nach Razet.)

Wird der Versuch mit freiem Radium angestellt, so sieht man, daß die α-Strahlen bei weitem in der Mehrzahl sind, und neun Zehntel der Gesamtmenge ausmachen, die β- und γ-Strahlen dagegen in sehr geringer Zahl vorhanden sind, und zwar β zu 9 Proz. und γ zu 1 Proz. (Fig. 2.)

Wenn es sich aber um die Anwendung des Radiums auf der äußeren Hautfläche handelt, so bedingt die Notwendigkeit, das Radiumsalz durch irgendein Mittel, Firnis oder dergleichen zu fixieren, welches dann wie ein Filter wirkt, die Absorption eines großen Teiles der α-Strahlen; infolgedessen wird das Verhältnis der verschiedenen Strahlen teilweise umgekehrt. Die α-Strahlen sind dann nur noch in sehr geringer Menge, 1 bis 10 Proz., vorhanden; vorherrschend sind die β-Strahlen im Verhältnis von 80 bis 90 Proz., während die γ-Strahlen 1 bis 10 Proz. ausmachen. In der Praxis liegt also der Hauptwert der von Radium ausgehenden Radioaktivität in den β-Strahlen. (Fig. 3.)

Wirkung des Magneten auf die Strahlen. (Fig. 3.) Die Wirkung des Magneten auf die Strahlen ist besonders zu beachten, da sie möglicherweise dazu berufen ist, dereinst zu therapeutischer Verwendung zu gelangen. Die α- und β-Strahlen werden durch den Magneten abgelenkt; die γ werden in keiner Weise beeinflußt. Ein hinter einer Strahlenquelle eingeschaltetes sehr kräftiges magnetisches Feld würde es also ermöglichen, nur die γ-Strahlen in die Gewebe gelangen zu lassen, ohne Filter einschalten zu müssen; vielleicht könnten auch nur die β-Strahlen benutzt werden, wenn es durch eine besondere Vorrichtung gelänge, dieselben in einer Kurve abzulenken, die durch die zu behandelnden Gewebe führt. Dazu wäre aber ein sehr kräftiger, folglich schwerer und wenig handlicher Elektromagnet erforderlich.

Wie ist die Wirkung der Strahlen zu erklären? Es sind zahlreiche Erklärungen in Vorschlag gebracht worden, von denen jedoch keine eine befriedigende Lösung brachte.

Vielleicht ist auf die durch die Ausstrahlung entwickelte Wärme zurückzugreifen.

Im allgemeinen begnügt man sich mit der Angabe, daß die Strahlen ihre Energie an die von ihnen durchsetzten Gewebe abgeben; mit dieser sehr unbestimmten Erklärung wird aber nur unsere Unwissenheit verdeckt.

Was die α- und β-Strahlen betrifft, so ist anzunehmen, daß die beobachteten energetischen Erscheinungen einem physikalischen Gesetze entsprechen, durch welches die drei Begriffe: Geschwindigkeit, Wärme, Energie zusammengefaßt werden. In dem Maße, wie die Geschosse auf ihrer Bahn durch die Körper an Geschwindigkeit verlieren, würden sie an dieselben Energie abgeben, und zwar im Verhältnis zu der halben Summe des Produktes ihrer Masse mal das Quadrat der Geschwindigkeit:

$$E = \frac{M V^2}{2}.$$

Für die Wirkung der γ-Strahlen haben wir noch keine Erklärung. Zu bemerken ist das Entstehen von sekundären, aus β-Elektronen bestehenden Strahlen auf der ganzen Bahn der γ-Strahlen durch die Materie; vielleicht ist hierin die Ursache der Wirkung zu suchen, welche die γ-Strahlen selbst auf die Oberfläche der Gewebe auszuüben scheinen, obschon sie letztere mit außerordentlicher Leichtigkeit durchdringen.

Es ist begreiflich, daß eine solche Energie die Zellen in ihrer normalen oder pathologischen Entwicklung beeinflussen und modifizieren kann, und daß dieser Einfluß mit der Tiefe abnimmt, in welcher er sich fühlbar macht; der Vorgang selbst ist jedoch damit nicht erklärt, und das Problem, eines der spannendsten die es je gegeben, harrt noch seiner Lösung.

2. Die Emanation.

Durch den Zerfall des Radiums entsteht nicht allein Energie in Form der α-, β- und γ-Strahlen; es entweicht auch fortwährend ein radioaktives Gas, die sogenannte Emanation, welches α-Strahlen entsendet und sich seinerseits umsetzt in induzierte Radioaktivität.

Über diese Emanation mögen hier einige Worte genügen, um sie in ihren Hauptzügen zu charakterisieren, da sie bisher noch kaum eine therapeutische Verwendung gefunden hat.

Immerhin haben einige von uns angestellte Versuche bewiesen, daß sie einer solchen wohl fähig ist.

Man darf also ihre Wirkung, die eine bakterizide ist, durchaus nicht außer acht lassen; mit verbesserter Technik wird dieselbe binnen kurzem eine wichtige Rolle in der Therapie spielen.

Die dem Radium entströmende Emanation ist wie alle Gase den Gesetzen von Mariotte und Gay-Lussac unterworfen.

Sie stellt ein materielles radioaktives Gas dar, welches von Rutherford eingehend untersucht wurde; es kann aufgefangen und in flüssiger Luft kondensiert werden.

Wie alle Gase, diffundiert es durch die Körper, aber so langsam, daß diese Diffusion in der therapentischen Praxis vernachlässigt werden kann.

Man begreift also, daß in den heutzutage in der Therapie angewendeten Apparaten, in denen das Radium durch eine firnisartige Substanz fixiert ist, die Emanation nicht entweichen und zur Verwendung kommen kann. Aus Lösungen, welche freies Radium enthalten, entweicht dagegen Emanation, die folglich in Form von Einspritzungen von radiumhaltigem Wasser oder irgend einer anderen Flüssigkeit verwendet werden kann.

Das Entstehen der Emanation aus dem Radium steht im Verhältnis zur Zeit; nach ihrer Bildung setzt sich jedoch die Emanation um und verschwindet nach einem bestimmten Exponenten-Gesetz, das wir bei Anlaß der induzierten Radioaktivität näher erörtern werden.

Induzierte Radioaktivität. Der Emanation kommt die merkwürdige Eigenschaft zu, allen Stoffen und Elementen, mit welchen sie in Berührung kommt, radioaktive Kraft zu erteilen.

Es handelt sich dabei um eine übertragene Eigenschaft, deren Dauer und Stärke mit der Natur des beeinflußten Körpers und der Dauer der Berührung wechselt.

Wird z. B. die Emanation eine Zeitlang mit Vaselin in Berührung gebracht, so wird das Vaselin leuchtend und entsendet radioaktive Strahlen, aber nur während einiger Tage.

Diese Erscheinung wird induzierte Radioaktivität genannt.

Eine wäßrige, ölige oder sonst beliebige, durch die Emanation radioaktiv gemachte Flüssigkeit kann also in die Gewebe eingeführt werden und ohne selbst eine Spur Radium zu enthalten, dennoch als radioaktiver Körper wirken und aktive Strahlen entsenden.

Ein Beispiel dieser Erscheinung haben wir in den radioaktiven Mineralquellen.

Wenn ein unterirdischer Wasserlauf auf radiumhaltiges Gestein trifft, wird er durch die Emanation beeinflußt und besitzt bei seinem Zutagetreten eine gewisse induzierte Radioaktivität. Diese Aktivität ist jedoch nur an der Quelle selbst wahrzunehmen, und das Wasser verliert bald diese ihm übertragene Eigenschaft. Auf dieses rasche Schwinden dürften wohl die Unterschiede in der therapeutischen Wirkung zurückzuführen sein, welche beobachtet werden, wenn ein Mineralwasser an der Quelle selbst oder aber nach längerem Transport verbraucht wird.

Es gibt zahlreiche radioaktive Mineralquellen. Unter den kräftigsten nennen wir: Bad Gastein (Oesterreich); die Vauquelin-Quelle in Plombières (Vogesen); Cadellas (Portugal); Bussang (Vogesen); Bains-les-Bains (Vogesen); Aix-les-Bains (Savoyen); Dax (Landes).

Gesetz der Abnahme der induzierten Radioaktivität. Das Verschwinden der induzierten Radioaktivität führt zu interessanten Betrachtungen.

Die Abnahme folgt einem unwandelbaren Gesetz von sog. exponentieller Form. Der Verlust beträgt die Hälfte in einer halben Stunde, wenn der mit Radioaktivität geladene Körper nicht eingeschlossen ist. Enthält derselbe jedoch die Emanation in fest umschlossener Form, so erreicht der Verlust durch Ausstrahlung erst nach vier Tagen die Hälfte der ursprünglichen Radioaktivität. Der aus dem Gas ausgeschiedene aktive Stoff ist also anderer Natur als das Gas selbst und besteht aus Abbauprodukten des Radiums. Diese Produkte wurden von Rutherford einer genauen Untersuchung unterworfen und unter den Namen Radium-Emanation, A-, B-, C-Radium usw. rubriziert. Diese in steter Umwandlung begriffenen Produkte sind es, welche den Radiumsalzen innewohnen und ihnen nach einer absolut feststehenden Regel die komplexe Eigenschaft der Strahlenaussendung erteilen.

Werden diese Produkte, durch hohe Temperatur z. B., verjagt und vom Radium getrennt, so gewinnt das teilweise inaktivierte Salz in der Folge seine Aktivität wieder, und zwar nach einem Gesetz, welches sich zu dem der Abnahme komplementär verhält. Wie sehr also das Radium inaktiviert wird — es bildet sich doch seine Aktivität stets wieder.

Wir kommen an dieser Stelle (s. Einleitung) nicht auf die Eigenschaft der Emanation zurück, sich langsam in Helium zu verwandeln, ebensowenig auf die Versuche von Sir W. Ramsay, laut welchen derselbe mittels der Emanation Kupfer in Lithium verwandelt haben will. Bewahrheiten sich diese Angaben, so wäre damit die Möglichkeit der Transmutation der Elemente bewiesen und der Umsturz aller seit Jahrhunderten als die Grundsätze der Chemie und Energetik angesehenen Begriffe eingeleitet.

Zweiter Teil.

Instrumentarium.

Wir haben gesehen, daß das Radium eine mächtige Quelle der Energie darstellt, deren wahrnehmbare Äußerungen in der Emanation und den Strahlen zu suchen sind.

Wie und in welcher Form wird diese Energie dem Arzte dienstbar gemacht?

Wie kann dieselbe verwendet, modifiziert, gemessen werden?

Der Beantwortung dieser Fragen sind die folgenden Kapitel gewidmet.

Der Emanation kommt ein großes Interesse für die Zukunft zu; wir fassen daher in einem ersten Abschnitt die wichtigsten Elemente zusammen, die ihre Verwendung bedingen können.

In der Anwendung der Strahlen für sich, ohne Emanation, besteht im wesentlichen die heutige Radiumtherapie. Dieselbe wird speziell Gegenstand eines zweiten Abschnittes sein, welcher drei Teile umfaßt:

1. Radiumhaltige Apparate.
2. Operative Technik und Handgriffe.
3. Messungen und Dosierung.

I. Emanation.

Die Verfahren, bei welchen die Emanation zur Verwendung kommt, gehören zumeist in das Gebiet der inneren Pathologie.

Soll nämlich die Emanation, welche an sich unfähig ist durch einen Körper zu dringen, eine direkte Wirkung ausüben, so muß ihre Verwendung entweder in gasförmigem Zustand als Inhalation, oder auf dem Wege der Einführung per os, der Einspritzung u. dgl. geschehen, also in Substanzen gelöst, die sie selbst oder ihre Eigenschaften aufnehmen, und nach der Absorption die aufgenommene Energie wieder entwickeln.

Selbstverständlich kann bei äußerlichen Anwendungsarten, welche den Gebrauch von radiumhaltigen Apparaten bedingen, wenigstens von direkter Benutzung der Emanation keine Rede sein.

Obschon die äußere Pathologie von der Emanation noch keinen regelmäßigen und definitiven Gebrauch macht, werden wir doch die wesentlichen Züge dieser Verwendung angeben, denn eine Zukunft bleibt diesem Modus sicher vorbehalten, sobald das Radium weniger selten geworden sein wird.

Diese unsere feste Überzeugung gründet sich auf positive und sehr ermutigende Ergebnisse, die wir mehrfach erzielen konnten.

Es scheint z. B., daß mit der Emanation dargestellte Waschwasser oder Salben, gewisse Salzlösungen oder Emulsionen in Geschwüre, in erkrankte Gewebe eingespritzt, ihre Wirkung in glücklicher Weise mit derjenigen der äußerlich applizierten Apparate verbinden oder auch für sich selbst wirken dürften.

Leider bietet uns für die Erörterung dieser Frage die innere Pathologie selbst nur geringe Anhaltspunkte.

Schon längst haben Physik und Chemie den Forschern eine Anzahl verwendbarer, genau definierter und dosierbarer Stoffe geliefert; die Fortschritte waren aber natürlich in der inneren Pathologie langsamer als in der äußeren, wo die Verwendung radiumhaltiger Apparate rasch zu zahlreichen und greifbaren Ergebnissen führte.

Die Verwendung der Emanation umfaßt zwei Modalitäten:

1. Isoliert aufgefangene und nutzbar gemachte Emanation.
2. Gleichzeitige Anwendung der Emanation und der Strahlen.

1. Isolierte Emanation.

Wir sahen oben, daß den Radiumsalzen beständig ein radioaktives Gas, die Emanation, entströmt, welches Strahlen aussendet, sich umsetzt und induzierte Radioaktivität abgibt.

Wir wissen, daß die Entstehung der Emanation im Verhältnis zur Zeit steht, ihre Abnahme dagegen einem exponentiellen Gesetz unterworfen ist, so daß ein Radiumsalz in geschlossenem Gefäß nur eine beschränkte Menge von Emanation zu liefern vermag. Diese Menge wird konstant, sobald Entstehung und Abnahme einander gleichkommen. Diesen Zustand nennt man radioaktives Gleichgewicht.

Um die Emanation aufzufangen, läßt man dieselbe sich in besonderen Apparaten anhäufen, aus welchen sie durch Übersaugen in luftleere Röhren oder Gefäße übergeführt wird.

Der von uns verwendete Apparat besteht aus einem wagerechten Behälter, in welchem sich das Radiumsalz befindet (Fig. 4). Dieser Behälter ist an beiden Enden mit je einem senkrechten Hahnfortsatz versehen. Der eine derselben ist mit einer Waschflasche verbunden, durch welche ein Luftstrom streicht, welche die über der Lösung angehäufte Emanation mitführt; der andere dient zum Ansaugen des Gases.

Soll eine Probe entnommen werden, so wird der Apparat mittels Kautschukschlauch mit einem luftleeren Behälter verbunden und die Hähne geöffnet, so daß das angehäufte Gas übergesaugt und durch die äußere Luft übergetrieben wird.

Verwendungsarten der Emanation. Die so aufgefangene Emanation kann verwendet werden:

1. in Gasform;
2. zur Darstellung von induzierter Radioaktivität.

1. Emanation in Gasform. — Inhalation. Bei der Inhalation kommt die Emanation nicht als reines Gas, sondern stets mit Luft oder

einer anderen Gasart vermischt zur Verwendung. Dies kann auf zwei Arten geschehen:

1. Der Patient kann die der Radiumbromidlösung entströmende Emanation unmittelbar am freien Fortsatz des oben beschriebenen Apparates einatmen.

2. Man kann ein Gemenge von Luft und Emanation in den Apparat einführen, welcher von Bournigaux zu seinen Untersuchungen über den Respirations-Stoffwechsel benutzt wurde, indem man einfach mittels Druckpumpe einen Luftstrom durch den Emanationsapparat schickt.

Mit Hilfe besonderer Apparate dürfte es auch möglich sein, die Emanation in unmittellbare Berührung mit den Hautgeweben zu bringen.

2. Darstellung von induzierter Radioaktivität. Die Emanation ist fähig, alle Stoffe zu aktivieren, mögen sie fest oder flüssig, organisch oder anorganisch sein. Reines Wasser oder Lösungen verschie-

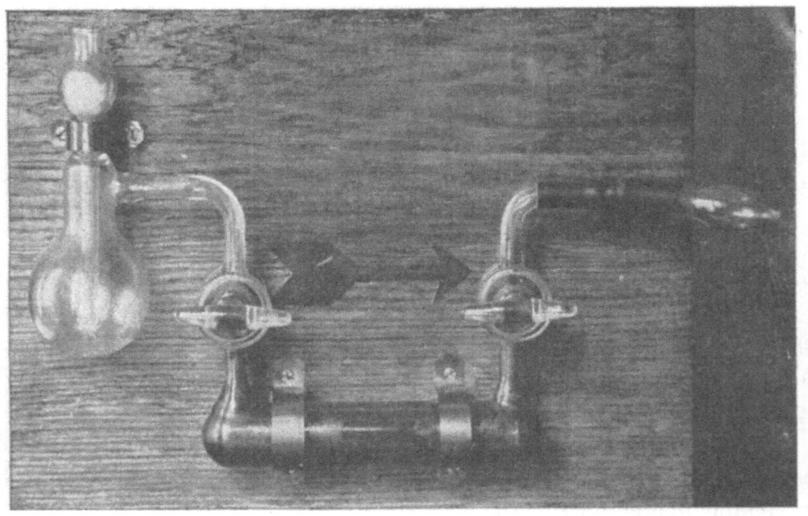

Fig. 4. Apparat nach Armet de Lisle zum Aufsaugen der Emanation.

dener chemischer Körper, alle pharmazeutischen Produkte, sogar die Gewebszellen gewinnen durch die Berührung mit der Emanation die Eigenschaft, radioaktiv zu wirken.

Es gibt zahlreiche Präparate, die geeignet sind, mit Radioaktivität geladen zu werden und in den Geweben, zugleich mit ihren spezifischen Eigenschaften, auch die neue Kraft zu äußern, die ihnen durch die zugesetzte Energie mitgeteilt wurde.

Die auf S. 27 erwähnten radioaktiven Mineralquellen sind ein treffliches Beispiel natürlicher Radioaktivierung.

Zu interessanten Versuchen bot die Frage Veranlassung, ob es gelingen könne, die Quellen mittels einer bestimmten Menge Radium anzureichern, die derart zu bemessen wäre, daß das Wasser auf unbegrenzte Zeit dieselbe Radioaktivität behält, die an der Quelle selbst konstatiert wird.

Auf die Angaben von P. Curie und Laborde gestützt, unternahmen

Jaboin und Beaudoin erfolgreiche Versuche an der Mineralquelle von Bussang, und es gelang ihnen, dem Wasser durch Einführung geringer, genau dosierter Mengen Radium eine permanente Radioaktivität zu verleihen.

Ihre der Société de pharmacie vorgelegte Abhandlung wurde von einer Kommission geprüft, die in ihrem Bericht die Zweckmäßigkeit der ausgeführten Arbeit hervorhebt[1]).

Es wird also in Zukunft möglich sein, radioaktiven Quellen, die durch den Transport ihre Radioaktivität verlieren, diese Eigenschaft auf die Dauer zu erhalten, so daß sie auch in der Ferne dieselben Vorteile haben, wie an der Quelle selbst.

Konzentrierung der Emanation. Wie erwähnt, geht die induzierte Radioaktivität bald verloren; sie nimmt nach dem exponentiellen Gesetz ab, daß nach 30 Minuten die Hälfte der Radioaktivität verschwunden ist, und so weiter.

Diese rasche Abnahme ist für die Praxis ein Übelstand; es kann demselben jedoch dadurch abgeholfen werden, daß man die Emanation in der Flüssigkeit selbst konzentriert, in welcher sie induzierte Aktivität hervorruft, und Produkte von intensiverer Wirkung verwendet, deren Abnahmegeschwindigkeit eine geringere ist.

Die Konzentrierung der Emanation erfolgt nach einem sehr einfachen Verfahren mittels des in Fig. 5 abgebildeten Apparates.

Apparat und Verfahren zur Konzentrierung der Emanation durch Kondensierung in flüssiger Luft (Fig. 5). Zwei Behälter sind durch eine aufgeschliffene Flasche verbunden. Der untere enthält die zur Aufnahme der Emanation bestimmte Flüssigkeit. Nach Entfernung der Luft aus dem ganzen System wird dasselbe in bekannter Weise mit Emanation beschickt und hierauf der untere Behälter in flüssige Luft getaucht. Nach wenig Augenblicken ist die ganze Emanation in diesem Behälter kondensiert und auf die sehr stark radioaktiv gewordene Flüssigkeit fixiert.

Diese Methode bietet zahlreiche Vorteile, besonders folgende:

1. Die Radioaktivität der neuen Emanationsträger ist infolge dieses Verfahrens bedeutend intensiver als nach der gewöhnlichen Methode;

2. mittels elektrischer Apparate kann die Höhe der Radioaktivität der Träger gemessen und die in den Apparaten und aktiven Stoffen enthaltene Emanation bestimmt und in Grammstunden ausgedrückt werden.

Unter Grammstunde versteht man die Gesamtmenge der Emanation, die von einem Gramm reinem Radiumbromid in der Stunde geliefert werden könnte, wenn die Emanation nicht von selbst wieder zerfiele.

Unter Milligramm-Minute versteht man desgleichen die von einem Milligramm Radiumbromid in der Minute gelieferte Emanation, wobei der spontane Zerfall außer Rechnung gestellt wird.

---

[1]) Jaboin und Beaudoin: Über die künstliche Radioaktivierung der Mineralquellen und die Ausscheidung des löslichen Radiumbromids (Société de pharmacie de Paris, 29. Juli 1908, und Journal de Pharmacie et de Chimie, 7. Januar 1909).

Anwendung der Emanation. In diesem Zustande findet die Emanation zweierlei Verwendung:

1. in einer Substanz gelöst, die an sich wirkungslos ist, wobei dann ausschließlich die radioaktive Eigenschaft zur Wirkung kommt;

2. in Substanzen gelöst, die eine eigene Wirkung besitzen, wodurch bezweckt wird, diese Wirkung zu verstärken und mit der Radioaktivität zu verbinden.

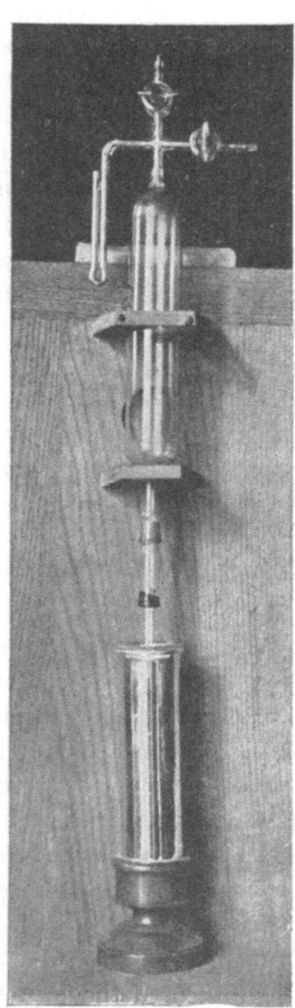

Fig. 5. Kondensator für die Emanation (nach Danne).

1. Lösung in wirkungslosen Stoffen. Als Lösungsmittel dienen in diesem Falle gewöhnlich Wasser, Vaselin, Lanolin, Öl, Glyzerin usw.

Diese Lösungsmittel können je nach ihren Eigenschaften eingenommen oder in Höhlen, Fisteln, Gefäße oder Gewebe (Bindegewebe der Haut, Muskel) und Tumoren eingespritzt, auch auf gewisse Hautstellen aufgelegt werden. Infolge der in ihnen enthaltenen Emanation wirken diese radioaktiv gewordenen pharmazeutischen Präparate auf die Gewebe; ein Teil der Emanation wird frei und teilt den berührten Geweben eine induzierte Radioaktivität mit.

2. Lösung in therapeutisch wirksamen Stoffen. Chinin, Quecksilber, Arsen, Wismutsubnitrat, Kohle und viele andere Arzneimittel konnten durch Induktion radioaktiv gemacht werden. Diese Art der Anwendung der radioaktiven Energie ist jedoch sehr beschränkt und wenig praktisch, da ja diese Energie sehr rasch wieder verschwindet. Im folgenden Abschnitt werden wir darlegen, wie durch die Benützung gewisser löslicher Radiumsalze und besonders durch die Verbindung unlöslicher Salze mit pharmazeutischen Präparaten eine dauernde Wirkung der Emanation ermöglicht werden kann.

2. Gleichzeitige Verwendung der Emanation und der Strahlenwirkung.

Die gleichzeitige Verwendung der Emanation und der Strahlen erfolgt, wenn ein unlösliches Radiumsalz in einem Stoffe suspendiert wird, der eingenommen oder eingespritzt werden kann, oder wenn ein lösliches Radiumsalz in einem solchen Stoffe gelöst wird.

Die Radiumsalze lassen sich den verschiedensten Präparaten beimengen; es wird damit bezweckt:

1. den Präparaten die verlorene Radioaktivität wiederzugeben (als Beispiel möge die dauernde Radioaktivierung der Mineralquellen dienen);

2. deren eigene Wirkung zu verstärken (es wurde durch verschiedene Arbeiten bewiesen, daß die Radioaktivität die Wirkung der Fermente erhöht; davon ausgehend hat Jaboin radiumhaltige Fermente und pharmazeutische Präparate [Chinin, graues Öl, kolloidale Metalle usw.] dargestellt, um deren spezielle Eigenschaften zu aktivieren);

3. denselben eine neue Wirkung mitzuteilen oder sie als Vehikel zu benützen, um die Radioaktivität in gewisse Teile des Organismus überzuführen [1]).

Die mit dem Radium zur Verwendung kommenden Stoffe treten also teils als radiumhaltige, teils nur als radioaktivierte Präparate auf.

Die radiumhaltigen Präparate enthalten teils lösliches, teils unlösliches (suspendiertes) Radium in Substanz. Diese Präparate besitzen eine induzierte Radioaktivität, denn das in ihnen enthaltene Radium entwickelt beständig Emanation. Ihre Radioaktivität ist infolgedessen permanent.

Die radioaktivierten Präparate sind solche, die nur mit unlöslichem freiem Radium, resp. dessen Emanation in Berührung gekommen sind. Ihre Radioaktivität ist daher nur vorübergehend und nimmt dem ihr eigenen Gesetze zufolge rasch ab.

Darin liegt ein Nachteil; andererseits haben jedoch diese Präparate den Vorzug, radioaktiv zu sein, ohne selbst Radium zu enthalten; folglich sind dieselben wenig kostspielig, da ja das geringste Metallteilchen, das zur Radioaktivierung gedient hat, auch fernerhin unbegrenzte Verwendung finden kann.

Unsere Versuche betrafen sowohl radioaktivierte, wie radiumhaltige Präparate, u. a. Mineralwässer, Lösungen von Quecksilberjodid und graues Öl.

Wässerige Lösungen wurden besonders in subkutaner und kutaner Injektion gegen Lupusknoten und Geschwülste, radiumhaltiges graues Öl und Quecksilberjodid bei Syphilis verwendet.

Interessante Ergebnisse wurden durch Einspritzung von Lösungen erzielt, welche Spuren von unlöslichen Radiumsalzen suspendiert hielten.

In der Akademie der Wissenschaften zeigten Dr. Dominici und Barcat, daß das Radium mittels Einspritzung unlöslicher Salze in gewissen Geweben lokalisiert werden kann:

In solchen Fällen tritt Ausscheidung des flüssigen Teiles und Fixierung der festen Partikel des Radiumsulfates ein, welche durch ihre Ausstrahlung eine langdauernde Wirkung auszuüben vermögen. Wegen der hohen Radiumpreise ist diese Methode jedoch noch nicht in die Praxis übergegangen.

Die von uns benützten Flüssigkeiten wurden durch Herrn Jaboin dargestellt.

---

[1]) Im Organismus diffundiert die Emanation sehr rasch und kann dessen tiefliegenden Teile erreichen. Sie setzt sich in den Organen mit innererer Sekretion, besonders den Nebennieren, fest. Die Ausscheidung erfolgt durch Lunge und Haut und in geringerem Maße durch die Nieren. (Untersuchungen von Bouchard, Curie und Balthazar, XV. Internationaler Kongreß, Lissabon, April 1906.)

Jedenfalls beweisen unsere Versuche mit grauem Öl und radiumhaltigen Mineralwässern, daß der Organismus eine solche Behandlung leicht verträgt.

Radioaktiviertes Wasser. 1 Milligramm Radiumsulfat wird mit 1 Liter destilliertem Wasser in Berührung gebracht.

Mehreren Patienten wurden in die Haut und subkutan fünfzehn bis zwanzigmal je etwa 30 Tropfen dieser Lösung in Zwischenräumen von einem Tag injiziert. Niemals wurde eine schädliche Nebenwirkung auf den Allgemeinzustand beobachtet.

Radiumhaltiges Wasser. Zur Verwendung kamen zwei Lösungen: 1. 1 Mikrogramm, d. h. ein Tausendstel Milligramm pro Kubikzentimeter destilliertes Wasser; 2. 10 Mikrogramm pro Kubikzentimeter.

Im Maximum wurden in 10 Tagen etwa 100 Tropfen der starken Lösung injiziert.

Radiumhaltiges graues Öl mit 20 Proz. Quecksilber. Ein halbes Mikrogramm pro Kubikzentimeter.

Etwa dreißig Patienten bekamen eine Reihe von Einspritzungen nach den üblichen Regeln der Quecksilberkur, ohne irgendwelche schädliche Nebenwirkung. Es wurden Serien von 6 Einspritzungen zu je 7 Tropfen gemacht, alle 5 Tage eine Einspritzung. Diese 7 Tropfen enthielten also ein Sechstel Mikrogramm Radium.

Die Untersuchung des Harnes führte zu folgenden Ergebnissen:

Nach dem Einspritzen des radiumhaltigen Quecksilberöles wird der Harn während der drei oder vier folgenden Tage radioaktiv, und diese Eigenschaft nimmt während dieser Zeit in ziemlich regelmäßiger Weise ab, was im Einklang mit dem Gesetz der Abnahme der induzierten Radioaktivität steht. Wenn nach einigen Tagen das Quecksilber im Harn erscheint, hat letzterer jede Radioaktivität verloren.

Das eingeführte Radium scheint also vornehmlich durch andere Organe als die Nieren ausgeschieden zu werden.

Seit einiger Zeit wurden auch andere Lösungen oder Mischungen löslicher oder unlöslicher Radiumsalze mit pharmazeutischen und anderen Präparaten dargestellt und zu therapeutischen Versuchen verwendet.

II. Die Strahlenwirkung.

1. Radiumführende Apparate.

Wir gelangen nun zum Hauptteil unserer Untersuchungen, in welchem wir uns mit den Strahlen an und für sich, mit Ausschluß der Emanation, zu befassen haben. Wir betrachten nacheinander die Verwendung der Apparate auf der Haut und den erreichbaren Schleimhäuten, und die raschen, sukzessiven und rationellen Forschritte, welche der Radiumtherapie in wenig Jahren zu einer wirklich wissenschaftlichen und praktischen Rolle verholfen haben.

Die drei nachfolgenden Abschnitte sind ausschließlich der Darlegung der Applikationsweise des Instrumentariums und der analytischen Messung der verwendbaren Strahlen gewidmet.

Die Beurteilung des Wertes der verschiedenen Anwendungsmethoden bleibt dem klinischen Teile vorbehalten.

Wir reden zunächst von dem eigentlichen Instrumentarium, den radiumführenden Apparaten.

Die Seltenheit und der hohe Preis des Radiums führten die ersten Fabrikanten mit Notwendigkeit dazu, Apparate in Büchsenform zu ersinnen, in welchen jedem Verlust an wirksamem Stoff vorgebeugt werden konnte.

In der Herstellung der Apparate lassen sich daher zwei Phasen unterscheiden: die erste, in welcher das Salz einfach, wie Korn in einen Sack, in geeignete Röhren oder Büchsen geschüttet wurde, und die jetzige, in welcher nach der Herstellung eines idealen Apparates gestrebt wird.

Welches sind die unentbehrlichsten Eigenschaften eines solchen Apparates?

Es gibt deren viele. doch lassen sich darunter einige Haupteigenschaften unterscheiden, von welchen die übrigen sich ableiten lassen.

Diese sind:

1. Die Gleichmäßigkeit der radioaktiven Ausbeute, d. h. jeder einzelne Teil des Apparates muß bei gleichem Flächeninhalt dieselbe radioaktive Energie besitzen, wie andere Teile desselben Apparates. Die therapeutische Wirkung wird so überall eine identische sein.

Zu diesem Zwecke müssen die Partikel von gleicher Größe und so verteilt sein, daß keines derselben ein anderes deckt, alle in gleicher Entfernung voneinander und von der nutzbaren Oberfläche des Apparates liegen.

2. Die Maximalausbeute, d. h. die Entwicklung der größtmöglichen Strahlenmenge. Je dünner und für die schwächsten Strahlen durchlässiger die zur Umhüllung der Partikel nötige Substanz ist, desto wirksamer wird der Apparat. Es werden demnach nicht nur alle γ- und β-Strahlen, sondern auch eine erhebliche Menge von α-Strahlen zur Verwendung kommen.

3. Die Möglichkeit einer leichten und genauen Messung der Radioaktivität.

Zu diesem Zwecke muß nicht allein die Ausbeute gleichmäßig sein, sondern die Partikel müssen durch die Umhüllung in ihrer Lage vollständig festgehalten werden. Die Röhren mit beweglichem Inhalt stehen in direktem Widerspruch mit dieser Bedingung.

4. Die Widerstandsfähigkeit der nutzbaren Oberfläche gegen Abnutzung.

Diese Bedingungen sind sämtlich von der Zusammensetzung der Umhüllung abhängig. Dieser letzteren kommt daher eine hervorragende Rolle im Bau der Apparate zu. Sie hat folgende Eigenschaften aufzuweisen:

a) Äußerste Fähigkeit, die Partikel festzuhalten und jedem Verlust vorzubeugen.

b) Größte Durchlässigkeit auch für die schwächsten Strahlen.

c) Vollkommene Widerstandsfähigkeit nicht allein gegenüber den zur Reinigung und Sterilisierung erforderlichen Manipulationen und allen geringfügigen Beschädigungen, sondern auch gegenüber der zersetzenden Wirkung der Radioaktivität an sich.

d) Völlig glatte Oberfläche.

Ein solcher Apparat bietet in bezug auf Messung der Radioaktivität die denkbarste Sicherheit, und Unregelmäßigkeiten, welche jedem Praktiker begegnen können, werden nur auf Rechnung der individuellen Reaktion des zu bestrahlenden Patienten zu setzen sein, wie dies übrigens bei jeder anderen medizinischen Behandlung der Fall sein kann.

Diese Eigenschaften soll jeder für die Anwendung auf der Hautfläche bestimmte Radiumapparat besitzen; die alten, heutzutage noch bisweilen benützten Apparate entsprechen jedoch diesen Bedingungen nicht.

Dadurch, daß sich diese Qualitäten in den Apparaten neuerer Konstruktion meist vereinigt finden, wurde eine genaue Dosierung des Radiums ermöglicht, und es gelang, die Radiumtherapie vom Gebiete der Empirie auf das der exakten Wissenschaft überzuführen.

Wir wollen zeigen:

1. Was die alten Apparate waren.

2. Wie die von uns verwendeten Apparate beschaffen sind.

Bevor wir jedoch an die Besprechung dieser uns höchst wichtig erscheinenden Fragen gehen, müssen wir bemerken, daß wir die Fortschritte in der Darstellung und Verarbeitung des Radiums und in der Fabrikation der Apparate, welche eine praktische Verwendung der Radioaktivität zulassen, den in Frankreich ausgeführten physikalischen und chemischen Untersuchungen verdanken. Diese Arbeiten sind es, welche eine brauchbare Grundlage für die wissenschaftliche Entwicklung der Radiumtherapie und die überraschend frühzeitige Erzielung zahlreicher und greifbarer Erfolge sowie für die weiteren Forschungen gegeben haben, durch welche der Therapie nicht allein die Eigenschaften des Radiums, sondern auch diejenigen anderer radioaktiver Körper (Polonium, Uran usw.) dienstbar gemacht werden sollen.

Aus der Umfrage, die wir hierüber veranstaltet haben, scheint hervorzugehen, daß man in anderen Ländern noch bei den alten, röhren- und lupenförmigen Apparaten stehen geblieben ist und sich erst an sehr wenigen Orten seit kurzem dem näheren Studium dieser Fragen zugewendet hat.

a) Frühere Apparate.

Die ersten Apparate, deren sich die Ärzte bedienten, waren weniger eigentliche Apparate als beliebige Hülsen, welche Radiumsalze enthielten. Die verschiedensten Gegenstände kamen zur Verwendung: Kautschuksäcke, Dosen aus Ebonit, Glasröhren und Glaskapseln. Die Säcke wurden bald löcherig und besaßen übrigens wie die Dosen und Röhren den Fehler, daß das Radiumsalz sich frei darin bewegen konnte, daher jeder Neigung des Apparates folgte. Je nachdem die Salzpartikel zusammengehäuft blieben oder sich über eine gewisse Fläche verbreiteten, wechselten das Wirkungsfeld und die Strahlenmenge in ganz erheblicher Weise. Die letztere erlitt überdies stets eine bedeutende Einbuße infolge der Absorption, welche die Strahlen beim Durchgang durch die übermäßig dicke Umhüllung erfuhren.

Die noch zur Verwendung kommenden Glasröhren können allerdings in gewissen Fällen hervorragende Dienste leisten, wenn sie zum Beispiel in Tumoren eingeführt werden. In solchen Fällen kommt es nicht so sehr auf eine absolut gleichmäßige Ausbeute an, wie sie bei der Behandlung äußerer Läsionen erforderlich ist, wo vor allem der kosmetische Erfolg wichtig ist. Immerhin haftet diesen Röhren in wissenschaftlicher Hinsicht der Fehler der ungenauen Meßbarkeit ihrer äußeren Radioaktivität an.

Um eine bessere Flächenwirkung zu erzielen, wurde versucht, die Partikelchen auf die innere Fläche einer schwach gewölbten Schale aufzudrücken oder aufzukleben, indem auf diese Weise eine regelmäßigere Energiezufuhr erzielt werden sollte.

Nach diesem Prinzip sind die meisten ausländischen Apparate hergestellt. Es sind dies kleine Ebonitschalen, die mit einer Glimmerplatte in Form einer kleinen Botanikerlupe verschlossen sind. Das Salz wird auf eine schalenförmige Scheibe aufgeklebt und mit der Glimmerplatte bedeckt, so daß die Strahlen zunächst durch eine dünne Luftschicht und dann noch durch die Platte dringen müssen. Da die Partikel in mehreren Lagen zusammengeballt sind, bleibt die Ausbeute weit unter der Norm.

Wir konnten bei Patienten, die mit solchen Apparaten behandelt worden waren, feststellen, daß die Wirkung im Zentrum des Defektes eine viel energischere war, als an der Peripherie. Dieser Mangel an Gleichmäßigkeit war leicht vorauszusehen.

In Frankreich wurde zunächst die Glimmerplatte durch eine Aluminiumplatte von $^1/_{10}$ Millimeter Stärke ersetzt und die Partikel in der Schale gleichmäßiger verteilt.

Obschon man auf diese Weise dem Ziele eines idealen Apparates näherkam, erschwerten auch hier die Anhäufung der Salzkörnchen, die übermäßige Absorption der Gesamtmenge der Strahlen, die Unmöglichkeit einer genauen Abgrenzung der strahlenaussendenden Fläche eine präzise Handhabung und Bestimmung der verfügbaren Energie.

Mit so unvollkommenen Apparaten konnte nur die ursprüngliche Radioaktivität des Radiums in Betracht gezogen werden. Man mußte sich darauf beschränken, Gewicht und Wirkungswert des Salzes anzugeben, ohne sich um die außerhalb der Apparate entwickelte Gesamtenergie, die äußere Radioaktivität und deren Gehalt an α-, β- und γ-Strahlen zu kümmern.

Das einzige für die Therapie wirklich Wertvolle, nämlich die Menge der Strahlen, die in die Gewebe eindringen und dort zur Wirkung gelangen, entzog sich also jeder Analyse.

Es ist für den Therapeuten ziemlich gleichgültig, zu wissen, daß ein in irgend einem Apparate enthaltenes Salz ursprünglich diese oder jene Radioaktivität besaß, wenn diese Energie eingeschlossen ist und eine materielle Schicht durchdringen muß, bevor sie auf der Haut zur Wirkung gelangt. Das einzige, worauf es ihm wissenschaftlich ankommt, ist der

Wirkungswert der Strahlen, welche das Hindernis überwunden haben, somit der tatsächlich verfügbaren Energie.

Diese Bestimmung gelang uns schon bei Beginn unserer Untersuchungen mit den Apparaten, über welche wir zu verfügen hatten.

b) Die bei unseren Versuchen verwendeten Apparate.

Wir haben zwei verschiedene Typen verwendet: bei dem einen ist das Radium an der äußeren Fläche angebracht, diese Apparate dienen zur Behandlung von äußeren Läsionen. Sie sind mit einem besonderen Lack überzogen. Die Apparate mit aufgeklebten Salzen entsprechen der Mehrzahl der oben erwähnten Bedingungen und lassen eine für die Praxis hinreichend genaue Dosierung zu.

Der andere Typ besteht aus Röhren, welche das Salz in ihrem Inneren enthalten und besonders dazu bestimmt sind, in Tumoren oder Fistelgänge eingeführt zu werden.

Im folgenden wird nur von diesen verschiedenen Apparaten die Rede sein; auf die anderen Verwendungsarten der Radioaktivität in Form von Lösungen, Einspritzungen, Salben usw. kommen wir nicht zurück.

α) Röhrenapparate.

Bezüglich der Röhren, welche das Radium in ihrem Inneren führen, können wir uns kurz fassen, da dies die Apparate sind, die von Anfang an zur Verwendung kamen. Wir sind allerdings imstande, ihre äußere verwertbare Radioaktivität zu bestimmen; allein diese Bestimmung erreicht mit den derzeitigen Methoden nicht die Genauigkeit, auf welche die Apparate mit aufgeklebten Salzen Anspruch erheben können. Wenn sie trotzdem beibehalten zu werden verdienen, so verdanken sie dies ihren ganz bestimmten Indikationen und dem Umstande, daß es bei ihren weniger auf die Beständigkeit und Gleichmäßigkeit der Ausbeute ankommt.

Im Inneren dieser zugeschmolzenen Glasröhren bewegen sich die Salzkörnchen je nach der Stellung, die der Röhre gegeben wird; es hält schwer, die Röhren so herzustellen, daß das Salz darin angehäuft bleibt und den ganzen Hohlraum ausfüllt. Die Glasröhre erhält eine äußere Umhüllung von Gold, Silber oder Platin, deren Stärke nach der Intensität bemessen wird, welche man der Radioaktivität zu geben wünscht. Diese Apparate, deren Dimensionen sehr gering sind, können in das Innere von Geschwülsten eingeführt[1]) und genügend lange Zeit darin belassen werden; man kann sie auch in Fistelgängen, Vertiefungen oder gewundenen Kanälen befestigen[2]).

Bei solchen Apparaten müssen die Strahlen durch die Wandungen der Glasröhre und durch die Gold- oder Silberhülse dringen.

Ein Röhrenapparat läßt sich auch auf andere Art darstellen. Man

---

[1]) Verfahren von Morton und Robert Abbé.

[2]) Die in Sonden oder Katheter eingeführten Röhrchen können in die natürlichen Körperöffnungen gebracht werden (Rektum, Urethra, Ösophagus, Uterus usw.) zur Behandlung von Neubildungen, Sklerosen usw. und in chirurgisch angelegte Öffnungen, wie z. B. in den Anus praeternaturalis (Karzinom des Darms, Pylorus usw.).

kann einen ganz kleinen Zylinderapparat mit aufgeklebten Salzen, oder ein Stückchen aufgerolltes Radiumhanfgewebe mit einer Gold- oder Silberhülse umgeben und in die Gewebe einführen; dann haben die Strahlen den Firnis und die Gold- oder Silberplatte zu durchdringen. Ein solcher Apparat bietet eine Gleichmäßigkeit, die dem ersten fehlt; doch ist diese Eigenschaft im speziellen Falle nicht unentbehrlich; ferner bietet die Glasröhre den großen Vorteil, daß die Gesamtmenge des Radiumsalzes ohne jeden Verlust wiedergewonnen werden kann.

β) Apparate mit aufgeklebten Salzen.

Es gibt zwei verschiedene Arten solcher Apparate:

1. Apparate mit metallischer Grundlage;
2. Die Hanfgewebsapparate.

1. Apparate mit aufgeklebten Salzen auf metallischer Grundlage. Diese Apparate bestehen aus zwei Teilen:

a) einer Metallarmatur,
b) dem radiumhaltigen Firnis.

a) Metallarmatur. — Eigenschaften, Stärke. Die Metallarmatur besteht gewöhnlich aus Kupfer von solcher Stärke, daß eine genügende Steifheit erzielt wird.

Früher besaß dieselbe einen kleinen Randwulst, um den Firnis festzuhalten; aus Bequemlichkeitsrücksichten schlagen wir vor, diesen Rand wegzulassen.

Oberfläche. Statt glatt zu sein, bietet die Oberfläche eine Anzahl kleiner Erhöhungen, welche die tiefe Schicht des Firnises festhalten. Dieselbe ist überdies mit einem feinen Drahtgeflecht versehen, in welches der Lack beim Ausgießen eindringt.

Der Apparat erhält so eine gewisse Festigkeit und kann Stöße aushalten, ohne daß der Firnis Schaden erleidet und das radioaktive Präparat verloren geht.

Form. Die Fassung kann jede beliebige Form erhalten; am besten wäre es natürlich, wenn für jede zu behandelnde Läsion ein der Form, Größe und Lage genau entsprechender Apparat existierte.

Da jedoch die Zahl der Apparate notwendigerweise eine beschränkte sein muß, ist es besser, sich mit einigen Typen zu begnügen, welche die weitgehendste Verwendung zulassen. Fig. 6 (S. 40) gibt einige der von uns benutzten Apparate wieder.

Bei der Wahl der Form kommt es vor allem darauf an, ob die Anwendung

1. äußerlich, auf glatten Flächen,
2. in Fistelgängen, Höhlen, Hautfalten

zu geschehen hat.

Apparate für glatte Flächen. — Flache, runde, viereckige oder rechteckige Formen (Fig. 6). Diese Apparate mit flacher Oberseite sind teils rund, scheibenförmig, teils viereckig oder rechteckig, wodurch es möglich wird, vermittels mehrerer nebeneinander gelegter Formen eine große Fläche zu bedecken.

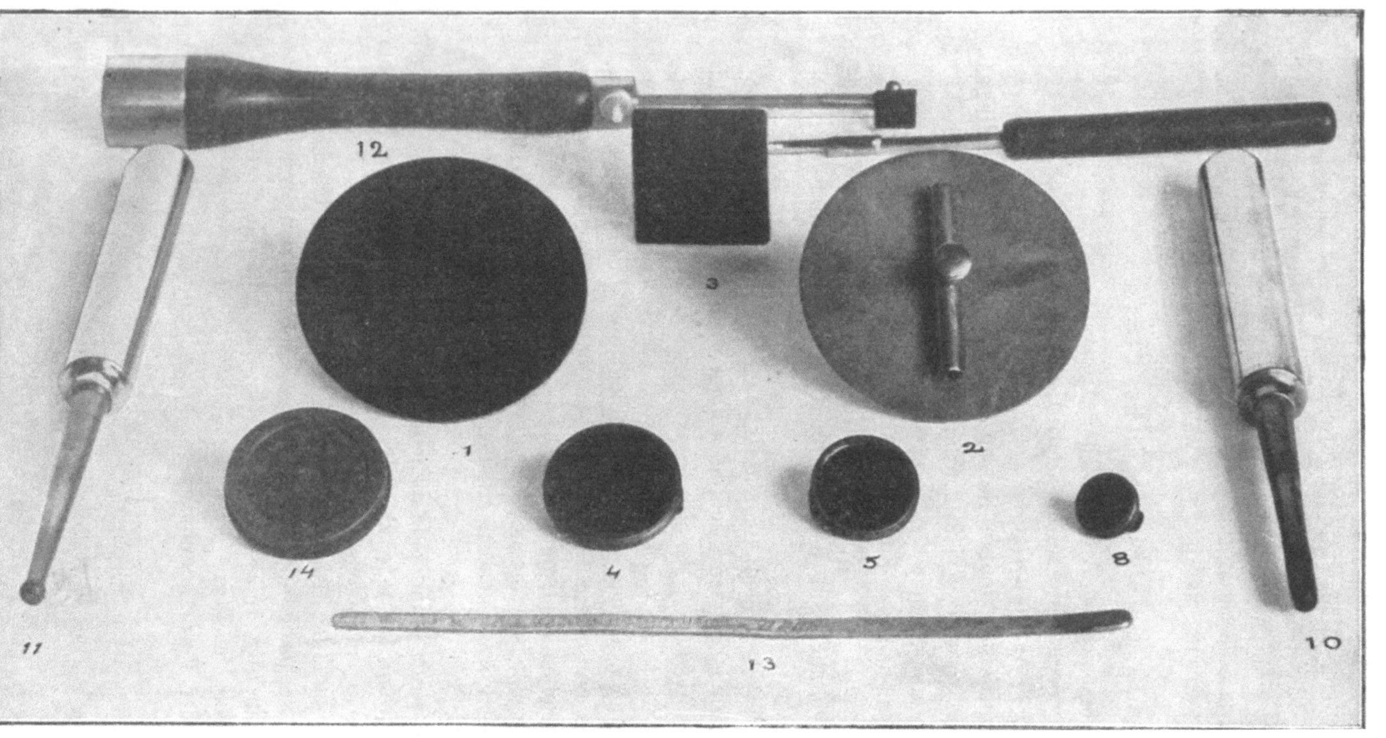

Fig. 6. Radiumhaltige Apparate ($^1/_3$ nat. Gr.). (S. Beschr. S. 39).

Die Nummern der Apparate entsprechen denjenigen der analytischen Tabelle (S. 44, Kol. 1). Mit Ausnahme von Nr. 14 sind diese Apparate mit dem fixierenden Firnis versehen. — Nr. 14. Stoffapparat. Der radiumhaltige Stoff befindet sich im Inneren und ist an eine Aluminiumplatte angelegt, die ihn von der Außenfläche trennt. Der Aluminiumfilter kann verschiedene Dicken besitzen. Der Stoff kann nach Belieben herausgenommen und für sich verwendet werden. — Nr. 3 und 12. Die viereckigen Platten können jede beliebige Neigung erhalten und vom Stiel abgeschraubt werden. — Nr. 2. Der Röhrenansatz dient zur Aufnahme eines Bandes. Derselbe kann abgeschraubt werden, wenn der Apparat mit einer Hülle umgeben werden soll. — Die abgebildeten Apparate lassen sich mit Aluminium- und Bleifiltern versehen. Siehe auch im Abschnitt Gynäkologie den Radium-Uterinapparat und diverse Filter. Andere Stoff- und Metallapparate von verschiedener Form und Größe lassen sich mit Vorteil verwenden. Von besonderem Nutzen sind die rechteckigen Apparate, die nebeneinander gelegt werden können.

Die nützlichsten Dimensionen sind diejenigen von 1 bis 25—30 qcm. Bei kleineren Apparaten ist die Wirkung zu schwach, größere sind schwer zu handhaben und zu fixieren.

Hohle Form. Diese Form eignet sich besonders für die Behandlung der Augenlider, der Wangen usw. Im Übrigen dürfte es sogar für die sogenannten flachen Apparate von Vorteil sein, denselben eine leicht konkave Form zu geben. Es wurde nämlich bemerkt, daß die Berührung in der Mitte der Platte stets etwas inniger ist als an der Peripherie. Dieser Ungleichheit könnte durch eine ganz leichte Höhlung der Berührungsfläche abgeholfen werden.

Gewölbte Form. Diese Form eignet sich besonders für die Behandlung der Region zwischen Nase, Wange, Augenlid usw.

Apparate für Hohlräume, Blindsäcke, Fisteln, Wundgänge, Falten. Auch hier können die Formen sehr verschieden sein. Im allgemeinen werden die glatten Flächen durch solche von zylindrischer oder sphärischer Form ersetzt. Für die Mundhöhle, die Scheide usw. können auch Apparate der ersten Sorte verwendet werden.

Zylindrische Apparate (Fig. 6, Nr. 10). Die Länge und Dicke wechselt je nachdem es sich um den Ohrengang, die Harnröhre, den After, die Gebärmutter usw. handelt. Diese Form eignet sich auch besonders für die Einführung in die Gewebe.

Sphärische Apparate (Fig. 6, Nr. 11). Mit dieser Form kann die radioaktive Energie in gewisse Hohlräume, Zysten, Blindsäcke usw. eingeführt werden.

Lamellenförmige Apparate. Sehr dünne metallische Platten, welche besonders für die Innenseite der Augenlider bestimmt sind, sei es daß letztere umgestülpt werden können, oder daß der Apparat zwischen der Innenseite des Augenlides und der Hornhaut einzuführen ist.

Stiel. Sämtliche Apparate können mit einem längeren oder kürzeren Stiel versehen werden, der das Tragen erleichtert. Bisweilen kann man dem Apparat mittels einiger Schraubenmuttern, wie Fig. 6, (Nr. 12) zeigt, eine Neigung gegen den Stiel geben.

Die runden und viereckigen Apparate besitzen ebenfalls an der Rückseite einen Röhrenfortsatz, durch welchen ein Stiel oder ein Band gezogen werden kann, um den Apparat festzuhalten. Der Fortsatz kann abgeschraubt werden, wenn es darauf ankommt, die Dicke des Apparates auf ein Minimum zu reduzieren.

Wir können es uns ersparen, hier alle möglichen Formen aufzuführen.

Die oben beschriebenen Apparate erfüllen alle Ansprüche, die an ein möglichst vielseitig verwendbares, jedoch immerhin beschränktes Instrumentarium gestellt werden können.

Es erübrigt noch einen Apparat zu beschreiben, welcher die flache und die Zylinderform vereinigt und infolge seiner Konstruktion vielfacher Verwendung fähig ist.

Radium-Uterin-Apparat. Der von Wickham erfundene Apparat hat die Form eines Pilzes oder breitköpfigen Nagels. Er besteht aus drei zusammengeschraubten Teilen; zwei derselben bilden den Zylinder oder Stiel, der dritte den Kopf oder die Scheibe.[1])

Als Ganzes verwendet, dringt der Stiel in die Uterushöhle ein, während der Kopf den Cervix bedeckt; der Apparat eignet sich daher vorzüglich für die Behandlung von starken Entzündungen des Uteruskörpers und der Cervix mit Ektropium. Wenn von einer gleichmäßigen Wirkung an allen Teilen Abstand genommen wird, kann eine ganze Reihe von Apparaten mit auswechselbaren Teilen verschiedener Stärke verwendet werden, sogar solche, die keine Aktivität besitzen und nur als Stütze dienen.

Wenn nur das Endstück abgenommen wird, kann eine Wirkung auf den Mutterhals und den Muttermund ausgeübt werden; durch Entfernung des ganzen Stieles bleibt dieselbe auf den Muttermund beschränkt, durch Abnahme der Scheibe konzentriert sich die Wirkung des Stieles auf die Uterushöhle.

Da jeder einzelne Teil von verschiedener Größe sein und mit Filtern von wechselnder Stärke versehen werden kann, ist ersichtlich, daß dieser Apparat vielfache Dienste zu leisten vermag. Seine Hauptbestimmung ist der Uterus; er kann aber als Ganzes oder in seinen einzelnen Teilen an den verschiedensten Körperstellen, wie After, Scheideneingang, Ohr usw. und zur Einführung in Tumoren Verwendung finden. Der leicht gehöhlte, scheibenförmige Teil kann auch einzeln wie jeder andere Apparat zur äußeren Verwendung benützt werden.

b) Radiumhaltiger Firnis. Der Überzug, mit welchem unsere Apparate versehen sind, besteht aus einem besonderen Lack, der die erforderliche Durchlässigkeit, Festigkeit und Widerstandsfähigkeit besitzt.

Bei hoher Temperatur wird diese Substanz so weich, daß sie auf eine Metallplatte oder ein Stück Hanfgewebe ausgegossen werden kann. Die erforderliche Menge Salz wird beigemischt[2]) und die Masse in möglichst dünner und gleichmäßiger Schicht aufgetragen.

Im allgemeinen rechnet man 1 cg Salz auf 1 qcm Fläche.

Hierauf wird der Firnis getrocknet und verharzt.

Nach dem Erkalten erhält er seine volle ursprüngliche Festigkeit wieder, die sehr bedeutend ist. Seine Oberfläche ist vollkommen glatt, von mattem Glanze und bräunlicher Farbe, welche die Radiumkörnchen durchscheinen läßt.

Wenn der Firnis frisch bereitet ist, sind diese Körnchen von gelblicher Farbe; während des Reifungsprozesses, welchen jedes frisch bereitete Radiumsalz infolge der ihm eigenen „Lebenskraft“ durchmacht und der mehrere Monate dauert, wird diese Färbung nach und nach dunkler und erreicht schließlich einen schwarzbraunen Ton.

Der radioaktive Wert dieses Lackes wird natürlich durch die Menge, Qualität und proportionale Verteilung des beigemengten Radiums bedingt.

---

[1]) Wickham, Vorführung eines sog. „Radiumuterinen-Apparates“ (Genfer Kongreß, 4. September 1908). S. Abbildung im Abschnitt „Gynäkologie“.

[2]) Bekanntlich werden die Eigenschaften des Radiums auch durch die höchsten Temperaturen nicht verändert.

2. Apparate aus Hanfgewebe. Diese Apparate bestehen ebenfalls aus zwei Teilen: dem Hanfgewebe und dem radiumhaltigen Firnis.

Ihre Vorteile sind mannigfach. Infolge ihrer Darstellungsweise besitzen sie eine hervorragende Durchlässigkeit für α-Strahlen von kräftiger Wirkung. Von den Apparaten mit Metallgrundlage unterscheiden sie sich durch die Menge und Verteilung des Firnis. Derselbe bildet für die Radiumkörnchen, besonders an der Oberfläche, eine schwache Umhüllung, so daß die Strahlen, die nur eine sehr dünne Schicht zu durchdringen haben, eine bedeutende Gesamt-Intensität bewahren.

Diese Stoffapparate erfordern infolge ihrer Zartheit eine sehr vorsichtige Handhabung; im allgemeinen lassen sie sich nur mit Filtern verwenden, wodurch ein Teil ihrer hervorragenden Radioaktivität wieder aufgehoben wird.

Von besonderem Wert ist ihre Biegsamkeit, obschon in dieser Hinsicht zweierlei Stoffe zu unterscheiden sind:

1. Apparate, welche Radium von sehr hohem Wirkungswert enthalten, sind von sehr geringen Dimensionen und daher von beschränkter Biegsamkeit;

2. Apparate mit Radium von geringem Wirkungswert können große Dimensionen annehmen, sind daher außerordentlich biegsam und lassen sich auf große Flächen auflegen, so daß man zum Beispiel einen ganzen Kinderarm damit einhüllen kann.

Die Stoffapparate, groß oder klein bieten außerdem den Vorteil sehr geringer Dicke.

Wenn man kleine, starkwirkende Stoffapparate zwischen zwei an der Peripherie verlötete Bleiplatten einschließt, erhält man einen flachen Apparat, der sich besonders zur Verwendung an Körperregionen eignet, wo allzu dicke Instrumente nicht benützt werden können (Mundhöhle, Scheide, Muttermund).

Die Biegsamkeit dieser kleinen Apparate, obschon gering, ist doch hinreichend, um dem Ganzen je nach Bedarf eine leichte Höhlung oder Wölbung zu geben.

Außerdem lassen sich dieselben infolge ihrer geringen Dicke übereinanderlegen, was vielfach von großem Vorteil ist. Große biegsame Stoffe von geringem Wirkungswert konnten wir häufig in doppelter oder vierfacher Lage verwenden.

Auf diese Weise läßt sich die Strahlenwirkung bedeutend verstärken.

Ferner ist die radioaktive Wirkung bei diesen Apparaten auf beiden Seiten nahezu die gleiche, so daß die Apparate gleichzeitig nach mehreren Seiten hin und auf alle zu behandelnden Teile zu wirken vermögen; diese Eigenschaft macht sie besonders für Regionen wertvoll, bei welchen sich, wie z. B. in der Scheide, die Läsionen auf die ganze Peripherie des Kanales erstrecken.

Die Mehrzahl der allgemeinen Betrachtungen, die wir anläßlich der Apparate mit Metallfassung entwickelten, lassen sich auch auf die Radiumgewebe anwenden.

Das oben Gesagte dürfte genügen, um die mannigfachen Vorteile dieser Apparate zu kennzeichnen.

Analytische Tabelle der Apparate (ausgeführt

Nummer (Siehe Fig. 6 S. 40)	Art und Form des Apparates	Dimension	Wirksame Fläche qcm	Wirkungswert des beigemengten Baryum-Radiumsalzes (die Aktivität des metallischen Urans als Einheit angenommen)
1	2	3	4	5
1	App. mit Firnis, flach, rund	6 cm Durchm.	28,2	$^1/_4$ reines Salz
2	„ „ „ „ „	6 cm „	28,2	„
3	App. mit Firnis, viereckig mit abgerundeten Ecken	3×3 cm „	9	„
4	App. mit Firnis, flach, rund	2,5 cm „	4,9	„
5	„ „ „ „ „	2 cm „	3,1	„
6	„ „ „ „ „	2 cm „	3,1	„
7	„ „ „ „ „	2 cm „	3,1	„
8	„ „ „ „ „	1,5 cm „	0,95	„
9	„ „ „ „ „	1,5 cm „	0,95	„
10	„ „ „ zylindrisch	Durchm. 0, 5cm Höhe 1,5 cm	—	„
11	„ „ „ kugelförmig	Durchm. der Kugel 1,5 cm	1,4	Rein
12	„ „ „ flach, viereckig	1×1 cm	1	Rein
13	App. mit Firnis, plattenförmig	0,5×0,5 cm	0,25	Rein
14	Stoffapparat, flach, rund	2,5 cm Durchm.	4	$^1/_4$ reines Salz
15	„ „ „	3 cm „	7	„
16	App. mit Firnis, flach, rund	52 cm „	20,5	$^1/_{20}$ reines Salz
17	„ „ „ „ „	6 cm „	28,2	„

a) Die in Kol. 4 angeführten Zahlen stellen genau die Größe der mit Firnis über-
den Stoffapparaten wurde die mit Baryum-Radiumsalz bedeckte Fläche nur annähernd
b) Die Apparate welche α-Strahlen entsenden, besitzen auch weiche β-Strahlen.
c) Die Zahlen in Kol. 11 sind unmaßgeblich. Einen Vergleichswert können sie
teilung des Baryum-Radiumsulfates.

[1]) S. auch bezügl. dieses Apparates die Kurven S. 68. Die demselben ent-
die wir zurzeit empfehlen.

[2]) Apparat Nr. 3 ist ein neu erstellter, noch im Reifungsprozeß begriffener Ap-
zum Gewicht 500 000 des beigemengten Salzes. Die spontane Reife eines Apparates

[3]) und [4]) Die Form der Apparate Nr. 10 und 11 macht dieselben zu Messungen
trachten. Bei Apparat Nr. 10 wurde von einer Angabe der Gesamtausstrahlung pro qcm

Die Nummern in Kol. 1 entsprechen denjenigen der Fig. 6, S. 40.
Wir verwenden außerdem noch eine Anzahl anderer Apparate: Stoffe, Röhren,
von der Aktivität 1 000 000 beschickt. Die Verbindung der Wirkung dieser Platte im
ragende Resultate.

2. Technik und Anwendungsweisen.

a) Eigentliche Technik.

Für den mit der allgemeinen Konstruktion der Apparate vertrauten Praktiker gibt es verschiedene Arten, die von ihnen entwickelte Energie zu benützen und deren Wirkung und therapeutische Rolle zu modifizieren.

von Beaudoin) (S. Seite 40).

Gewicht des beigemengten Baryum-Radiumsalzes (gr)	Verwendbare Gesamt-Ausstrahlung (Aktivität des metall. Urans als Einheit angenommen)	Verteilung der Strahlen			Verwendbare Gesamt-Ausstrahlung (pro qcm) in runden Ziffern
		α-Strahlen	β-Strahlen	γ-Strahlen	
6	7	8	9	10	11
0,20	580 000[1])	10 %	87 %	3 %	20 500
0,10	480 000	10 „	87,5 „	2,5 „	17 000
0,09	110 000[2])	20 „	71 „	9 „	12 000
0,04	34 000	0 „	90 „	10 „	6 900
0,04	55 000	0 „	90 „	10 „	17 700
0,04	50 000	0 „	90 „	10 „	16 100
0,025	50 000	0 „	90 „	10 „	16 100
0,01	25 000	0 „	90 „	10 „	26 300
0,01	13 000	5 „	85 „	10 „	13 600
0,02	150 000[3])	50 „	48 „	2 „	—
0,005	180 000[4])	50 „	48 „	1,5—2 „	128 000
0,007	30 000	10 „	86,5 „	3,5 „	30 000
0,006	19 000	10 „	86 „	4 „	76 000
0,04	450 000	70—80 „	19 —29 „	1 „	112 500
0,06	400 000	70—80 „	18,5—28,5 „	1,5 „	57 100
0,10	22 000	10 „	86,5 „	3,5 „	1 000
0,20	70 000	15 „	82,5 „	2,5 „	2 400

zogenen Fläche dar, welche von der Fläche des Apparates verschieden sein kann. Bei ermittelt.
Die Zahl der letzteren ist in der Gesamtzahl der β-Strahlen mit inbegriffen.
nur haben 1. wenn die Verteilung der Strahlen identisch ist; 2 bei gleichmäßiger Ver-

sprechenden Prozentzahlen der Tabelle sind nicht nach der Methode bestimmt worden.

parat. Dadurch erklärt sich die Qualität und Menge der Ausstrahlung im Vergleich
tritt erst zwei bis drei Monate nach der Fabrikation ein.
sehr ungeeignet. Die betreffenden Zahlen sind daher nur als annähernde zu be-
Abstand genommen. (Notiz von Beaudoin.)

rechteckige Platten. Eine der letzteren, 3×4 cm groß, ist mit 12 cgr eines Salzes
„Kreuzfeuer“ mit einem Stoffapparat von gleicher Größe und Wirkung gibt ganz hervor-

Die technischen Fragen, welche diese Veränderungen bedingen, sind äußerst schwierig und verwickelt und lassen keine präzise Einteilung zu. Immerhin kann man sagen, daß durch die von uns ins Werk gesetzten Verfahren bezweckt wird, die Energie qualitativ und quantitativ zu modifizieren, indem ihre Wirkung entweder abgeschwächt, oder aber verstärkt wird.

Diese Verfahren betreffen insbesondere entweder die Totalmenge der Strahlen, wodurch die Totalenergie abgeschwächt oder verstärkt wird; oder ihre Zusammensetzung, wodurch die Qualität, d. h. das Verhältnis der α-, β- und γ-Strahlen beeinflußt wird. Zu beachten ist jedoch, daß kein bekanntes Verfahren imstande ist, die Totalmenge der Strahlen zu modifizieren, ohne gleichzeitig deren prozentuale Verteilung zu beeinflussen.

Die Anwendung der Apparate erfolgt entweder unmitelbar oder nach Einschaltung eines Filters von beliebiger Zusammensetzung.

Tatsächlich ist ein solcher Filter stets vorhanden, da schon der Firnis der Apparate als ein solcher zu betrachten ist. Ferner kommt es, eben infolge der Notwendigkeit, die Oberfläche zu schützen, sehr selten vor, daß ein Apparat mit seiner gefirnisten Seite direkt auf die Haut aufgelegt werden kann. Wir verwenden zumeist eine sehr dünne Hülle aus gummiertem Stoff oder Gaze, wodurch eine zweite Einlage geschaffen wird, deren Dicke aus therapeutischen Rücksichten vermehrt werden kann, um die Totalintensität der Strahlen oder das Verhältnis zwischen α-, β- und γ-Strahlen in geeigneter Weise zu beeinflussen. Die Einlagen oder Filter, deren Zahl natürlich keiner Beschränkung unterliegt, spielen also bei der Behandlung eine konstante Rolle.

Die je nach Zahl, Art und Dicke der Einlage wechselnde Natur und Dosis der verfügbaren Energie werden in einem besonderen Abschnitte Erörterung finden; im nachstehenden soll nur von der Dauer der Anwendung und der Natur der Einlagen die Rede sein.

α) Dauer der Anwendung.

Aus obigem geht schon hervor, daß es vermittels der Einlagen möglich ist, die von einem Apparate ausgehenden Strahlen ins Unendliche zu modifizieren. Die Hauptfrage, welche die ganze Therapie und besonders die Dosierung mit und ohne Filter beherrscht, ist jedoch die der Applikationsdauer, d. h. des Zeitraumes, während dessen der Apparat mit den Geweben in Berührung bleibt, und des Wiederholungsmodus dieser Berührungen. Die Bedeutung der Applikationsdauer zeigt sich deutlich darin, daß es möglicht ist, mit jeder Methode eine Reizung der Tegumente hervorzurufen.

Mag man also einen sehr kräftig wirkenden Apparat direkt oder mit Einlage eines Bleifilters von 2 mm Dicke verwenden, der nur noch eine sehr geringe Menge von Strahlen durchläßt, stets wird die fernere Reaktion mit und ohne Entzündung und oberflächliche Reizung von der Applikationsdauer abhängig sein.

Dieser erste Begriff, der sich auf jedes beliebige Verfahren anwenden läßt, ist von großer Wichtigkeit.

Man könnte annehmen, daß durch Strahlen von hoher Gesamtaktivität, in welchen also die β-Strahlen vorherrschen, stets eine besondere Reizung und Entzündung hervorgerufen werden müsse. Daraus würden sich zwei verschiedene Methoden ergeben: eine heftig zerstörend wirkende bei welcher hauptsächlich β-Strahlen zur Verwendung kommen, und eine mild wirkende, bei welcher durch Einlage sehr dichter Filter nur die γ-Strahlen durchgelassen werden und zur Wirkung gelangen.

Es wäre dies eine unrichtige Auffassung der relativen Wirkungswerte der einzelnen Verfahren.

Die Reizwirkung ist nämlich von der zur Verwendung gelangenden Gesamtmenge abhängig, die ihrerseits durch die Applikationsdauer bedingt wird.

Ziehen wir die verschiedenen Verwendungsarten der Apparate mit und ohne Filter in Betracht, so finden wir als erstes Glied der Kette Verfahren mit äußerst geringer, ausschließlich aus harten β- und γ-, oder aus γ-Strahlen allein bestehender Gesamtmenge; und am anderen Ende derselben solche mit kolossaler Gesamtintensität.

Nun wird es im ersten Falle möglich sein, mit außerordentlich verlängerter Applikationsdauer eine bedeutende Anhäufung der Dosen und schließliche Reizung und Nekrose hervorzubringen; wogegen im zweiten Falle durch äußerst kurze Applikationsdauer eine völlig reizlose Wirkung erzielt werden kann.

Eine Klassifizierung, die nur das Erscheinen oder Ausbleiben der Reizwirkung bezweckt, wäre also eine zu absolute, obschon sie in anderer Hinsicht, wie wir dartun werden, von bedeutendem Interesse sein kann.

In Anbetracht der vorherrschenden Bedeutung der Applikationsdauer möge diese Frage zunächst behandelt werden; wir gehen dabei von einigen Typen aus, zwischen welchen sich alle möglichen Zwischenstufen denken lassen.

Verlängerte Applikationsdauer. Um die Energie der Strahlen zu erhöhen oder, besser gesagt, um eine kräftigere Wirkung zu erzielen, genügt es, die Applikationsdauer zu verlängern.

Da die Apparate sehr handlich sind und keine nennenswerte Störung veranlassen, können dieselben sogar bei sehr jungen Kindern lange Zeit an Ort und Stelle belassen werden. Es genügt, für jede bestimmte Radioaktivität die Zeitdauer zu berechnen, welche für die Anhäufung einer hinreichenden Menge von Energie in den Geweben erforderlich ist.

Wenn es sich darum handelt, die Energie herabzusetzen oder vielmehr schwächere Wirkungen zu erzielen, kann zu verkürzter, fraktionierter oder verzögerter Applikationsdauer gegriffen werden.

Verkürzte Applikationsdauer. Dieselbe eignet sich vornehmlich zur Behandlung oberflächlicher entzündlicher und sehr empfindlicher Läsionen, wie Gesichtsekzem bei Säuglingen. Die Dauer kann eine oder sogar nur eine halbe Minute betragen. In solchen Fällen werden sehr kräftige und große Apparate ohne Filter verwendet. Dadurch wird es möglich, in kurzer Zeit sehr bedeutende Flächen, wie z. B. den Kopf oder beide Beine zu bestrahlen, und den Einwand zu entkräften, der von den Gegnern der Radiumtherapie geltend gemacht wurde, daß dieselbe nämlich nur bei beschränkter Flächenausdehnung praktisch verwertbar sei.

Mit dem Apparate Nr. 1 [1]), dessen Energie 580000 beträgt (siehe S. 44)

[1]) Unsere Apparate werden in der Folge stets mit den der Tabelle S. 44 und 45 der Fig. 6, S. 40 entsprechenden Nummern bezeichnet.

und durch dessen Applikation die Gewebe scheinbar zerstört werden müßten, gelingt es also bei genauer Einhaltung der richtigen Applikationsdauer, selbst auf den allerempfindlichsten Geweben eine völlig reizlose Wirkung zu erzielen.

Fraktionierte Applikation. Die Wirkung der Strahlen auf pathologische Gewebe hängt ferner von der Art und Weise ab, in welcher die Anhäufung einer gegebenen Energiemenge bewerkstelligt wird. Sie ist verschieden, je nachdem die Anhäufung von Anfang an massiv und bedeutend, oder aber in Fraktionen geteilt und in längeren Zwischenräumen geschieht. Im zweiten Falle werden die Gewebe eine höhere Gesamtmenge vertragen.

Läßt man eine bestimmte Strahlenmenge während eines gegebenen Zeitraumes einwirken, so erfolgt Anhäufung einer gewissen Energie und Erzielung einer bestimmten Wirkung. Wird jedoch dieselbe Zeitdauer in mehrere Fraktionen geteilt, so gewinnen die Gewebe in den Zwischenräumen die Möglichkeit, sich an die radioaktive Wirkung zu gewöhnen oder einen Teil derselben wieder abzugeben, so daß die Gesamtwirkung nicht die nämliche bleibt und infolge der Fraktionierung eine höhere Energiemenge von verschiedener Wirkung eingeführt werden kann,

Wir können zum Beweis verschiedene unserer Fälle anführen, in welchen nach bestimmter Applikationsdauer eine Reaktion beobachtet wurde, die nicht auftrat, wenn die gleiche Applikationszeit auf verschiedene Male verteilt wurde.

Verzögerte Applikation. Mit anderen Worten, es gelingt durch verzögerte Applikation, die Wirkung abzuschwächen, oder, besser gesagt, eine verschiedene Wirkung zu erzielen. Wird die erste Applikation so bemessen, daß die Grenze der Aufnahmefähigkeit der Gewebe erreicht wird, und eine zweite Applikation ohne genügenden Zwischenraum vorgenommen, so tritt in den Geweben eine bestimmte Reaktion ein. Werden dagegen die Applikationen in angemessener Weise verteilt und verzögert, so tritt diese Reaktion gar nicht oder in anderer Form auf, so daß ein solches Verfahren gleichzeitig zu einer Abschwächung der verwendbaren Energie und zu einer Modifizierung ihrer Wirkung führt.

Alles in allem ist es also möglich, durch wechselnde Applikationsdauer sehr verschiedene Ergebnisse zu erzielen, deren Faktoren die Gesamtmenge der angehäuften Energie und die Verteilung und Aufnahme derselben in den Geweben sind. Hieraus erklärt sich, daß selbst sehr hohe Dosen, wie sie von den frei aufgelegten Apparaten abgegeben werden, zu entzündungslosen Reaktionen führen können.

Die Bemessung der Applikationsdauer und der Zwischenräume bleibt natürlich dem Praktiker überlassen, der es in der Hand hat, dieselben nach der jeweils gesuchten Wirkung genau zu bestimmen und durch Anwendung von Filtern und Einlagen nach Belieben zu modifizieren.

Im klinischen Teil werden wir die Modalitäten angeben, die für die Applikationsdauer bei der Behandlung jedes einzelnen Krankheitsfalles gewählt wurden.

„Kreuzfeuer“. Ein Verfahren, das sogenannte „Kreuzfeuer“, verdient besondere Erwähnung. Es entspricht verschiedenen Voraussetzungen, läßt sich mit jeder Applikationsdauer anwenden und eignet sich für die verschiedensten Fälle, mögen die Apparate mit oder ohne Filter gebraucht werden. Infolge seiner zahlreichen Vorteile leistet uns dieses Verfahren beständig die besten Dienste.

Die Bezeichnung „Kreuzfeuer" erklärt sich von selbst. Es wird damit bezweckt, in den Geweben eine Kreuzung der „Beschießung mit unendlich kleinen Geschossen" zu bewerkstelligen, als welche sich schließlich die Wirkungsart eines Strahlenbündels auffassen läßt, das in der Hauptsache aus Partikeln besteht, die sich mit äußerster Geschwindigkeit fortbewegen.

Dieses Verfahren entspringt einer Technik, die zuerst 1905 von Wickham zur Behandlung tiefliegender Ischiasschmerzen angewendet wurde.

In dem Bestreben, in die Tiefe zu wirken und die Diffusion der Strahlen auszunützen, ohne durch kräftige Radioaktivität die Oberfläche zu schädigen, belegte Wickham die zu behandelnden Teile gleichzeitig mit mehreren Apparaten, deren Berührungsstelle gewechselt wurde, bevor durch zu lange Applikationsdauer ein Erythem hervorgebracht werden konnte. Hierdurch erfuhr die Wirkung in die Tiefe eine Steigerung und, infolge der Diffusion, trat je nach Zahl und Applikationsdauer der Apparate, eine gewisse Kreuzung ein, ohne irgendwelchen Schaden für die Hautoberfläche, Von diesen Grundsätzen ausgehend, haben wir das Verfahren des „Kreuzfeuers" zum erstenmal in einem interessanten Fall ersonnen und angewendet: es handelte sich um ein erektiles Angiom der Stirne bei einem Säugling, es war dies der erste erektile Tumor, der durch die Radiumtherapie zur Heilung gelangte. Aus der Darstellung dieses Falles wird man am besten ersehen können, welche Gründe uns zur Wahl dieses Verfahrens bestimmten.

Im März 1907 wurde uns von den Herren Drr. Gastou und Artin ein wenige Monate altes Kind vorgestellt, das an der Stirne einen erektilen, blauroten, zylindrischen Auswuchs von 2 cm Höhe und 2 cm basalem Durchmesser zeigte. Es war unmöglich, festzustellen, ob der Stirnknochen in Mitleidenschaft gezogen war oder nicht, und es erschien infolgedessen die Anlegung eines Apparates auf die Spitze des Tumors bedenklich.

Die Geschwulst war von weicher Konsistenz, mit Blut gefüllt; sobald das Kind schrie, trat Turgor ein; wir mußten daher befürchten, eine oberflächliche Entzündung hervorzurufen, die zu einer schweren Blutung führen konnte.

Endlich stellte es sich auch als unmöglich heraus, die Apparate zu fixieren; dieselben mußten daher mit der Hand festgehalten werden, was bei einem sehr unruhigen Kinde seine Schwierigkeit hatte. Die Aufgabe war also eine ziemlich komplizierte: es kam darauf an, ein Verfahren zu finden, welches erlaubte, trotz sehr kurzer Applikationsdauer eine energische Tiefenwirkung bei möglichster Schonung der Oberfläche und in paralleler Richtung zum Stirnknochen auszuüben.

Das Verfahren des „Kreuzfeuers" konnte diesen Anforderungen entsprechen.

Zwei Apparate Nr. 8 und 9 wurden seitlich und einander gegenüberliegend angebracht und zehn Minuten in dieser Lage belassen. Hierauf wurde die Lage noch zweimal gewechselt unter Beobachtung der nämlichen Kautelen und mit der gleichen Applikationsdauer. Jede Sitzung dauerte somit dreißig Minuten mit je dreimaligem Stellungswechsel für jeden Apparat. Die Applikationen wurden in gleicher Weise täglich wiederholt. Die Applikationsdauer war demnach eine ziemlich kurze, und die Bahn der Strahlen hatte eine laterale Richtung.

Andererseits war uns bekannt, daß bei einer Applikationsdauer von zehn Minuten keine Schädigung der Oberfläche zu befürchten war und diese dennoch hinreichte, um eine schwache Wirkung auf die oberen Gewebsschichten zu erzielen. In der Tiefe entsprachen die sechsmal wiederholten zehn Minuten einer Aktionsdauer von sechzig Minuten. Die kräftigen, wenig zahlreichen und durch die Gewebe filtrierten Strahlen mußten durch ihr Konvergieren in der Tiefe eine vermehrte und intensivere Energie enthalten.

Der Erfolg entsprach völlig unserer Erwartung. Ausdehnung und Färbung des Tumors nahmen allmählich ab, ohne daß jemals Zeichen von oberflächlicher Entzündung aufgetreten wären.

Seither haben wir dieses Verfahren häufig mit unbedeckten und bedeckten Apparaten verwendet, zumeist in Verbindung mit dem Filtrierverfahren. Es genügt dann, bei sonst gleichem Vorgehen Filter einzulegen und die Applikationsdauer entsprechend zu verlängern. Das „Kreuzfeuer" kann verstärkt werden, wenn die Form des Tumors die gleichzeitige Anwendung von vier gegenüberliegenden Apparaten oder die Einführung eines Röhrenapparates unter die von Apparaten umgebene Oberfläche gestattet.

Das Verfahren bezweckt, durch Konzentrierung der Wirkung bei abgekürzter Applikationsdauer die Intensität der ultrapenetrierenden Strahlen zu verstärken und, bei gleichzeitiger Verwertung der Oberflächenwirkung der weniger penetrierenden Strahlen, den praktischen Wert der Behandlung zu erhöhen. Die Strahlen gewinnen hierdurch in qualitativer und quantitativer Beziehung. Wird das Verfahren mit Apparaten von sehr hoher Intensität ohne oder besser mit Filtern angewendet, so lassen sich damit bei der Behandlung geeigneter Tumoren und anderer Läsion hervorragende Resultate erzielen.

β) Einlagen. — Filter. — Filtration.

Die Filtereinlagen, deren Art und Zahl keiner Begrenzung unterliegt, spielen in der Radiumtherapie eine bedeutende Rolle, da sie gestatten, den Wirkungswert eines jeden Apparates in unbeschränkter Weise zu beeinflussen und somit den Apparat selbst sehr verschieden zu verwerten und zu verwenden. Durch sie wird die Filtration bedingt und in interessanter Weise verwertbar gemacht.

Auch hier beschränken wir uns in diesem Abschnitt auf die Beschreibung des Instrumentariums und der Verwendungsweisen. Die Beurteilung des klinischen Wertes bleibt dem klinischen Teile vorbehalten.

Die Filter und Einlagen sind in jeder Art und Natur denkbar (fest, flüssig oder gasförmig). Die festen Filter sind zurzeit bei weitem die gebräuchlichsten.

Lufteinlagen. — Fernapplikationen. Bevor wir zur Beschreibung der festen Filter übergehen, muß erwähnt werden, daß bei der Fernapplikation auch eine Luftsäule als Einlage dienen kann. Dieses Verfahren kommt in speziellen Fällen zur Verwendung und ist dazu berufen, hervorragende Dienste zu leisten. Die sinnreichen Versuche von Bongiovanni, Bayet und unsere eigenen lassen eine vorläufige Schätzung seines Wertes zu.

Nach dieser Methode wird der Apparat in einer Entfernung von etwa 1 bis 5 cm aufgestellt. Zu unseren Versuchen wählten wir zumeist eine Entfernung von 5 cm.

Als Ständer verwendete Bayet einen abgestumpften Bleikegel mit Gummiüberzug.

Der Apparat wird auf der kleinen Fläche befestigt, die größere auf die Gewebe aufgesetzt, so daß die zu behandelnde Stelle davon bedeckt wird. Wenn der Träger aus Blei besteht, läßt sich eine genaue Bedeckung leicht erzielen. Das Ganze wird durch Heftpflasterstreifen festgehalten, die über die umgebogene größere Fläche des Bleikegels gelegt werden.

Hierdurch wird die Energie der Strahlenwirkung bedeutend herabgesetzt. Diese Abschwächung steht vermutlich in umgekehrtem Verhältnis zum Quadrat der Entfernung und läßt sich leicht durch eine verlängerte Applikationsdauer ausgleichen. Es ist zurzeit noch schwer, den Einfluß abzuschätzen, den diese Lufteinlage auf Zahl und Qualität der Strahlen auszuüben vermag; eine genaue Definition bleibt der Physik vorbehalten.

Dieses Verfahren ermöglicht:

1. die Verwendung eines beliebigen Emissionsherdes, Apparat mit aufgeklebten Salzen, mit Radium gefüllte Glasröhre, Kugel usw.;
2. eine beliebige Veränderung der Entfernung und infolgedessen die Verstärkung oder Abschwächung der nutzbaren Energie;
3. die Verwendung eines kleinen Apparates, um durch seitliche Diffusion auf größere Flächen zu wirken.

Feste Filter. Die Filter haben den doppelten Zweck, die Gesamtmenge der Strahlen herabzusetzen und gleichzeitig durch Filtration ihre Zusammensetzung zu verändern.

Beide Bedingungen stehen in enger Verbindung. Eine Herabsetzung der Gesamtmenge ist nicht denkbar ohne gleichzeitige Veränderung der Zusammensetzung.

Die Herabsetzung der Gesamtmenge erklärt sich von selbst; je stärker und dichter der Filter, desto geringer wird die Zahl der nutzbaren Strahlen. Die Veränderung der Zusammensetzung ist dagegen komplizierter Natur und bedarf einiger Erläuterungen.

Wir sahen oben (S. 23), worin die physikalische Erklärung der Filtration besteht. Infolge ihres verschiedenen Penetrationsvermögens werden die Strahlen von gewissen Körpern teils aufgehalten, teils durchgelassen und nutzbar gemacht.

Die Bedeutung der Filter ist leicht begreiflich, da durch dieselben mit einem einzigen Apparate die verschiedensten Ergebnisse erzielt werden können. Zu den Modalitäten, die aus der Art und Dauer der direkten Applikation entspringen, kommt die ganze Skala der quantitativen und qualitativen Veränderungen, die durch die Verwendung titrierter Filter veranlaßt werden.

Die Filtration wurde stets und von den ersten Radiumforschern unwissentlich verwendet; als absoluter Begriff ist dieselbe von der äußerlichen Radiumtherapie unzertrennlich, da sie ja in erster Linie von den Geweben selbst ausgeübt wird.

Indem das Radium nämlich notwendigerweise durch irgend eine Umhüllung festgehalten werden muß und die oberen Gewebsschichten ein erstes Hindernis für einzelne Strahlen bilden, ist unzweifelhaft die Energie, die außerhalb der Umhüllung oder der ersten Zellschichten zur Äußerung kommt, als der Rückstand einer ersten Filtration anzusehen.

In der Therapie verstehen wir jedoch unter Filtration die beabsichtigte, eine therapeutische Wirkung bezweckende Einschaltung eines Filters oder einer Einlage zwischen die Apparate und die zu behandelnden Gewebe.

In diesem Sinne scheint die Filtration nicht vor der zum ersten Male im März 1905 von Wickham erfolgten Verwendung benützt worden zu sein. Wir verweisen im übrigen auf das in der „Einleitung" hierüber und über die Anwendung methodischer Dosierungsvorschriften in der dermatologischen Radiumtherapie Gesagte.

Als wir uns späterhin des Wertes der direkten Applikation (unbedeckte Apparate) bei vorsichtiger Handhabung und des praktischen Nutzens bewußt wurden, welchen die Verwertung einer möglichst bedeutenden Strahlenmenge bieten konnte, haben wir von der 1906 erfolgten Eröffnung des biologischen Radiumlaboratoriums an die verschiedenen Arten der direkten Applikation studiert, ohne jedoch die Benützung der Filter aus dem Auge zu verlieren. Wir dachten nämlich stets an das hohe Interesse der Wirkung hochpenetranter Strahlen (siehe S. 48 Kreuzfeuer). Nachdem wir daher Watte- und Aluminiumfilter verwendet und die Wirkung von Watteeinlagen von wenigen Millimetern bis 1,5 cm Dicke studiert hatten, gelangten wir endlich im Januar 1907 dazu, bei der Behandlung eines Augenkranken mit ultrapenetrierenden Strahlen (siehe: Diverse Krankheiten, Glaukom) die Filtration vermittels der Bleiplatten mit Gummiüberzug vorzunehmen, die bei der Röntgentherapie als Schutzmittel dienen.

Im April 1907 unternahm andererseits Beaudoin in unserem Laboratorium die physikalische Untersuchung des Wirkungswertes von Strahlen, die durch eine Reihe von Blei- und Aluminiumfiltern verschiedener Stärke filtriert waren.

Dr. Dominici führte die methodische Verwertung der isolierten und durch sehr dichte Filter reinfiltrierten γ-Strahlen in die Praxis ein[1]).

Hierauf untersuchten wir auch das Verfahren, welches neben den

[1]) Mediz. Kongreß Paris, 16. Okt. 1907. — Später entdeckte unser Kollege unter dem Namen „Ultrapenetrierend" die aus ultrapenetrierenden γ- und einigen besonders harten β-Strahlen bestehende Mischung.

γ-Strahlen auch eine wechselnde Anzahl von brauchbaren β-Strahlen durchläßt.

Es konnte in gewissen Fällen von Bedeutung sein, die äußere Reizung zu vermeiden, die sich bei unvorsichtiger Anwendung der β-Strahlen ziemlich häufig einstellt; die Übung hatte uns jedoch gelehrt, daß dies verhältnismäßig leicht sei; andererseits wäre es schade, durch Weglassen aller β-Strahlen den quantitativen Hauptwert der Radiumapparate herabzusetzen. Nach vergleichenden Versuchen gewannen wir die Überzeugung, daß es praktisch wichtig ist, eine gewisse Anzahl β-Strahlen zur Mitwirkung gelangen zu lassen. Wir baten daher die Herren Ramsay und Debierne um ihre Ansicht über das Penetrationsvermögen der β-Strahlen; gleichzeitig trat Beaudoin derselben Frage näher und gelangte wie wir zu der Anschauung, daß β-Strahlen in brauchbarer Anzahl zugleich mit den γ-Strahlen selbst Bleiplatten von 1—2 mm Dicke durchdringen. (Siehe S. 22 und 69.)

Es war demnach klar, daß die Gebrauchsformel der isolierten γ-Strahlen, die in einzelnen Fällen ihre volle Berechtigung behält, häufig durch eine solche zu ersetzen ist, in welcher die von uns als „ultrapenetrierend“ bezeichneten γ- von einer Anzahl mehr oder minder harter β-Strahlen begleitet sind (X. franz. Kongreß in Genf, Sept. 1908) und daß bei dem gegenwärtigen Stand unserer physikalischen Kenntnisse die Dosierung bei dichten Filtern eher die quantitative als die qualitative Zusammensetzung der Strahlen zu berücksichtigen hat.

Auf die Beziehungen der Filtration zur Reaktion kommen wir später zurück.

Diese kurze historische Darstellung schien uns erforderlich, um den gegenwärtigen Stand der im biologischen Radium-Laboratorium erzielten Fortschritte zu kennzeichnen.

Beschreibung der Filter. Unter den zahlreichen Körpern, die zur Anfertigung der Filter dienen können, wie Silber, Gold, Kupfer, Zinn, Glimmer usw., scheinen Aluminium und Blei die brauchbarsten zu sein.

Diese beiden Substanzen sind entgegengesetzter Natur; während Aluminium sehr durchlässig ist, besitzt das Blei infolge seiner Dichte eine sehr hohe Absorptionsfähigkeit.

Aluminiumfilter. Das Aluminium bietet zahlreiche Vorteile, es läßt sich zu sehr dünnen Platten auswalzen (bis $^1/_{100}$ mm), wodurch die Herstellung einer sehr reichhaltigen Skala ermöglicht wird. Die bei uns gebräuchlichsten Stärken sind die folgenden: $^1/_{100}$, $^4/_{100}$, $^8/_{100}$ mm; häufig werden mehrere Platten aufeinander gelegt, um Stärken von $^{16}/_{100}$ und $^{32}/_{100}$ mm zu erhalten. Dickere Platten sind äußerst hart; dieser Nachteil wird aber durch das geringe Gewicht ausgeglichen und es dürfte bisweilen von Nutzen sein, zu Platten bis 1 cm zu greifen,

Bleifilter. Das Blei läßt sich ebenfalls sehr dünn auswalzen; die dünnsten Platten sind $^1/_{10}$ mm dick; bis $^5/_{10}$ steigt die Dicke um zehntel, hierauf um halbe und ganze Millimeter. Ein großer Vorteil liegt in der Biegsamkeit des Bleies, das sich allen Formen anzuschmiegen vermag; leider bilden sein Gewicht und die Notwendigkeit längerer Applikationsdauer ein Hindernis für die Behandlung gewisser Stellen, z. B. der Mundhöhle.

Natur und Zweck der Filter sind nun bekannt; im Abschnitte „Messungen“ werden wir ihren Wert beleuchten; es erübrigt, ihre Anwendung zu erörtern.

b) Applikationsmethoden.

Nachdem wir unsere Apparate und die Verfahren beschrieben haben, durch welche deren Energie sich modifizieren läßt, gelangen wir zur Darstellung ihrer praktischen Verwendung.

Dieselbe zerfällt in:

α) äußere Applikation auf die Hautfläche,

β) innere Applikation bei Tumoren, Wundgängen, Fisteln und Hohlräumen.

α) Äußere Applikation.

Wir sahen, daß dieselbe auf drei verschiedene Arten geschehen kann:

1. durch unmittelbare Berührung des zu behandelnden Teiles;

2. mit Einschaltung von Filtern zwischen den Apparat und den zu behandelnden Teil;

3. durch Fernapplikation. Auf das S. 51 hierüber Gesagte kommen wir nicht zurück.

1. Unmittelbare Applikation. Sie umfaßt drei Phasen:

a) die Herrichtung des Apparates;

b) die Herrichtung der zu behandelnden Fläche;

c) das Anlegen und Befestigen des Apparates.

a) Herrichtung des Apparates. Bei der Behandlung absolut trockener Defekte kann der Apparat unbedeckt und ohne jede besondere Vorbereitung angelegt werden. Es genügt, ihn abzuwischen oder einige Minuten lang in Formeldämpfen zu belassen.

In einer Klinik mit zahlreichen Fällen würde jedoch durch solche wiederholte Reinigung der Firnis endlich Schaden leiden; wir wenden daher zumeist eine Umhüllung aus sehr dünnem Gummistoff an, um den Lack vor der direkten Berührung mit warmen oder feuchten Geweben zu schützen und eine Reinigung zu vermeiden; auch sehr feine Gaze kann zu diesem Zweck verwendet werden.

b) Herrichtung der zu behandelnden Fläche. Wenn die Dimensionen des Apparates genau denjenigen der kranken Stelle entsprechen, ist keine weitere Herrichtung erforderlich. Die Stelle muß nur vorher sehr sorgfältig gereinigt, von jeder Spur Feuchtigkeit und von Verbandresten befreit werden; sind Borken vorhanden, so müssen dieselben entfernt werden, da sie einen Teil der Strahlen aufhalten, die Gesamtmenge vermindern und die vorgesehene Dosierung stören, folglich die Heilung verzögern könnten.

Schutz der Gewebe. Es kann jedoch vorkommen, daß die Wirkungsfläche des Apparates größer ist als die der kranken Stelle; in diesem Falle müssen die gesunden Gewebe, auf welche die radioaktive Energie keine nützliche Wirkung, sondern nur eine unnötige oder schädliche Reizung ausüben könnte, mit einer Schutzhülle versehen werden.

Zu diesem Zwecke schalten wir zwischen die Haut und den Apparat, möge es sich um kurze (ohne Filter) oder lange Applikationsdauer (mit

Filter) handeln, Bleiplatten mit Gummiüberzug ein, wie sie bei der Röntgentherapie zur Verwendung kommen. In diese Platten wird eine genau dem Umfang des Defektes entsprechende Öffnung geschnitten. Mit einem dermographischen Stift wird die zu behandelnde Region genau umschrieben, hierauf mit Pauspapier der Umriß aufgenommen, mit Hilfe einer scharfen Spitze auf die Bleiplatte übertragen, mit dem Federmesser ausgeschnitten und so eine Öffnung erzielt, welche der zu behandelnden Fläche genau entspricht.

In der Röntgentherapie genügt eine einzige Bleiplatte reichlich, um eine wirksame Schutzhülle herzustellen. Bei Radiumstrahlen ist es anders, und ist dies einer der Hauptunterschiede beider Therapiearten.

Von einer kräftigen Quelle ausgehende Strahlen vermögen nach unserer Erfahrung eine Bleiplatte mit Gummiüberzug zu durchdringen und bei langer Applikationsdauer durch dieselbe hindurch zu wirken. Es ist daher bisweilen nötig, die Bleilage zu verdoppeln. Dabei kommt jedoch noch ein anderer Umstand in Betracht: Sagnac hat gezeigt, daß jeder Strahl, welcher eine Substanz, besonders Metall, durchdringt, die Entstehung von sekundären Strahlen veranlaßt. Diese Strahlen sind leicht absorbierbar, vermögen aber doch auf der Haut eine leichte Reizung mit nachfolgender Pigmentierung hervorzurufen. Es kommt also darauf an, diese sekundären Sagnac-Strahlen abzulenken; dies kann dadurch erreicht werden, daß die Bleiplatte mit einem Überzug versehen wird, welcher die Strahlen absorbiert, ohne selbst neue sekundäre Strahlen hervorzubringen.

Wir hatten zunächst versucht, unsere Bleihüllen mit einer dünnen Aluminiumplatte zu belegen. Dies war falsch. Das Aluminium hält allerdings schon vorhandene sekundäre Strahlen zurück, bringt aber selbst eine Anzahl solcher hervor. Am besten wirken solche Körper, die so wenig Metall wie möglich enthalten. Nach Sagnac ist schwarzes Papier allem anderen vorzuziehen.

Zwei bis drei Blättchen, welche mit einem entsprechenden Ausschnitt versehen und auf den Gummiüberzug aufgeheftet werden, reichen hin, um einen wirksamen Schutzapparat herzustellen, den wir Deckrahmen nennen.

Aus ähnlichen Gründen werden die Blei- und Aluminiumfilter mit Papier- und Gummiüberzügen versehen.

Wir verwenden auch dünne Glimmerplatten, welche den großen Vorteil bieten, durchsichtig zu sein und das Anbringen des Deckrahmens sehr zu erleichtern. Werden dieselben ohne Ausschnitt unter dem Deckrahmen angebracht, so vermögen sie gleichzeitig die sekundären Strahlen aufzuhalten und dem Apparate gegenüber die Rolle eines Filters zu spielen.

c) Anlegen und Befestigen des Apparates. Sind diese Vorbereitungen getroffen, so wird zunächst der Deckrahmen angelegt und mittels Heftpflasterstreifen befestigt, hierauf der Apparat in gleicher Weise angebracht und befestigt.

Zu letzterem Zwecke bedienen wir uns eines über den Apparat gelegten Bandes oder größerer Heftpflasterstreifen. Bei kurzer Applikationsdauer der unbedeckten oder mit leichtem Filter versehenen Apparate werden die letzteren einfach von einem Krankenwärter oder dem Patienten selbst mit der Hand festgehalten.

Bei Säuglingen und wenn die zu behandelnde Stelle leicht erreichbar ist, kann dies ruhig der Mutter überlassen werden. Gewöhnlich richtet man es so ein, daß die Applikation geschehen kann während das Kind schläft. Bei der Behandlung der Außenfläche der Augenlider wird der Apparat zunächst flach aufgesetzt und hierauf zurückgedreht, wodurch das Augenlid mitgezogen und eine Wirkung der Strahlen auf das Auge selbst vermieden wird. Handelt es sich um die Augenbindehaut, so wird die Rückseite des Apparates mit Papier und einer Aluminiumplatte versehen und das Ganze in eine dünne Gummiplatte eingewickelt, hierauf das Augenlid leicht angezogen und der Apparat flach eingeführt.

In allen Fällen ist es ratsam, den Druck gleichmäßig zu verteilen, und zu vermeiden, daß derselbe auf einem Punkt verstärkt werde, weil sonst an diesem Punkte leicht eine stärkere Wirkung eintreten könnte. Bei entzündeten Geweben, wie z. B. Ekzemen, oder bei Blutanhäufung z. B. in gewissen flachen Angiomen ist ein leichter Druck von Vorteil, durch welchen die Anschwellung einigermaßen vermindert wird.

Diese allgemeinen Regeln lassen sich auf alle Applikationen mit und ohne Blei- oder Aluminiumfilter anwenden[1]).

2. Applikation der Apparate mit Filtern. Der Filter, dessen Stärke von Fall zu Fall zu bestimmen ist, wird etwas größer geschnitten als der Apparat, und an den Rändern umgebogen. Der Apparat wird unmittelbar (bei Aluminium) oder mit einer Lage dünnen Gummistoffes umhüllt (bei Blei) auf den Filter aufgelegt, hierauf die Außenseite des letzteren mit einer passenden Lage schwarzen Papiers bedeckt, um die sekundären Strahlen abzuhalten; bei kurzer Applikationsdauer mit Aluminiumfilter genügt ein Blatt, bei Blei-Filtern sind je nach der Emissionsstärke fünf bis zwanzig Blätter erforderlich. Das Ganze wird hierauf in eine weitere Lage Gummistoff fest eingewickelt.

Die Apparate mit Aluminiumfilter sind leicht anzuwenden. Die Apparate mit Bleifiltern, deren Applikationsdauer eine viel längere ist, müssen besonders fest eingehüllt werden und ein unverrückbares Ganzes bilden. Der Gummistoff wird über die Ränder geschlagen und gut verschnürt. Zuerst wird der Deckrahmen mit Heftpflasterstreifen aufgeklebt, hierauf der Apparat aufgelegt und in gleicher Weise befestigt.

Es wird empfohlen, die Streifen in der Richtung von unten nach oben anzubringen, um das Abgleiten des Apparates zu vermeiden. Bisweilen kann es nötig werden, über das Ganze noch eine elastische Kreppbinde zu legen.

---

[1]) Einzelne Apparate sind mannigfacher Verwendung fähig. So können z. B. zwei rechteckige Apparate der Länge und der Breite nach, oder nach verschiedenen Richtungen neben- und übereinander gelegt oder im „Kreuzfeuer“ gebraucht werden. Eine Einrichtung, die 1. rechteckige Apparate (einen Metall- und einen Stoffapparat), 2. einen Radium-Uterin-Apparat mit auswechselbaren Teilen umfaßt, kann in der Praxis die weitgehendsten Dienste leisten.

β) Innere Applikation,

1. Im Innern von Hohlräumen.
2. Im Innern von Tumoren.

1. In Hohlräumen. Im Innern der Nase, des Gehörganges usw. werden Stifte verwendet, welche mit einem Radiumüberzug und darüber mit einer Hülle von Gummistoff, Aluminium oder Blei versehen sind. Die Stifte müssen sorgfältig geführt und die Applikation genau überwacht werden; da ein Abgleiten leicht möglich ist, darf die Applikationsdauer keine zu lange sein.

In der Mundhöhle können die oben beschriebenen kleinen Apparate verwendet werden, deren Applikation auf Zunge, Wange, Zahnfleisch, Gaumen usw. durch das Anbringen eines Stieles erleichtert wird.

Bei den Tonsillen ist ein vorheriges Bepinseln mit Kokainlösung erforderlich.

Schwere Filter können wegen der längeren Applikationsdauer nur in den vorderen Regionen verwendet werden. Die Applikation ist ermüdend, und es empfiehlt sich, die Dicke der Filter einigermaßen zu vermindern, um die Applikationsdauer abzukürzen und die Behandlung praktischer zu gestalten.

In vielen Fällen (Naevus, Leukoplakie, wucherndes Zungenepitheliom) zögerten wir nicht, kräftige Strahlen mit kurzer Applikationsdauer und geringer Filtration anzuwenden, und waren mit diesem Verfahren zufrieden.

Dem Nachteil der längeren Applikationsdauer kann durch häufigere Wiederholung abgeholfen werden.

Auf der Unterlippe haftet ein der Wölbung gut angepaßter Apparat durch sein eigenes Gewicht.

Für die Scheide und Gebärmutter eignen sich, wie für die Haut, Applikationen von kurzer Dauer und geringer Filtrierschicht oder solche von sehr langer Dauer und kräftiger Filtration.

Hier wirkt die längere Applikationsdauer keineswegs störend. Da jedoch die Feuchtigkeit durch jeden Spalt dringt, muß bei diesen Regionen wie auch bei den Lippen, der Zungenspitze und den Zungenrändern der Filter eine durch Verlötung hermetisch geschlossene Hülle bilden. Der Vorteil ist ein doppelter, da eine Berührung der Schleimhäute mit der Rückseite des Apparates keine Reizung derselben hervorrufen darf.

Je flacher und dünner die mit ihren Filtern versehenen Apparate sind, desto handlicher sind sie auch. Die mit Bleiplatten umgebenen Stoffapparate bieten infolge ihrer geringen Dicke die günstigsten Bedingungen.

In der Scheide kommen je nach Sitz der Läsion zylinderförmige oder flache Apparate zur Verwendung, die mit ihrer verlöteten Bleihülle beliebig lange Zeit an Ort und Stelle belassen werden können.

Im Uterus bietet der S. 41—42 beschriebene Radium-Uterin-Apparat jede denkbare Möglichkeit, in verschiedener Höhe zu wirken. Bei langer Applikationsdauer mit dicken Filtern genügt eine Wattetamponade, um den eingeführten Apparat festzuhalten.

2. Bei Tumoren. In diesem Falle ist zunächst, mit Hilfe von Kokain, ein kleiner chirurgischer Eingriff vorzunehmen, um im Innern der Geschwulst eine zur Aufnahme der Radiumröhre bestimmte Höhlung herzustellen. Die Röhre muß mit einer sterilen, nicht oxydierbaren Hülle umgeben sein, die keine Reizung veranlassen kann. Es empfiehlt sich, eine Reihe von Hülsen verschiedener Form und Dicke vorrätig zu haben, die sich für jede Applikationsdauer und Filtration eignen[1]).

c) Messung und Dosierung der verfügbaren Radioaktivität.

Nachdem wir gesehen, wie heutzutage das Instrumentarium der Radiumtherapie beschaffen ist, wie es angewendet und die Energie der Wirkung modifiziert werden kann, werden wir in diesem Abschnitt den derzeitigen Stand der Messungs- und Dosierungsfrage erörtern.

Vom Beginn unserer Versuche an hoben wir die Notwendigkeit hervor, in die damals im Entstehen begriffene Radiumtherapie etwas mehr Methode zu bringen.

Sobald wir in den Besitz radiumhaltiger Apparate gelangten, war es unsere stete Sorge, brauchbare Messungen, methodische Dosierungen, wissenschaftliche Grundlagen zu finden.

Die früheren Forscher kümmerten sich nur um die Menge und Radioaktivität des in den Apparaten enthaltenen Salzes.

Ein Apparat enthielt zum Beispiel 0,05 Salz von 100000 Aktivitäten, ein anderer 0,20 Salz von 500000 Aktivitäten.

Ein Radiumtherapeut teilte mit, daß er ein Epitheliom mit einem Apparat geheilt habe, der 0,03 reines Radium enthielt.

Gegen diese, leider auch heute noch gebräuchliche Ausdrucksweise, die jeder Präzision entbehrt und den Anforderungen der Wissenschaft nicht entspricht, haben wir stets Einspruch erhoben.

Es ist allerdings von Nutzen, die ursprüngliche Energie des zur Verwendung kommenden Radiums zu kennen; was aber hinsichtlich der therapeutischen Dosierung von besonderer Wichtigkeit ist, sind nicht sowohl die Strahlen, die im Apparat enthalten sind, als diejenigen, welche zur Aussendung gelangen, verwertet und vom Praktiker benützt werden können.

Nicht durch die Strahlen von 0,03 reinem Radium wurde das betreffende Epitheliom geheilt, sondern durch eine modifizierte und infolge ihres Durchganges durch die Wandungen des Apparates in gewissem Maße abgeschwächte Radioaktivität; und da über die Dicke dieser Wandungen nichts gesagt wird, bleibt in einer Mitteilung, die doch genau sein will, eine Unsicherheit, eine Unbekannte bestehen, in deren Lösung doch gerade der wissenschaftliche Wert der Mitteilung liegt.

Präzis und wertvoll ist eine Beobachtung nur dann, wenn sie von anderen Forschern kontrolliert werden kann. Die bloße Angabe, daß 0,03 reines Radium vorhanden war, ermöglicht aber keine Kontrolle des therapeutischen Erfolges, da nichts über die außerhalb des Apparates zur Erscheinung gelangende Radioaktivität gesagt wird.

Wir wollen nun versuchen darzulegen, wie wir die Momente auffassen,

[1]) Siehe Bemerkung des Verf. Seite 38.

auf welchen eine wirklich wissenschaftliche und praktische Messung und Dosierung beruht.

Reife der Apparate. Vor allem ist in Betracht zu ziehen, daß die Apparate ein eigenes „Leben" besitzen und einen spontanen, mehrere Monate dauernden Reifeprozeß durchmachen. Sofort nach ihrer Herstellung ist ihre Radioaktivität verhältnismäßig gering. Die in der durchsichtigen Lackschicht sichtbaren Radiumkörnchen sind von gelber Farbe. In den nachfolgenden Wochen erfährt die Energie eine rapide Zunahme uud erreicht nach etwa drei Monaten eine Höhe, die den Reifezustand des Apparates darstellt. Die Radiumkörnchen haben alsdann eine dunkelbraune Färbung angenommen und die Ausbeute ist eine ziemlich gleichmäßige geworden. Später wird noch eine geringe Zunahme der Radioaktivität beobachtet; dieselbe erfolgt jedoch sehr langsam und beruht zum größten Teil auf den Veränderungen und Beschädigungen, die auf die Dauer in der Struktur des Lacküberzuges eintreten.

Diese Erscheinung der Reife ist auf den aktiven Einfluß der Emanation zurückzuführen Kann dieses Gas bei gefirnisten Apparaten auch infolge seiner geringen Diffusion keine unmittelbare Anwendung finden, so spielt es doch mittelbar eine bedeutende Rolle. Im Firnis häuft es sich wie in einem geschlossenen Behälter an, und in dem Maße, wie die Radioaktivität infolge der Ausstrahlung abnimmt, wird dieselbe durch den Einfluß der Emanation wieder ersetzt. Anfänglich ist die Produktion eine ganz bedeutende, allmählich tritt dann ein Zustand des radioaktiven Gleichgewichtes ein, in welchem die Mehrproduktion durch den als Strahlenemission sich äußernden Verlust ausgeglichen wird. Jeder Apparat ist daher zuerst nach einem Vierteljahr und dann alle sechs Monate zu messen; solange der Firnis unbeschädigt bleibt, wird kaum eine Änderung wahrzunehmen sein.

Analyse der Strahlenmischung. Die Strahlen, welche, von einem unbedeckten oder mit Filtern versehenen Apparate ausgehend, in die Gewebe eindringen, müssen sowohl auf ihre Gesamtintensität, wie auch auf ihre Zusammensetzung hin untersucht werden. Wir unterscheiden daher eine quantitative und eine qualitative Analyse.

Quantitative Analyse. Durch dieselbe soll die gesamte Radioaktivität der als ein Ganzes betrachteten Strahlenmischung festgestellt werden.

Dieser Wert wird in Zahlen ausgedrückt, z. B. 100000, 500000, usw.

Wir sahen oben (S. 17), daß bei der Darstellung des Radiums die Fraktionierung so weit wie möglich getrieben wird, um ein Salz zu erzielen, das dem reinen Radium möglichst nahe kommt. Die Prüfung erfolgt mit dem Spektroskop und dem Curieschen Elektrometer. Es ergibt sich, daß ein reines Salz, auf die Flächeneinheit berechnet, die Aktivität 2000000 besitzt, das heißt, die Luft 2000000 mal stärker ionisiert als das gleiche Gewicht Uran, das als Maßeinheit dient[1]).

---

[1]) Es kommt bisweilen vor, daß ein Apparat, dessen Salz z. B. die Aktivität 500000 besitzt, eine höhere äußere Energie zeigt, z. B. 580000, wenn das Salz in großer Menge vorhanden ist. Dies ist nur eine scheinbare Anomalie. Die Intensität

Das als Endprodukt der Fraktionierung erhaltene reine Radiumbromid dient zur Herstellung aller erforderlichen Aktivitätsstärken.

Will man zum Beispiel halbreines Salz darstellen, so werden gleiche Teile reines Radiumbromid und reines Baryumbromid abgewogen, zusammen gelöst und die gut durchgemischte Lösung zur Trockne gebracht.

Die Salze 500000 enthalten ein Viertel, die Salze 100000 ein Zwanzigstel reines Salz.

Soll ein Gewicht P eines Salzes von der Aktivität A dargestellt werden, so wird die entsprechende Menge p reinen Radiumbromids genommen, die aus nachstehender Tabelle zu ersehen ist, und das Gewicht (P—p) reinen, inaktiven Baryumbromids beigefügt.

Gehalt an reinem Radiumsalz — Größe der entsprechenden Radioaktivität

0,5 %	reines Radium	entspricht	der	Aktivität	10000
1 %	„	„	„	„	20000
2,5 %	„	„	„	„	50000
5 %	„	„	„	„	100000
25 %	„	„	„	„	500000
50 %	„	„	„	„	1000000.

Sagt man also von einem Apparat, daß dessen Salz die Aktivität 100000 besitzt, so bedeutet das, daß einer gegebenen Menge Radium die zwanzigfache Menge Baryumbromid zugesetzt worden ist.

Auf diese Weise kann jede beliebige Aktivität dargestellt werden.

Sagt man dagegen, daß ein Apparat die Aktivität 45000 oder 64000 aussendet, so ist damit gemeint, daß bei der Untersuchung mit dem Elektroskop oder dem Curieschen Elektrometer die vom Apparat ausgehenden Strahlen eine 45000 oder 64000mal höhere Radioaktivität besitzen, als diejenigen eines gleichen Gewichtes Uran.

Kilo-Uranium oder Kiluran. Im allgemeinen gewöhnt man sich schwer an so hohe Zahlen. In der Röntgentherapie wurde der Bequemlichkeit halber eine einfache Maßeinheit eingeführt; man spricht von 10 H, 15 H, usw. Für laufende Maß- und Gewichtsbestimmung besitzen wir zahlreiche Abstufungen: Kilometer, Kilogramm, usw. Es erscheint schon vom ausschließlich klinischen Standpunkt aus sehr angebracht, für radioaktive Messungen eine ähnliche Skala einzuführen. Beaudoin, dem wir diese Anregung verdanken, schlägt den Ausdruck „Kilo-Uranium“ oder „Kiluran“ vor. Noch einfacher wäre es, 1000 Uran z. B. mit dem Buchstaben U auszudrücken, so daß man statt „Aktivität 500000, 1000000“ usw. einfach 500 U, 1000 U sagen könnte. Unserer Ansicht nach könnte jedoch ein solcher Ausdruck keiner bestimmten und hinreichend konstanten klinischen Wirkung entsprechen, da ja die Ergebnisse vollständig differieren, je nachdem die Strahlen ultrapenetrierend

---

eines Radiumsalzes hängt nicht allein von seiner Aktivität, sondern auch von der Flächenausdehnung ab. Wenn die absolute Aktivität eines Salzes 500000 ist, so bedeutet das, daß das Salz 500000mal stärker ionisierend wirkt als Uran, aber nur auf die Flächeneinheit berechnet. Besitzt man eine genügende Menge Salz, um eine große Fläche damit zu bedecken, so wird natürlich die Intensität auch im Verhältnis zunehmen.

oder schwachpenetrierend sind. Der Ausdruck 4 U oder 4 Kiluran, der Aktivität 4000 entsprechend, könnte ebensogut auf eine Energie angewendet werden, welche aus ultrapenetrierenden Strahlen besteht, die nach dem Durchgang durch dicke Filter in die Tiefe wirken und einer besonderen klinischen Indikation entsprechen, wie auf die Gesamtenergie eines Apparates von sehr geringer ursprünglicher Radioaktivität, mit welchem nur eine Oberflächenwirkung erzielt werden soll.

Qualitative Analyse. Dieselbe hat die Zusammensetzung der Strahlen und das Verhältnis der α-, β- und γ-Strahlen festzustellen.

Wir sahen bereits, in welchem Verhältnis diese Strahlen in der vom unbedeckten Radium ausgehenden Energie vorhanden sind. Für die Energie unserer Apparate mit Firnis ist dieses Verhältnis ein ganz anderes.

Die schematischen Figuren 2 und 3 (S. 24) erlauben einen Vergleich zwischen dem Verhältnis der α-, β- und γ-Strahlen in der Energie des unbedeckten Radiums und in derjenigen, die unseren Apparaten nach dem Durchgang durch den Firnis entströmt.

Im ersteren Fall sind die α-Strahlen in weit überwiegender Zahl: 90 Proz.; von den β sind nur 9 Proz. und von den γ nur 1 Proz. vorhanden.

Nach dem Filtrieren durch den Firnis ist das Verhältnis umgekehrt; diese Zahlen sind es, welche den Kliniker besonders interessieren, da er ja derselben für die therapeutische Verwendung bedarf. Die Zahl der α ist verschwindend gering, die der γ unbedeutend, und 90 Proz. der Gesamtmenge bestehen aus β-Strahlen. Aus den Schemata ist ersichtlich, welche Bedeutung den β-Strahlen in der Gesamtenergie unserer Apparate zukommt.

Aus denselben erhellt auch die Ablenkung, welche die Strahlen durch ein magnetisches Feld erfahren. Am stärksten werden die β abgelenkt, während die γ völlig unbeeinflußt bleiben. Es ist bemerkenswert, daß diejenigen α- und β-Strahlen, welche durch den Firnis zu dringen vermochten, auch die geringste Ablenkung erfahren.

Je dichter und undurchdringlicher die Filter werden, desto mehr verändert sich auch die Zusammensetzung; die α-Strahlen verschwinden, die Zahl und Ablenkungsfähigkeit der β nimmt ab, während die Menge der γ nahezu konstant bleibt.

Diese quantitativen und qualitativen Analysen werden wir nun näher betrachten.

Konstanz der äußeren Radioaktivität; Möglichkeit konstanter Messungen. Zunächst muß bemerkt werden, daß die Energie des Radiums gemessen werden kann, und daß die Ergebnisse solcher Messungen eine ziemlich große Konstanz besitzen.

Durch diese sehr wertvolle Eigenschaft unterscheidet sich das Radium von der Crookesschen Röhre, deren Energie sich im Verlaufe einer Applikation verändert und steter Kontrolle bedarf, wenn eine einigermaßen regelmäßige Wirkung erzielt werden soll; wogegen die von Radiumapparaten im Zustand des radioaktiven Gleichgewichtes ausgehende Energie längere Zeit hindurch als konstant betrachtet werden kann. Man kann sich also mit einer ersten Bestimmung begnügen und dieselbe alle sechs Monate wiederholen, vorausgesetzt, daß der Überzug keine Beschädigung erlitten hat. Im letzteren Falle, wenn der Firnis durch Abnutzung, Sprung, Einwirkung zerfressender Stoffe usw. schadhaft geworden ist, wird die Ausbeute eine sehr unregelmäßige. Durch das Bloßlegen einzelner Radiumkörnchen wird die Gesamtaktivität erhöht, das Verhältnis der α-Strahlen gesteigert, und es muß eine neue Messung vorgenommen werden. Es ist daher wichtig, den Überzug vor jeder Berührung zu schützen und, wie schon gesagt, besonders jedes Abwaschen und Reinigen zu vermeiden, indem man die Apparate, wenn irgend angängig, nur mit einer Schutzhülle aus Gaze oder dünnem Gummistoff versehen appliziert.

Die Messung eines Apparates hat allerdings keinen Anspruch auf absolute Genauigkeit (auf einem so schwierigen Gebiet muß überhaupt von streng mathematischer Präzision abgesehen werden), allein sie scheint doch in dieser Beziehung den für die Röntgenstrahlen zur Verwendung gelangenden Messungen überlegen zu sein.

Meßverfahren. Elektrisches Verfahren. Es gibt mehrere Methoden zur Untersuchung der Strahlen: die kolorimetrische Reaktion, die Wirkung auf photographische Platten und phosphoreszierende Stoffe, endlich die elektrische Wirkung. Die drei ersten Verfahren besitzen gewisse Vorteile, die ihnen vielleicht eines Tages Eingang in die Praxis verschaffen werden; vorläufig scheint jedoch die elektrische Wirkung, wenigstens zur Erzielung definitiver, kontrollfähiger und brauchbarer Ergebnisse, weit überlegen zu sein.

Die Methode läßt sich in folgender Weise auffassen und verwerten. Unsere Angaben verdanken wir sämtlich Herrn Beaudoin, dessen Eigentum sie sind; es ist uns eine angenehme Pflicht, ihm an dieser Stelle für seine bereitwillige Mitwirkung unseren Dank auszusprechen.

Ionisierung. Wird eine sorgfältig isolierte Metallstange mit Elektrizität geladen, so ist in trockener Luft kein nennenswerter Verlust wahrzunehmen und die Stange behält mehrere Stunden lang ihre volle Ladung. Wird ihr nun ein radioaktiver Körper genähert, so nimmt der Verlust bedeutend zu und nach einigen Minuten oder sogar Sekunden erfolgt völlige Entladung. Diese Erscheinung wird damit erklärt, daß die Luft durch die Strahlen des radioaktiven Körpers ionisiert oder leitend gemacht wird. Je kräftiger die Radioaktivität, desto höher wird das Leitungsvermögen der Luft und desto rascher erfolgt die Entladung. Die Entladungsgeschwindigkeit des elektrisierten Körpers ist also der Radioaktivität des Stoffes proportional.

An der Metallstange wird ein Goldblättchen angebracht und sie wird aufs neue geladen. Da nun Stange und Goldblatt dieselbe Elektrizität erhalten (ob positiv oder negativ, bleibt sich gleich), werden sie sich gegenseitig abstoßen, und da die Stange feststeht, wird das Goldblatt abgelenkt werden.

Wird nun abermals ein radioaktiver Stoff genähert, so erleidet das System eine Entladung, die Repulsivkraft zwischen Stange und Goldblatt nimmt ab, und letzteres sinkt nach und nach in seine ursprüngliche Lage an der Stange zurück.

Es genügt also, die Geschwindigkeit dieser Rückbewegung zunächst für einen Stoff mit bekannter, als Einheit zu betrachtender Aktivität und sodann für den zu untersuchenden Stoff zu messen, um ein Verhältnis zu erhalten, das die Aktivität des letzteren in Zahlen ausdrückt.

Elektrische Meßapparate. Um die Fallgeschwindigkeit des Goldblättchens zu messen, muß chronometrisch festgestellt werden, wie lange es braucht, um einen bestimmten Weg zurückzulegen; es ist sofort klar, daß bei einem sehr aktiven Stoff das Fallen zu rasch erfolgt, um genau gemessen werden zu können. Diesem Nachteil wird dadurch abgeholfen, daß mit dem System Stange-Goldblatt, dem sog. Elektroskop, ein Kondensator oder eine sog. Kapazität verbunden wird, die den Zweck hat, große Mengen Elektrizität aufzuspeichern. Der durch die Ionisierung veranlaßte relative Verlust wird daher stets ein solcher sein, daß er meßbar bleibt.

Im nachstehenden sei kurz die Einrichtung beschrieben, die zur Messung der radiumtherapeutischen Apparate dient.

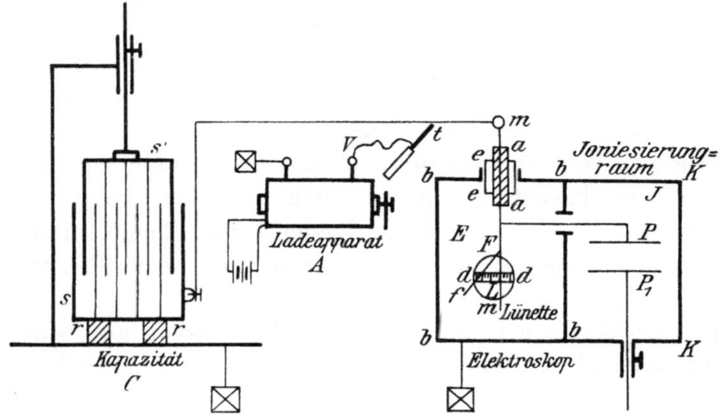

Fig. 7. Meßapparate.

Ihre wichtigsten Teile sind:

Das Elektroskop *E*.
Die Lünette *L*.
Der Ionisierungsapparat *J*.
Die Kapazität *C*.
Der Ladeapparat *A*.

1. „Das Elektroskop. Das Elektroskop *E* besteht aus einer Metallstange *mm*, die am unteren Ende abgeplattet und am oberen in einen Zapfen aus Ambroid *aa* eingelassen ist, der selbst in einer Ebonithülse *ee* steckt. An dem abgeplatteten Ende ist ein dünnes Goldplättchen befestigt, welches sich um *F* wie um ein Scharnier bewegt. Die Metallkammer *bbbb* ist mit der Erde verbunden."

2. „Die Lünette. Die in Fig. 5 im Durchschnitt *L* wiedergegebene Lünette dient dazu, die Fallgeschwindigkeit des Goldblattes leichter abzulesen. Zu diesem Zwecke ist sie mit einem Glasmikrometer *dd* versehen, so daß eine Messung sich leicht dadurch bewerkstelligen läßt,

daß die Durchgangszeit des Goldblattes zwischen zwei Teilstrichen des Mikrometers chronometrisch bestimmt wird.“

3. „Der Ionisierungsraum. Derselbe besteht wesentlich aus zwei Platten P, P^1. Die obere derselben ist mit der Metallstange des Elektroskops, die untere, auf welche der zu messende Apparat gelegt wird, mit der Metallkammer *bkkb* und folglich mit der Erde verbunden; sie ist überdies senkrecht beweglich, wodurch die Entfernung zwischen beiden Platten verändert werden kann. Diese Einrichtung hat den Vorteil, daß die Variationen der strahlenden Energie des Radiumapparates nach seiner Entfernung von der oberen Platte studiert werden können.“

4. „Die Kapazität. Die Kapazität C besteht aus zwei Systemen von Metallstreifen ss', die ineinander geschoben werden können. Das System s ist mittels Ambroidzapfen rr isoliert und mit der Stange des Elektroskops verbunden, das System s' senkrecht verschiebbar, wodurch die Kapazität verändert werden kann, und mit der Erde verbunden.“

5. „Der Ladeapparat. Ein gewöhnliches Elektroskop läßt sich einfach mittels einer Bernsteinstange laden, weil die Ladungsfähigkeit eines solchen Apparates im allgemeinen eine geringe ist. Wenn dieselbe jedoch, wie im vorliegenden Falle, sehr hohe Werte erreicht, so muß ein wirksamerer Ladeapparat benutzt werden. Man kann dazu einen kleinen Ruhmkorff-Apparat verwenden, dessen innere Spule durch ein oder mehrere Elemente gespeist wird, während die äußere mit dem einen Ende an die Erde angeschlossen und am anderen mit einem biegsamen Draht versehen ist, der in eine an einem Handgriff aus Ebonit befestigte Metallstange endigt. Diese Metallstange t dient dazu, das Elektroskop zu laden.“

So ist, nach Beaudoin, das verbesserte Elektroskop ausgestattet, mit welchem er seine Messungen vorgenommen hat. Für äußerst schwache Intensitäten muß jedoch auf das Curiesche Verfahren des piezo-elektrischen Quarzes zurückgegriffen werden.

Das beschriebene Elektroskop gestattet nicht nur die Gesamtintensität zu messen, sondern auch bis zu einem gewissen Grade die prozentuale Zusammensetzung aus α-, β- und γ-Strahlen zu bestimmen.

Die Messungen umfassen zwei verschiedene Modalitäten:

1. Die Messung der unbedeckten, vollkommen reifen und mit tadellosem Firnis versehenen Apparate;

2. die Messung der mit Filtern von wachsender Dichte versehenen Apparate.

In der Tabelle S. 44 und 45 sind Messungen der ersten Art verzeichnet, die sich auf einige unserer Apparate beziehen.

Die Messungen der zweiten Art umfassen sowohl die Gesamtmenge der Strahlen als auch die prozentuale Zusammensetzung aus α, β und γ-Strahlen.

Zur Lösung der komplizierten und schwierigen Frage der Messungen, die auf Apparate mit Filtern Bezug haben, ist von Beaudoin das nachstehende Absorptionsverfahren ersonnen worden, dessen Beschreibung wir wörtlich anführen:

Absorptionsverfahren.[1] „Bei einem zu klinischen Zwecken mit irgend einer Umhüllung versehenen Apparate hat der Arzt zwei Fragen zu lösen: 1. welches ist die Intensität der vom Apparate ausgehenden Strahlenmischung; 2. welches ist die Zusammensetzung dieser Strahlenmischung.

Nehmen wir zunächst zwei zueinander lotrechte Geraden *OX* und *OY* an (Fig. 8). Auf der Geraden *OX* seien von *O* ab, in der Richtung nach *X*, beliebige, aber gleiche Längen $Oa = ab = bc$ usw. abgeteilt, deren jede $^1/_{100}$ Millimeter Aluminium entspricht; diesen Längen seien mit 1, 2, 3 usw. numeriert. Wir erhalten so eine in $^1/_{100}$ Millimeter Aluminium geteilte Skala, auf welcher die Länge *Oj* $^{10}/_{100}$ oder $^1/_{10}$ Millimeter Aluminium vorstellt. Die Längen *jk*, *kl* usw., die *Oj* gleich sind und je $^1/_{10}$ Millimeter entsprechen, erlauben die Skala bis auf 1 Millimeter Aluminium und beliebig weiter auszudehnen.

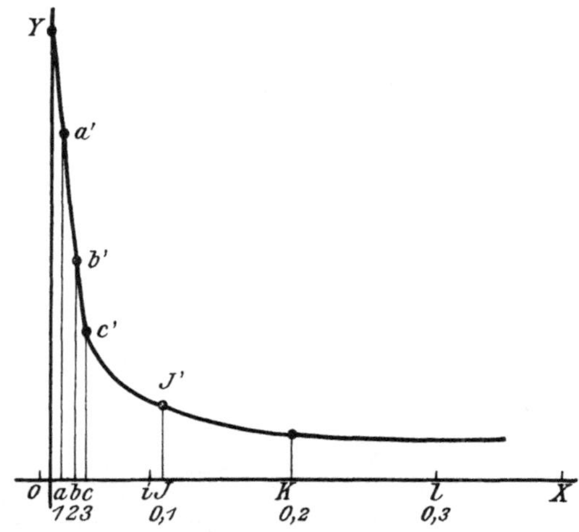

Fig. 8. Absorptionskurve der Strahlen nach dem Durchgang durch wachsende Aluminiumschichten.

Durch jeden Punkt *a*, *b*, . . . *j*, *k*, *l* der Geraden *OX* seien Senkrechte gelegt und auf denselben die Längen *aa'*, *bb'*, *jj'* usw. abgeteilt, welche die Intensitäten der Strahlenwirkung des Radiumapparates nach dem Durchgang durch $^1/_{100}$, $^2/_{100}$, $^1/_{10}$ Millimeter Aluminium vorstellen. Werden *a'*, *b'*, *j'* durch eine Kurve verbunden, so bezeichnet diese die Absorption der Strahlen nach dem Durchgang durch gleichmäßig wachsende Schichten Aluminium.

Da die Radiumstrahlen ihrer Natur nach eine ungleichmäßige Absorption erfahren, so muß die Kurve eine Knickung bieten, so oft eine Strahlensorte völlig absorbiert ist. Dies ist in der Tat der Fall wie sich an einigen Beispielen beweisen läßt."

Deutung der Ergebnisse. „Angenommen, das soeben beschriebene Verfahren habe für einen bestimmten Radiumapparat die in Fig. 9 wieder-

[1]) Es gibt ein anderes, auf elektrische Messungen gegründetes Verfahren, das sog. magnetische Ablenkungsverfahren, das gewisse Vorteile bietet und vielleicht später zur Verwendung gelangen wird.

gegebene Kurve ergeben, so läßt sich aus derselben mit Leichtigkeit die äußere Gesamtintensität des Apparates nach dem Durchgang durch einen Aluminiumfilter von bestimmter Stärke ersehen.

Es genügt hierzu, auf der Dickenachse die entsprechende Dicke aufzusuchen, der durch die Zahl führenden Vertikalen bis zu ihrem Zusammentreffen mit der Kurve zu folgen, und hierauf der durch den Schnittpunkt geführten Horizontale von rechts nach links zu folgen. Der Punkt, an welchem diese Horizontalen mit der Aktivitätenachse zusammentrifft, gibt die gesuchte Aktivität. Als Beispiel haben wir auf der Figur die Konstruktion eingezeichnet, mittels welcher die äußere Energie des Apparates nach dem Durchgang durch 0,12 mm Aluminium gefunden werden kann (punktierte Linie *DEF*, mit Pfeilen).

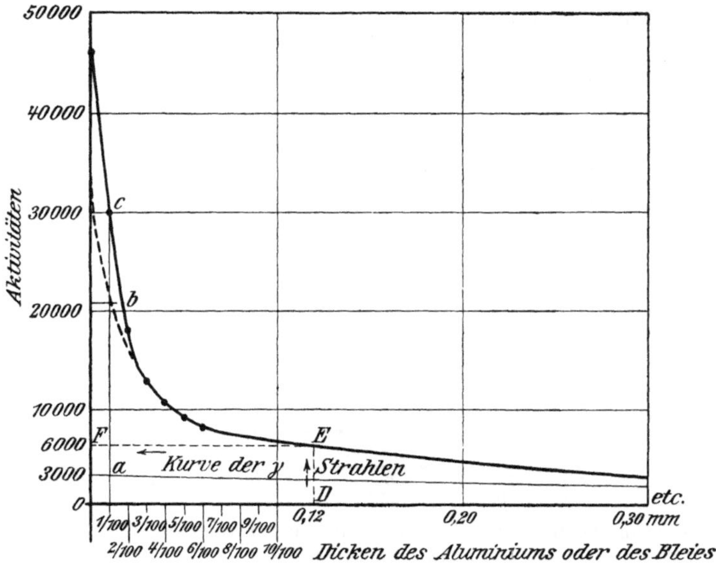

Fig. 9. Schematische Absorptionskurve.

1. *E*, *b*, *c* . . . ist die Absorpionskurve der α und β; 2. die von *E* verlängerte punktierte Kurve ist die Verlängerung der Absorptionskurve der β; 3. die der Zahl 3000 entsprechende Horizontale ist die verlängerte Absorptionskurve der γ; 4. der Vereinigungspunkt der Kurven 1 und 2 ist weiter herunter, auf die durch $^3/_{100}$ führende Vertikale zu verlegen.

Es handelt sich nun darum, die prozentuale Zusammensetzung annähernd zu bestimmen. Wir wollen zeigen wie es möglich ist, für jede beliebige Dicke der Aluminiumschicht die entsprechenden Verhältnisse an α-, β- und γ-Strahlen zu berechnen. Auf dieselbe Weise lassen sich dann die β selbst in weiche, mittlere und harte Strahlen zerlegen. Wenn ein Apparat α-Strahlen entsendet, so rühren diese von Radiumkörnchen her, die in verschiedener Höhe im Firnis eingebettet liegen; diese Strahlen haben infolgedessen beim Austritt nicht alle dieselbe Absorption erlitten. Selten kann jedoch von dieser Absorption völlig abgesehen werden, und es darf wohl angenommen werden, daß nach dem Durchgang durch einen Aluminiumfilter von 3 bis $^{5}/_{100}$ Millimeter Dicke nur noch sehr wenige α-Strahlen vorhanden sind. Die Stellen der Kurve, die für $^{5}/_{100}$, $^{6}/_{100}$ Aluminium usw. erhalten werden, entsprechen demnach der Absorption der α und einer Anzahl β und γ, und da die Absorption der γ im Vergleich zu derjenigen der β eine geringe ist, so ist zu supponieren, daß der betreffende Teil der Kurve der β-Absorption, und insbesondere derjenigen der weichen β entspricht. Dies läßt ferner die Annahme zu, daß das Gesetz, welches die β-Absorption jenseits von $^{5}/_{100}$ oder $^{6}/_{100}$ Aluminium regiert, auch diesseits jener Punkte gültig ist; der unbekannte Teil der Kurve darf also als die Verlängerung (die Extrapolation, wie die Physiker sagen) des bekannten Teiles betrachtet werden. Fällt die extrapolierte Kurve mit der wirklichen Kurve zusammen, so sind keine α-Strahlen vorhanden; je mehr sich beide voneinander entfernen, desto größer ist die Zahl dieser Strahlen. Werden die Absorptionskurven der β- und γ-Strahlen ebenfalls verlängert, so hat man alle Elemente in Händen, welche zu der Bestimmung der prozentualen Zusammensetzung erforderlich sind.

Es sei beispielsweise das Verhältnis der α-, β- und γ-Strahlen zu bestimmen, die durch einen Aluminiumfilter von $^{1}/_{100}$ Millimeter Dicke durchgegangen sind. Durch den Punkt $^{1}/_{100}$ wird eine Vertikale (Ordinate) geführt, welche die verlängerte Kurve der γ-Strahlen in a, die der β-Strahlen in b und die ursprüngliche Kurve in c schneidet. Werden durch a, b und c die entsprechenden Horizontalen geführt, so erhält man folgende Aktivitäten:

Für a . . . . 3000 (annähernd)
„ b . . . . 21000 „
„ c . . . . 30000 „

Die Aktivität α entspricht demnach $\frac{30000-21000}{30000} \times 100 = 30$ Proz.

Die Aktivität γ entspricht $\frac{3000}{30000} \times 100 = 10$ Proz.

Die Aktivität β endlich wird durch die Differenz, oder 60 Proz. dargestellt.

In ähnlicher Weise läßt sich die Berechnung für jeden Aluminiumfilter durchführen. Man gelangt so zu dem Ergebnis, daß nach etwa $^{2}/_{100}$ Millimeter das Verhältnis der α-Strahlen stets gleich Null ist, und daß man es dann nur noch mit β- und γ-Strahlen zu tun hat. Das oben Gesagte läßt sich auch auf die Absorptionskurven mit Bleifiltern anwenden; diese Kurven sind übrigens einander ähnlicher als diejenigen mit Aluminiumfiltern, weil sie härtere Strahlen betreffen, auf welche der Firnis eine geringere Wirkung ausübt.“

Soweit Beaudoin. Unter den Kurven, die er mit unseren Apparaten herstellte, wählen wir beispielsweise zwei (Fig. 10 und 11), welche sich auf Apparat Nr. 1 unserer Tabelle (S. 44) beziehen (eine Kurve mit Aluminiumfiltern, die andere mit Bleifiltern).

Die für diesen Apparat auf der Tabelle S. 44 angegebene Aktivität stimmt nicht mit derjenigen überein, welche aus den Kurven hervorgeht. Dieser Unterschied ist darauf zurückzuführen, daß beide Analysen in einem

Zwischenraum von 2 Jahren ausgeführt wurden und während dieser Zeit der Firnis des stark benützten Apparates durch Beschädigung dünner wurde und eine größere Anzahl α-Strahlen durchließ. Hieraus erhellt, wie wichtig es ist, den Firnis stets durch irgend eine Hülle zu schützen.

Die Kurven 10 und 11 lassen erkennen, wie groß die Abnahme der Strahlenmenge für jeden Filter ist. Hiernach bestimmt sich die Wahl des Filters für jede einzelne Strahlensorte.

Wenn wir z. B. in der Praxis die α und weichen β ausschalten wollen, so muß hierzu laut Kurve 10 ein Aluminiumfilter von $1^7/_{10}$ Millimeter Dicke gewählt werden; die Energie beträgt dann ungefähr 100 U.

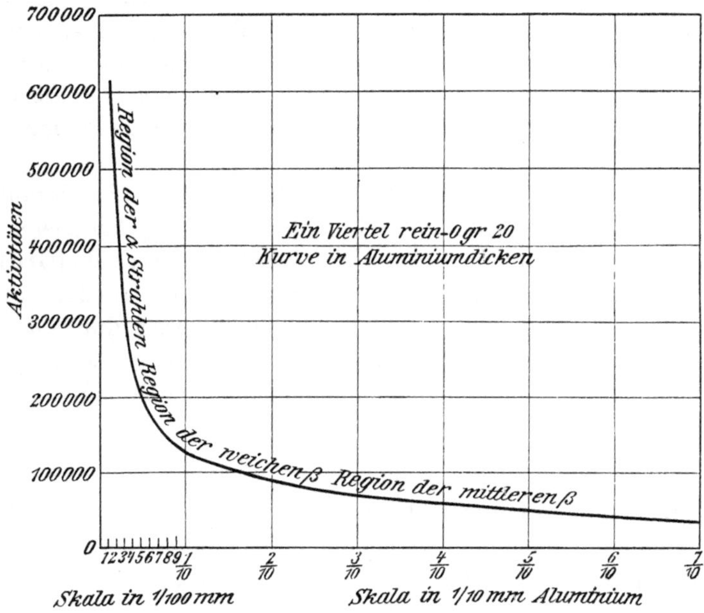

Fig. 10. Absorptionskurve des Apparates Nr. 1 mit Aluminiumfiltern.

Der Apparat besitzt somit noch eine erhebliche Stärke und führt noch die Mehrzahl der mittleren β, die harten β und die γ.

Fig. 11 zeigt die Absorptionskurve desselben Apparates mit Bleifiltern.

Diese Kurve ist höchst interessant. Aus derselben ist ersichtlich, daß jenseits $^7/_{10}$ Millimeter Blei nur noch harte β und γ durchgehen und die Absorption von Millimeter zu Millimeter fast Null ist. Dies ist leicht begreiflich wenn man bedenkt, daß nahezu 10 Zentimeter Blei erforderlich sind, um alle Strahlen aufzuhalten.

Da die punktierte Linie XY als die Kurve der γ-Strahlen angesehen wird und von dieser Kurve in der Praxis abgesehen werden kann, so erhellt, daß die harten β mit den γ zusammen die ultrapenetrierenden Strahlen ausmachen, die nach dem Durchgang durch mehrere Millimeter Blei noch wahrnehmbar sind. Bei 1 Millimeter sind die β-Strahlen noch in ziemlich erheblicher Menge vorhanden.

An Hand der oben entwickelten Berechnung können wir für den betreffenden Apparat das annähernde Verhältnis der β- und γ-Strahlen nach dem Durchgang durch 1 und 2 Millimeter Blei bestimmen.

Für 1 Millimeter ergibt die Konstruktion *AB* und *BC* die folgende Gleichung:

$$\frac{6700-4580}{6700} \times 100 = 31{,}6 \text{ Proz.}$$

Nach 1 Millimeter Blei beträgt also die Aktivität 6700 Einheiten mit etwa 30 Proz. β-Strahlen.

In gleicher Weise ergibt sich für 2 Millimeter aus der Konstruktion *DE* und *EF* die Gleichung:

$$\frac{6250-4580}{6250} \times 100 = 10{,}72 \text{ Proz.}$$

Demnach beträgt die Aktivität nach 2 Millimeter Blei 6250 Einheiten mit etwa 10 Proz. β-Strahlen.

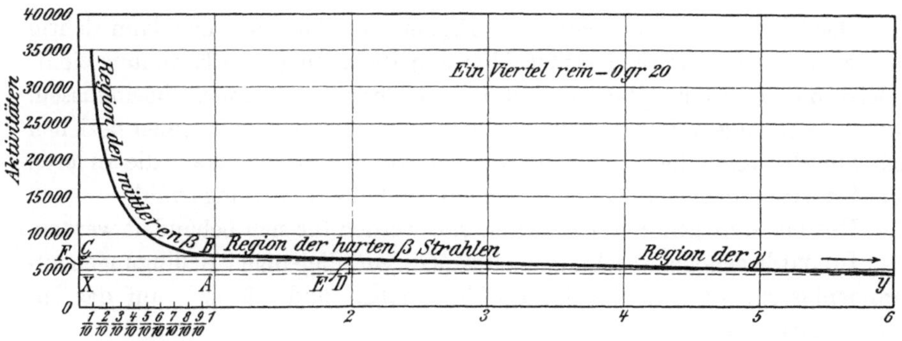

Fig. 11. Skala in Blei-Millimetern (Apparat Nr. 1, S. 44).

Besitzt man also für jeden Apparat, über welchen man verfügt, die entsprechende Kurve, so läßt sich der physikalische Wert der angewendeten Verfahren mit hinreichender Genauigkeit bestimmen.

Nach Beaudoin „ist es jedoch nicht zulässig, aus den vorliegenden Kurven irgend ein die Absorption der α-, β- und γ- Strahlen durch die Materie regierendes physikalisches Gesetz abzuleiten; die Erforschung eines solchen bedingt vielmehr unendlich größere Vorsicht, als eine radiotherapeutische Dosierung, und es wäre sogar vorläufig wenigstens verfrüht, die Analyse einer Strahlenmischung zu weit zu verfolgen. Bevor Einzelfragen erörtert werden, muß zunächst die zwischen den physikalischen Messungen und der klinischen Wirkung bestehende Beziehung in ihren großen Zügen festgestellt werden und dazu scheint dieses von uns angegebene Absorptionsverfahren völlig geeignet. Es ist entschieden besser, dasselbe nach Möglichkeit auszunützen, ohne es für Schlüsse zu verwerten, die es zurzeit noch nicht zuläßt. In einzelnen Fällen ist es offenbar ungenügend und soll nur ein nützliches, aber kein vollkommenes Hilfsmittel darstellen.“

Dieser sehr vernünftigen Anschauung können wir völlig beipflichten. Nichtsdestoweniger ist in diesen Messungen, wie sie vorliegen, die durchaus wissenschaftliche Grundlage zu erblicken, auf welche sich die Dosenlehre der Radiumtherapie aufbauen läßt.

An und für sich enthalten die Messungen offenbar nicht alle für die Praxis erforderlichen Elemente. Wenn sich dieselben auch vornehmlich auf die Gesamtfläche eines Apparates beziehen, so läßt sich doch vermittels einer Proportionsrechnung (S. 45, Kol. 11) die ungefähre Strahlenmenge herausfinden, die von einem bestimmten Teil dieser Fläche ausgeht, was von besonderer Wichtigkeit ist, da doch in der Praxis zumeist nur ein Teil der Fläche zur Verwendung gelangt. In den häufigen Fällen, in denen diese Fläche einen sehr gewundenen und unregelmäßigen Umriß besitzt, ist es jedoch schwieriger, den Wert der nutzbaren und wirksamen Strahlenmenge hinreichend genau zu bestimmen.

Daten, deren Kenntnis zur Beurteilung des therapeutischen Ergebnisses erforderlich ist.

Der Wert eines therapeutischen Ergebnisses läßt sich nur dann richtig beurteilen, wenn man die hauptsächlichsten Bedingungen in Rechnung zieht, welche die wirksame Radioaktivität und deren Variationen beeinflussen. Diese Bedingungen lassen sich in drei Arten einteilen: die einen beziehen sich auf die Krankheit selbst, deren Art, Sitz, Umfang usw.; die anderen auf den Arzt, der den Apparat benützt und die Dosierung wählt.

Die ersteren gehören zur Klinik und werden für sich behandelt werden.

Im vorliegenden Abschnitt wollen wir nur diejenigen Bedingungen zusammenfassen, die wir bereits erwähnt haben und die sich auf das Instrumentarium selbst beziehen.

Die von uns beschriebenen Apparate stellen eine Energiequelle dar, deren Variationen bedingt werden durch:

1. Die ursprüngliche Radioaktivität des im Apparate vorhandenen Baryum-Radiumsalzes;
2. Das Gewicht dieses Salzes;
3. Die Größe und den Flächeninhalt des Apparates;
4. Die Verteilung des Salzes;
5. Die Natur des Firnis;
6. Die Intensität der nutzbaren Gesamtstrahlenmenge, je nachdem dieselbe von der ganzen Fläche des Apparates oder nur von einem Bruchteil derselben ausgeht;
7. Den qualitativen Wert der Strahlenmischung und deren Gehalt an α-, β- und γ-Strahlen.

Die fünf ersten Daten sind bei der Fabrikation des Apparates bekannt und unveränderlich.

Die beiden letzten können erst nach der Herstellung ermittelt werden, und zwar nach Verlauf einiger Zeit, indem die zunächst geringe Energie je nach der Dauer des Reifeprozesses erst nach einigen Monaten ihren höchsten Wert erreicht; sie sind einer zeitlichen Veränderung unterworfen und müssen etwa alle sechs Monate kontrolliert werden. Zumeist ist eine

Zunahme zu verzeichnen, d. h. die Apparate geben mit der Zeit eine bessere Ausbeute.

1. und 2. Ursprüngliche Radioaktivität und Gewicht des im Apparate vorhandenen Salzes. Die Bedeutung dieser Bedingungen ergibt sich von selbst; es ist klar, daß eine größere Menge eines sehr aktiven Salzes einen höheren Wirkungswert besitzt, als eine kleinere Menge eines schwachen Salzes; im übrigen ergeben sich aus den Wirkungswerten des vorhandenen Salzes die größten Variationen in der Energie, die vom reinen Salz 2000000, je nach der Menge Baryumsulfat, mit welcher es vermischt wurde, bis auf 1000 herabsteigen kann.

Immerhin ist zu beachten, daß mit einer kleinen Menge eines sehr aktiven Salzes schwächere Wirkungen erzielt werden können, als mit einer größeren Menge eines verdünnten Salzes; hier kommt es besonders auf den Flächeninhalt und die Verteilung an, deren Beachtung wir nicht genug empfehlen können.

3. Größe und Flächeninhalt der Apparate. Schon im Jahre 1906 haben wir dargetan, wie wichtig die Kenntnis des Flächeninhaltes ist, wenn sowohl die Gesamtenergie, wie die therapeutische Wirkung eines Apparates bemessen werden soll. Durch diesen Begriff kann unter Umständen der Wirkungswert einer ursprünglich starken Radioaktivität verändert und umgekehrt werden.

Nehmen wir zum Beispiel einen flachen, scheibenförmigen Apparat von 2 Millimeter Durchmesser, dessen Firnis 0,002 reines Radium enthält. Wird der Apparat auf einen gleich großen Defekt appliziert, so wäre anscheinend anzunehmen, daß die Reaktion infolge der Intensität des reinen Salzes, eine leichte und lebhafte sein werde, die jedenfalls viel rascher eintreten dürfte, als mit einem Apparat von 2 cm Durchmesser und 0,02 Radium zu 500000. Das Gegenteil ist jedoch der Fall; um die gleiche Wirkung hervorzubringen, muß der kleinere Apparat viel länger liegen bleiben als der größere, dessen Radioaktivität eine geringere ist.

Dieser Begriff des Flächeninhalts wird sehr häufig vernachlässigt. Ein Vergleich zwischen zwei Apparaten ist nur bei gleicher Fläche statthaft. Wird von dem zweiten Apparat nur ein Teilstück von 0,002 Durchmesser verwendet, so ist die Wirkung schwächer als bei dem ersten.

Daraus folgt die sehr wichtige Bemerkung, daß bei jeder genau sein wollenden Beobachtung die wirklich benutzte Fläche des Apparates sorgfältig bestimmt werden muß. Es ist also bei der Beurteilung der für einen bestimmten Defekt zu wählenden Behandlung unumgänglich nötig, diesen Flächeninhalt in Rechnung zu stellen, was um so wichtiger ist, da ja selten die Gesamtfläche eines Apparates zur Verwendung kommt.

Dies steht übrigens im Einklang mit dem Ergebnis der Messungen der äußeren Energie.

So besitzt z. B. unser Apparat Nr. 1 (siehe Tabelle S. 44) eine äußere Radioaktivität von 580000; wird jedoch von seiner Gesamtfläche nur ein Quadratzentimeter verwendet, so ist die Radioaktivität dieses Teiles nur noch 20500.

Hieraus folgt, daß kleine Apparate im allgemeinen mit reinem Radium zu beschicken sind, größere dagegen auch mit schwachen Salzen noch gewisse Dienste leisten können.

4. Verteilung des Salzes. Das Vorstehende gilt selbstverständlich nur bei gleicher Verteilung des Salzes. Wird eine bestimmte Fläche mit einer großen Menge Salz belegt, so erfolgt eine Erhöhung des radioaktiven Wertes.

Im allgemeinen wird angenommen, daß ein Verhältnis von 1 Zentigramm Salz auf den Quadratzentimeter die beste Ausbeute gibt; dieses Verhältnis wurde bei der Mehrzahl unserer Apparate angewendet.

Andererseits wird die Gesamtwirkung auch davon abhängen, ob das Salz auf einer ebenen oder auf einer zylindrischen oder kugelförmigen Fläche verteilt ist.

Bei einer ebenen Fläche gelangen alle Strahlen zu kombinierter und folglich verstärkter Wirkung; wogegen leicht zu begreifen ist, daß bei einer zylindrischen Fläche die Strahlen der entgegengesetzt liegenden Körnchen sich kaum gegenseitig unterstützen und verstärken können.

5. Natur der Umhüllung. Ihre Rolle wurde schon oben eingehend erörtert.

6. Verwendbare Gesamtwirkung. Diesen kapitalen Begriff haben wir bereits besprochen und gesehen, wie die Wirkung eines unbedeckten oder mit Filtern versehenen Apparates gemessen werden kann. Darin liegt für die Praxis hauptsächlich das wissenschaftliche Kriterium.

Von Interesse wäre es, zu erfahren, ob die Wirkung eines Apparates nicht unmittelbar vor der Verwendung bestimmt werden kann. Bei der großen Zahl der Filter ist eine Messung aller Apparate mit der vollständigen Zahl der Filter nicht denkbar. Ist es möglich, die radioaktive Ausbeute eines mit Filter versehenen Apparates unmittelbar vor der Verwendung annähernd zu berechnen? Ein genaues und präzises Mittel gibt es nicht; mit einiger Übung, und besonders mit Bleifiltern, gelingt es jedoch, aus der Phosphoreszenz eines mit Baryum-Platinocyanür bestrichenen Stofffilters und der Entladung eines einfachen, nicht graduierten Elektroskops approximative Schlüsse zu ziehen.

Diese Hilfsmittel sind jedoch wie gesagt nur relativ genau und subjektiv. Vielleicht gelingt es dereinst, auf dem leuchtenden Filter konstante Lichtstärken zu erzielen, die bestimmten Mengen von Energie entsprechen.

Vorläufig lehrt die Erfahrung, daß ein mit Bleifilter versehener Apparat, welcher ein kaum wahrnehmbares Leuchten und eine sehr langsame Entladung des Elektroskops veranlaßt, ohne Schaden mehrere Nächte hindurch an Ort und Stelle belassen werden kann.

Die Entladung eines einfachen Elektroskops ist offenbar ein sehr grobes Mittel, die Energie zu messen; das Zurücksinken des Goldblattes erfolgt mehr oder minder rasch, je nach der Intensität der einem Apparat entströmenden Energie. Man kann also aus der Geschwindigkeit des Zurücksinkens diese Energie ungefähr beurteilen, aber nur wenn dasselbe ziemlich langsam erfolgt, was wiederum nur bei schwachen Apparaten der Fall ist. So primitiv dieses Mittel ist, leistet es doch bisweilen gute Dienste.

Auch hier wird es wahrscheinlich gelingen, das Elektroskop mit Kapazität zu hinreichend genauen extemporierten Messungen zu benützen. Eine Meßscheibe, auf welcher die Zeit abzulesen ist, welche das Goldblatt zum Zurücklegen eines bestimmten Weges braucht, die Entfernung des Apparates von der äußeren Kugel der festen Stange sind Faktoren, die mit Hilfe einer Tabelle eine Messung der Energie ermöglichen.

Diese Messung kann so geschehen, daß der Apparat mit dem ausgeschnittenen Deckrahmen bedeckt wird; es kommt dann nur die Energie zur Geltung, die von dem Ausschnitt, das heißt von dem zu verwendenden Flächenteil des Apparates ausgeht.

7. Qualitativer Wert der Strahlenmischung. Dieser Begriff ist wohl ebenso wichtig wie der vorhergehende; wissen wir doch, daß die wenig penetrierenden, mittelstark penetrierenden, stark penetrierenden und ultrapenetrierenden Strahlen verschiedene Wirkung ausüben, indem die ersteren nur die Oberfläche beeinflussen, gewöhnlich nur in hochintensiven Strahlenmischungen vorkommen und für kurze Applikationsdauer zur Verwendung kommen, die letzteren dagegen in die Tiefe wirken, isoliert nur in schwachen Mischungen vorhanden sind und lange Applikationsdauer erheischen. Das Verhältnis vonn α-, β- und γ-Strahlen ist daher genau zu beachten.

Aus Vorstehendem ist zu entnehmen, daß die therapeutische Dosenlehre der Radiumapparate auf einer Anzahl von Bedingungen beruht, unter welchen die wichtigsten der quantitative und qualitative Wert des Strahlenbündels und die nutzbare Fläche des Apparates sind.

Sind diese bekannt, so bleiben noch zu bestimmen: die Applikationsdauer, die Zeitfolge der Applikationen und die Reihenfolge der Verfahren, die zur Erzielung des gewünschten Erfolges erforderlich sind. Wir haben bereits die technischen Bedingungen erörtert, von welchen die Applikationsdauer abhängig ist; im folgenden Abschnitte werden wir dieselben vom klinischen Gesichtspunkte aus betrachten.

Aus unseren bisherigen Betrachtungen erhellt die außerordentlich große Bequemlichkeit der Apparate und ihre Fähigkeit, sich jedem einzelnen Falle anzuschmiegen; die Möglichkeit, einen und denselben Apparat auf verschiedene Arten zu verwenden und die Methoden zu kombinieren; endlich die Verschiedenheit der verfügbaren radioaktiven Energien, die der Radiumtherapie eigentümlich sind und diese prinzipiell von anderen Hilfsmitteln der Physiotherapie unterscheiden. Deren spezifische Originalität wird durch das geichzeitige Vorhandensein der β- und α-Strahlen und das hohe Penetrationsvermögen der Radiumstrahlen bedingt.[1])

[1]) Im Abschnitte Physik sahen wir, daß die α-, β- und γ-Strahlen, obschon den Kanalstrahlen, Kathodenstrahlen und X-Strahlen ihrer Natur nach verwandt, sich von diesen durch ihr höheres Penetrationsvermögen unterscheiden. Daraus folgt für die Praxis ein höchst bemerkenswerter Unterschied zwischen der Röntgentherapie und der Radiumtherapie, da die Kanalstrahlen und die Kathodenstrahlen nicht verwendbar sind und die X-Strahlen schon von einem Millimeter Blei aufgehalten werden.

Dritter Teil.

Therapie.

Im ersten Teil dieses Werkes haben wir gezeigt, woher das Radium kommt und was die radioaktive Energie bedeutet. Im zweiten Teil haben wir auseinandergesetzt, wie wir uns diese Energie nutzbar machen können, wie man sie variieren, messen und anwenden kann. Es bleibt uns nun noch übrig, darzulegen, was wir mit Hilfe dieses Mittels bei der Behandlung pathologischer Gewebe erreicht haben, wie sich diese Gewebe gegenüber den auf sie einwirkenden Strahlen verhalten, mit einem Wort, was für eine Reaktion letztere auslösen. Das Studium dieser Reaktion deckt sich mit dem therapeutischen Studium der Krankheiten, bei denen das Radium verwendet wurde und ich werde sie bei den einzelnen Kapiteln der Therapie von besondern Gesichtspunkten aus behandeln. Aber dieses Studium umfaßt auch allgemeine Fragen, die wir vorerst der Klarheit wegen in einem speziellen Kapitel resümieren wollen.

I. Allgemeine Erwägungen über die Reaktion.

Was ist die Reaktion? Wie muß man das Wort „Reaktion" auffassen?

Wenn die Zellelemente, aus denen die kranken Gewebe bestehen, von den Radiumstrahlen getroffen werden, so unterliegen sie einer speziellen Einwirkung, sie reagieren auf eine besondere Weise, welche für die Radiumtherapie spezifisch ist. Die Reaktion ist also die Antwort der Gewebe auf die Störung, die beim Durchgang der radioaktiven Energie erfolgt ist. Sie umfaßt die sämtlichen sowohl sichtbaren als klinisch unsichtbaren Modifikationen, welche in den durch das Radium beeinflußten Geweben vor sich gehen. Sie kann je nach den Fällen entweder sehr intensiv sein, ohne daß eine Spur von Irritation oder Entzündung sichtbar wird, oder im Gegenteil von einem gewissen Grad von Entzündung begleitet sein, die bis zur Mortifikation der Gewebe gehen kann. Der Ausdruck „Reaktion" schließt nicht notwendig die Idee einer schädlichen Wirkung in sich; ohne Reaktion kommt überhaupt keine heilende Wirkung zustande. Wenn es aber die Reaktion ist, die zur Heilung führt, so muß man nicht nur verschiedene Grade dieser Reaktion unterscheiden, sondern auch wissen, daß es neben nützlichen und kurativen Reaktionen, seien sie entzündlich oder nicht, sichtbar oder unsichtbar, auch unnütze, nicht therapeutische Reaktionen gibt (vgl. Tabelle S. 88). Diese verschiedenen Grade sind bedingt einerseits durch die Natur der Gewebe, andererseits durch die Quantität und Qualität der eingeführten Energie.

1. Die Reaktion ist abhängig von der Natur der Gewebe und der Menge der verbrauchten Energie.

Im Prinzip kann man sagen: jedes Gewebe, in welches eine genügende Quantität Strahlen eingedrungen ist, wird irgend einen Grad von Reaktion zeigen. Diese Reaktion wird sich entsprechend den verwendeten Strahlen, der gewählten Dosierung und der Natur der Gewebe in verschiedenen Tiefen vollziehen, kann über die Grenze der Applikation hinausreichen und verschiedene Intensitätsgrade haben. Gewisse Gewebe lassen sich mit Leichtigkeit beeinflussen, sie sind der Wirkung der Strahlen gut zugänglich; andere sind widerstandsfähig; aber diese Widerstandsfähigkeit ist keine definitive und absolute. So kann man sehen, daß wenn ein Gewebe gegenüber relativ hohen Dosen resistent ist und sich träge verhält, es genügt, diese Dosen noch zu verstärken, um ein positives Resultat zu erhalten. Es wird immer der Moment kommen, da eine Zelle, so resistent sie sich auch erweisen mag, einem gewissen Grade der Mortifikation unterliegt; sie kann dann nicht mehr reagieren, da sie zerstört ist. In diesen Fällen bildet sich entweder eine Ulzeration oder ein Schorf.

Solche Reaktionen sind manchmal sehr wertvoll für gewisse Läsionen und finden häufig therapeutische Verwendung. Sie sind es, welche man gemeinhin, aber mit Unrecht, „Verbrennung“ nennt. Da das Radium bald nach der Entdeckung seine Wirksamkeit durch diese intensiven Reaktionen manifestiert hatte (Brandwunden von Becquerel und Curie), so wurde diese Meinung allgemein verbreitet. Noch heute ist für viele Leute das Wort „Radium“ gleichbedeutend mit „Verbrennung“. Diese Meinung ist so stark verbreitet gewesen, daß viele Ärzte in der Wirkung des Radiums nur eine Destruktion sehen, ohne leugnen zu wollen, daß die Mortifikation zu einer sehr schönen und zweckmäßigen Reparation führen kann, wie wir das öfters gezeigt haben[1]).

Selbst gewisse Radiumforscher haben sich von dieser Idee nicht ganz emanzipieren können und verwechseln Reaktion mit Irritation (Revulsion). Seit Beginn unserer Versuche haben wir indessen gezeigt, daß wir zwei Arten von nützlichen Reaktionen unterscheiden müssen: die einen nicht entzündlicher Natur, die anderen entzündlicher Natur. Nur die letzteren wurden in Erinnerung behalten.

Wir halten dafür, daß der bedeutendste Faktor des Radiums in seiner selektiven Wirkung liegt; man kann diese Wirkung eine „spezifische“ nennen; sie ist unabhängig von jeder dazugekommenen Entzündung. Worin diese selektive oder spezifische Wirkung beruht, soll im Folgenden dargelegt werden.

Selektive Wirkung des Radiums. Einige pathologische Gewebe verhalten sich gegenüber dem Radium so, daß die Ausdrücke Spezifität oder

[1]) Wickham und Degrais, Congrès français de Médecine, Paris, Oktober 1907: Bedeutung der Reparationsvorgänge der Gewebe.

Selektion vollständig auf die erzielte Wirkung passen. Dabei bilden sich die Gewebe zurück und modifizieren sich, ohne daß es nötig ist, eine Irritation (Revulsion) zu erzeugen.

Solche Rückbildungen können mit relativ schwachen oder mit starken Dosen erreicht werden, mit Strahlen von schwacher oder mit solchen von starker Penetrationskraft. Man findet auch bei den Geweben, welche ein günstiges Terrain darstellen, sehr bemerkenswerte Differenzen in der Resistenz. Es kommt vor, daß die Dosen, die zur Heilung gewisser Läsionen nötig sind und selektiv wirken, bedeutend höher sind als diejenigen, welche andere Gewebe ertragen würden. Wir kommen übrigens noch öfter auf die Wichtigkeit der Dosen zurück. Bei jeder Behandlung bedingt die totale Dosierung die Reaktion; dieselbe ist immer zu variieren je nach der Natur der Gewebe und nach den Resultaten, die man anstrebt.

Wir haben dem 10. französischen Kongreß für Medizin in Genf, (5. September 1908) eine Abhandlung über die spezifische Wirkung des Radiums vorgelegt. Da jener Punkt eine spezielle Erörterung verdient, geben wir hier die Hauptzüge jener Arbeit wieder.

„Am 9. französischen Kongreß für Medizin in Paris wurde von uns eine Arbeit über die Wiederherstellung der Gewebe nach ulzerösen Reaktionen veröffentlicht. Dadurch ist bei vielen Kollegen die irrtümliche Meinung verbreitet worden, daß bei unserem Verfahren die besprochenen Resultate nur nach einer notwendigen Phase der Irritation (Revulsion) und Ulzeration herbeigeführt würden.

Gewiß wird es bei der Behandlung verschiedener Affektionen (Pigmentnaevus, Tuberkulose, fibrösen Narbensträngen usw.) nötig sein, seine Zuflucht zur destruktiven Wirkung des Radiums zu nehmen, und die bemerkenswerte Art und Weise, wie im allgemeinen die reparatorischen Vorgänge sich spontan vollziehen, rechtfertigt in vielen Fällen die Anwendung dieser Methode. Aber seine Wirkung hierauf beschränken zu wollen, hieße den wahren Wert des Radiums unterschätzen und das biologische Interesse, daß sich an sein Studium knüpft, verkennen.

Das Radium ist vor allem und in vielen Fällen ein Mittel mit spezifischer Selektion, es wirkt wie ein spezifisches Medikament und verdient daher dieses Epitheton. Ohne entzündliche Reaktion und sekundäre Ulzeration, ohne Destruktion, ohne Radiumdermatitis, mit einem Wort, mittels der „trockenen Methode“ (Danlos) können gewisse Tumoren „schmelzen“, gewisse Gewebe sich modifizieren, von dem pathologischen Prozesse befreit und durch gesunde Gewebe ersetzt werden. Diese spezifische Wirkung zeigt sich besonders schön bei manchen krebsigen Neubildungen größeren und kleineren Umfanges.

Unsere Untersuchungen haben seither diese ersten Beobachtungen bestätigt, und indem wir sie auf das Gebiet der äußeren Pathologie ausdehnten, konnten wir die methodische Anwendung verschiedener Verfahren festsetzen, bei denen die spezifische Wirkung der Radiumstrahlen sich besonders deutlich manifestiert. Das Ganze stellt eine Frage der Dosierung dar. Unsere Bestrebungen haben den Zweck, die quantitativen und qualitativen Dosen festzustellen, welche nötig sind, um die spezifische

Wirkung des Radiums auszulösen. Während unsere technischen Maßnahmen uns über die Dosierung orientieren, sie erleichtern und regulieren sollen, muß die Dosierung selbst bei jeder Therapie wegleitend sein.

Bei inoperablen Karzinomen der Brust, des Uterus usw. haben wir eine deutliche Einwirkung auf die Tumoren erreicht; es zeigte sich im Verlauf der Behandlung, daß die Geschwülste nicht nur in ihrer Entwicklung gehemmt, sondern häufig zurückgebildet wurden ohne manifeste Entzündung und unter beträchtlicher Verminderung der begleitenden Schmerzen. Ebenso bedeutend ist die Wirkung des Radiums, namentlich stark penetrierender Strahlen, auf Drüsenmetastasen, ohne daß eine Irritation (Revulsion) eintritt. Bei einem inoperablen Mammakarzinom mit Drüsenschwellungen in der Achselhöhle, supra- und infraklavikulären Drüsen, Kompression der Trachea, konnte eine sehr bedeutende Verminderung der subjektiven Symptome erzielt werden. Bei einem andern Fall nahm das Ödem des Armes nach Radiumapplikation in der Achselgegend deutlich ab. Alle diese Resultate erreichten wir ohne Reaktion der Oberfläche.

Sind diese Tatsachen nicht beweisend und bedarf es noch mehr, um die spezifischen Eigenschaften des Radiums auf die krebsigen Neubildungen zu demonstrieren?" — —

„Bei unseren Bestrebungen, die Angiome mit Radium zur Heilung zu bringen, konnten wir die gleichen Beobachtungen machen. Die vorspringenden, erektilen und pulsierenden angiomatösen Flächen, wahre Gefäßmassen, durften ohne Gefahr von Blutung nicht Gegenstand starker destruktiver Reaktionen werden. Es durfte das oberflächliche Gewebe nicht geschädigt, eine Kontinuitätstrennung mußte vermieden werden. . ." — —

„Die spezifische Wirkung des Radiums bleibt aber nicht auf die krebsigen und angiomatösen Tumoren beschränkt, auch die Keloide unterliegen ihr. Große Keloide können ohne sichtbare Reaktion auf das normale Hautniveau zurückgeführt werden, die Turgeszenz der Keloidnarben verschwindet und es tritt eine glatte Narbe an ihre Stelle. Die bei den Keloiden oft vorhandenen starken Schmerzen verschwinden gleichfalls häufig unter der spezifischen Wirkung des Radiums." — —

„Es gibt noch eine Gruppe verschiedener Affektionen, bei welchen das Radium ebenfalls wie ein spezifisches Mittel wirkt. Es sind das gewisse pruriginöse Dermatosen, die so behandelt werden können und müssen; eine sekundäre entzündliche Reaktion ist dabei zu vermeiden. Wir haben mit großen kräftigen Apparaten in kurzen Sitzungen von 1 bis 3 Minuten chronische Ekzeme, Lichenifikationen, Neurodermitiden, lokale Pruritusformen, oberflächliche Neuralgien besonders nach Zoster, ohne Reizung zur Heilung bringen können. — —

Das sind die Fakta, an welche wir erinnern wollten. Damit soll nicht gesagt sein, daß die besten Methoden immer die sind, bei denen jede entzündliche Reaktion vermieden wird. In vielen Fällen sind von praktischen und therapeutischen Gesichtspunkten aus gewisse Kombinationen sehr nützlich. Wir bezweckten mit diesen Darlegungen nicht, zu diskutieren, welches die besten Methoden der Radiumtherapie sind, sondern es sollte damit nur das Prinzip der Spezifität des Radiums festgelegt werden, worauf wir von Anbeginn unserer Untersuchungen an hingewiesen haben, und das wir noch auf eine breitere Basis stellen wollen. Hoffen wir, der Versuch sei uns geglückt.“

Nützlichkeit der entzündlichen Reaktion allein oder in Verbindung mit der spezifischen Wirkung. Die Lehre von der spezifischen Wirkung des Radiums ist sowohl wissenschaftlich interessant als praktisch wichtig. Man soll die spezifische Wirkung soviel wie möglich verwenden, besonders wenn man ästhetisch schöne Resultate erhalten will.

Aber man würde einem großen Irrtum oder einer Übertreibung anheimfallen, wollte man nur zur selektiven Wirkung des Radiums seine Zuflucht nehmen; das hieße den Wert des Radiums herabdrücken und nur einen Teil seiner Vorzüge verwerten.

Es gibt Läsionen, die von der spezifischen Wirkung nicht beeinflußt werden, wohl aber der destruktiven Wirkung zugänglich sind. Manchmal ist es auch vom praktischen Gesichtspunkte aus, um Zeit zu gewinnen, gut, Affektionen, für die theoretisch die spezifische Wirkung zur Heilung genügen würde, aber nur in sehr langer Zeit, zum Teil destruktiv zu behandeln und so beide Wirkungen zu kombinieren.

Entzündliche Reaktion vom klinischen Gesichtspunkte aus. Die durch Radium bewirkten Zerstörungen haben deshalb ein ganz spezielles Interesse, weil sie in keiner Weise den durch kaustische oder andere destruktive Mittel bewirkten Zerstörungen gleichen. Ihr klinischer Verlauf ist bei nicht entzündlichen Geweben wie Naevi vasculosi et pigmentosi folgender:

Wenn eine Radiumapplikation mit entzündungserregender Dosis stattgefunden hat, so verhalten sich die Gewebe 8 Tage bis 3 Wochen ganz normal, dann fängt die Oberfläche an, sich zu röten, juckt ein wenig, wird druckempfindlich und unter leichter Schwellung bildet sich nach und nach eine Kruste. Manchmal kommt vor der Krustenbildung eine Blase zustande mit nachfolgender seröser Exsudation. Einige Tage später, je nach dem Grade der Reaktion, liegt die Kruste einer trockenen Oberfläche auf oder der Grund ist deutlich ulzeriert und eitrig. Die Kruste weist eine besondere Farbe auf und hat ein eigentümliches Aussehen; am meisten gleicht sie der Kruste der Impetigo. Sie bleibt 8 Tage bis 1 Monat bestehen, fällt während dieser Zeit mehrmals ab und bildet sich wieder, aber jedesmal dünner. Für die Zeitdauer der Krustenbildung, der entzündlichen Periode und der Wiederherstellung der Gewebe lassen sich keine bestimmten Regeln aufstellen; sie sind unmittelbar abhängig von den verwendeten Dosen und der Natur der Gewebe.

Bei den entzündeten und ulzerierten Geweben, wie Epitheliomen, ulzerierten Lupusfällen, wird die entzündliche Reaktion — bei Verwendung einer destruktiven Strahlendosis — die Grenze der kranken Gewebe überschreiten und eine neue Ulzeration mit Krustenbildung erzeugen. Diese Krusten sind wohl zu unterscheiden von denjenigen, welche durch die Neubildung zustande kommen. Die ulzerierte Basis trocknet bald ein, die Kruste fällt von selbst ab und es kommt eine gleichmäßige, glatte

Oberfläche zum Vorschein. Wenn die gesunden Gewebe sehr kräftigen Strahlen ausgesetzt werden, so verhält sich die Reaktion analog derjenigen der nicht entzündeten Gewebe.

Die Histologie der entzündlichen Reaktion. Für die Darstellung der Histologie wissen wir nichts Besseres zu tun, als in extenso die sehr interessante Arbeit von Dominici und Barcat wiederzugeben, die im März 1908 in den „Archives des maladies du cœur, des vaisseaux et du sang“ erschienen ist.

Wirkung des Radiums auf das Binde- und Gefäßgewebe. „Nach den heutigen Kenntnissen der pathologischen Anatomie scheint der Schwund der entzündlichen Zustände und der Tumoren, auf die das Radium eine heilende Wirkung ausübt, hauptsächlich aus zwei Phänomenen hervorzugehen:

1. aus der Destruktion der durch die Entzündung und den Geschwulstprozeß modifizierten anatomischen Elemente durch die Becquerel-Strahlen;
2. aus der Resorption der zerstörten Gewebe durch die Phagozyten und Ersatz derselben durch Narbengewebe.

Wir nehmen an, daß gewisse mit Radium behandelte Affektionen, unter anderen die lymphoiden Tumoren, nach diesem Modus heilen. Aber wir dürfen diesen Modus nicht für den einzig möglichen halten bei der Heilung kranker Gewebe mittels Radiumtherapie, wie das Studium der Wirkungen der Radiumapplikation auf entzündliche Prozesse, auf bindegewebige und epitheliale Tumoren beweist. — Die Radiumbestrahlung belebt in vielen Fällen, statt die Entartung zu beschleunigen, die Lebenskraft der bindegewebigen Zellelemente und nötigt sie zu einer anderen Evolution als die, welche die pathogenen Einflüsse ausgelöst hatten. Die Wirkung der pathogenen Einflüsse wird also durch diejenige der Becquerelstrahlen ersetzt. Das macht sich dadurch geltend, daß der entzündliche Prozeß oder die Tumorbildung zum Stillstand kommt, und daß eine Änderung in der Struktur des Bindegewebes eintritt.

Diese Gewebsveränderung besteht in der Umwandlung des bindegewebigen Gefäßstromas in ein gefäßreiches Keimgewebe und in der Umbildung des letzteren in fibröses Gewebe von regelmäßiger Struktur. Die Heilung ist demnach durch eine spezielle Zellevolution bedingt.

Diese spezielle Evolution erleidet auch das gesunde Bindegewebe. Wir gehen deshalb zuerst auf dessen Modifikation durch die Radiumbestrahlung ein.

Modifikation des normalen Bindegewebes. Setzen wir die Haut eines erwachsenen gesunden Meerschweinchens einer Serie von therapeutischen Radiumapplikationen nach der später angegebenen Technik aus und besichtigen wir das Tier einen Monat nach der letzten Sitzung, so können wir konstatieren, daß die Haut an den bestrahlten Partien kleine epilierte Zonen zeigt, daß sie entfärbt, glatt und weich ist. Die Haarpapillen, die Talg- und Schweißdrüsen sind atrophisch, das Bindegewebe der Kutis ist in ein embryonales Ggewebe umgewandelt. Wir berücksichtigen in diesem Kapitel hauptsächlich die Modifikationen der Kutis und werden sie genauer verfolgen, nachdem wir kurz die Struktur des normalen Bindegewebes des ausgewachsenen Meerschweinchens besprochen haben.

Die Papillar-, Subpapillar- und Retikularschichten bestehen aus Bindegewebsbündeln und reichlich elastischen Fasern, die sich in verschiedenen Richtungen kreuzen. Im Bereiche der Retikularschicht ist das Gewebe weitmaschig. In den Interstitien der Bindegewebsbündel liegen zerstreut fixe Bindegewebszellen, die spärlich, atrophisch und isoliert zu sein scheinen. Da und dort durchziehen glatte Muskelfasern das Bindegewebe; Lymphkapillaren und kleine Blutgefäße vervollständigen das Bild.

Unter dem Einflusse des Radiums hat sich diese Struktur verändert. Die Bindegewebsbündel und die elastischen Fasern sind fast vollständig verschwunden und ersetzt worden durch zahllose längliche und verzweigte Bindegewebszellen, die eng aneinander liegen, anastomosieren und ein Netz von engen, länglichen Maschen bilden. Die Elemente dieses Netzes sind nichts anderes als fixe Bindegewebszellen, welche sich vermehrt und eine Art Rückbildung ins embryonale Stadium erlitten haben. Das Zellnetz inseriert an den Wänden zahlreicher Höhlen, die mit roten und weißen Blutkörperchen vollgepfropft sind; unter den letzteren wiegen die polynukleären vor. Diese Höhlen sind kleine erweiterte Blutgefäße, in den Embryonalzustand umgewandelte Kapillaren (Umwandlung der Gefäßwandzellen in embryonale Zellen, „Conformation plasmodiale de l'endothélium“). Diese embryonalen Kapillaren haben sich durch Knospung ihrer Endpunkte ausgedehnt. Das Binde- und Gefäßgewebe hat also eine embryonale und angiomatöse Struktur angenommen.

Die Neubildung entbehrt jedes entzündlichen Charakters. Es sind da und dort vereinzelte rote Blutkörperchen und Lymphzellen in den Maschen des Zellnetzes zu finden, aber die Lymphzellen haben einen embryonalen Typus. In den Maschen des Zellnetzes sind weder Fibrinniederschläge, noch reichliche Diapedese von Polynukleären noch Phagozytose, oder Umwandlung von Lymphzellen in Plasmazellen zu konstatieren. Andererseits sind, was die Gefäße betrifft, weder Thrombose, noch Abhebung oder Proliferation des Endothels in die Gefäßlumina vorhanden; ebenso fehlt eine Verdickung der Gefäßwände. Diese erleiden vielmehr eine Rückbildung ins Embryonalstadium und vereinigen sich mit jener Art Myxom, das vom Bindegewebszellnetz gebildet wird. Das Myxom überwuchert das Angiom und dieses Überwiegen der Zellproliferation über die Gefäßentwicklung macht sich im Ablauf des histologischen Prozesses mehr und mehr geltend. Die Weite der Gefäßlumina nimmt immer mehr ab und die Kapillaren verengern sich in einem solchen Grade, daß ihr Lumen nur noch virtuell ist. Einige von ihnen wandeln sich allmählich durch Verwachsung ihrer Wände in eine Art spindelförmiger Zellen um, die mit ihren Enden zusammenliegen und sich mit dem Bindegewebsnetz zu vereinigen scheinen (2 bis 3 Monate nach der letzten Sitzung). Während dieser Zeit verlieren die anastomosierenden Bindegewebszellen ihren embryonalen Charakter und scheiden Bindegewebsfibrillen aus. Das Myxom wandelt sich alsdann in eine Art plattes Fibrom um, dessen fixe Zellen an vielen Punkten noch den Bau des myxomatösen Gewebes beibehalten. So bildet sich nach und nach die definitive Narbe, die weder die Struktur des normalen Dermas, noch die des sklerotischen Gewebes nach Entzündungen aufweist. Die Struktur ist von derjenigen des Dermas der normalen Haut verschieden, da die Bindegewebsbündel der neuen Formation und die sie voneinander trennenden Zellen — in der Körperoberfläche parallel verlaufenden Linien — übereinander gelagert sind, während das normale Gewebe dichte Gewebsbündel aufweist, die sich in allen Richtungen kreuzen und so Spalten begrenzen, in denen die spärlichen fixen Zellen mit unbestimmten Richtungslinien enthalten sind. Die Struktur der Narbe unterscheidet sich von dem sklerösen Gewebe nach Entzündungen durch seine Regelmäßigkeit, seine Einförmigkeit, durch die Abwesenheit der perivaskulären Bindegewebsringe und der obliterierenden Gefäßentzündung. Sie ist aus Bindegewebsbündeln zusammengesetzt, die durch längliche Fibroblasten voneinander getrennt sind; Fibroblasten und Bindegewebsbündel verlaufen einander und der Hautoberfläche parallel.

Diese Struktur gleicht derjenigen des Fibroms, und zwar des neugebildeten Fibroms, durch die Menge, den Bau und die Beziehungen der Bindegewebszellen. Die Fibroblasten sind zahlreich, und ihre Menge überwiegt an einzelnen Stellen die der Gewebsbündel; der Zellkörper enthält mehr oder weniger reichlich Chromoplasma und einen voluminösen Kern; ihre Anastomosen sind noch an vielen Punkten sichtbar. Wir müssen aber gleich hinzufügen, daß es sich nur um eine Analogie handelt. Die Neubildung unterscheidet sich von dem Fibromtumor durch zwei Eigentümlichkeiten: 1. Das Gewebe, aus dem sie besteht, überschreitet weder an der Oberfläche noch in der Tiefe die Grenzen des normalen Gewebes, und 2. wandelt sich das Gewebe nach und nach in fibröses Bindegewebe mit reichlichem Elastingehalt um.

6 bis 7 Monate nach Beginn des Experimentes werden die fixen Zellen spärlicher; ihre Körper und Kerne werden abgeflacht, während ihr Chromoplasma verschwindet und sich in Hyaloplasma umwandelt. Die Anastomosen sind nicht mehr sichtbar. Die Bindegewebsbündel verdicken sich und die elastischen Fasern nehmen zu. Die dem Radium ausgesetzt gewesenen Gewebspartien unterscheiden sich von den normal gebliebenen durch die regelmäßige Anordnung und das Alternieren der Bindegewebsbündel und der Fibroblasten. Die Struktur ist derjenigen eines flachen Fibroms vergleichbar, dessen Bindegewebsbündel und geschichtete Zellen in einer bestimmten Anordnung gelagert sind[1]).

Die drei nun folgenden Figuren geben normale Meerschweinchenhaut wieder, die 30 Tage nach einer Reihe von Bestrahlungen mit Radium exzidiert, fixiert und gefärbt wurde.

Beginn der Sitzungen	14. April
Ende „ „	14. Mai
Zahl „ „	10
Dauer jeder Sitzung	5 Minuten
Totaldauer im ganzen Monat	50 „

[1]) Zwei Punkte sind es, welche die Struktur dieser Neubildung charakterisieren: 1. Das Gewebe, aus dem sie besteht, überschreitet an der Oberfläche die dem normalen Gewebe zugewiesenen Grenzen nicht; 2. die elastischen Fasern werden in gleicher Proportion mit dem kollagenen Gewebe gebildet. Dadurch erklären sich die Regelmäßigkeit und die Weichheit der Haut im Narbenbereiche.

Verwendet wurde ein runder Apparat mit aufgeklebten Radiumsalzen von 2 cm Durchmesser, 0,025 Radiumsulfat enthaltend, von 500000 Aktivitäten.

Aktivität:	Totale Strahlenmenge	62000
	α	2
	β	84
	γ	14

Am 8. Mai Bildung einer Narbe an der Applikationsstelle, in der Folge eine kleine Ulzeration. Am 14. Mai fällt die Kruste ab, darunter kommt eine weiße depigmentierte und haarlose Haut zum Vorschein.

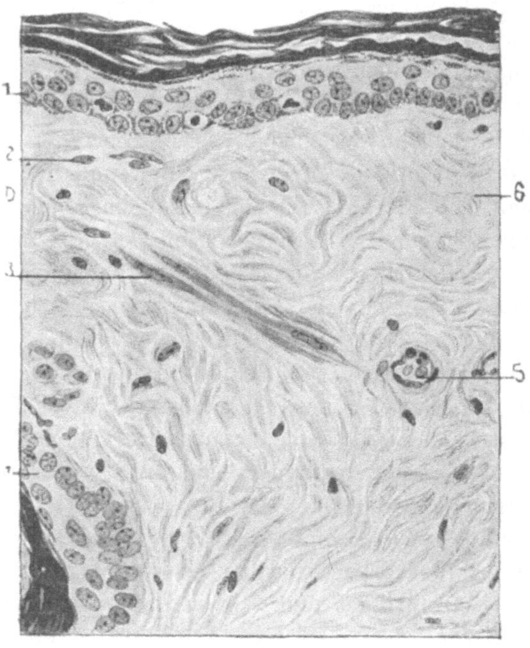

Fig. 12. Stück der Meerschweinchenhaut, das der Wirkung des Radiums nicht ausgesetzt war, aber in der Nähe der bestrahlten Partie lag (Dominici und Barcat).

1. Unterer Teil der Epidermis, nach außen vor der Hornschicht bedeckt, nach innen die Kutis überlagernd; *D*, Kutis mit Bindegewebsbündeln, fixen Zellen, glatten Muskelfasern und Blutkapillaren. Die Bindegewebsbündel erscheinen als wellenförmige Fäden, die sich nach allen Richtungen kreuzen; die Bindegewebszellen zeigen nur ihre mehr oder weniger undurchsichtigen Kerne, ihr Körper ist unter normalen Bedingungen kaum sichtbar: die Zellen liegen normaler Weise sehr weit auseinander; *C* Bindegewebsbündel; 2. Kerne der fixen Zellen; 3. Bündel von glatten Muskelfasern; 4. Seitenpartie einer Haarzwiebel; 5. Blutkapillare; seitlich rechts davon findet sich eine zweite Kapillare.

Wirkung des Radiums auf die Histologie von entzündlichen Prozessen, Bindegewebs- und epithelialen Tumoren.

Ebenso wie die gesunde Haut, vermögen die Radiumstrahlen auch die kranke Haut zu modifizieren. So heilen unter ihrem Einfluß experimentelle Hauttuberkulosen beim Meerschweinchen, gewisse Sarkome der menschlichen Haut, endlich auch Epitheliome. Es findet z. B. beim Sarkom eine Umwandlung des sarkomatösen in fibröses Gewebe statt.

Experimentelle Hauttuberkulose. Die Wirkung des Radiums auf die Hauttuberkulose ist durch drei Erscheinungen charakterisiert:

1. Abschwächung der einfachen entzündlichen Reaktion um das tuberkulöse Gewebe herum (das Zuströmen der polynukleären Makrophagozyten hört auf, ebenso die Umwandlung der Lymphzellen in Plasmazellen, die Entwicklung von Lymphknötchen bleibt aus);

2. Die Organisation des Bindegewebs- und Gefäßstromas (wo der Sitz des einfachen entzündlichen Prozesses war) zum Angiomyxom, wie es oben beschrieben wurde;

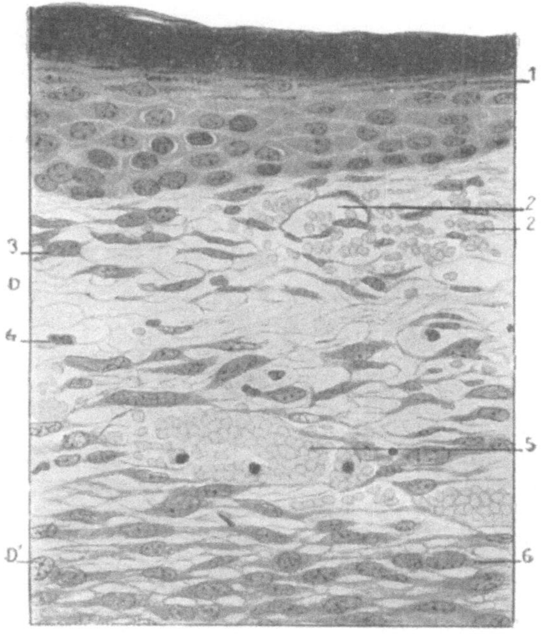

Fig. 13. Stück Meerschweinchenhaut, das der Strahlenwirkung ausgesetzt war und der Peripherie der Applikationszone entnommen ist (Dominici und Barcat).

1. Verdickte Epidermis; D, der Epidermis anliegender Teil der Kutis; D^1 eigentliches Kutisgewebe. In beiden Partien zeigen sich Reaktionserscheinungen von seiten des Gefäß- und Bindegewebes und zwar: a) Vermehrung und Hypertrophie der fixen Zellen und netzförmige Anordnung derselben; b) Dilatation der Kapillaren und Austritt roter Blutkörperchen; die Reaktionen sind in den tieferen Partien der Kutis (D^1) ausgesprochener als in den oberflächlichen; 2. Erweiterte Blutkapillare; 2^1. In die Bindegewebsinterstitien ausgetretene rote Blutkörperchen; 3. Hypertrophische fixe Zellen; 4. Lymphzellen oder Migration ins Bindegewebe; 5. durch Blut stark erweiterte Kapillare; 6. durch Anastomose der Bindegewebszellen gebildetes Netz.

3. Die Ausdehnung dieses Prozesses auf die Tuberkelknötchen selbst, deren epithelioide Zellen ihren rundlichen Bau verlieren, eine längliche Form annehmen und zu einem Zellnetz nach embryonalem Typus anastomosieren.

Ein Teil des epithelioiden Gewebes der Tuberkulose wandelt sich also in myxomatöses Keimgewebe um[1]).

[1]) Die Umwandlung kann natürlich nur eine teilweise sein, da die Elemente, welche einer beginnenden Verkäsung anheimgefallen sind, sich an einem gewebs-

Die Heilung vollzieht sich durch Umwandlung des Myxoms in fibröses Gewebe von einer Struktur, die der des reinen Fibroms identisch ist[1]).

Sarkome. Die Rückbildung der „metatypischen" Sarkome vollzieht sich wenigstens für einige dieser Tumoren nach den soeben besprochenen Gesetzen. Die Dimensionen ihrer großen Zellkörper und Kerne nehmen nach und nach ab. Zugleich mit der Abnahme verlängern sich die Elemente, bekommen regelmäßig konturierte Kerne und nehmen schließlich die Konfiguration von großen embryonalen Bindegewebszellen an, die

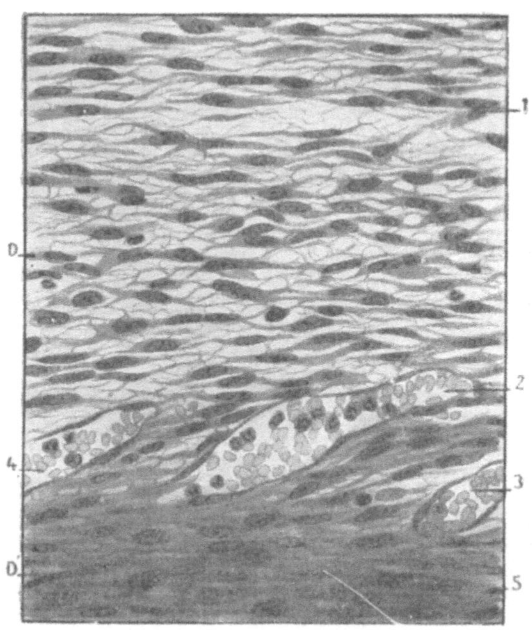

Fig. 14. Zentrale Partie der bestrahlten Meerschweinchenhaut (Dominici und Barcat) *D*, obere Partie der Kutis; D^1, untere Partie der Kutis. Die Reaktion der Bindegewebszellen ist in der oberen Partie weniger ausgesprochen als in der tieferen; 1. Zellnetz in der oberen Partie der Kutis durch Anastomose der fixen Zellen: 2., 3., 4. Blutkapillaren mit embryonalen Wänden, sehr stark erweitert, mit roten Blutkörperchen und Polynukleären in größerer Zahl als normalerweise vorhanden sind; 5. Netz, das durch Vermehrung und Anastomose der fixen Zellen in den tiefen Partien der Kutis entstanden ist.

wiederum zu einem Netze anastomosieren und den Myxomen vergleichbar werden. Die Ähnlichkeit wird deshalb noch deutlicher, weil sie von einem mukösen Gewebe umgeben sind, in dem sich nach und nach Bindegewebsfibrillen entwickeln. So wandelt sich das Sarkomgewebe in ein myxomatöses und letzteres schließlich in ein fibromartiges Gewebe um.

---

bildenden Prozesse nicht mehr beteiligen können. Solche Elemente werden zerstört und resorbiert.

[1]) Es ist klar, daß wir hier nur eine relativ frische Tuberkulose im Auge haben, wo die Sklerosierung, die der Tuberkulose eigentümlich ist, noch nicht stattgefunden hat. In einem solchen Falle würde man die gewöhnliche Sklerosierung finden mit unregelmäßig angeordneten Bindegewebsbündeln mit perivaskulärer Sklerose, Endarteritis und Endophlebitis usw.

Epitheliome. Unter dem Einfluß der Radiumstrahlen nehmen die Kankroidzellen der Haut oder der Übergangsstellen der Haut zur Schleimhaut (Lippen) allmählich an Größe ab. Diese Atrophie entspricht keineswegs einer Metamorphose dieser Elemente, sondern ihrer Destruktion. Die epitheliomatösen Zellen verschwinden, sei es durch einen progressiven Schwund ihres Protoplasmas und ihrer Kerne, sei es durch körnigen Zerfall. Während dieser Zeit gehen die jede epitheliale Neubildung begleitenden entzündlichen Prozesse zurück, während sich Binde- und Gefäßgewebe nach dem soeben beschriebenen Modus organisieren.

* * *

„Es läßt sich also zusammenfassend sagen, daß der Einfluß des Radiums auf normale und pathologisch veränderte Tegumente[1]) durch gleiche Wirkungen manifest werden kann. Die Elemente der Epidermis, welche in physiologischer Richtung (Haare, Talgdrüsen, Schweißdrüsen) oder pathologischer Richtung (epitheliomatöse Zellen) spezialisiert sind, werden resorbiert und verschwinden, während das Deckepithelium der Malpighischen Schicht bestehen bleibt.

Die differenzierten Zellen der Kutis, seien sie normal oder durch Entzündung oder einen sarkomatösen Prozeß modifizert, erleiden eine alternierende Entwicklung. In einem ersten Stadium gehen sie in den Zustand der Keimzellen über, in einer zweiten Phase kommen sie wieder zur Reife unter der Form von länglichen Fibroblasten, welche in regelmäßiger Schichtung übereinander gelagert sind und neue Bindegewebsbalken und elastische Fasern bilden."

Die Arbeit von Dominici und Barcat gibt uns die Erklärung für die klinischen Befunde. Wir haben zu wiederholten Malen[2]) klinisch auf die besonders schöne und kosmetisch gut aussehende Restitution hingewiesen, die den entzündlichen Reaktionen folgt.

Die Richtungslinie der reparatorischen Elemente bei Radiumapplikationen ist es speziell, welche uns dem Radium vor den kaustischen und anderen zerstörenden Mitteln den Vorzug geben läßt. Die restituierten Oberflächen zeichnen sich durch ihre Weichheit, Glätte, Gleichmäßigkeit aus, sie entbehren der Einsenkungen und Vorsprünge; sie sehen heller aus als die normale Haut. Es lassen sich alle Grade je nach der Reaktion beobachten: von der einfachen Wiederherstellung, die dem normalen Gewebe sehr ähnlich sieht, bis zu narbenartigen Veränderungen.

Komplikationen, die das ästhetische Aussehen der wiederhergestellten Gewebe stören. Drei Komplikationen können gelegentlich für das Endresultat ungünstig sein: die Einsenkungen, die Teleangiektasien und die Pigmentierung. Diese Komplikationen kommen nicht vor, wenn man nur die selektive Wirkung des Radiums verwendet. Andererseits sind sie nur von einer relativen Wichtigkeit, wenn es sich darum handelt,

[1]) Wenigstens unter der Bedingung, daß therapeutische Applikationen vorgenommen wurden.

[2]) Wickham und Degrais, Medizinischer Kongreß, Paris, Oktober 1907: Wert der Reparationsgewebe.

Läsionen modifizieren zu müssen, welche entstellend sind, wie z. B. große, stark vorspringende und intensiv gefärbte Gefäßtumoren. Ganz anders verhält es sich aber, wenn man Läsionen behandelt, die kaum sichtbar, wenig ausgesprochen und leicht zu verdecken sind, wenn also die Radiumtherapie in erster Linie einen ästhetischen Zweck verfolgt, wie z. B. bei der Nivellierung von vorspringenden Narbensträngen, bei der Entfärbung von Pigment- und Gefäßnaevis, wenn diese im Niveau liegen, oberflächlich und sehr blaß sind. Besonders für diese Läsionen müssen die Einsenkung, die Teleangiektasien und die Pigmentation sehr ernstlich in Betracht gezogen werden. Wir werden darüber im Kapitel Angiome Genaueres mitteilen. Man muß wissen, welche Indikationen für sie betreffs Radiumtherapie im allgemeinen maßgebend sind, wie man die Komplikationen am besten vermeiden kann und was später aus ihnen wird.

Einsenkung. Das Einsinken der Narben kommt sehr selten vor und man soll es nicht mit der Nivellierung auf die Höhe der normalen Gewebe verwechseln, namentlich wenn die pathologischen Gewebe vorher leicht erhaben waren. Wenn eine wirkliche Retraktion eintritt, so beweist das, daß die Dosen zu stark oder die Entzündung zu intensiv waren. Aber es gibt noch eine andere Ursache für die Atrophie und die Retraktion, die leicht zu vermeiden ist, ich meine nicht den Mangel an Sorgfalt und Pflege, sondern das Übermaß davon.

Eine zu reichliche Behandlung, d. h. tägliches Entfernen der Kruste, Reinigung der ulzerierten Fläche mit starken Antiseptika, häufiger Verbandwechsel, kurz, die Pflege, welche man gewöhnlichen Wunden zuteil werden läßt, eignet sich nicht für die entzündlichen Radiumreaktionen. Man muß die Reparation sich spontan vollziehen lassen. Die reaktive Kruste bedeutet den besten Schutzverband. Man soll sie soviel wie möglich in Ruhe lassen und die Reinigung auf die Peripherie beschränken, dann wird die Heilung rascher vor sich gehen und das Resultat ein besseres werden[1]).

Selbstverständlich soll die Wunde auch nicht vernachlässigt werden; bei Unreinlichkeit, Sekundärinfektion, beim Einwachsen von Haaren in die Kruste, beim Kratzen mit den Fingern, Wegreißen der Kruste muß man sich auf alle Komplikationen gefaßt machen, welche infizierte und vernachlässigte Ulzerationen im Gefolge haben.

Teleangiektasien. Die Radiumbesitzer haben jeweilen nicht verfehlt, ihren Apparat zuerst auf die eigene Haut zu applizieren und sehr oft haben sie beobachtet, daß die nach heftigen Reaktionen gebildeten Gewebe sich nach einiger Zeit mit kleinen Teleangiektasien bedeckten. Wir sind daher beim Beginne unserer Versuche sehr vorsichtig gewesen.

---

[1]) Nur ausnahmsweise bei Überschreiten der geeigneten Dosen, wenn die Vernarbung der krustösen Ulzeration verzögert ist, ist es unbedingt notwendig, die Kruste ein- oder zweimal zu entfernen, mit verdünntem Alibourg-Wasser zu reinigen, die Kruste sich wieder bilden und die Heilung spontan sich vollziehen zu lassen. Eine irritierte ekzematöse Reaktion kann mit beruhigenden Mitteln behandelt werden (Wattekataplasmen von Langlebert).

Mit der Möglichkeit der Teleangiektasien soll jeder Radiumtherapeut rechnen.

Nach und nach sind wir zu der Überzeugung gekommen, daß diese Teleangiektasien auf gesunder Haut viel häufiger vorkommen als auf pathologischem Gewebe. Viele unserer Narben datieren Jahre zurück und zeigen keine Spur davon.

Wir haben aber auch Fälle beobachtet, wo vom dritten bis achten Monat an zahlreiche und dicht stehende Teleangiektasien auftraten. Die Komplikation trat aber eigentlich nur dann auf, wenn eine Behandlung mit sehr hohen Dosen stattgefunden hatte oder die Reaktionen schlecht gepflegt worden waren. Man hätte sie ohne Zweifel in vielen Fällen vermeiden können. Was wir über die Ursache der späteren narbigen Einsenkungen gesagt haben, gilt auch für die Bildung der plaqueartigen Teleangiektasien. Diese lassen sich noch mit stark filtrierten Strahlen behandeln; wir haben in mehreren Fällen durch Verwendung der isolierten Wirkung stark penetrierender Strahlen bei langer Sitzungsdauer ihre Rückbildung erreicht.

Pigmentation. Die Pigmentierung zeigt sich teils an der Peripherie der behandelten Flächen, teils im Zentrum in Form von disseminierten kleinen Punkten. Wir konnten die Ursache für diese Pigmentablagerungen nicht genau feststellen. Wir glauben, daß sie bei seborrhoischer Haut und starkem Pigmentgehalt leichter zustande kommen, andererseits auch von einem Mangel an homogener Wirkung herrühren können. Günstig zur Vermeidung derselben ist die vollkommen gleichmäßige Verteilung der Radiumkörner an der Oberfläche der Apparate. Auch die Sekundärstrahlen von Sagnac, die man aufzufangen verstehen muß, können bei der Bildung dieser Pigmentierungen eine Rolle spielen. Das Verfahren der Applikation „à distance“ gestattet, die Gewebe gleichmäßiger zu bestrahlen und scheint uns auch geeignet zu sein, Pigmentierungen zu verhindern. Haben sie sich einmal gebildet, so darf man ihnen, von Ausnahmen abgesehen, keine allzugroße Wichtigkeit beimessen, denn mit der Zeit gehen sie ganz deutlich zurück.

Wir können bis jetzt sagen, daß diese konsekutiven Veränderungen im allgemeinen nicht allzuhäufig vorkommen und sich zu einem großen Teile vermeiden lassen. Manchmal sind sie nur von ganz sekundärer Bedeutung, in anderen Fällen nötigen sie uns zur Reserve wie wir sie z. B. für glatte, oberflächliche und wenig verfärbte Naevi formuliert haben. Man muß auch mit gewissen Idiosynkrasien rechnen, welche für die früher erwähnten Komplikationen trotz exakter Dosierung verantwortlich zu machen sind. Wir müssen wiederholen, daß die zweckmäßige und korrekte Anwendung des Radiums eine große Erfahrung erfordert.

Aus den vorstehenden Erörterungen können wir zusammenfassend folgende Schlüsse ziehen:

1. Die Reaktion bedeutet nicht notwendigerweise Irritation („Revulsion“); es gibt kräftige Reaktionen ohne Entzündung oder Irritation;

2. Gewisse entzündliche destruktive Reaktionen sind notwendig und nützlich; man muß sie nicht von vornherein verwerfen;

Schema der Reaktionen.

<table>
<tr>
<td rowspan="5">A. Therapeutische Reaktion (Exakte Dosierung)</td>
<td rowspan="3">Auf mehr oder weniger in die Tiefe ausgedehntes pathologisches Gewebe, Haut- und Schleimhautbekleidung mit betreffend</td>
<td>a) ohne ulzeröse Phase, ohne Irritation der Oberfläche</td>
<td>Diese Form von Reaktion gibt es nur bei Affektionen, die der spezifischen Wirkung des Radiums zugänglich sind</td>
<td>Keloide
Karzinome
Ekzeme
Angiome etc.</td>
</tr>
<tr>
<td rowspan="2">b) Mit ulzeröser oder destruktiver Phase an der Oberfläche der Gewebe</td>
<td>a) Für die Affektionen der ersten Gruppe, wo diese Reaktion vorteilhaft ist, um Zeit zu gewinnen, wenn sie auch nicht absolut nötig ist.</td>
<td>In diesem Falle haben wir eine Kombination der spezifischen und destruktiven Wirkungen: an der Oberfläche destruktive, in der Tiefe spezifische.</td>
</tr>
<tr>
<td>b) Für Affektionen, die der selektiven Wirkung nicht zugänglich sind. Da muß man zur destruktiven Kraft des Radiums seine Zuflucht nehmen und mit den reparatorischen Kräften der Gewebe rechnen</td>
<td>Pigmentnaevi, narbige fibröse Stränge, Tuberkulose, etc.</td>
</tr>
<tr>
<td rowspan="2">Auf mehr oder weniger in die Tiefe ausgedehntes pathologisches Gewebe, Haut- und Schleimhautbekleidung nicht mitbetreffend</td>
<td>a) Ohne klinisch sichtbare entzündliche Phase</td>
<td>Wenn die Affektion der spezifischen Wirkung zugänglich ist</td>
<td>Karzinome, Vaskuläre Tumoren</td>
</tr>
<tr>
<td>b) Mit klinisch sichtbarer entzündlicher Phase</td>
<td colspan="2">Wenn die Affektion der spezifischen Wirkung nicht unterliegt. In diesem Falle ist man darauf angewiesen, die bedeckenden Gewebe zu verändern, um die darunter liegenden pathologischen Gewebe zerstören zu können.</td>
</tr>
<tr>
<td>B. Nicht therapeutische Reaktion (Verfehlte Dosierung, individuelle Empfindlichkeit, Idiosynkrasie).</td>
<td>Reaktionen:
1. ungenügend oder zu stark,
2. zufällig, nicht beabsichtigt,
3. unnütz oder schädlich.</td>
<td colspan="3">Die Reaktion bedingt entweder:
1. Eine Radiumdermatitis, eine „Verbrennung“, oder übt
2. einen ungünstigen Reiz aus, wirkt wie ein „Peitschenhieb“ auf die krankhafte Entwicklung oder bedingt
3. Komplikationen in Form von Einsenkungen, Teleangiektasien, Pigmentationen, krustösen Ulzerationen mit langsamem Heilungsverlauf.</td>
</tr>
</table>

3. Die spezifische, nicht entzündliche Reaktion soll nicht verkannt werden;

4. Alle diese Reaktionen, welcher Natur sie auch seien, hängen von der verwendeten Dosierung und der Natur der Gewebe ab.

Um das Verständnis dieser Ergebnisse zu erleichtern, haben wir die allgemeinen Bedingungen der Reaktionen in der nebenstehenden, rein schematisch aufzufassenden Tabelle vereinigt. Wir geben zu, daß in dieser Einteilung manches unvollständig ist, aber sie trägt entschieden dazu bei, die verschiedenen Bedeutungen, welche man dem Wort „Reaktion" beilegen muß, klarer zu machen.

2. Reaktion je nach der Qualität der Strahlen. — Bedeutung der α-, β-, γ-Strahlen. — Isolierte ultrapenetrierende Strahlen. — Strahlen in ihrer Gesamtheit.

Wir haben jetzt auseinandergesetzt was die „Reaktion" ist, wie man den Sinn dieses Wortes auslegen muß und welches die Modifikationen sind, die diese „Reaktion" bedingen. Es ist von Interesse, zu wissen, ob jede Gruppe von Strahlen, für sich betrachtet, spezielle Reaktionen auslöst und so den respektiven Wert der α-, β- und γ-Strahlen festzustellen. Bei dem Kapitel der Physik und der Messungen haben wir die verschiedenen Eigenschaften, durch die sich diese Strahlen voneinander unterscheiden, genauer beschrieben; wir müssen diejenigen besonders festhalten, welche zur Bewertung der Reaktionen von Bedeutung sind, nämlich:

1. Die Penetrationskraft. Sie gibt uns Aufschluß über die Tiefe der von den Strahlen bewirkten Reaktionen;

2. Die Intensität (bedingt durch die Zahl der von den Apparaten abgegebenen Strahlen), mit welcher die Strahlen auf die Gewebe wirken;

3. Ihre Proportion bei dieser oder jener Bestrahlung.

Mit der Kenntnis dieser Punkte läßt sich der respektive Wert der einzelnen Strahlen beurteilen.

1. α-Strahlen. Da die α-Strahlen leicht absorbiert werden, so ist es wahrscheinlich, daß die von ihnen ausgelösten Reaktionen nur die oberflächlichsten Schichten der Gewebe betreffen. Das ist aber kein Grund, ihre Wirkung vollständig außer acht zu lassen. Bei den gefirnißten Apparaten ist ihre Proportion minimal, aber bei den mit Radium belegten Hanfgewebsstücken ist sie sehr bedeutend, 50 bis 80 Proz. Wenn man sich dieser Strahlen richtig bedient, so können sie mit Vorteil zur Behandlung entzündlicher oberflächlicher Affektionen chronischer Natur herangezogen werden. Mit Radium belegte Gewebsstücke — ein Salz von schwacher Aktivität enthaltend (10000 bis 20000) — können große Dimensionen haben, ohne beschwerlich zu fallen, und dank ihrer Weichheit kann man z. B. einen Arm mit ihnen umhüllen und Effekte erzielen, die an der Oberfläche lokalisiert bleiben.

Ein Filter von einem 4 bis $^{5}/_{100}$ mm Aluminium genügt, um die α-Strahlen auszuschalten. Es ist indessen schwierig, in der Serie der Filter gerade diejenigen herauszufinden, durch den die Strahlen vollständig absorbiert werden. Übrigens scheint ihre Wirkung nicht sehr verschieden zu sein von derjenigen der weichen β-Strahlen, welche in der Penetrationskurve den α-Strahlen folgen. Bei den Reaktionen, die aus der Anwendung einer intensiven Gesamtstrahlung resultieren, läßt sich der Anteil, der den α- und weichen β-Strahlen zukommt, nicht genau bestimmen, da man sie in keiner Weise isolieren kann[1]). Aber man ist jedenfalls berechtigt, anzunehmen, daß, wenn die Applikationen nur von sehr kurzer Dauer sind, aber eine Modifikation der Oberfläche der Gewebe mit oder ohne Irritation („Revulsion") bewirken, es wohl die sehr zahlreichen und wenig penetrierenden α- und weichen β-Strahlen sind, welche gewirkt haben, während den mittleren β-Strahlen nur ein kleiner Anteil zukommt. In bezug auf die harten β- und die γ-Strahlen muß man annehmen, daß sie nicht genügend Zeit hatten, um zur Wirkung zu kommen, da wir ja wissen, daß, wenn sie isoliert sind, eine außerordentlich lange Applikationsdauer nötig ist, bis sie die Gewebe beeinflussen. Wie dem auch sein mag, diese Unmöglichkeit, praktisch die Strahlen vollständig voneinander zu isolieren, die wir auch beim Studium anderer Strahlen finden, verhindert uns, eine scharf umschriebene Definition der respektiven Werte dieser Strahlen zu geben.

2. β-Strahlen. Das β-Teilchen, oder Elektron, spielt in der Physik eine bedeutende Rolle. Man spricht ihm die Rolle des Primordialatoms der Elektrizität zu; es ist also die Basis, auf welche sich alle Theorien der neuen Physik stützen. In der Radiumtherapie haben die β-Strahlen keine geringere Bedeutung. Bei den am meisten verwendeten und wirksamsten Bestrahlungen kommen sie überall in großer Zahl vor; man findet sie in Form von primären und sekundären Strahlen. Die Proportion der Primärstrahlen ist weitaus überwiegend. Die Analyse der unbedeckten Apparate ergibt, falls die Firnisse nicht beschädigt sind, eine fast unveränderliche Proportion von 80 bis 90 Proz. gegenüber 1 bis 10 Proz. γ-Strahlen. Bei einer Gesamtbestrahlung mittelst eines Apparates mit Firnis, aber ohne Filter, überschwemmen sie gewissermaßen die γ-Strahlen. Nehmen wir z. B. den Apparat Nr. 1 unserer Tabelle (S. 44), so sehen wir, daß bei einer Gesamtstrahlenmenge von 580 000 Aktivitäten folgende Verteilung der respektiven Strahlen vorkommt:

α-Strahlen	10%	= 58 000	Einheiten
β- „	87 „	= 504 600	„
γ- „	3 „	= 17 400	„

Die β-Strahlen überwiegen also bedeutend an Zahl. Sie besitzen überdies den Vorzug, heterogen zu sein, d. h. es kommen ihnen verschiedene Grade der Penetrationskraft zu. So können sie die Gewebe in ihrer ganzen Dicke beeinflussen. Von den weichen β-Strahlen zu den mittleren und zu den harten Strahlen existieren alle Übergänge, und wir haben eine ganze Serie zur Verfügung, mittels deren wir Reaktionen in den verschiedenen Tiefen der Hautläsionen auslösen können.

Man könnte geneigt sein, der Anwesenheit der γ-Strahlen, die immer

[1]) Ganz neuerdings ist es Marckwald gelungen, das Polonium als chemisch reines Salz zu isolieren, während dieser radioaktive Körper bis jetzt nur in der Form eines Niederschlages auf metallischen Platten bekannt war. Es ist damit die Möglichkeit geschaffen, die klinische Wirkung der α-Strahlen, die einzig vom Polonium abgegeben werden, zu studieren.

mit den β-Strahlen durchgehen, die eigentlich heilende Wirkung zuzuschreiben, zumal die β-Strahlen oft schädliche Irritationen im Gefolge haben. Dem ist aber nicht so. Die biologische und heilende Wirkung der β-Strahlen, unabhängig von derjenigen der γ-Strahlen, wird durch folgende Tatsachen gewissermaßen bewiesen.

Wenn man mit Hilfe genügend dicker Bleifilter (5 mm) die γ-Strahlen fast vollständig isoliert hat, so brauchen diese Strahlen einen außerordentlich langen Kontakt, bis es zur Reaktion kommt. Es ist daher unwahrscheinlich, daß sie in 10 bis 15 Minuten wirken. Es gibt aber chronische Ekzeme, die sich ohne Irritation („Revulsion") modifizieren und heilen lassen bei Verwendung stark wirkender Apparate mit Firnis ohne Filter bei Sitzungen von 1 bis 3 Minuten, wenn die Sitzungen 3 bis 4 mal wiederholt werden. Wir sind daher berechtigt zu sagen, daß die γ-Strahlen bei diesen kurzen Sitzungen ohne Filter gewissermaßen unbrauchbar gemacht werden und daß im Gegenteil den weichen und mittleren β-Strahlen der Löwenanteil bei der Wirkung zukommt,

Es sind auch nicht die α-Strahlen, die besonders intensiv gewirkt hätten, denn auch in Fällen, in denen diese mittelst Aluminiumfilter von $^3/_{100}$ bis $^5/_{100}$ mm absorbiert wurden, haben wir ähnliche Resultate erhalten.

Es ist also dargetan, daß die β-Strahlen tatsächlich sowohl eine selektive Wirkung haben, ohne die Gewebe zu entzünden, als auch eine destruktive Wirkung, und das ist von großer Wichtigkeit. Die β-Strahlen sind nämlich quantitativ sehr stark vertreten, und falls ihre Unterdrückung oder Wertlosigkeit bewiesen worden wäre, so hätte das Radium einen großen Teil seiner Eigentümlichkeit verloren und die Verwendung dieses kostbaren Metalls wäre in hohem Maße beschränkt worden.

Wie weit die harten β-Strahlen die Gewebe durchdringen, läßt sich nicht genau feststellen; sie begleiten die γ-Strahlen durch ziemlich dicke Filter hindurch. Außerhalb derselben ist ihre Verwendung in vielen Fällen praktisch nicht mehr durchführbar. Wir werden sehen, daß ein Teil ihrer Rolle in derjenigen der γ-Strahlen aufgeht. Die Reaktionen, die sie auslösen, sind also tiefer als man dachte.

3. γ-Strahlen. Wir wissen, daß die Proportion der γ-Strahlen bei der Strahlenabgabe der unbedeckten Apparate relativ klein ist. Sie machen kaum 1 bis 10 Proz. aus, und das läßt vermuten, daß sie bei der intensiven Gesamtbestrahlung ohne Filter eine sehr unbedeutende Rolle spielen, insbesondere wenn die Anwendung nur einige Minuten dauert. Hat man aber die Strahlen filtriert, so führt das Studium der γ-Strahlen zu sehr interessanten Erwägungen. Im Gegensatz zu den α- und β-Strahlen kann man die γ-Strahlen isolieren. Die Idee, sie so zur Wirkung zu bringen, stammt von der Kenntnis des Filtrierungsmechanismus her, den wir hier resümieren wollen.

Die γ-Strahlen durchdringen alle Körper. Die anderen Strahlen hingegen werden nach einer Skala absorbiert, die von den α-Strahlen über die weichen und mittleren β-Strahlen zu den harten β-Strahlen führt. Wenn man also einen Apparat mit einer Serie von allmählich dicker werdenden Filtern versieht, so kann man die Strahlenabgabe quantitativ und qualitativ modifizieren. Der quantitative Wert der gesamten Radioaktivität wird immer kleiner und nach und nach z. B. von 600000 auf 5000, 3000, 1000 fallen, wenn die Dicke der Bleifilter 3, 4, 5 mm beträgt.

Der qualitative Wert, d. h. der relative Gehalt an α-, β- und γ-Strahlen, ändert sich ebenfalls. Die γ-Strahlen werden am wenigsten betroffen, dagegen erleiden die α- und die weichen β-Strahlen in erster Linie Verluste. Es folgen dann die mittleren und die harten β-Strahlen. Die harten β-Strahlen widerstehen zum Teil der Absorption und finden sich nach dem Passieren ziemlich dichter Filter wieder. Es lassen sich nach diesen Erörterungen verschiedene Fragen stellen:

1. In welchem Momente können die γ-Strahlen als isoliert betrachtet werden? Sind sie nach der Isolation praktisch verwendbar?

2. Wenn sie von harten β-Strahlen begleitet sind, dürfen letztere außer Betracht gelassen werden?

3. Endlich, wie kann man sich die Wirkung der γ-Strahlen erklären?

Ad 1. Gewiß können theoretisch die γ-Strahlen isoliert werden. Aber was uns Ärzte interessiert zu wissen, ist, ob die γ-Strahlen mathematisch isoliert auf eine gesetzmäßige und leichte Art praktisch verwendet werden können. Müssen über 2 bis 3 mm dicke Bleifilter benützt werden, so wird das Gewicht der Apparate so schwer und die Applikationsdauer infolge der geringen Strahlenabgabe so lang, daß die für eine praktische Verwendung nötigen Bedingungen nicht erfüllt sind. Sir W. Ramsay nimmt an, daß nach Passieren von 5 mm dicken Bleifiltern noch einige harte β-Strahlen vorhanden sind. Die Kurve von Beaudoin (S. 69) ergibt bis 2 mm noch 10 Proz., bis 1 mm noch 3 Proz. harte β-Strahlen. Nach Debierne kann man zwischen 5 mm und 1 cm nicht genau wissen, wo noch harte β-Strahlen passieren. Es scheint daher ziemlich schwierig zu sein, die biologische Wirkung der harten β- und der γ-Strahlen vollständig getrennt voneinander zu studieren. Übrigens sind die Physiker auch noch nicht einig über die relative Penetrationskraft der verschiedenen Strahlen.

Ad 2. In praktischer Beziehung können wir sagen, daß die harten β-Strahlen fast immer die γ-Strahlen begleiten. Dürfen nun diese β-Strahlen außer acht gelassen werden, auch wenn sie in nur sehr geringer Zahl vorkommen? Wir glauben nicht.

Wenn sich der Schwund der Epitheliomkeime z. B. mittels starken Filtrierens (2 und 3 mm Blei), wobei nur wenig β-Strahlen passieren, innerhalb einiger Stunden erreichen ließe, so könnte man mit einigem Recht die Gegenwart der wenigen β-Strahlen unbeachtet lassen und ihnen jede nützliche Wirkung absprechen. Aber in Wirklichkeit läßt sich der Schwund erst nach 40 bis 100 Stunden erreichen, und dieser Zeitraum genügt vollständig zur Akkumulation von β-Strahlen in wirksamer Dosis, besonders wenn bei 2 mm Blei noch zirka 10 Proz. harte β-Strahlen vorhanden sind, wie die zitierten Analysen ergeben haben.

Ad 3. Es bleibt uns noch übrig, die Wirkung der γ-Strahlen zu erläutern.

Einige Physiker drücken ihr Erstaunen aus, wenn man ihnen von Oberflächenreaktionen mittels isolierter γ-Strahlen spricht. Und in der Tat sind diese Strahlen äußerst penetrierend; sie durchdringen den menschlichen Körper und beleuchten einen auf der anderen Seite des Körpers aufgestellten radioskopischen Schirm gleichmäßig. Überdies stellen die Strahlen, welche dicke Filter passiert haben, eine Auswahl der sehr kräftig penetrierenden Strahlen dar. Wie kann man sich nun erklären, daß solche Strahlen die oberflächlichsten Gewebszellen modifizieren? Es handelt sich da um eine Abnormität, für die wir eine Erklärung geben, welche zugleich den β-Elementen eine vermehrte Bedeutung gibt.

Die γ-Strahlen wirken nämlich anscheinend nicht direkt, sondern durch die Erzeugung von sekundären β-Strahlen. Wir haben gesehen, daß sie beim Passieren der verschiedenen Schichten der Materie in der Tat sekundäre Strahlen erzeugen, die hauptsächlich aus β-Elektronen bestehen. Diese Elektronen sind sehr leicht absorbierbar und haben eine äußerst beschränkte Wirkungszone. Aber jede von den γ-Strahlen betroffene Zelle würde von diesen Sekundärstrahlen beeinflußt, und bei der Wirkung der γ-Strahlen wären es also die sekundären β-Elemente, die mittelbar die Hauptrolle spielten. So würde sich also die Wirkung der γ-Strahlen auf die oberflächlichsten Gewebselemente erklären lassen. Man sieht daraus, welche bedeutende Rolle der Gesamtheit der β-Strahlen zugedacht ist, wenn man die Wirkung der primären Strahlen noch durch die sekundären verstärken läßt.

Wir hüten uns aber wohl, bestimmte Behauptungen und Schlußfolgerungen aufstellen zu wollen. Wenn man bedenkt, mit welcher Reserve die Physiker von der Trennung und Dissoziation der Strahlen, von den Grenzen der Penetrationsfähigkeit und verschiedenen anderen Eigenschaften sprechen, so steht es den Ärzten schlecht an, schon heute therapeutische Methoden fixieren und präzisieren zu wollen, die auf der Wertigkeit dieser oder jener Strahlen basiert sind. Es ist besser, die Wirkung der beiden Strahlengruppen (harte β- und γ-Strahlen) gemeinschaftlich in Betracht zu ziehen, da die beiden isoliert oder kombiniert die ultrapenetrierende Ausstrahlung darstellen. Unser Bestreben geht dahin, die Resultate der Summe aller Strahlen einer gründlichen Würdigung zu unterziehen.

a) Ultrapenetrierende Strahlen. Da für die Bestrahlungen mit ausschließlich harten β- und γ-Strahlen eine spezielle klinische Indikation besteht, da diese Bestrahlungen eine mehr oder weniger große Menge β-Strahlen mit den γ-Strahlen vereinigen, da endlich diese Strahlen, nachdem sie durch Filtrieren von den anderen Strahlen befreit sind, die Absorptionskurve nur sehr wenig beeinflussen, so stellen sie eine eigentliche therapeutische Einheit dar und verdienen die spezielle Bezeichnung, die man ihnen beigelegt hat.

Bei den Gesamtbestrahlungen, bei denen auch Strahlen von schwacher und mittlerer Penetrationskraft vorkommen, ist die Verwendung und die Proportion der einzelnen wirksamen Elemente zu verschieden, als daß man für sie eine eigene Bezeichnung wählen könnte; die Ausdrücke „Strahlen von schwacher und mittlerer Penetration" genügen zur Bezeichnung der α-Strahlen, der weichen oder mittleren β-Strahlen. Die bei dieser oder jener Methode verwendeten ultrapenetrierenden Strahlen bedingen sehr wichtige spezielle Reaktionen und lassen allgemeine Erwägungen ableiten wie folgt:

1. Die ultrapenetrienden Strahlen können wir bekommen durch Einschieben von Bleifiltern (von $^1/_{10}$ mm bis 2 oder 3 mm Dicke);

2. Sie stellen Strahlen von mehr oder weniger schwachem (quantitativem) Wert dar. Diese quantitative Minderwertigkeit kann glücklicherweise durch eine längere Gesamt-Applikationsdauer kompensiert werden, sei es daß die Bestrahlungen stundenlang fortgesetzt werden, z. B. ganze Nächte hindurch, oder daß sie kürzer sind, aber dafür häufig wiederholt werden. Das Ziel besteht darin, durch schwache aber lange fortgesetzte Strahlenabgabe eine genügende Totaldosierung, eine Art Kumulationswirkung zu erreichen.

An vielen Körperpartien können lange Sitzungen bequem durchgeführt werden. Auf der Haut können die Apparate mit Pflasterstreifen während der Nacht fixiert werden; der Schlaf ist dabei nicht gestört. Auch im Uterus und in der Vagina sind lange Sitzungen leicht zu geben. Leider ist das bei der Mundschleimhaut nicht der Fall; man ist hier genötigt, kürzere und häufigere Sitzungen zu machen.

3. Wenn man mit ultrapenetrierenden Strahlen Reaktionen erzeugen will, so bedient man sich mit Vorteil stark wirkender Apparate; denn die Applikationsdauer, so lang sie auch sein mag, vermag, wenn nur schwache Apparate verwendet werden, die radioaktive Intensität nie zu ersetzen und darf ihr nicht gleichgestellt werden. Bei einer sehr intensiven Strahlenquelle werden die ultrapenetrierenden Elemente immer zahlreich genug vorhanden sein. Die Gesamtradiation, die von den ultrapenetrierenden Strahlen allein repräsentiert wird, soll nicht unter 3000 bis 4000 Aktivitäten betragen. Je größer die Zahl dieser Aktivitäten ist, desto intensiver werden die von den ultrapenetrierenden Strahlen bewirkten Reaktionen ausfallen. Darin ist der Vorteil der Methode des „Kreuzfeuers" begründet. Die Methode vermehrt die Intensität der Wirkung der ultrapenetrierenden Strahlen und zwar in einer verhältnismäßig kurzen Zeit.

4. Die ultrapenetrierenden Strahlen wirken in die Tiefe der Gewebe ohne die Oberfläche in irgendwie erheblichem Grade zu irritieren.

Die langsame Abgabe von ultrapenetrierenden Strahlen in relativ schwachen Dosen ist besonders wertvoll, wenn man in große Tiefen wirken will, und zwar in milder, nicht irritativer Form, dabei immer die Oberfläche der Gewebe im Auge behaltend.

Gewiß kann ein Übermaß der Sitzungsdauer und der Dosen zu einer zu großen Kumulation von Strahlen und zu einer Reizung der Oberfläche führen, aber das kommt nur bei großen Fehlern in der Dosierung oder in der Bemessung der Zeitdauer zustande und ließe auf einen vollständigen

Mangel an Erfahrung schließen. Andererseits scheinen die Irritationen der Oberfläche, die Radiumdermatitiden ziemlich rasch zu heilen, wenn sie nicht sehr ausgesprochen sind. Zwischen ultrapenetrierenden Strahlen, die in geringer Menge, und schwach penetrierenden, die in großer Menge vorhanden sind, bestehen bezüglich der Technik beträchtliche Differenzen. Irrt man sich bei Bemessung der Zeitdauer bei den ultrapenetrierenden um einige Stunden, so hat das keine große Bedeutung, während im Gegenteil ein kleines Zuviel von einigen Minuten bei den schwach penetrierenden Strahlen sehr verschiedene Reaktionen bedingt. Die Handhabung der schwach penetrierenden Strahlen ist also delikater.

Man sieht, daß im Grunde die Frage der Irritation (Revulsion) oder der Entzündung „der Radiumdermatitis", nicht von der Applikationsmethode abhängt, die gestattet, die schwach penetrierenden Strahlen zu absorbieren oder durchzulassen, sondern einfach von der Dosierung. Das war vorauszusehen.

b) Gesamtbestrahlung. Die Strahlen von schwacher Penetrationskraft, welche von den unbedeckten und leicht filtrierten Apparaten erzeugt werden, sind mit den α-, weichen und mittleren β-Strahlen besprochen worden. Wir haben gesehen, daß sie eine außerordentlich starke Gesamt-Radioaktivitätskraft haben. Sie besitzen den Vorteil kurzer Applikationszeiten und im Verlaufe derselben kommen sämtliche Strahlen in verschiedenen Tiefen zur Wirkung. Mit verschiedenen technischen Hilfsmitteln kann man die oberflächlichen Reaktionen mäßigen und mehr in die Tiefe wirken. Wenn man ihn gut auszunützen versteht, so kann man aus einem Radiumapparat den größtmöglichen Vorteil ziehen.

Im Prinzip muß man also so viel wie möglich die Gesamtstrahlen verwenden, und man soll die α- weichen und mittleren β-Strahlen nur ausschalten, wenn ihr Vorhandensein schädlich sein könnte. Damit wollen wir sagen, daß bei Gleichheit der Resultate, den Methoden mit kurzer Applikationsdauer, als den praktischeren, der Vorzug zu geben ist. Hat man bei Verwendung der Gesamtbestrahlung weniger gute Resultate erhalten, so wird man zu einer anderen Technik seine Zuflucht nehmen. Aber bevor man zu sehr dichten Filtern greift, also zu den ultrapenetrierenden Strahlen allein, eventuell noch mit einer kleinen Menge β-Strahlen, muß man die ganze Serie der mittleren Filter zu verwenden suchen, also die Aluminiumfilter, die Bleifilter von $^1/_{10}$ bis $^3/_{10}$ mm. Bei Gebrauch dieser mittelstarken Filtriermethoden haben wir sehr nützliche und wertvolle Reaktionen bekommen. Ihre Vorteile sind zum Teil die gleichen wie bei den „extremen" Methoden.

Wir müssen hier nochmals auf die Methode des „Kreuzfeuers" zurückkommen. Diese Technik eignet sich sowohl für unbedeckte Apparate wie für Applikationen mit Filtriervorrichtung, da sie gestattet, sowohl die ultrapenetrierenden Strahlen zu kumulieren und ihre Intensität zu verstärken, als die schwach und mittelstark penetrierenden Strahlen nutzbar zu machen. Wenn man die Vorteile dieser Technik des „Kreuzfeuers" mit der Anwendung der Filter von mittlerer Dicke kombiniert, so kann man bei einer großen Zahl von Fällen genügend starke Tiefenreaktionen bekommen, ohne zu lange Applikationszeiten nötig zu haben.

In der täglichen Praxis können diese verschiedenen Werte sehr vorteilhaft miteinander kombiniert werden. Das Ziel unserer Therapie muß sein, von der Summe der verschiedenen Kräfte diejenigen nutzbar zu machen, welche vereinigt den besten Effekt geben. Mittels der verschiedenen Applikationsverfahren ohne Filter, mit der Methode des „Kreuzfeuers", mit einer Serie von Filtriervorrichtungen kann man die quantitativen und qualitativen Kombinationen der Radiumstrahlen bis ins Unendliche modifizieren und folglich eine große Variabilität in den therapeutischen Reaktionen erreichen[1]).

II. Therapeutische Resultate.

Wir gehen nun ein auf das Studium der Reaktionen bei den verschiedenen Krankheitsgruppen. Wir werden dabei die Details unserer therapeutischen Resultate auseinandersetzen.

Diese Studie umfaßt 8 Abteilungen:

1. Das Karzinom.
2. Die Keloide und die schlechten Narben.
3. Die Angiome.
4. Die Pigmentnävi.
5. Die Haut- und Schleimhauttuberkulose
6. Die analgetische Wirkung des Radiums bei Pruritus, Neuralgien und chronischen entzündlichen pruriginösen Dermatosen.
7. Verschiedene Affektionen.
8. Die Radiumtherapie in der Gynäkologie.

Bei dieser Studie haben wir in erster Linie immer die klinische Seite berücksichtigt. Durch die Beschreibung der klinischen Befunde, der Technik und der Dosierungen wird man sich am besten über die Vorteile orientieren können, welche aus der Radiumtherapie zu ziehen sind.

1. Karzinome.

Wenn wir diesen Teil unserer Arbeit mit der Gruppe der Krebsgeschwülste beginnen, so kommt das daher, weil sich unsere ersten Studien auf dieses Gebiet erstreckt haben und es scheint, daß das Radium dazu berufen sei, uns dabei die besten und vielfältigsten Dienste zu

---

[1]) Aus den drei folgenden Faktoren zusammen und aus der Kombination derselben (von denen jeder wieder eine Unmenge von Modalitäten darbieten kann) nämlich:

1. Aus der Konstruktion des Apparates, der Form, Größe, der Quantität und Qualität des einverleibten Radiums, der Art der Anordnung des Salzes, der Menge der abgegebenen Radioaktivität;

2. Dem Fehlen oder dem Vorhandensein der ganzen Reihe von Filtern;

3. Der Dauer und der Art und Weise der Applikationen, ihren Kombinationen usw. — resultiert eine äußerst mannigfaltige und schwierig zu beherrschende Therapie, aus der man nur nach einer genügend langen Erfahrung Vorteile ziehen kann.

leisten. Hier sind die verschiedenen Radiumwirkungen (Wirkungen an der Oberfläche, in der Tiefe, mit und ohne entzündliche Reaktion) am besten bekannt, und man wird hierbei die seit einigen Jahren erzielten Fortschritte im Instrumentarium und in der Technik am leichtesten beurteilen können.

Als im März 1905 der eine von uns seine Studien in der Radiumtherapie begann, da richteten sich seine Versuche in erster Linie auf die oberflächlichen Hautepitheliome. Solche waren schon damals in größerer Zahl und mit gutem Erfolg behandelt worden.

Danlos, den wir an erster Stelle zitieren müssen, da seine Arbeiten von 1900 datieren, hatte sich nach Beobachtung einer großen Zahl von Fällen im Verlaufe von 3 Jahren für die heilende Wirkung des Radiums bei Behandlung der Mehrzahl der benignen Epitheliome ausgesprochen, und das sowohl bei Verwendung der feuchten als der trockenen Methode. Robert Abbé, der bald nach der Entdeckung der Curies in den Besitz des Radiums gelangte, hatte gleichfalls über schöne Resultate berichtet. Es folgten dann sukzessive die Arbeiten von Béclère, A. Darier, Sichel, Williams, Krylov, Lassar, Follard, Repmann, Myrou, Matzentsaum, Branstein, Mackenzie, Davidson und vieler anderer Pioniere auf dem Gebiete der Radiumforschung.

Indessen berichteten diese Autoren nur über günstige Resultate bei benignen Affektionen und ihre Schlußfolgerungen gingen dahin, daß sich das Radium nur für oberflächliche, benigne und wenig umfangreiche Läsionen eigne, die ebensogut anderen therapeutischen Mitteln zugänglich seien. Deshalb blieb die Radiumtherapie der Karzinome lange Zeit unbeachtet.

Heute hat sich nun aber die Anwendung des Radiums sehr ausgedehnt; es werden jetzt Karzinome mit großen Ulzerationen, voluminöse Tumoren, Läsionen der Schleimhäute, subkutane Tumoren, ja sogar Karzinome behandelt, die durch keine anderen Mittel mehr zu bessern sind. Es müssen sich also wohl in den letzten Jahren große und einschneidende Modifikationen bei der Radiumapplikation vollzogen haben. Diese Modifikationen haben Bezug:

1. Auf die Entwicklung des Instrumentariums, welcher wir Instrumente von bedeutender radioaktiver Kraft und mit großen Oberflächen verdanken;

2. Auf die Verbesserungen der Technik (verschiedene Methoden direkter Applikation, Filtrieren, „Kreuzfeuer", das Einbringen des Radiums in die Tumoren), welche es uns erlaubt haben, diese Kraft sowohl in der Tiefe als an der Oberfläche nutzbar zu machen; wir haben diese Punkte in den vorhergehenden Kapiteln eingehend besprochen.

Gegenwärtig verfügen wir über eine Zahl von ungefähr 150 Fällen. Wir können aber nur für gewisse Formen der Haut- und Schleimhautkrebse eine Statistik aufstellen. Die Zahlen müssen groß genug sein und die Behandlung ziemlich weit zurückliegen, denn bei den Epitheliomen hat man immer mit den Rezidiven zu rechnen, und eine diesbezügliche Statistik hat nur dann einen Wert, wenn sie gewissermaßen durch „die Zeit und die Zahl ihre Weihe erhalten hat". Wir können diese Regel nicht genug betonen.

In einem ersten Kapitel werden wir über die Resultate dieser Fälle berichten. Andere Formen haben ebenfalls günstige Resultate ergeben, aber sie sind in kleinerer Zahl und bedürfen noch der späteren Bestätigung. Sie haben der Radiumtherapie weitere Horizonte geöffnet. Wir werden darüber in einem zweiten Kapitel sprechen.

A. Mittelschwere Epitheliome.

Unsere erste Gruppe wird benigne oder mittelschwere Fälle umfassen und zwar:

1. Wuchernde Epitheliome der Haut.
2. Ulzerierte (Ulcus rodens) oder nicht ulzerierte Epitheliome der Haut.
3. Epitheliome mit speziellem Sitz.

a) Wuchernde Epitheliome der Haut.

Die epitheliomatöse Wucherung stellt ein besonders günstiges Terrain für die Radiumwirkung dar, und es stehen uns zahlreiche Applikationsarten des Radiums zur Verfügung. Sowohl die direkten Methoden als das Filtrierverfahren mit leichten oder dicken und dichten Filtern haben eine genügende Zahl von Heilungen ergeben und so ihre Bedeutung dokumentiert. Man wird je nach den praktischen Bedürfnissen, den Annehmlichkeiten für den Patienten und den Apparaten, die einem zur Verfügung stehen, die eine oder die andere dieser Methoden in Anwendung bringen. Am häufigsten geben wir den direkten Methoden den Vorzug.

Direkte Applikationen[1]). Mit der Applikation der Apparate ohne Filter können wir sehr rasch, manchmal schon nach der ersten Sitzung eine günstige Reaktion erzielen. Wenn wir bei einem größeren Knoten die ihn bedeckende Kruste entfernen und z. B. 50000 Aktivitäten (davon 90 Proz. β- und 10 Proz. γ-Strahlen) in toto mittels Apparat Nr. 4 eine Stunde auf den Knoten einwirken lassen, so kann man schon am folgenden Tage beobachten, wie die Oberfläche trockner wird, weniger blutig gefärbt aussieht und eine geringere Tendenz zur Krustenbildung zeigt. Nach der zweiten Sitzung sind die Modifikationen noch deutlicher geworden. Der Tumor hat sich verkleinert, und in den folgenden Tagen kann man sehen, wie mit der Zunahme der Radiumimprägnierung die Abnahme sehr rasch vor sich geht und der Knoten zu vollständigem Schwunde kommt.

Wenn die totale Dosierung das nötige Maß nicht überschreitet, so wird sich die Reaktion ausschließlich im wuchernden Gewebe vollziehen; sie erschöpft sich darin, ohne daß die Gewebe an der Basis der Wucherung in die Phase der ulzerösen Reaktion kommen. In diesem Fall wird die zurückbleibende Narbe sehr klein sein. Ihre Oberfläche ist im allgemeinen weiß, glatt, gleichmäßig, weich, von gutem Aussehen und selten eingesunken. In seltenen Fällen kann man sie nicht mehr sehen; sie ist so gut mit den benachbarten Geweben verwachsen, daß ihre Umgrenzung nach einigen Monaten nicht mehr genau festgestellt werden kann.

[1]) Die Apparate sind immer wenigstens mit einer feinen schützenden Kautschukmembran umhüllt.

1. Wucherndes Epitheliom der Schläfe (Tafel I).

Es folgt hier ein sehr interessantes und lehrreiches Beispiel der raschen Heilung eines Epitheliomknotens, der nicht die gewöhnlichen Charaktere der Torpidität darbot, sondern im Gegenteil in rascher, bösartiger Entwicklung begriffen war.

Ein Greis zeigte im Juli 1906 zwei kleine ulzerierte Epitheliome auf dem Handrücken, die wir der Radiumtherapie unterwarfen. Ende Juli machte sich eine kleine Wucherung an der Schläfe bemerkbar, die einer Talgzyste ähnlich war. Die Haut war an der betreffenden Stelle mehr gespannt und die kleine Geschwulst etwas derb. Während der Zeit, da wir uns mit dem Epitheliom der Hände befaßten, hatte die kleine Zyste unsere Aufmerksamkeit nicht weiter auf sich gelenkt und auch Dr. Coyon, der uns den Patienten überwies, hat dieser unbedeutenden Läsion nicht Erwähnung getan. 36 Tage später aber, am 6. September, war eine pilzförmige Wucherung eingetreten, es bildete sich eine prominierende, fleischige Masse, 2,5—3 cm hoch und 3 cm breit. Es handelte sich um ein vorspringendes Epitheliom seborrhoischen Ursprungs. Der Tumor war weich, rot, spongiös, feucht und krustös. Keine nachweisbaren Drüsenmetastasen. Wir haben sofort mit der Radiumtherapie begonnen. Nach der Entfernung der Kruste wurde der Tumor in 13 Sitzungen (erste 7. September, letzte 29. September) von je einer Stunde Dauer mit Apparat Nr. 4 behandelt. Vor jeder Sitzung wurde die Oberfläche gereinigt. Am 13. Tag war der Tumor sehr viel kleiner geworden, wie die Figuren der Tafel I zeigen, und am 30. Tage (am 8. Oktober) war er vollständig verschwunden. An seiner Stelle bildete sich eine kleine Narbe. Wenn man die akute Entwicklung des Epithelioms berücksichtigt, so muß man sagen, daß die Raschheit der Rückbildung sehr bemerkenswert ist. Die Behandlung war höchst einfach, indem der Patient den Apparat selbst appliziert hielt und dabei nicht das geringste unangenehme Gefühl empfand. Zurzeit, $2^1/_2$ Jahre nach Verschwinden des Epithelioms, darf die Narbe als vollkommen betrachtet werden, sowohl betreffs Stabilität als betreffs Aussehen. Fig. 4 der Tafel I stellt eine Photograpie dar, die ein Jahr nach der Behandlung aufgenommen wurde; seither hat sich die Narbe noch verkleinert; sie ist kaum sichtbar und zeigt weder Einsenkung noch Teleangiektasien.

Es gibt noch günstigere Fälle, in denen jede Spur einer Narbe verschwindet. Der Kranke, von dem wir nun sprechen werden, wurde ein Jahr nach der Behandlung unserem Freunde Dr. Oudin demonstriert. Selbst als ihm mitgeteilt wurde, daß das Epitheliom am Ohr gesessen habe, war es ihm nicht möglich, den früheren Sitz genau festzustellen. Die Fälle mit so vollkommenen Resultaten sind selten; wir verfügen über 10 solche Beobachtungen.

2. Wucherndes Epitheliom des Ohres (Tafel II, Fig. 3 und 4).

Ein wucherndes Epitheliom von der Größe eines Frankstückes saß an der oberen Hälfte der Ohrmuschel. Der Fall wurde uns 1907 von Dominici zur Behandlung überwiesen. Die Grenzen waren scharf und reichten bis zum Ansatz der Helix. Der Tumor war schmerzhaft und von einer weichen, braun-grünlichen Kruste bedeckt. Unter der Kruste kam eine jauchige, blutig tingierte Flüssigkeit zum Vorschein, nach deren Entfernung zeigt die ganze Oberfläche ein in Wucherung begriffenes Gewebe. Der Tumor sprang ungefähr 3—4 mm vor, die Basis schien sehr oberflächlich zu sein. Dieser letztere Befund würde uns heute, da wir schon über eine größere Erfahrung verfügen, veranlassen, nur kleinere Dosen zu verwenden.

Es wurde Apparat 7 appliziert, und zwar ohne Einschiebung von Filtern; er bedeckte genau das Epitheliom. Es wurden 6 Sitzungen an 6 aufeinanderfolgenden Tagen vorgenommen von je einer Stunde Dauer. Der Tumor ging außerordentlich rasch zurück und vom 4. Tage an war kaum noch etwas von Vorwölbung zu konstatieren. Weitere Sitzungen waren nicht mehr nötig. Es hatte sich durch dieses rasche Vorgehen eine sehr heftige Reaktion gebildet, das Ohr schwoll an und bekam ein erysipelartiges Aussehen. Wir befürchteten eine ulzerierende Radiumdermatitis durch Überdosierung. Aber die Entzündung ging sehr rasch zurück und 35 Tage nach Beginn der Behandlung konnte die Affektion als geheilt betrachtet werden.

Ein Jahr später waren die affiziert gewesenen Partien von dem umgebenden Gewebe durch nichts mehr zu unterscheiden. 15 Monate nach der Behandlung zeigte sich am Rand ein verdächtiger kleiner Punkt. Im Zweifel, ob ein Rezidiv zu befürchten sei, haben wir während einer Stunde Apparat 8 appliziert und die Gewebe nahmen wieder ihr vorheriges gutes Aussehen an.

Diese Beobachtung gibt uns zu verschiedenen interessanten Erwägungen Anlaß. Sie zeigt uns unter anderem, daß die Dosis zu stark war und daß sie in Anbetracht der Zartheit des Ohrmuschelgewebes und des Fehlens von Infiltration an der Basis hätte schwächer sein sollen. Heute hätten wir in einem solchen Falle mit dem gleichen Apparate die Gesamtsitzungsdauer auf höchstens 3—4 Stunden und die einzelnen Sitzungen auf 20 Minuten beschränkt.

Die heilende Wirkung der mittelstark penetrierenden Strahlen hat sich bei dieser Beobachtung sehr deutlich gezeigt. Die vom Apparate abgegebene Radioaktivität betrug 5000 für die γ-Strahlen und 45000 für die β-Strahlen.

Die ausschließlich aus γ-Strahlen bestehenden 5000 Aktivitäten konnten mittels dicker Bleifilter studiert werden, und es hat sich experimentell nachweisen lassen, daß die Wirkung dieser Radioaktivitäten eine langsame ist, daß man viele Stunden — wenigstens 20 — braucht, um in analogen Fällen einen genügenden Effekt zu erzielen. Es ist daher ganz unwahrscheinlich und ungerechtfertigt, eine so rasche Rückbildung der Wucherungen und eine so lebhafte Reaktion den γ-Strahlen zuschreiben zu wollen, wenn wir die kurze Sitzungsdauer und die geringe Zahl der Applikationen in Betracht ziehen. Wir müssen logischerweise annehmen, daß die β-Strahlen mit ihrer Aktivität von 45000 die Hauptrolle dabei gespielt haben.

Die Filtrierung. Man kann auch auf eine andere Weise vorgehen, braucht dann aber auch eine andere Dosierung. Es ist dies die Verwendung von dicken Filtern gleich zu Beginn der Behandlung. Mit dieser Technik, können wir, soweit die ultrapenetrierenden Strahlen zur Wirkung kommen, gleichfalls Wucherungen zum Verschwinden bringen. Aber man erreicht dies nur bei langer Sitzungsdauer, was entschieden ein Nachteil ist. Diese Methode muß also, von Ausnahmen abgesehen, hinter der schnelleren Methode mit direkten Applikationen zurücktreten.

Will man Filter verwenden, so greift man am besten zu den leichten, da sie einen guten Teil der mittleren β-Strahlen durchfließen lassen. Mit diesem Verfahren, das in der Mitte steht zwischen den Applikationen mit

---

Tafel I.

Wucherndes Epitheliom der Schläfe.

Vor der Behandlung bedeckte eine dicke Kruste den Knoten. Bei der ersten Sitzung ist die Kruste entfernt worden und hat sich seither nicht wieder gebildet.

Fig. 1. Zustand des Knotens am zweiten Tage; die Oberfläche ist schon viel trockener.

Fig. 2. 13. Tag der Behandlung.

Fig. 3. 30. Tag. Am 35. Tag Vernarbung.

Fig. 4. Narbe ein Jahr nach Schluß der Behandlung photographiert. Ihre Oberfläche hat sich ganz deutlich zurückgebildet.

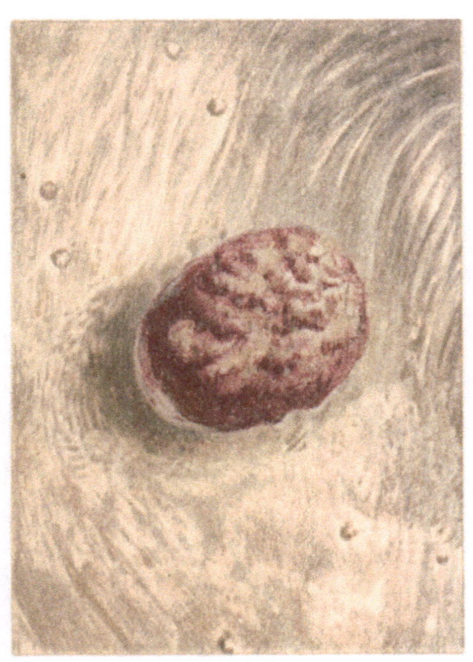

1

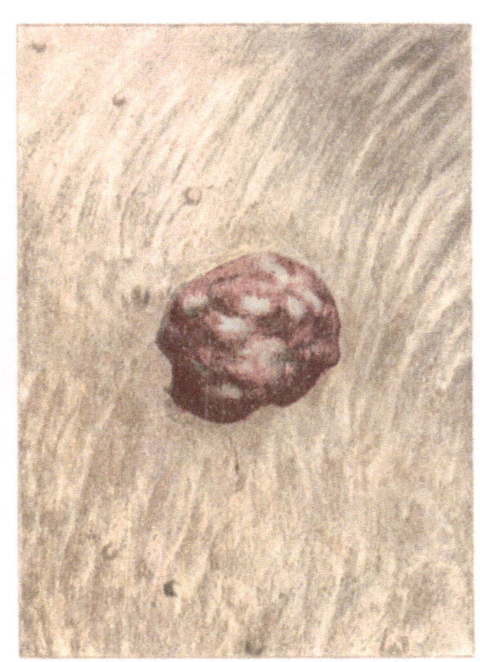

2

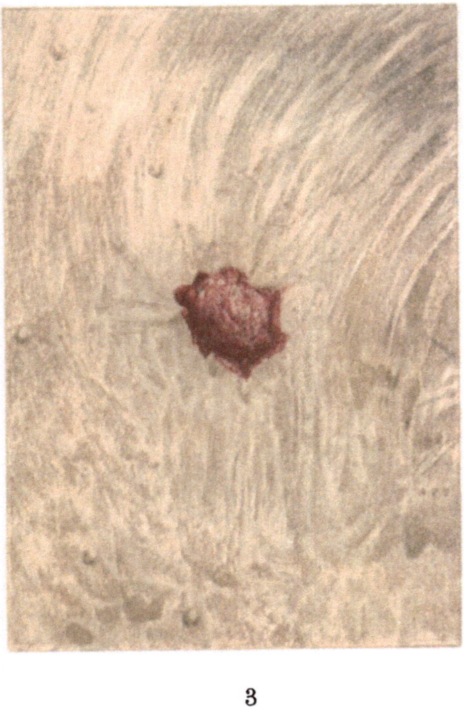

3

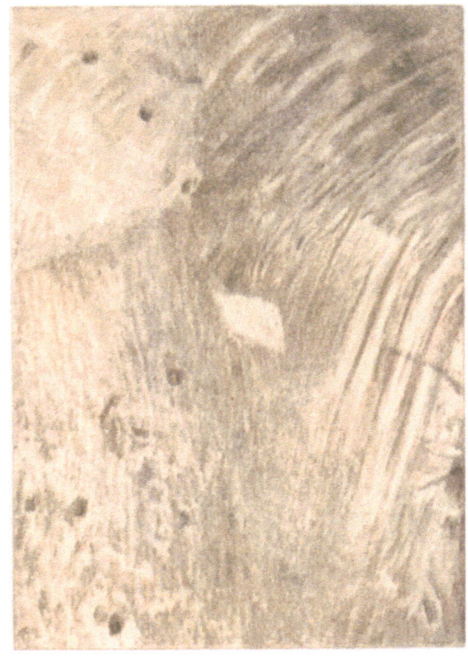

4

Epitheliom der Haut.

Die vier Stadien der Rückbildung.

unbedeckten Apparaten und den ultrapenetrierenden Bestrahlungen, kann man in der Tiefe eine verlängerte Wirkung erzielen, wenn man mit genügend massiven Dosen vorgeht.

Es folgen hier zwei Beispiele von Behandlung mit Einschieben von Filtern. Der erste Filter war leicht; es war dies der erste Versuch, auf dem Wege des Filtrierens therapeutisch einzuwirken; der zweite Filter bestand aus einem 2 mm dicken Bleiplättchen.

1. Wucherndes Epitheliom in der Gegend des Pubis.

Fall von Wickham. Im März 1905 hatte mir Armet de Lisle eine Serie von Radiumapparaten zur Verfügung gestellt. Damals kam auf den Rat des Dr. Montgomery (aus Chicago) eine Amerikanerin in meine Behandlung, welche auf der linken Seite des Pubis drei wuchernde epitheliomatöse Tumoren darbot. Es waren nach Röntgen-Bestrahlungen zu wiederholten Malen Rezidive aufgetreten. Der große Knoten hatte eine Ausdehnung von ca. 3 cm und war 1 cm über die Oberfläche erhaben; er war mit einer dicken Kruste bedeckt, und die epitheliomatöse Oberfläche war nässend, blutig tingiert und schmerzhaft. Der zweite Tumor war um die Hälfte kleiner, trocken und schmerzlos. Der dritte hatte den Umfang einer großen Bohne. Diese drei Läsionen stellten das Rezidiv eines sehr großen Epithelioms dar. Sie saßen an den Rändern der narbigen Oberfläche — frühere Wirkung der Röntgenstrahlen — und stellten drei voneinander getrennte Krebsherde dar.

Die mir zur Verfügung stehenden Apparate waren solche mit aufgeleimten Salzen, wie sie heute allgemein gebräuchlich sind. Ich hatte aber damals keine Anhaltspunkte oder Vergleichsobjekte. Die Resultate von Danlos sind mit anderen Apparaten erreicht worden. Unsere Apparate erwiesen sich als äußerst kräftig. Eine Applikation von 5 Minuten ließ auf der Haut meines Vorderarmes ein sehr ausgesprochenes Erythem zurück, und auf der rasierten Haut eines Meerschweinchens zeigten sich sehr beträchtliche Reaktionen. Diese der Kapsel oder metallischer Hindernisse entbehrenden Apparate gaben eine Strahlenkraft von ungefähr 50000 bis 8000 Aktivitäten ab. Ich entschloß mich daher, nur mit Vorsicht vorzugehen. Da mir bekannt war, daß die Radiumstrahlen aus Elementen von sehr verschiedener Penetrationskraft zusammengesezt sind und daß man mit den alten Apparaten trotz ihrer Kapsel ganz sichere therapeutische Effekte erzielen konnte, und da ich ferner wußte, daß bei der Röntgentherapie die schwach penetrierenden Strahlen leicht irritierten und daß man, um allzu rasche oberflächliche Reaktionen zu verhüten, die Röhre „hart“ machen mußte, so kam ich auf die Idee, zwischen Apparat und Tumor einen Filter einzuschieben. Dieser schüchterne, ganz empirisch angestellte Versuch überzeugte mich davon, daß man auf alle Fälle die etwa künstlich erzeugte Entzündung abschwächen kann. Zugleich konnte man je nach Umständen die Dicke des Filters vergrößern oder verkleinern.

Das war die erste therapeutische Verwendung der Filtriermethode.

Es handelte sich dabei nicht mehr um das notgedrungene Filtrieren, dem jede Radiumtherapie unterworfen ist und das sich aus der Konstruktion der Apparate erklären läßt, da ja die Strahlen unbedingt durch die das Radiumsalz fixierende Substanz filtrieren müssen, sondern wir hatten nun ein beabsichtigtes, modifizierbares Filtrierverfahren mit einem speziellen Zweck. Es bestand in der Einschaltung eines ergänzenden Apparates.

Ich nahm hydrophile Watte und häufte sie aufeinander zu einem harten Polster von ungefähr 1 cm Dicke. Dieses Polster wurde in ein Blättchen von Goldschlägerhaut (Hamilton) eingewickelt und stark zusammengedrückt, hierauf mit einem zweiten Blatt umgeben. Die Goldschlägerhaut ist die gleiche wie sie in den Wattekataplasmen von Langlebert verwendet wird.

Die erste Sitzung dauerte 30 Minuten (Apparat 2, Fußnote S. 6); jedes der drei Epitheliome wurde gesondert behandelt. Ich nahm die Behandlung erst am zweitnächsten Tage wieder auf und setzte die Sitzungen von je 30 Minuten Dauer längere Zeit fort. Die Applikationen wurden jeden zweiten Tag vorgenommen.

Nach Verlauf eines Monats war eine Verkleinerung der Tumoren um die Hälfte eingetreten ohne irgendwelche sichtbare entzündliche Reaktion. Die Tumoren waren einfach eingetrocknet, verkleinert und eingesunken. Im folgenden Monat verminderte ich die Dicke des Polsters um die Hälfte, nahm aber die Sitzungen in der gleichen Zeitdauer und in denselben Intervallen vor. Am Ende des zweiten Monats waren die Tumoren fast vollständig verschwunden und im Verlaufe des dritten Monats war eine totale Vernarbung eingetreten.

Kürzlich erklärte mir die Dame, daß bisher die Neubildung nicht wieder aufgetreten sei.

Der nächste Fall gehört wegen seiner Schwere, streng genommen, nicht mehr zu dieser Gruppe, für die wir bestimmte Grenzen gezogen hatten. Wenn wir ihn hier zitieren, so geschieht das deshalb, um einerseits die Entwicklung der Technik und andererseits den ungefähr gleichen Wert verschiedener Behandlungsmethoden bei Epitheliomen gleichen Charakters zu demonstrieren.

Nachdem wir die Technik der unbedeckten Apparate und die mit Wattefiltern behandelt haben, gehen wir über zu der Anwendung der Bleifilter.

2. Wucherndes Epitheliom drüsigen Ursprungs (Fig. 15 und 16).

Eine 72jährige Patientin aus der Abteilung de Beurmanns leidet an einem großen ulzerösen und krustösen Epitheliom der rechten Schläfengegend. Es

---

Tafel II.

Tief ulzeriertes Epitheliom des Nasenflügels.

Fig. 1. Die tiefe, wie mit einem Locheisen ausgeschnittene Ulzeration hatte verschiedenen Behandlungsmethoden getrotzt.

Fig. 2. Die Narbe ist $2^1/_2$ Jahre nach Behandlung noch in einem ausgezeichneten Zustande.

Wucherndes Epitheliom des Ohres.

Fig. 3. Die Photographie ist 2 Tage nach der ersten Sitzung aufgenommen worden. Die Kruste hat sich nicht wieder gebildet. Heilung in 35 Tagen.

Fig. 4. Die wiedergebildeten Gewebe haben das Aussehen von normaler Haut. Vom Narbengewebe ist nichts zu sehen.

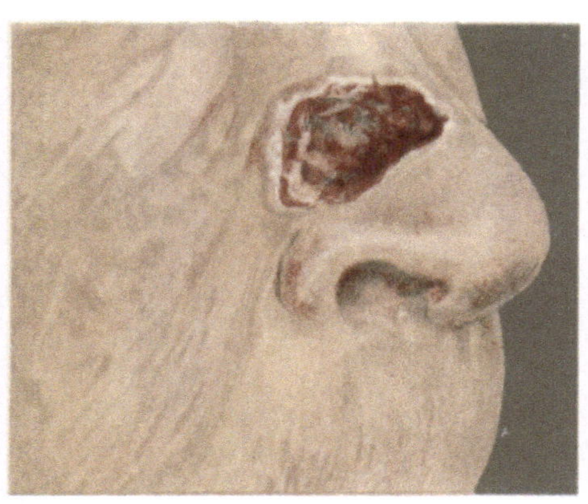

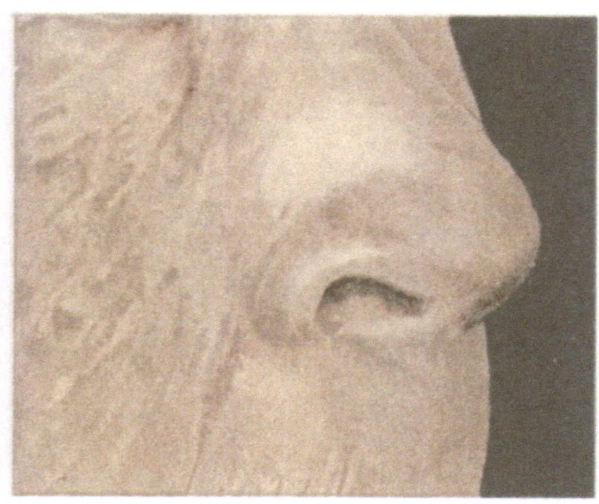

1 2

Ulzeriertes Epitheliom mit maligner Entwicklung.

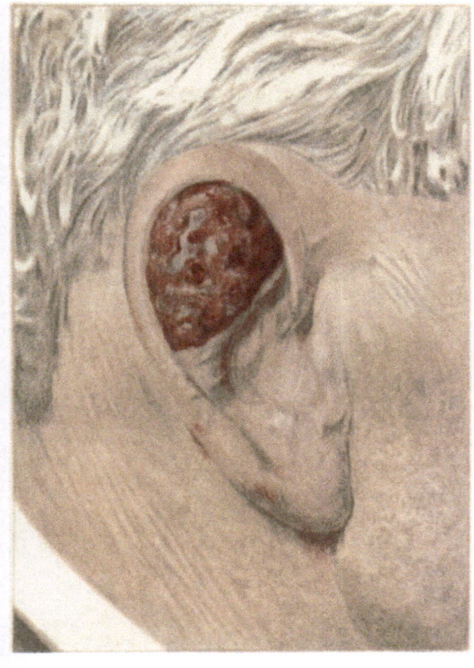

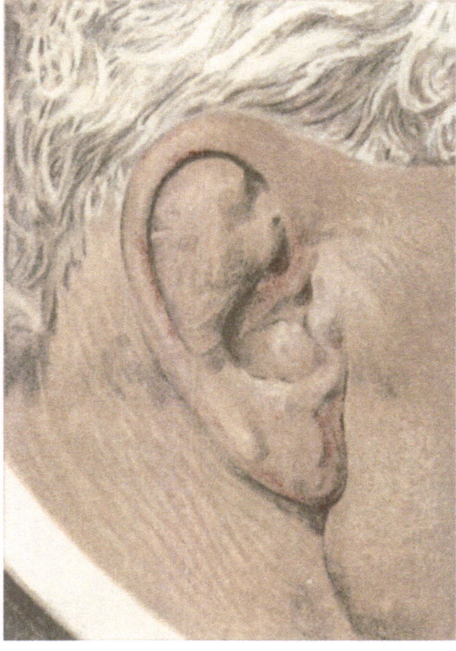

3 4

Wucherndes Epitheliom.

konnten beim Eintritt der Patientin ins Spital Drüsen hinter dem Ohr und am Kieferwinkel konstatiert werden, die keine Besonderheiten darboten. Hingegen bestanden sehr intensive Schmerzen in der Retroaurikulargegend, in der Gegend der Parotis und oben am Hals. Man beschäftigte sich anfänglich nur mit der Ulzeration an der Schläfe. Apparat Nr. 1 wurde mit einer feinen schützenden Kautschuk-Membran umgeben und 6 Stunden nacheinander auf die kranke Schläfe appliziert. Die Rückbildung ging mit außerordentlicher Schnelligkeit vor sich ohne entzündliche Reaktion, so daß in drei Wochen Heilung erzielt wurde. Es illustriert das in schöner Weise die Wirkungskraft der drei Strahlensorten in massiven Dosen und bei kurzer Applikationsdauer. Während dieser Zeit haben sich aber die retroaurikularen Drüsen entwickelt und sind zu einem großen Tumor von 6 cm Durchmesser und 4 cm Höhe angewachsen. Diese vegetierende Masse war der Sitz häufiger Blutungen (Fig. 15). Jeder Verbandwechsel war von reichlichen Blutungen begleitet und man sah sich oft genötigt, den Verband während der Nacht zu wechseln, da er vollständig durchblutet war. Die Kranke hatte einen sehr schlechten Allgemeinzustand; sie war durch die wiederholten Blutverluste sehr anämisch geworden.

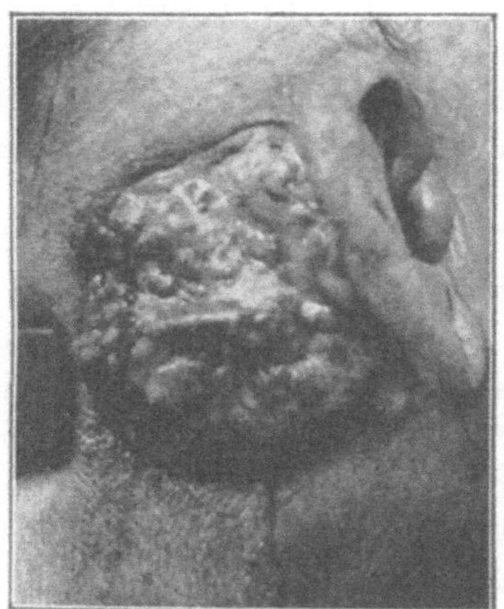

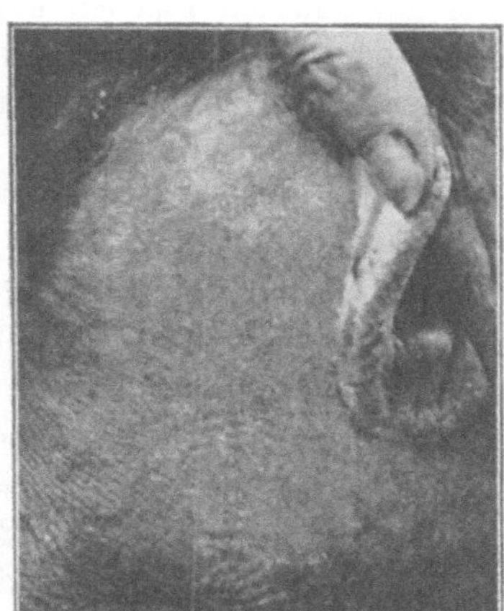

Fig. 15 und 16. Ausgedehntes Epitheliom in 8 Wochen geheilt.

Die Gegend des Kieferwinkels ist der Sitz einer diffusen drüsigen Schwellung. Die Schmerzen haben noch zugenommen. Wir applizierten nun 15 Tage lang ununterbrochen, im Ganzen 360 Stunden, Apparat Nr. 15, der mit einem 2 mm dicken Bleifilter umgeben war. Der Apparat ließ nur ultrapenetrierende Strahlen in geringer Stärke passieren und wir erreichten einen progressiven Schwund der Läsion (Fig. 16). Man kann die Gegend als geheilt betrachten; allerdings soll genau auf eventuelle Rezidive geachtet werden. Die sehr heftigen Schmerzen sind zugleich mit dem Epitheliom verschwunden.

Diese Beobachtung zeigt, daß das Radium sich nicht nur zur Behandlung von kleinen Kankroiden eignet, sondern auch für schwerere ausgedehnte Kankroide, welche wir im folgenden Kapitel erwähnen, Anwendung findet. Sie beweist auch, daß das Radium geschwollene Drüsen zur Rückbildung bringen kann, denn die harten Drüsen am Kieferwinkel, die von normaler Haut bedeckt waren, sind nach und nach zurückgegangen. Wir haben sie, um die Rückbidlung zu beschleunigen, 70 Stunden mit ultrapenetrierenden Strahlen behandelt wie den großen Tumor, und sie sind nach und nach vollständig verschwunden. Deutlich ging aus dieser Beobachtung die hämostatische Wirkung des Radiums hervor. Die Hämorrhagien nahmen von den ersten Sitzungen an rasch an Häufigkeit und Stärke ab, um schließlich vollständig auszubleiben.

Aus den vorstehenden Befunden haben wir verschiedene Schlußfolgerungen ziehen können.

1. Die epitheliomatösen Massen, selbst solche von großem Umfang, können zurückgehen und verschwinden, ohne sich zu entzünden. Sie lassen eine kaum sichtbare, feste und beständige Narbe zurück;

2. Ein solches Resultat läßt sich mit sehr verschiedenen Methoden erreichen; die hauptsächlich aus γ Strahlen bestehenden Applikationen wirken ebenso gut wie diejenigen, welche zum größten Teil aus β Strahlen zusammengesetzt sind.

Die letzteren sind meistens vorzuziehen in Anbetracht der kurzen Applikationsdauer, die Behandlung ist praktisch und bequem. Wir führen aber noch zwei spezielle Verfahren an. Einmal ist es ratsam, wenn die Basis der gewucherten Flächen induriert ist und weit in die Tiefe reicht, in zwei Zeiten vorzugehen: zuerst verfolgt man den Zweck, die gewucherten vorgewölbten Partien mit großen Dosen (unbedeckte Apparate) zum Schwunde zu bringen, zu zweit versucht man, mit ultrapenetrierenden Strahlen in die Tiefe zu wirken.

Andererseits ist es manchmal möglich, wie bei unserem ersten Fall, bei genügend vorspringenden Knoten zwei seitliche Applikationen zu gleicher Zeit vorzunehmen; man appliziert die Apparate einander gegenüber direkt ohne Filter und versucht so mit Hilfe des „Kreuzfeuers“ zu wirken. Die Strahlen sind an der Basis mehr oder weniger parallel gerichtet und man kann sie lange einwirken lassen, ohne riskieren zu müssen, daß eine Reizung der Basis eintritt. Auf diese Weise wird der vorspringende Teil des Epithelioms rasch zerstört; die Basis wird hierauf so behandelt wie wir vorhin angeführt haben.

Wir führen hier einen Fall an, in dem das „Kreuzfeuer“ sehr wirksam war.

Ein Mann von 45 Jahren leidet an einem sehr stark gewucherten Epitheliom der linken Wange. Der Fall gestattet die Anwendung des „Kreuzfeuers“.

Wir applizieren auf die Schleimhaut Apparat Nr. 3 von einem 1 mm dicken Bleiblättchen umgeben, und zwar 10 Tage nacheinander je eine Stunde. Auf der Außenseite wird Apparat Nr. 1, von demselben Filter umgeben, die gleiche Zeit angelegt. Der Erfolg war ein außerordentlich rascher, ein Monat nach der Behandlung war die Oberfläche der Wange glatt und die Gewebe weich.

3. Die zur Heilung nötige Zeit ist sehr verschieden und von vielen Bedingungen abhängig. Die Ausdehnung, der Umfang der Knoten, die mehr oder weniger tiefe Infiltration, die Art des Vorgehens und die gewählten Dosierungen sind alles Faktoren, welche die Heilungsdauer beeinflussen.

Ein Knoten von der Größe einer Nuß braucht durchschnittlich 3 bis 6 Wochen.

Wir können resümierend sagen, daß die Wirkung des Radiums auf vegetierende Epitheliome eine sehr kräftige ist und daß Mißerfolge nur sehr selten vorkommen. Die Technik ist mannigfaltig; die beste Methode wird stets die sein, welche praktisch und bequem ist, am raschesten heilt und den Wünschen des Patienten am meisten entgegenkommt. Es ist klar, daß man die Vernarbungen sehr genau überwachen und überhaupt den späteren Modifikationen, die sich etwa an den Rändern einstellen könnten, sein Augenmerk zuwenden soll. Noch lange nach der augenscheinlichen Heilung wirkt das Radium nach. Der Patient hat 2 bis 3 Monate lang das Gefühl, als ob in der Tiefe der behandelten Stelle noch Veränderungen vor sich gingen; er vergleicht dieses Gefühl vielfach mit demjenigen eines bohrenden kleinsten Lebewesens; man kann auch später immer wieder sehen, wie sich über den vernarbten Partien leichte Schuppen bilden, die auf Modifikationen in der Tiefe hindeuten.

Man soll sich auch nicht beunruhigen lassen, wenn in den folgenden zwei oder drei Monaten noch kleine, mit der Lupe kaum sichtbare Vegetationen auftreten, was übrigens sehr selten vorkommt. Man wird meistens sehen, daß dieselben spontan wieder verschwinden. Wenn sie persistieren oder wenn sich nach drei oder vier Monaten ein transparentes Knötchen zu bilden beginnt, so soll man neuerdings eine Sitzung vornehmen z. B. mit Apparat Nr. 8 (Applikation 2 Stunden). Das Rezidiv wird dann wahrscheinlich endgültig beseitigt sein.

Der Patient soll daher gehörig darüber orientiert werden, daß er sich von Zeit zu Zeit von seinem Arzt untersuchen lassen muß, damit die leisesten Andeutungen eines Rezidivs gleich beobachtet und so leicht bekämpft werden können; diese sind übrigens ziemlich selten. Falls ein Patient verschiedener Umstände halber nicht in unserer Beobachtung bleiben kann, so ziehen wir vor, die Dosis zu forcieren und an der Basis eine intensivere Reaktion zu erzeugen, wenn die Wucherung schon zurückgegangen ist. Wir haben bei Anwendung dieser Methode noch keine Rezidive zu verzeichnen gehabt.

b) Oberflächliches Epitheliom der Haut, ulzeriert oder nicht ulzeriert („Ulcus rodens“, transparente Knötchen und epitheliomatös infiltrierter Rand).

Im Gegensatz zu den vegetierenden Epitheliomen behandeln wir hier die mehr oder weniger oberflächlichen Epitheliome mit ulzero-krustöser oder trockener Oberfläche. Wir müssen dabei vier verschiedene Varietäten in Betracht ziehen:

1. Die torpiden ulzerösen Kankroide von kleinem Umfang mit oberflächlich indurierter Basis.
2. Die Kankroide mit trockener Oberfläche.
3. Die Ulzerationen mit dicker indurierter Basis oder solche, die gewisse Zeichen von Malignität darbieten.
4. Oberflächliche Ulzerationen von großen Dimensionen.

Diese Formen des Krebses reagieren ebenfalls ausgezeichnet auf das Radium; sie können alle heilen durch „einfache Modifikation“, ohne daß die Gewebe durch eine irritative, „revulsive“, ulzeröse oder krustöse Reaktionsphase passieren müssen. Man kann dabei die verschiedenen Arten der direkten Applikation oder Apparate mit Filtrierungsvorrichtungen verwenden. Diese Tatsachen sind theoretisch außerordentlich interessant und nirgends kann die selektive, spezifische Wirkung des Radiums deutlicher und sicherer beobachtet werden als bei diesen Krebsformen. Wir werden noch öfters darauf zurückkommen. Es genügen dabei manchmal sehr kleine Dosen zur Heilung.

Vom praktischen Standpunkte aus ist es in den meisten Fällen, ausgenommen diejenigen mit tief indurierter Basis, für den Patienten nicht zweckmäßig, hier eine spezifische Wirkung anzustreben; diese Art des Vorgehens führt zu großen Zeitverlusten, die Apparate müssen lange Zeit fixiert gehalten werden und die ganze Methode ist kompliziert. Man tut viel besser, energischer vorzugehen und die destruktiven Dosen mit kurzen Reaktionen (kurze Sitzungen mit Apparaten ohne Filter) mit den modifizierenden selektiven Wirkungen zu kombinieren.

a) Torpide, ulzeröse Kankroide von kleinen Dimensionen mit oberflächlich indurierter Basis.

Diese und die folgende Gruppe sind der Häufigkeit nach die wichtigsten. Sie entsprechen meistens seborrhoischen Läsionen der Haut, die eine epitheliale Umwandlung erfahren haben. Sie finden sich in einem Stadium leicht blutender Ulzeration oder zeigen persistierende epitheliomatöse „Knötchen“, Zeichen, die auf den hartnäckigen, bösartigen Charakter der Affektion hindeuten. Dann und wann sind die Läsionen von Krusten bedeckt, nach deren Wegnahme es leicht blutet. Der Rand der Ulzeration ist erhaben, derb infiltriert und typisch für Epitheliom. In diesem Stadium hat die Affektion keine Neigung in die Tiefe zu wuchern; sie breitet sich noch an der Oberfläche aus, sie reicht durchschnittlich nicht mehr als 2 bis 3 mm in die Tiefe. Im allgemeinen genügen hier schwache Gesamtdosen zur Behandlung, vorausgesetzt, daß keine weiteren Zeichen von Malignität bestehen, oder der hartnäckige rezidivierende Charakter der Affektion durch das Fehlschlagen anderer therapeutischer Methoden dargetan ist, die normalerweise zur Heilung geführt hätten.

So kann z. B. ein ulzeriertes Kankroid von 2 cm Durchmesser, mit oberflächlich indurierter Basis nach Entfernung der Krusten schon durch eine Gesamtapplikation von einer Stunde mit Apparat Nr. 5 günstig beeinflußt werden. Die Kruste bildet sich nicht wieder, der ulzerierte Grund ändert sich in der Farbe und im Aussehen; nach 5 bis 10 Tagen wird das Ulkus ausgefüllt sein. Wir haben, wenn auch ziemlich selten, Fälle beobachtet, in denen eine einzige so leichte Applikation zur definitiven Vernarbung geführt hat. Beispiel:

1. Epitheliom mit torpider Entwicklung; Ausgangspunkt von einer senilen Warze. Bei einer 60jährigen Patientin bestehen seit 4 bis 5 Jahren an der rechten Wange 2 von senilen Warzen ausgegangene sich torpid entwickelnde Epitheliome; das eine hat die Größe eines 50 Centimes-Stückes und ist ulzero-krustös; nach Wegnahme der Kruste erscheint die Ulzeration becherförmig, die Ränder sind charf geschnitten, aber nicht steil abfallend. Die ganze Oberfläche ist gleichmäßig rot, etwas blutend. Am Hautrand können weder Knötchen noch andere Vorsprünge konstatiert werden. Der Durchmesser beträgt 1 cm, der Boden der Vertiefung liegt 3 bis 4 mm unter der Oberfläche. Die Basis ist sehr wenig infiltriert.

Apparat Nr. 7 wird eine halbe Stunde direkt appliziert. Die Oberfläche verändert sich sehr rasch. Die Vertiefung wird ausgefüllt. Im Verlaufe von 8 Tagen werden noch zwei gleiche Applikationen gemacht. Wir hielten es darauf nicht mehr für nötig, die Behandlung fortzusetzen. 10 Tage später war die Läsion geheilt. Die Neubildung war ohne entzündliche Phase verschwunden. Heute nach $1^1/_2$ Jahren ist keine Spur von Epitheliom mehr zu finden.

Indessen ist es im allgemeinen nicht ratsam, sich mit so schwachen Dosen zu begnügen, da dabei eine große Gefahr der Rezidive besteht. Eine zweite und eine dritte Applikation von einstündiger Dauer mit ein- oder zweitägigem Intervall dürfte für oberflächliche Epitheliome empfehlenswert sein. Es wird sich dann ungefähr am 10. oder 12. Tag eine entzündliche Reaktion mit leichter, bräunlicher, meist trockener Kruste bilden, welche etwa am 25. oder 30. Tag abfällt; es kommt dann ein gesundes Gewebe zum Vorschein.

2. Kleines ulzero-krustöses Epitheliom. Am 28. August 1906 konsultierte uns eine 58jährige Frau. Sie hatte auf der rechten Seite der Nasenwurzel ein ulzero-krustöses Epitheliom von der Größe eines 50 Centimes-Stückes, ein Kankroid (Ulcus rodens), wie man es im Gesicht häufig findet. Es ist sehr torpid, leicht ausgehöhlt, neigt ein wenig zu Blutungen. Die Ränder sind erhaben, nicht ulzeriert. Im Beginn und während mehreren Jahren war nur eine kleine krustöse Warze zu konstatieren; später entwickelte sich das Epitheliom. Die Patientin würde sich wenig darum bekümmert haben, wenn sie nicht in der letzten Zeit an dieser Stelle einen ziemlich unangenehmen Pruritus verspürt hätte.

Wir entschlossen uns, Apparat Nr. 2 anzuwenden (S. 6). Da er über den Rand des Ulcus hinausging, so haben wir die benachbarten gesunden Gewebe auf folgende Weise geschützt: es wurde in die mit Kautschuk überzogene Bleiplatte von zirka 2 mm Dicke ein Loch gemacht, das genau der Größe des Ulkus angepaßt war. Im Bereich der Öffnung kann der Apparat direkt auf das Ulkus appliziert werden. Die Behandlung wurde am 28. August begonnen und am 1., 7., 10 und 14. September fortgesetzt; jede Sitzung dauerte 45 Minuten, also in toto $3^3/_4$ Stunden Applikationsdauer. Schon am 8. September hörten die Blutungen auf und die Wunde sah besser aus. Die Vertiefung füllte sich aus, die Epitheliomkruste bildete sich nicht wieder. Das Jucken verschwand. Einige Tage nach Aussetzen der Behandlung begann die nicht sehr heftige Reaktion; es bildete sich indessen eine neue, diesmal leicht impetiginöse Kruste; wir nennen sie „Radiumkruste“, da sie sich von der schwärzlichen, mit Blut untermischten Kruste der krustösen Epitheliome unterscheidet.

Am 23. Oktober suchte uns die Patientin wiederum auf, da sie betrübt darüber war, daß die Kruste noch immer vorhanden war, wie ehedem. Aber diese Kruste war trocken und kaum adhärent. Man konnte sie mit einem Spatel leicht abheben und die darunter liegenden Gewebe befanden sich in einem ausgezeichneten Zustande. Die Narbe hat sich seither verbessert; sie ist fest, kaum sichtbar, ganz rein und glatt und zeigt gegenwärtig, nach 3 Jahren, keine Spur von Teleangiektasien.

Diese Formen von Epitheliom heilen selbstverständlich auch mit verschiedenen anderen therapeutischen Hilfsmitteln ebenso gut, wie mit Radium. Jedoch wollen gewisse Patienten nichts von chirurgischen Eingriffen hören (Kauterisationen oder Auskratzungen), und die außerordentliche Bequemlichkeit der Radiumtherapie ist ihnen sehr angenehm. Ohne jede Einschränkung kann die Heilung mit kurzen und schmerzlosen Applikationen auf so einfache Weise erreicht werden, daß den Patienten die Behandlung mit Radium als sehr praktisch und wirksam erscheint. Wir haben gelähmte Kranke behandelt, die nicht transportfähig gewesen wären, um eine Röntgenbehandlung durchzumachen. Wir erwähnen als Beispiel auch die Behandlung einer hochgestellten Persönlichkeit, die sich keiner

Behandlung unterziehen wollte, durch welche sie in ihrer Beschäftigung gestört worden wäre. Es wurde ein Apparat 2 Stunden appliziert; man brauchte ihn nur anzulegen und wieder wegzunehmen und der Erfolg war da. Wir haben früher gesagt, daß die Heilung auch durch die Filtriermethode erzielt werden kann. Ein Beispiel:

3. Epitheliomatöse Ulzeration auf der rechten Seite der Nase. Eine epitheliomatöse Ulzeration sitzt auf der rechten Seite der Nase; sie hat die Form eines horizontalen Streifens, der sich vom Nasenflügel bis zum Beginn der Wange erstreckt. Die Länge des Ulkus beträgt 3 cm, die Breite höchstens $^1/_2$ cm. In der mittleren Partie ist dasselbe oberflächlich, an den beiden Enden tief und macht einen gangränösen Eindruck, besonders am hinteren Ende. Die Affektion war schon verschiedentlich behandelt worden. Der Patient hatte schon Röntgenbehandlung, Kauterisationen, ja sogar Radiumbehandlung von anderer Seite erfahren. Keines von diesen Hilfsmitteln hatte ein definitives Resultat ergeben; es trat wohl Vernarbung ein, doch zeigten sich ziemlich rasch Rezidive. Der Kranke trat daher mit einem absoluten Skeptizismus im Januar 1906 in unsere Behandlung; er war überzeugt von der Wertlosigkeit unserer Bemühungen.

Nach 7 Applikationen von je 1 Stunde mit den Apparaten Nr. 5 und 8 (S. 6), in Intervallen von 14 Tagen, haben wir im Laufe des folgenden Monats beobachten können, wie die Ulzeration nach und nach eintrocknete, sich ausfüllte und hierauf vernarbte, ohne daß je eine entzündliche Reaktion dazu getreten wäre. Wir haben das Filtrierverfahren verwendet, wie übrigens während des ersten Versuchsjahres fast immer. Der Apparat war mit einem Aluminiumblättchen von $^1/_{100}$ mm Dicke umgeben und vom Gewebe durch eine Wattescheibe von ungefähr 1 cm Dicke getrennt. Dieses Verfahren hatte den Zweck, die Gesamtintensität der Strahlen zu vermindern, zu massive Dosen und zu starke Reaktionen zu vermeiden und stärker penetrierende Strahlen zur Verwendung zu bringen.

Die Beobachtung zeigt, wie eine mit der Filtriermethode behandelte Ulzeration sehr rasch geheilt werden kann, ohne andere sichtbare Veränderung außer der Rückbildung und Resorption der neugebildeten Gewebe.

Der Patient, den wir kürzlich wieder gesehen haben, befindet sich in einem ausgezeichneten Zustande. Es ist kaum eine Spur einer Narbe zu sehen, auch wenn man vorher vollständig über den Fall orientiert war.

Wir können resümierend sagen, daß uns das Radium bei dieser Form des Epithelioms und bei zahlreichen anderen Fällen bis jetzt stets günstige Resultate ergeben hat. Wir müssen dieser Behandlung unbedingt den Vorzug geben.

β) Torpide Epitheliome mit trockener Oberfläche, Rand mit Epitheliomperlen besetzt.

Die verschiedenen Erwägungen, die wir im vorhergehenden Abschnitt gemacht haben, passen in allen Punkten auch für die Epitheliome mit trockener Oberfläche. Diese Affektionen unterscheiden sich von den vorhergehenden nur durch das Fehlen der Ulzerationen. Sie müssen auf die gleiche Weise behandelt werden. Die erhabenen epitheliomatösen Ränder, die transparent, glatt und gespannt sind und die Ulzerationen der vorhergehenden Gruppe umgeben, finden sich auch hier wieder, aber die Mitte der Oberfläche ist gleichmäßig und glatt, ohne Kontinuitätstrennung. Diese Epitheliome sind im allgemeinen sehr oberflächlich und torpide und können ziemlich große Flächen bedecken. Manchmal bestehen sie aber nur aus einem einzigen Epitheliomknoten, gleichgültig, ob es sich um ein Epitheliom im Beginne oder um ein Rezidiv handelt. Sie sind der Heilung sehr leicht zugänglich mit oder ohne künstlich erzeugte Ulzeration. Die nun folgende Beobachtung demonstriert in lehrreicher Weise die Effekte der direkten Applikation der Apparate.

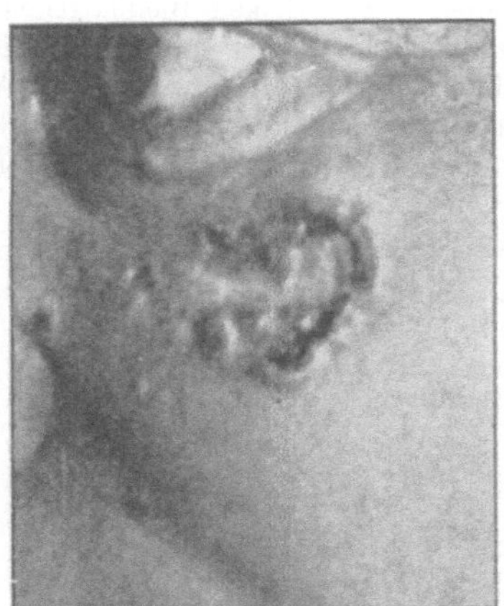
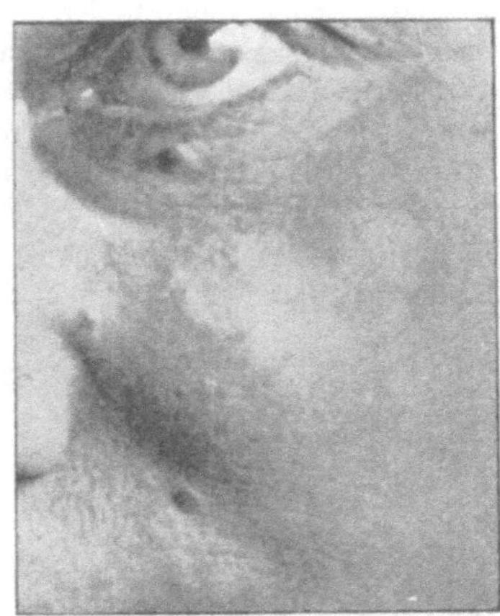

Fig. 17 und 18. Epitheliome in der Jochbeingegend.

1. Epitheliom in der Jochbeingegend (Fig. 17 und 18). Eine Patientin von 43 Jahren weist ein Epitheliom der linken Jochbeingegend auf. Die Oberfläche der Läsion nimmt etwa 9 qcm ein. Sie ist charakterisiert durch das Vorhandensein großer Perlen, welche das eingesunkene, narbige, nicht ulzerierte Zentrum kragenförmig umgeben. Das Epitheliom nahm vor 13 Jahren seinen Anfang, nachdem Patientin versucht hatte, einen Comedo mittels einer im Zirkus gefundenen Nadel zu entfernen. Bis jetzt wurden Galvanokauter, Auskratzung, Applikationen von heißem Wasser ohne Erfolg versucht. Seit drei bis vier Monaten hat die Läsion angefangen, sich auszubreiten.

Wir haben sukzessive am 7., 8., 9. und 10. August 1907 Apparat Nr. 1 je eine Stunde appliziert. Bei der Abschätzung der totalen Dosis ist zu beachten, daß die Oberfläche der Läsion kleiner war als der Apparat, daß folglich die zur Verwendung gekommene Strahlenmenge proportional kleiner war. Am 19. trat ein Erythem auf, das von einer leichten serösen Exsudation gefolgt war. Es bildete sich eine Krüste, welche rasch eintrocknete und an ihrer Basis festhaftete. Einen Monat später fiel die Kruste spontan ab; es kam darunter glattes Gewebe zum Vorschein, von gutem Aussehen und ohne Andeutung von Perlenbildung. Die Narbe zeigt auch nach einem Jahre nichts von Rezidiv und hat sich sehr gut gehalten.

Die langsamen Methoden mit dicken Filtern führen ebenfalls, wie wir sehen werden, zur Heilung der epitheliomatösen Perlen, aber wir wenden auch bei diesen Formen mit Vorliebe die raschen Methoden an, mittels starker radioaktiver Kräfte, indem wir einfach die α- und einige weiche β-Strahlen durch Einschieben von 4 bis $^{8}/_{10}$ mm starken Aluminiumblättchen ausschalten. Die zwei folgenden Fälle sind mit diesen Filtriermethoden behandelt worden.

2. Epitheliom der rechten Wange. Ein Epitheliom der rechten Wange nimmt die Gegend zwischen unterem Augenlid, rechter Nasenseite und einer Linie ein, welche den rechten äußeren Augenwinkel mit dem rechten Nasenflügel verbindet.

Die Neubildung zeigt ein verschiedenes Aussehen. Nahe bei der Nase ist eine narbige, erythematöse Oberfläche zu konstatieren mit drohendem Rezidiv. Unterhalb des Auges liegen unter der Haut dicht zusammengedrängte, nicht ulzerierte Perlen, die fast einen Tumor bilden. Weiter nach unten und in der Nasen-Wangenfalte zeigen sich leichte Ulzerationen. Zur Behandlung der trockenen Läsion unterhalb des Auges, wo Hautulzeration drohte, wo der Tumor um sich griff und gegen das Auge zu fortschritt, nahmen wir unsere Zuflucht zur Tiefenwirkung. Wir haben an dieser Stelle Apparate Nr. 5[1]) (von einem 1 mm dicken Bleiblättchen umhüllt), neun Nächte hintereinander, von 9 Uhr abends bis 8 Uhr morgens appliziert. Die erythematöse Läsion wurde 5 Tage lang hintereinander je 2 Stunden mit Apparat 5, von einem $^1/_{10}$ mm Bleiblättchen umgeben, behandelt. Die leichten Ulzerationen wurden den Strahlen des nämlichen Apparates ($^8/_{100}$ mm Aluminiumfilter) vier Tage lang, jeden Tag 2 Stunden ausgesetzt.

Die Resultate fielen ausgezeichnet aus. Jede Partie reagierte nach Wunsch und 5 Wochen später waren die kranken Stellen durch glatte, weiche, narbige Flächen ersetzt.

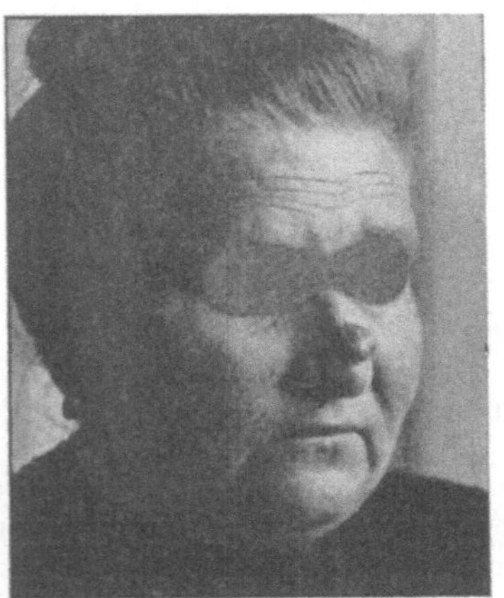

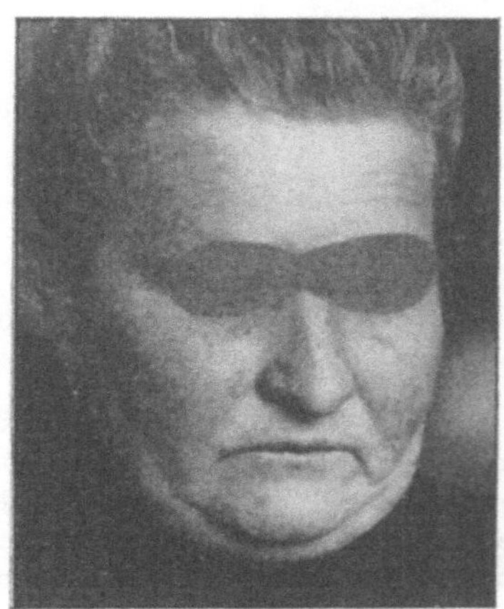

Fig. 19 und 20. Ein mit penetrierenden Strahlen behandelter epitheliomatöser Tumor des Nasenrückens.

3. Ein mit penetrierenden Strahlen behandelter epitheliomatöser Tumor (Fig. 19 und 20). Bei einer 53jährigen Frau konnte im Juli 1907 auf dem Nasenrücken ein leicht transparentes Epitheliom konstatiert werden. Die Läsion trat vor 12 Jahren nach einem Schlage auf, hat aber erst seit 6 Monaten an Umfang zugenommen. Die Haut ist nicht ulzeriert, ist aber mit der darunter liegenden Neubildung verwachsen. Die Behandlung bestand in drei Applikationsserien von je 12 Stunden, ungefähr gleichmäßig auf 5 bis 6 Tage verteilt: die erste dauerte vom 8. bis 11. Juli; die zweite vom 12. bis 19. August; die dritte vom 16. bis 20. September.

Am 29. Juli war die Neubildung schon deutlich zurückgegangen, am 16. September lag sie im Niveau der umgebenden Haut. Bei der Rückbildung zeigte sich nichts von Irritation. Gegenwärtig hat die Oberfläche fast ein normales Aussehen, sie ist glatt und gleichmäßig, und von einem Rezidiv ist nichts zu sehen.

Zur Anwendung kam Apparat Nr. 14 für die zwei ersten Serien mit einer $^3/_{10}$ mm dicken Bleilamelle umgeben, für die dritte Sitzung war die Lamelle 1 mm dick[2]).

[1]) Siehe S. 44 die analytische Tabelle der numerierten Apparate in Kolonne I.

[2]) Um unsere Beschreibungen zu vereinfachen, sei hier ein für allemal erklärt, daß wir die Papierblättchen und den gummierten Stoff, die dem Metallfilter beigefügt sind, nicht jedesmal wieder erwähnen.

γ) Ulzerierte Hautkankroide von malignem Charakter. Dieser zeigt sich in der Tendenz der Geschwülste, in die Tiefe zu wuchern.

Im Gegensatz zu den vorher erwähnten Epitheliomformen, bei denen wir den großen auf wenige Sitzungen verteilten Dosen den Vorzug gaben (unbedeckte Apparate oder leichtes Filtrieren), vereinigen wir hier in einer Gruppe diejenigen Hautkrebse, welche uns am besten auf sehr kräftige Dosen zu reagieren scheinen, bei denen aber die Dosen fraktioniert, in Applikationen von geringer radioaktiver Kraft verabfolgt werden (mittleres Filtrierverfahren).

Gewisse Epitheliome müssen in Rücksicht auf die Tiefe der Infiltration und ihre malignen zerstörenden Eigenschaften als ein „noli me tangere" angesehen werden. Es scheint daher logisch zu sein, gleichmäßig auf die verschiedenen Schichten dieser Epitheliome einzuwirken. Eine auf einmal verabfolgte massive Dosis, welche besonders die oberflächlichen Schichten zu stark beeinflußt, könnte vielleicht die tieferen Schichten irritieren und ihnen gewissermaßen einen „Peitschenhieb" versetzen. Damit soll aber nicht gesagt sein, daß diese massiven Dosen unter allen Umständen zu verurteilen sind. Wir haben mit ihrer Hilfe selbst bei schwierig zu behandelnden Fällen sehr günstige Resultate erzielt. Dies beweist folgendes Beispiel.

1. Tief zerstörendes Kankroid (Taf. II, Fig. 1 und 2). Am 6. Dezember 1906 konnten wir bei einem Kranken eine krustöse Ulzeration von 2 cm Länge und 1 cm Breite am rechten Nasenflügel konstatieren. Die Affektion ist vergeblich mit Kauterisationen und Röntgenstrahlen behandelt worden. Es kamen wohl Besserungen vor, diese waren aber nicht von Dauer und keineswegs befriedigend, sie waren immer von Rezidiven gefolgt. Nach Wegnahme der Kruste zeigt sich eine große ulzerierte Höhle von 6 bis 7 mm Tiefe. Der untere Rand ist locheisenförmig geschnitten. Der Grund des Ulkus macht einen bösartigen Eindruck und ist gelblich verfärbt.

In Anbetracht der Erfolglosigkeit der früheren Behandlungsversuche und des bösartigen Charakters wenden wir ohne weiteres folgende Dosen an: am 6. Dezember Apparat 7 eine Stunde lang ohne Filter und Apparat 12 während 25 Minuten an einer von Nr. 7 nicht bedeckten Stelle; am 7. und 10. Dezember gleiche Applikationen.

Zu dieser Zeit hat der gelbliche Grund schon ein besseres Aussehen bekommen und zeigt die Tendenz sich auszufüllen. Die vom 7. zum 10. wiedergebildete Kruste läßt sich sehr leicht abheben, ohne daß Blutungen erfolgen.

Darauf wurden noch 10 Sitzungen mit Apparat 7 von je 1 Stunde gemacht. Am 10. Januar volle Reaktion. Eine gelbliche, honigartige, impetiginöse Kruste, die „Radiumkruste", bedeckt die behandelte Stelle. Auf Druck kommt ein Tropfen serös-eitriger Flüssigkeit zum Vorschein. Dann trocknen die Reaktionsgewebe schnell ein und am 25. Januar fällt die Kruste von selbst ab und es zeigt sich darunter eine Oberfläche von gutem Aussehen, die in Regeneration begriffen ist. Am 12. Februar scheint die Heilung eine vollständige zu sein. Seither nichts von Rezidiv. Im November 1908 fühlte sich die Gegend vollständig weich an. Die Gewebe waren glatt und gleichmäßig, von Einsenkungen oder Teleangiektasien war nichts zu konstatieren. Wir glauben übrigens, daß in diesem Falle die Dosierung eine zu starke war, 6 oder 7 Applikationsstunden hätten hier genügt, wie bei der folgenden Beobachtung.

2. Epitheliom auf Pigmentnaevus (Fig. 21 und 22). Bei einer 51jährigen Frau bestand im unteren Drittel der Wange ein Pigmentnävus, der in die Kategorie der „grains de beauté" gehörte. Vor 7 Jahren hat sich dieser Naevus in ein Epitheliom umgewandelt. Es bildete sich nach und nach ein Geschwür, und als wir die Patientin untersuchten, hatte dasselbe bereits die Größe eines Frankstückes erreicht; die Ränder waren sehr steil.

Seit einem Monat hatte sich eine neue Ulzeration von gleicher Natur, aber sehr raschem Wachstum in der Nähe des äußeren Augenwinkels gebildet. Es handelt sich also um schwere Erscheinungen, welche eine rasche und energische Behandlung erforderten, dies umsomehr, als man das Befallenwerden des Augenlides zu vermeiden suchen mußte.

Wir applizieren auf jede Ulzeration Apparat 6 ohne Filter 6 Stunden nacheinander; 14 Tage darauf zeigt sich im Bereich der beiden Neoplasmen eine ulzerokrustöse, entzündliche Reaktion von mittlerer Stärke. Die Krusten lösen sich gegen die sechste Woche hin ab und lassen eine glatte schöne Oberfläche zum Vorschein kommen. Die Narben haben sich seit 8 Monaten sehr gut und ohne Spur von Rezidiv gehalten.

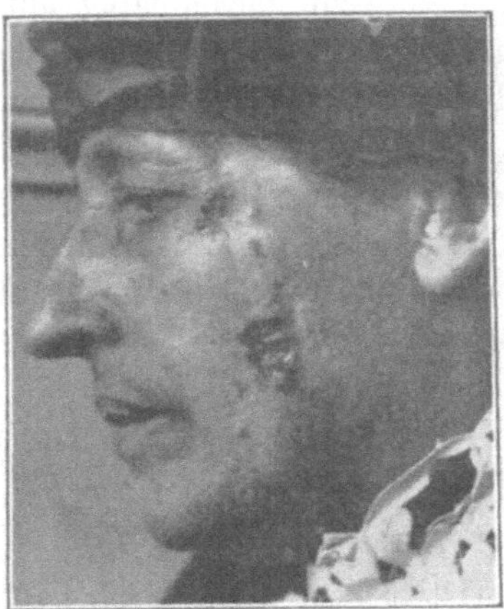

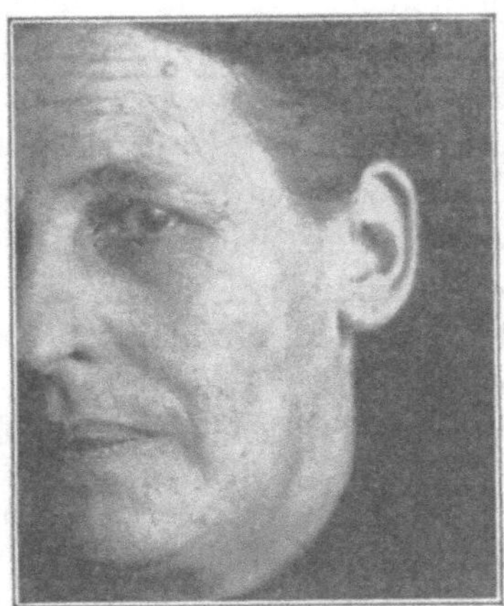

Fig. 21 und 22. Epitheliom auf Pigmentnaevus.

Wenn wir heute zur Behandlung dieser Läsionen die Filtriermethoden bevorzugen, so tun wir das mehr aus theoretischen Gründen. Wir beabsichtigen nämlich, die Krebsgewebe langsam in ihrer ganzen Dicke zu imprägnieren, ohne zu rasch oder zu heftig einzuwirken. Die Filter von mittlerer Dicke eignen sich am besten für diese Läsionen, sie bestehen aus Aluminiumblättchen oder höchstens Bleilamellen von $^1/_{10}$ mm Dicke.

Die technischen Methoden sind sehr verschieden; die Wahl der Filter, die Dauer und die Verteilung der Sitzungen variieren nach der Zeit, die der Patient zur Verfügung hat, nach der Natur der Läsion und den Apparaten, die man verwenden kann. Wir begnügen uns damit, einige Beispiele anzuführen. Der Scharfsinn und die Erfahrung des Praktikers geben bei der Wahl der Technik den Ausschlag. Für Fälle, die der Beobachtung 1 analog sind, verwenden wir z. B. Apparat Nr. 5 im ganzen 10 bis 12 Stunden auf 10 bis 12 Tage verteilt mit einem Aluminiumfilter von $^8/_{10}$ mm Dicke.

Mit $^1/_{10}$ mm Blei wären 15 bis 20 Stunden nötig, auf vier oder fünf Sitzungen in 12 Tagen verteilt.

Die mit Erythem und Lymphangitis komplizierten Epitheliome sind diesen Dosen ebenfalls zugänglich. Wenn aber diese Entzündungen auf die gewöhnlichen erweichenden Applikationen nicht zurückgehen, sind sie sehr ernst zu nehmen. Sie besitzen oft eine ganz spezielle Empfindlichkeit und haben die Neigung, sich in die Tiefe auszubreiten. Bei ihnen heißt es in erster Linie „noli me tangere". Für sie kommen am besten die durch $^1/_2$ bis 1 mm dicke Bleilamellen filtrierten ultrapenetrierenden Strahlen zur Anwendung, manchmal können sogar 2,5 mm Blättchen verwendet werden, wie der folgende Fall zeigt:

3. Infiltrierendes Epitheliom. Ein ulzero-krustöses Epitheliom der Präaurikulargegend mit peripherer Entzündung weist nach Entfernung der Kruste eine tiefe Ulzeration auf, die wie mit einem Locheisen ausgeschnitten erscheint. Bei genauer Untersuchung kann man sehen, daß der Rand des Ulcus 1 bis 2 mm abgehoben ist, an der oberen Partie erreicht die Unterminierung 1 cm. Auf Druck ist diese Stelle sehr schmerzhaft und es quillt ein Eitertropfen darunter hervor. Die Ausdehnung des Epithelioms ist also größer als man bei der ersten Untersuchung geglaubt hatte. Die Behandlung muß sich einerseits auf das Ulkus, andererseits auf die anscheinend gesunden von Haut bedeckten, aber unterminierten Partien erstrecken. Der Fall ist ein schwerer; der Röntgenbehandlung hat er Widerstand geleistet.

Wir entschlossen uns, die isolierte Wirkung der ultrapenetrierenden Strahlen zu benützen und die Behandlung so weit zu treiben, bis eine artifizielle entzündliche Ulzeration entstünde.

Wir nahmen Apparat 3 mit 2,5 mm dickem Blei umhüllt und ließen ihn vom 26. bis 31. August jede Nacht von 8 Uhr abends bis 8 Uhr morgens einwirken. Hierauf nahmen wir die Bleiplatte 3 mm dick und ließen den Apparat vom 2. September bis 8. September die nämliche Zeit liegen.

Am 14. September ist die behandelte Stelle rot, etwas blutig tingiert und sehr entzündet; die unterminierten Stellen liegen bloß. Am 21. hat sich eine Kruste gebildet, welche die ganze Läsion bedeckt, darunter reichliche seröse Exsudation. Die obere stark unterminiert gewesene Partie, die vor der Behandlung auf Berührung sehr schmerzhaft war, ist jetzt unempfindlich geworden. Die Sekretion nimmt ab, die Ränder der Kruste sind trocken geworden und lösen sich ab. Am 5. Oktober hebt sich die Reaktionskruste ab und es kommt eine sehr schön vernarbte Oberfläche zum Vorschein. Das Resultat ist seit 5 Monaten ein gutes geblieben.

Die Beobachtung zeigt, daß man sogar mit ultrapenetrierenden Strahlen, wobei nur wenig β-Strahlen mitgehen, eine entzündliche Reaktion erhalten kann. Wir haben dieses Resultat angestrebt und erreicht. Andererseits hatte die Reaktion dadurch, daß sie die ganze Dicke der kranken Gewebe ziemlich gleichmäßig beeinflußte, den Zweck, die Neubildung in allen Teilen zu zerstören und dabei schädliche Reizerscheinungen zu verhüten.

So haben wir also sehr schöne Resultate mit ganz verschiedenen Methoden eereicht, mit und ohne Filter, ohne die geringste Irritation, und wir können sagen, daß wir im Radium ein sehr nützliches Mittel kennen gelernt haben zur Beseitigung dieser interessanten und schwierig zu behandelnden Epitheliomformen; es hat uns recht konstante Resultate ergeben.

δ) Ulzerierte oberflächliche Epitheliome von großen Dimensionen.

Im Beginne der therapeutischen Radiumapplikationen hat man geglaubt, daß sich die Radiumtherapie auf die Behandlung der kleinen gutartigen Kankroide beschränken müsse. Aber schon in den vorhergehenden Kapiteln haben wir Epitheliome erwähnt, die einige Zeichen von Malignität darboten. Wir werden jetzt sehen, daß unter Radium Ulzerationen von sehr großer Ausdehnung zurückgehen und heilen können.

Schon auf dem Kongreß in Reims, Ende August 1907, haben wir die Behauptung aufgestellt, daß es mit Hilfe eines kräftigen Apparates möglich sei, solche Epitheliome zur Rückbildung zu bringen. Die nun folgenden Beobachtungen beziehen sich auf Neubildungen, die alle bis jetzt publizierten Fälle übertreffen. Wir haben ein Beispiel schon auf Seite 103 (Fig. 15) angeführt.

Diese Fälle wurden meistens mit sehr kräftigen Dosen behandelt, und die Resultate beweisen, daß wir in dieser Methode ein ausgezeichnetes Mittel besitzen, um Epitheliome von großer Ausdehnung zur Heilung zu bringen und daß man mit Unrecht befürchtet hat, die starken Reaktionen möchten eine zu intensive Entzündung erzeugen. Die Methode eignet sich auch für Körperstellen, an denen es vom ästhetischen Standpunkte aus besonders auf die Erzielung schöner Narben ankommt. Auch in dieser Beziehung waren die Resultate sehr günstig.

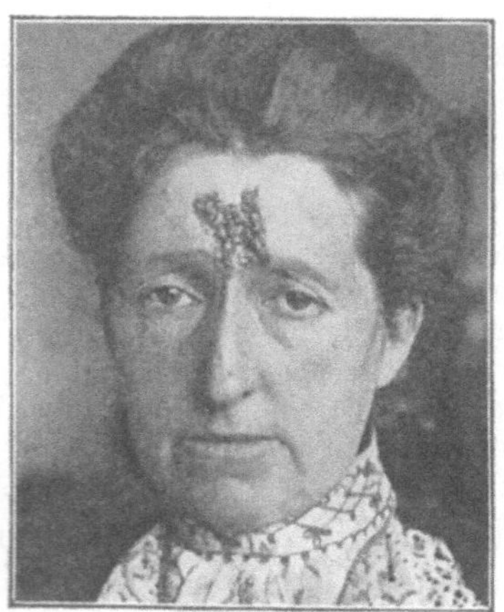

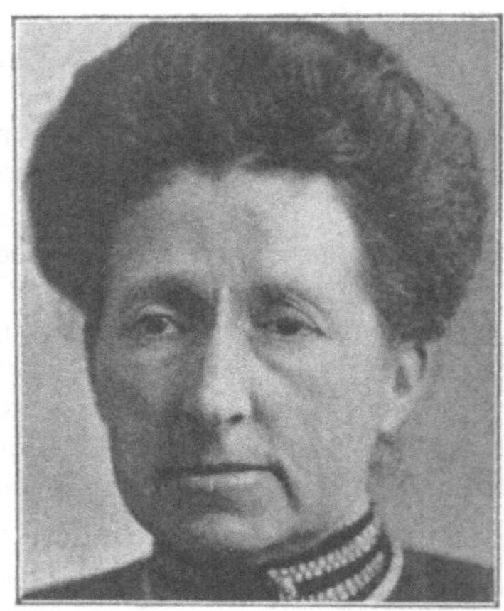

Fig. 23 und 24. Ulzero-krustöses Epitheliom der Stirn.

1. Ulzeration der Nase. Eine Ulzeration bedeckt den ganzen linken Nasenflügel, drei Viertel der Nasenspitze links, die mittlere Partie der Basis der Nase sowohl rechts wie links. Die ganze ulzerierte Oberfläche mißt etwa 32 qcm. Beginn vor 7 Jahren; Ausbreitung seit einem Jahre nach Erysipel. Es wurde folgendes Verfahren angewandt: Apparat Nr. 1 wurde innerhalb zehn Tagen 12 Stunden direkt appliziert, bei jeder Sitzung wurde eine andere Stelle gewählt, um so die ganze Oberfläche zu beeinflussen.

Die Dosis war eine starke. Die Behandlung begann am 13. Januar 1907 und es trat nach einer sehr heftigen Reaktion eine ausgezeichnete Vernarbung ein. Der Fall wurde am 6. November 1908 in der „Société médicale des Hôpitaux" demonstriert und zeichnete sich durch schönes und stabiles Narbengewebe aus.

2. Ulzero-krustöses Epitheliom der Stirn (Fig. 23 und 24). Eine 45jährige Patientin wurde uns auf den Rat von Prof. Raymond und Dr. Brocq durch Dr. Favre (aus Poitiers) überwiesen; sie litt an einem Epitheliom der mittleren Stirngegend (6:5 cm). Der untere Rand reicht von der einen Augenbraue zu der andern und zeigt in seiner Mitte eine Stelle, die sich auf die Nasenwurzel auszubreiten beginnt. Die linke Augenbraue ist auch schon erkrankt und die Affektion steht im Begriffe, auf das obere Augenlid überzugreifen. Am Rande können epitheliomatöse „Perlen“ konstatiert werden. Im ulzerierten und wuchernden Zentrum findet eine beständige seröse Exsudation statt; das Exsudat gerinnt und bildet eine dicke Kruste. Beginn vor 15 Jahren, von da an konstantes Wachstum der Neubildung. Trotz verschiedenster Behandlung konnte das Fortschreiten der Affektion nicht aufgehalten werden.

Wir applizieren 6 Tage nacheinander, jeden Tag eine Stunde lang, Apparat 1, der mit einer feinen Gummimembran umgeben ist. Nach ungefähr 14 Tagen hat sich eine sehr ausgesprochene krustöse Reaktion gebildet. Am 25. Tage nach der Behandlung fällt die dicke Kruste ab, um sofort einer neuen, aber weniger dicken und kleineren Kruste Platz zu machen. Nach Verlauf von 14 Tagen ist auch diese eingetrocknet, worauf eine energische Narbenbildung einsetzt, die in ungefähr 2 Monaten komplet ist.

Wir führen nun einen Fall an, in dem die Ulzeration noch viel größere Dimensionen hatte und trotzdem mit Leichtigkeit geheilt wurde.

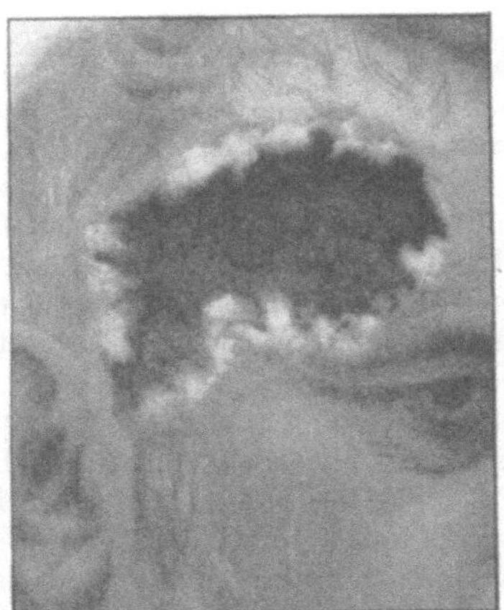

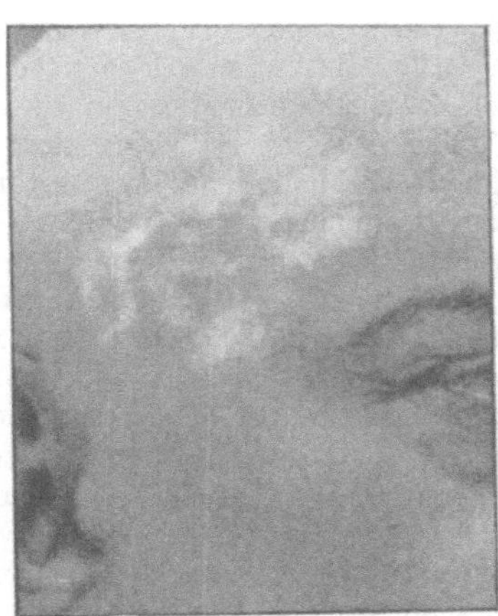

Fig. 25 und 26. Epitheliom der Stirn-Schläfengegend.

3. Epitheliom der Schläfengegend (Fig. 25 und 26). Ein Kranker aus der Abteilung des Dr. de Beurmann weist ein ausgedehntes Epitheliom der rechten Schläfengegend auf, das bis zum Processus zygomaticus reicht.

Die Läsion ist 15 cm lang und 8 cm breit. Sie ist von großen epitheliomatösen Perlen umrandet, die Bohnengröße erreichen; die Ulzeration ist mit Wucherungen ausgefüllt, die auf die leiseste Berührung bluten. Die Behandlung wird mit den Apparaten 1 und 3 durchgeführt; jeder derselben bleibt sechs aufeinanderfolgende Stunden liegen und ist nur von einer Kautschukmembran umgeben. Die beiden Apparate werden nebeneinander an den verschiedenen Stellen des Epithelioms appliziert. Die Rückbildung geht langsam vor sich. Zwei Monate später neue identische Sitzungen, die nach 50 Tagen nochmals wiederholt werden. Im siebenten Monat war nichts von Rezidiv zu konstatieren.

c) Haut- und Schleimhautepitheliome mit besonderem Sitz.

Bei verschiedenen Gelegenheiten haben wir schon darauf hingewiesen, daß die Weichheit unserer Instrumente es gestattet, Körpergegenden zu behandeln, die anderen therapeutischen Mitteln schwer zugänglich sind. Dieser Vorteil der Radiumtherapie zeigt sich besonders deutlich bei der

Behandlung der Epitheliome der Konjunctiva und der Augenlider, und wir haben die diesbezüglichen Befunde in diesem Kapitel zusammengefaßt.

1. Epitheliome der Konjunktiva. 1. Ein Epitheliom nahm die ganze Gegend der linken Caruncula lacrymalis und das innere Drittel des oberen und unteren Augenlides ein. Der Patient wurde uns von Dr. Hallopeau zugewiesen; er litt seit 6 Jahren an der Affektion.

Die Hautläsionen bis in die Nähe der Konjunktiva werden mit den Apparaten 8 und 9 ohne Filter 3 Stunden lang behandelt. Sie gehen zurück und heilen wie gewöhnlich ohne einen besonderen Widerstand zu leisten. Die Konjunktiva ist heikler zu behandeln; der von einer Kautschukmembran umhüllte Apparat Nr. 13 kann, da er flach ist, auf die Karunkel und die Konjunktiva appliziert werden. Wir verordnen eine erste Serie von 12 Sitzungen von je 10 Minuten, also 2 Stunden in 10 Tagen. Zwei analoge Serien werden später mit je einem Monat Intervall gemacht. Das Bindehaut-Epitheliom geht nach und nach ohne Irritation zurück und scheint am Ende der dritten Serie geheilt zu sein. Es zeigt sich indessen 8 Monate später ein kleines Rezidiv auf der Karunkel, das eine Stunde mit Apparat 11 behandelt wird. Seit 16 Monaten hat sich kein Rezidiv gebildet.

Bei einem anderen Falle saß das Epitheliom im Bindehautsack des linken äußeren Augenwinkels. Die Konjnnktiva bildete einen Bausch auf dem Augapfel. Das Epitheliom reicht bis zum Hautrand; die epitheliomatösen Wucherungen füllen die ganze Gegend aus. Der runde Apparat Nr. 11 wird in der Tiefe des Sackes und der platte Apparat Nr. 13 auf die ebenen Flächen appliziert, beide von Aluminium ($^2/_{100}$ mm Dicke) und von einer Kautschukmembran umhüllt. Wir machten täglich kurze Sitzungen von 15 Minuten, an dem einen Tag mit dem einen, an dem folgenden mit dem andern Apparat, so daß alle Stellen ungefähr gleichmäßig beeinflußt wurden. Es wäre schwierig gewesen, längere Sitzungen zu machen, ohne die Schleimhaut zu reizen.

Die Kongestion der Schleimhaut nahm nach und nach ab und die Wucherungen verkleinerten sich; nach mehreren Sitzungsserien hatte die kranke Stelle die Derbheit verloren und an Dicke abgenommen. Dr. Abadie glaubte, es sei Heilung erfolgt, denn der Bindehautsack schien in gutem Zustande zu sein. Da traten Sehstörungen auf, die sich allmählich steigerten und nach 2 Monaten zur Enukleation des Auges führten. Es konnte damals von Abadie konsatiert werden, daß die Wand der Augenhöhle vom Epitheliom ergriffen war. Es wurde eine Auskratzung der kranken Partien vorgenommen und seither hat sich kein Rezidiv mehr eingestellt.

2. Epitheliome der Augenlider (Fig. 27 und 28). 1. In der Dicke des Augenlides findet sich bei einer Kranken eine Anhäufung von epitheliomatösen Perlen. Bei der Behandlung war besonders darauf zu sehen, daß keine Entzündung des Auges entstünde; in Rücksicht darauf wählten wir Apparat Nr. 7 mit Bleifilter von $^1/_{10}$ mm und setzten ihn so auf, daß die Strahlen von oben nach unten gerichtet waren. Dauer der Sitzung, eine Stunde 6 Tage nacheinander. Nach drei gleichen Serien in Intervallen von 6 Wochen, war Heilung ohne Irritation des Auges eingetreten.

2. Ein ulzero-krustöses Epitheliom des oberen Augenlides hat sich auf einer seborrhoischen Warze gebildet und ist besonders delikat zu behandeln wegen der Nähe des Auges; es berührt den Ciliarrand. Apparat Nr. 13, von $^6/_{10}$ mm Blei umgeben, wird 18 Stunden appliziert, vom 1. bis 13. Mai je 1 oder 2 Stunden.

Nach den Applikationen bildet sich eine Kruste von mittlerer Dicke, die in etwas weniger als einem Monat abfällt und eine geheilte, glatte, weiche Oberfläche zurückläßt, ohne die geringste Alteration des Auges, ohne Deformation der Lidspalte oder Verstümmelung des Lides.

3. Eine dritte Patientin von 47 Jahren wurde uns im Oktober 1907 von Balzer zugewiesen wegen eines ausgedehnten Epithelioms des unteren Augenlides, wobei der Ciliarrand vollständig zerstört war.

Das Epitheliom hat vor 16 Jahren in einem Augenwinkel mit einem kleinen Knötchen angefangen, das operativ beseitigt wurde und 5 oder 6 Jahre nicht rezidivierte.

Vor ungefähr 10 Jahren zeigte sich an der Narbe eine kleine Wucherung, die sich langsam vergrößerte. Seit einem Jahre rasche Ausbreitung, der Ciliarrand des Unterlides und die Caruncula lacrymalis sind zerstört. Zwischen dem freien Lidrand und der Conjunctiva bulbi haben sich Verwachsungen gebildet, welche die Bewegungen des Auges ein wenig behindern. Auf der Haut selbst und am Ciliarrand, der wallartig vorspringt, kann vom äußeren bis zum inneren Augenwinkel eine Reihe von kleineren Krusten und Ulzerationen konstatiert werden. Es besteht Lichtscheu und Tränenbildung.

Der flache, mit einer Kautschukmembran versehene Apparat 13 wird an sechs Stellen appliziert, an jeder Stelle je $^1/_4$ Stunde, im ganzen 2 Stunden. Eine zweite Serie von Applikationen nach einem Monat erzeugte eine seröse Exsudation. — Die Tränensekretion nahm ab, die Lichtscheu verschwand. Seit 10 Monaten ist der Lidrand vernarbt. Nichts von Rezidiv.

Diese wenigen Beobachtungen zeigen, wie man sich der flachen und sphärischen Platten bedienen kann, sie zeigen aber auch, daß die Konjunktiva nicht leicht zu Irritationen geneigt ist, sondern eher als wider-

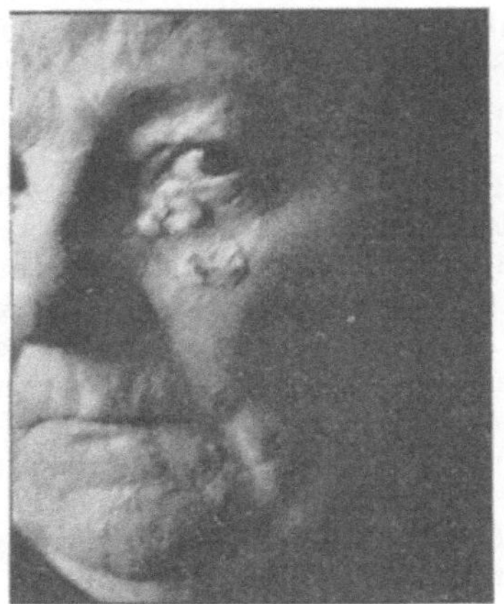

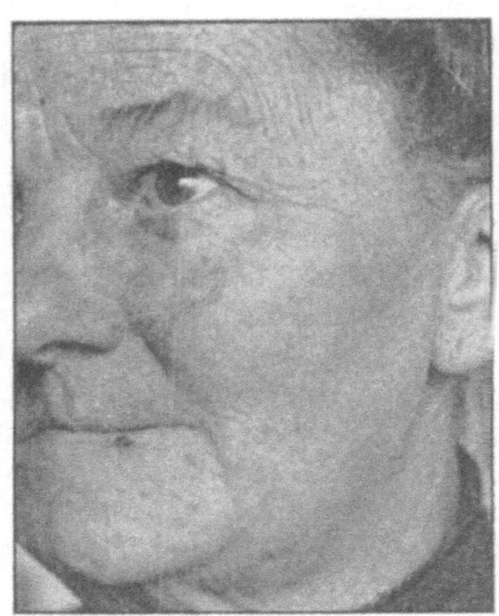

Fig. 27 und 28. Epitheliom der Augenlider.

standsfähig angesehen werden muß. Andererseits aber scheinen die Epitheliome in dieser Gegend auf Dosen zu reagieren, die zur Behandlung der Hautepitheliome nicht hinreichen würden. Das Radium ist daher ein sehr geeignetes Mittel zur Behandlung der Bindehautepitheliome sowohl wegen der Bequemlichkeit der Apparate, als wegen der therapeutischen Wirkung selbst. Man sollte meinen, daß man wegen der Nähe des Auges und der Gefahr der retraktilen Narben die Erzeugung einer entzündlichen Reaktion sehr sorgfältig vermeiden müßte. Dem ist aber nicht so. Das Radium verhindert trotz Irritation die Gewebe nicht, ganz weiche Narben zu bilden. Trotzdem wenden wir für gewöhnlich nicht irritative Dosen für diese Körperpartien an.

3. Epitheliome des Gehörganges. M. X., 70 Jahre alt, leidet an einem ulzero-krustösen Epitheliom des Gehörganges. Die Affektion erstreckt sich ungefähr 1,5 cm in die Tiefe des Ganges. Nach außen greift sie ein wenig auf die Muschelaushöhlung über. Nachdem die Grenzen des Epithelioms genau bestimmt waren, haben wir Apparat 10, von $^1/_{100}$ mm Aluminium umgeben, 15 Stunden im Verlaufe eines Monats einwirken lassen, mit jeweiligen Sitzungen von 20 Minuten; es trat vollständige Rückbildung ein. Der äußere Teil wurde mit Apparat 8 drei Stunden lang behandelt.

Es ist bei den Gehörgangsepitheliomen schwierig, die zylindrischen Apparate lange in guter Lage genau im Niveau der ulzerierten Partien zu halten. Man nimmt daher seine Zuflucht am besten zu sehr hohen Radioaktivitäten und macht kurze aber oft wiederholte Sitzungen.

4. Epitheliome der Nasenschleimhaut. 1. Ein Epitheliom der Nasen-Wangenfalte und der entsprechenden Nasenschleimhaut hat vor 20 Jahren mit einem Knötchen angefangen. Die Haut wurde nach und nach ulzeriert und bedeckte sich mit einer Kruste. Wenn man die Nasenspitze bewegt, so sieht man unter der Kruste eine tiefe Rhagade, welche die beginnende Abhebung des linken Nasenflügels anzeigt. Auf Druck entleert sich an dieser Stelle ein Eitertröpfchen, das aus dem Naseninnern zu kommen scheint. Es besteht andererseits eine Behinderung der Nasenatmung. Dr. Caboche hatte die Freundlichkeit, die Schleimhaut zu untersuchen und gab uns folgende Auskunft:

„Es besteht in der Nase eine Ulzeration von gleicher Natur wie diejenige der Haut. Sie nimmt die Vorder- und Seitenwand und den Boden des Vorhofes ein bis zur Kuppe der unteren Muschel, die verschont geblieben ist. Es besteht auf der Innenseite ebenfalls eine Rhagade; sie ist im Begriff, die Insertion des Nasenflügels zu lösen, aber ich konnte zwischen intra- und extranasaler Ulzeration keine Kommunikation finden."

Es war von Interesse, zu wissen, ob mit Hilfe von stark penetrierenden Strahlen von der Hautseite her auch die kranken Schleimhautpartien günstig beeinflußt werden könnten. Zu diesem Zwecke wurde Apparat 3, von 1 mm Blei umgeben, brückenförmig zwischen Nase und Wange appliziert. Die Luft zwischen der Mitte des Apparates und der Läsion sollte als Filter dienen. Es wurden 20 Tage nacheinander je zweistündige Sitzungen gemacht. Die ersten Phänomene, die sich zeigen, bestehen in der Abnahme der Sekretion und in der Austrocknung der Kruste. Die Kruste fällt um die fünfte Woche ab und läßt eine glatte, schöne Narbe zum Vorschein kommen. Die Atmungsbehinderung von seite der linken Nasenöffnung ist verschwunden und das von Dr. Caboche neuerdings untersuchte Epitheliom der Nasenschleimhaut zeigt deutliche Zeichen von Rückbildung, die Ulzerationen sind stark verändert, sie sind viel weniger ausgesprochen und bestehen nur noch auf dem vorderen Teil des Vestibulums.

Der zylindrische Apparat Nr. 10 wurde alsdann noch 2 Stunden in der Nase an der Stelle des persistierenden Epithelioms appliziert. Zurzeit können die endo- und extranasalen Läsionen als geheilt betrachtet werden. Die Wirkung der Strahlen auf die Nasenschleimhaut durch die Dicke des Nasenflügels hindurch ist sehr beachtenswert.

2. Ein zweiter Patient (Fig. 29 und 30) sah, wie sich im Laufe einiger Monate eine Ulzeration in der Nasen-Wangenfalte bildete, die immer tiefer wurde und deren Entwicklung eine sehr rasche war. Der Nasenflügel ist bis zur Mucosa perforiert. Die Ränder sind locheisenförmig geschnitten. Die Peripherie des Ulkus ist rot und blutend, der Geschwürsgrund ist mit einem gelblichen Schorf von schlechtem Aussehen und üblem Geruche belegt. Alle diese Zeichen geben dem Epitheliom den Charakter besonderer Malignität.

Wir wenden Apparat 8 (mit $^4/_{100}$ mm Aluminium) an. Während 11 Tagen wird der Apparat in toto 18 Stunden appliziert, jede Applikation dauert 2 Stunden.

Einen Monat nach der Behandlung war die Ulzeration definitiv vernarbt, nachdem eine krustöse Reaktion von kurzer Dauer vorangegangen war. Die Narbe war nach zwei Jahren noch in einem ausgezeichneten Zustand.

Diese verschiedenen Fälle zeigen einerseits die Wirksamkeit des Radiums, andererseits die Bequemlichkeit und Geschmeidigkeit der Apparate, die sich für die Behandlung der verschiedensten Körperpartien eignen.

Affektionen, welche zum Karzinom disponieren. Papillome und senile Warzen. Diese Krankheiten bilden häufig den Ausgangspunkt für Epitheliome; wir würden aber von der Wirkung des Radiums auf so unbedeutende und verschiedenen anderen Behandlungsmethoden leicht zugängliche Affektionen nicht sprechen, wenn es sich hier nicht als ganz besonders wirksam erwiesen hätte.

So heilen z. B. sehr leicht durch zwei bis drei Applikationsstunden mit Apparat 7 zwei oder drei beieinander liegende kleine Papillome des behaarten Kopfes, seborrhoische oder senile Warzen. Nur weil diese Läsionen gelegentlich als Vorstufen des Epithelioms von Bedeutung sind, hielten wir es für angezeigt, sie in diesem Kapitel zu erwähnen.

Allgemeine Betrachtungen. Aus der Analyse dieser ersten Gruppe von Befunden können wir folgende wichtige Indikationen ableiten.

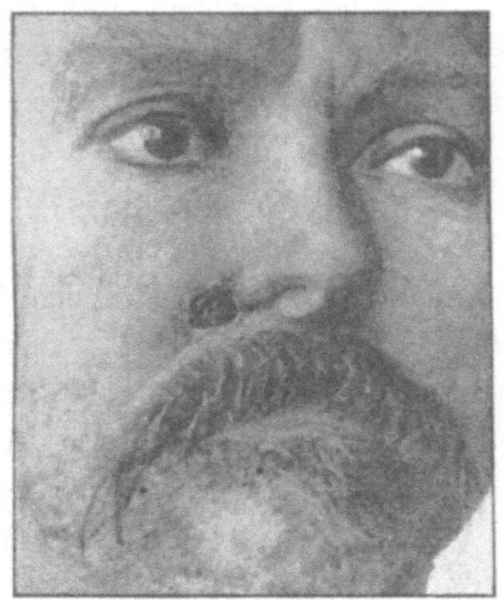

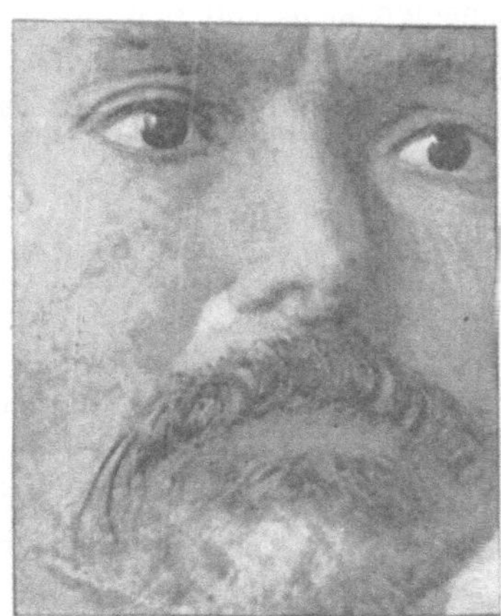

Fig. 29 und 30. Epitheliom der Nasenschleimhaut.

1. Das Radium eignet sich nicht nur für kleine torpide, benigne Epitheliome, die leicht zu heilen sind, wie wir vor unseren ersten Versuchen geglaubt hatten. Wir sind in dieser ersten Gruppe Formen von Epitheliomen begegnet, die anderen Behandlungsmethoden getrotzt hatten, die in schlimmer Weise rezidivierten, ferner Formen, die Zeichen von Malignität darboten (rasche Entwicklung, tiefe Zerstörung, steil abfallende Ränder, entzündliche Basis und Peripherie, große Ausdehnung in der Fäche), und doch haben alle diese Fälle keine Enttäuschung gebracht.

2. Unsere Statistik über Epitheliome dieser ersten Gruppe umfaßt nur diejenigen Fälle, deren Behandlung vor dem 1. Januar 1908 abgeschlossen war. Die jüngsten Fälle sind also über ein Jahr in Beobachtung, die älteren datieren von vier Jahren her. Die Statistik berücksichtigt also die Zeitdauer der Beobachtung in genügendem Maße, eine Bedingung, die nicht zu umgehen ist, wenn sie einen Wert haben soll. — Auf 59 Fälle verzeichnen wir drei Mißerfolge. Wenn wir diese Zahlen mit

Statistiken von anderen Behandlungsarten vergleichen, so dürfen sie als relativ günstig bezeichnet werden.

Bei den Mißerfolgen handelt es sich um Rezidive, die nicht in unserer Beobachtung standen. Wenn kleine Rezidive erfolgen, was selten der Fall ist, so gehen sie im allgemeinen, wenn gleich zu Beginn behandelt, mit Leichtigkeit zurück. Wir hatten noch andere Mißerfolge, aber diese betreffen sehr schwere Krebsfälle und gehören nicht mehr zu dieser ersten Gruppe.

3. Das kosmetische Resultat der Narben ist sehr interessant und sein Wert hoch anzuschlagen. Abwesenheit von Retraktion, von Vertiefungen, von vorspringender Bridenbildung darf als Regel bezeichnet werden. Es ist dies ein ganz spezieller Vorzug für Ulzerationen, welche in der Nähe der Körperöffnungen sitzen, ganz besonders der Augenlider. Die Narben sind meistens glatt, von gleichmäßiger Oberfläche, weich und unterscheiden sich von den benachbarten gesunden Geweben nur durch ihre hellere Farbe. Es kommen in ihrem Bereiche nur selten Pigmentierungen oder später Teleangiektasien vor. In mehreren Fällen waren die Narben später überhaupt nicht mehr zu konstatieren; das Epitheliom des Ohres auf Tafel II zeigt das in schöner Weise.

4. Die Bequemlichkeit der Applikationen, das Fehlen jeden Gebundenseins, die in der Regel schmerzlosen Sitzungen bilden ebenfalls große Vorzüge bei dieser Behandlung, da es sich doch vielfach um Greise handelt. Wenn der Apparat einmal angelegt ist, so kann ihn der Patient selbst halten. Der Apparat kann auch vorteilhaft mit einer Binde fixiert werden; er kann lange liegen bleiben, ohne den Patienten zu belästigen. Die Apparate weisen nichts auf, was auf die Patienten einen besonderen Eindruck machen könnte, sie sind im Gegenteil geeignet, ängstliche Seelen zu beruhigen. Die Behandlung hat so wenig Blendendes an sich, daß die Kranken die ersten 10 bis 14 Tage, die den Applikationen folgen und in denen keine offensichtliche Veränderung bemerkbar wird, ein gewisses Mißtrauen bekommen, so daß man ihnen zusprechen muß.

5. Die Möglichkeit, die Apparate den zu behandelnden Körperteilen anzupassen, die Radioaktivität in Vertiefungen, Höhlen, Gängen wirken zu lassen, ist vom Anfang der Radiumtherapie an als sehr wertvoll anerkannt worden. Wir müssen aber zu bedenken geben, daß dieser Wert nur unter der Bedingung existiert — besonders wenn es sich um verborgene und schwer zugängliche kleine Oberflächen handelt — daß man Radiumsalze von starker Intensität verwendet, denn die für diese Läsionen benötigten kleinen Apparate geben eine der Kleinheit ihrer Oberfläche entsprechende geringere Radioaktivitätsmenge ab.

6. Die spezifische Wirkung der Strahlen auf gewisse Krebszellen ist evident. Wir glauben, daß diese Schlußfolgerung alle anderen an Bedeutung übertrifft; sie gestattet die Heilung der Epitheliome, ohne einer ulzerösen Reaktion zu benötigen. Durch die spezifische Wirkung sind gewisse Dosierungen und gewisse Methoden bedingt. Sie gestattet uns endlich, schwerere Epitheliome zu behandeln. Die histologische Unter-

suchung hat uns andererseits gezeigt, daß die Rückbildung der epitheliomatösen Neubildungen einen ganz speziellen Charakter hat.

7. Die wissenschaftliche Dosierung allein kann uns zu Fortschritten in der Radiumtherapie führen. Wir waren von Anfang an bestrebt, bei unseren Versuchen methodisch vorzugehen. Die Dosierung muß von zwei ganz verschiedenen Gesichtspunkten aus betrachtet werden, nämlich: als physikalische Dosierung und als therapeutische Dosierung.

Die physikalische Dosierung kann exakt genug gemacht werden. Wir haben gesehen, daß man in der Tat durch die elektrometrische Analyse die von den unbedeckten und mit Filtern versehenen Apparaten abgegebene verwendbare Radioaktivität bestimmen kann.

Die therapeutische Dosierung, das heißt die Kenntnis von der Qualität und Quantität der Radioaktivität, die für diese oder jene Fälle geeignet ist, kann nicht mit der gleichen Exaktheit angegeben werden. Diese Dosierung hängt einerseits von der Erfahrung in der Anwendung der Technik ab, andererseits von der Kenntnis der klinischen Charaktere der Epitheliome und der individuellen Widerstandskraft. Da aber diese Charaktere sehr verschieden sind, so ist es natürlich schwierig, eine allgemeine Regel für die Gesamtheit der zu behandelnden Fälle aufzustellen. Bei der Durchsicht unserer Beobachtungen kann man die Methoden kennen lernen, die wir für die einzelnen Fälle angewendet haben. In therapeutischer Beziehung müssen wir zwei Hauptgruppen unterscheiden, welchen zwei einander entgegengesetzte Methoden entsprechen.

In eine erste Gruppe reihen wir die ulzerierten oder nicht ulzerierten, torpiden, oberflächlichen Hautepitheliome von kleinem und großem Umfang (sie reichen nicht tiefer als 5 oder 6 mm) und die wuchernden Epitheliome von beliebigem Umfang ein.

In einer zweiten Gruppe haben wir epitheliale, von Entzündung begleitete Karzinome, mit starker Zerstörung, mit tieferer Infiltration und Schleimhautepitheliome.

Für die erste Gruppe kommen am besten massive Dosen (Gesamtstrahlenmenge) zur Verwendung. Die Apparate müssen ohne oder mit Filter von geringer Dicke ($^1/_{100}$ bis $^4/_{100}$ mm Aluminium) appliziert werden, um die größtmögliche Menge von Gesamt-Radioaktivität zu liefern. Die Sitzungen sind alsdann von kurzer Dauer, im Mittel 3 bis 6 Stunden, am besten auf mehrere Tage verteilt, oder es wird nur eine Sitzung von der betreffenden Dauer gemacht. Bei einem oberflächlichen Epitheliom von 4 qcm ^{2} Oberfläche muß z. B. die vom Apparat Nr. 4 abgegebene Gesamt-Strahlenmenge von 50000 Einheiten 5 bis 6 Stunden einwirken. Wenn Apparat Nr. 1 mit seiner ganzen Oberfläche einwirken kann, so genügt eine Dosis von 4 Stunden. Für einen kleinen Apparat wie Nr. 8 bedarf es 8 Stunden.

Bei der zweiten Gruppe kommt es darauf an, die Zellmodifikationen nicht zu rasch herbeizuführen; man soll zu gleicher Zeit auf die ganze Dicke der Neubildung einzuwirken suchen, die Aktivitäten müssen langsamer, in kleinen Dosen abgegeben werden, gleichgültig, ob man die Gesamtheit der Strahlen der unbedeckten Apparate verwendet, oder die ultrapenetrierenden Strahlen oder die Intermediärstrahlen. Die erste Bedingung wird erfüllt durch die Methode der sehr kurzen, oft wiederholten Sitzungen, wie bei Fall 2 (S.), die zweite Bedingung durch die Methoden der sehr langen Sitzungen wie im Fall 3 (S. 113). In jedem der beiden Fälle kann man die Strahlendosis nach unseren Tabellen und Schemata für Dosierungen berechnen.

Die Methode der langen Sitzungen (mit Filtern von $^1/_2$ bis 2 mm Blei), wobei die ultrapenetrierenden Strahlen mit viel β-Strahlen zur Verwendung gelangen, eignet sich besonders für die zerstörenden und für die Formeu mit tiefen Infiltrationen.

Zwischen den zwei Hauptgruppen gibt es eine Serie von intermediären Formen, für die eine intermediäre Technik angezeigt ist. Diese Fälle kommen am häufigsten vor und verlangen eine genügende Überlegung, bevor man zur Behandlung schreitet. Allerdings handelt es sich da nicht um absolute Regeln; wir hüten uns wohl, ganz bestimmt zu behaupten, daß diese Dosierung oder jene Technik für diese oder jene Fälle angezeigt sei; wir wissen aus Erfahrung, daß dieses Vorgehen eine berechtigte Kritik herausfordern würde.

Ganz verschiedene Methoden können zu ähnlichen Resultaten führen. Ein Knoten kann ebensogut mit einer ultra penetrierenden Strahlenmenge von 4000 Aktivitäten in 100 oder 120 Stunden zur Heilung gebracht werden, wie mit den Gesamtstrahlen des gleichen Apparates ohne Filter in 6 Stunden. Bei der Wahl der Methode soll man auf die Bedürfnisse des Patienten und die praktische Ausführung der Applikationen die größte Rücksicht nehmen. Das praktische Geschick, die Erfahrung und die richtige Beurteilung der Sachlage sind bei der Radiumbehandlung ebenso wichtig wie bei jeder anderen Therapie.

Aus der Gesamtheit dieser Erwägungen geht unter anderem hervor, daß man die Dosierung der radioaktiven Energie bequem derart modifizieren kann, daß das Radium in der Tiefe der Gewebe auf die Krebszellen eine selektive spezifisch heilende Wirkung entfalten kann, und damit ist die Möglichkeit gegeben, die Radiumtherapie auf die Karzinome mit tiefer Infiltration, auf die subkutanen und Schleimhautkrebse auszudehnen, also auf viel schwerere Läsionen.

Einige Beobachtungen, die folgen, werden beweisen, daß es sich hier nicht um Hoffnungen und Hypothesen, sondern um Tatsachen handelt. Die neueren Fortschritte im Instrumentarium haben uns zu Resultaten geführt, die viel bedeutender sind als die bis jetzt erwähnten. Die Grenzen der Heilwirkung kann man dadurch zu erweitern suchen, daß man bei den großen Apparaten von 10 bis 30 qcm das Radiumsalz mit einem Viertel reinen Salzes durch reines Radium ersetzt, oder dadurch, daß man die Simultanwirkung mehrerer dieser Apparate zu kombiniern versteht, oder indem man radiumhaltige Röhrchen einführt und zu gleicher Zeit radiumhaltige Lösungen von hoher Aktivität in die Neubildungen einspritzt. Die Zukunft dieser Therapie liegt in der Größe der Intensitäten, die zur Verfügung gestellt werden. Indessen sind diese Fortschritte im Instrumentarium bereits realisiert und es stehen uns von nun an sehr starke radioaktive Intensitäten zur Verfügung. Durch die Methode des „Kreuzfeuers“, wenn sie anwendbar ist, und durch andere Verfahren sind uns Mittel in die Hand gegeben, mit denen wir diese Intensitäten noch vermehren können.

Die klinischen Beobachtungen, mit denen wir das folgende Kapitel einleiten, sollen das bekräftigen, was wir soeben erörtert haben.

B. Maligne Neubildungen.

Es handelt sich hier um Neubildungen sehr ernster Natur, sei es wegen ihres Sitzes, ihres Charakters, ihrer Ausdehnung. Wir teilen sie nach ihrem Sitz in 4 Gruppen ein: 1. Neubildungen der Haut und des Unterhautzellgewebes; 2. der Drüsen; 3. der Mamma; 4. der Mundschleimhaut.

Die Applikationen des Radiums auf Uteruskarzinome werden wir in dem Kapitel, das der Gynäkologie reserviert ist, behandeln.

Wir haben in jeder dieser Gruppen sehr beachtenswerte Rückbildungserscheinungen beobachten können; die selektive Wirkung des Radiums hat sich nirgends deutlicher und nützlicher erwiesen. Obschon die Befunde noch wenig zahlreich sind, so können wir doch aus der genauen Analysierung dieser Beobachtungen einige allgemeine Schlüsse ziehen.

a) Kutane und subkutane Karzinome.

Von den Kranken dieser Serie wählen wir die sechs folgenden Fälle aus, weil sie im Momente, da wir sie übernahmen, irgend einer anderen Methode nicht besser zugänglich zu sein schienen, und andererseits einige von ihnen anderen Behandlungsarten getrotzt hatten.

1. Tief eindringendes und zerstörendes Epitheliom einer Gesichtshälfte. Eine Patientin von 64 Jahren stellt sich bei uns ein mit einem vollständig eingebundenen Kopf, die Augen mit einbegriffen. An dem Verbandstoff haftet Eiter und Blut. Nach mühsamer Entfernung der Verbandstoffe kommt eine scheußlich aussehende Läsion zum Vorschein, Es handelt sich um ein wucherndes Epitheliom von kolossalen Dimensionen. Es bildet einen großen vorspringenden Tumor und nimmt $^3/_4$ der linken Wange ein. An der Oberlippe findet sich ebenfalls eine wuchernde Masse, die den Mundwinkel überschreitet und die Unterlippe mitbedeckt. Die linke Nasenseite ist mit fungösen Wucherungen besetzt, die 1,5 cm hoch sind; dieselben nehmen auch den Nasenrücken ein und zeigen die Tendenz, auf die rechte Seite überzugreifen, wo bereits Infiltration mit Rötung besteht. Das Auge ist unter den epitheliomatösen Massen verborgen. Der Tumor verbreitet einen fötiden, widerlichen Geruch und sondert eine jauchige, eitrige Flüssigkeit ab, die in Auge, Nase und Mund fließt. Von der Mitte dieser Masse kann man in die linke Nasenhöhle eindringen. Die Insertion der Oberlippe ist an einer Stelle zerstört und man kann mit einer Sonde an dieser Stelle bis in den Mund gelangen.

Die Kranke trägt einen Speichelsammler, in dem sich Speichel, Eiter und Blut anhäufen. Der Allgemeinzustand der Bedauernswerten ist ein sehr schlimmer, da sie sich schlecht ernähren kann und durch häufige, abundante Blutungen aus dem Neoplasma sehr erschöpft ist.

Die Neubildung hat ihren Ausgangspunkt von einer kleinen seborrhoischen Warze an der Wange genommen und hat vor 6 Monaten angefangen; die Entwicklung war also eine äußerst rapide, obschon die Patientin in Behandlung war. Dr. Vigouroux hatte sie mehrere Monate lang mit X-Strahlen behandelt. Da unser Kollege sah, daß er die Weiterentwicklung der Neubildung nicht aufhalten konnte, versuchte er einige Sitzungen mit Hochfrequenzströmen, auch dies ohne Erfolg. Dann dachte er ans Radium. Dr. de Beurmann nahm die Patientin in seine Abteilung auf, wo dann mit der Radiumtherapie begonnen wurde.

Einen Monat nach Beginn der Behandlung hatte sich eine vollständige Änderung im Allgemeinbefinden und im lokalen Zustande der Patientin vollzogen. Bei den ersten zwei Sitzungen waren sehr heftige Blutungen aufgetreten, so daß man glaubte, Patientin werde diesen erliegen. Sie nahmen indessen rasch ab und hörten sogar vollständig auf. Am 1. Februar ist ein Teil des Tumors vollständig zum Niveau zurückgebildet; das Auge und die Lippe sind frei geworden; der üble Geruch ist verschwunden und die affizierten Partien haben die charakteristische Rosafarbe von in Heilung begriffenen Geweben.

Technik und Dosierung waren folgende: der ganze Rand des Tumors wurde mit dem Gewebestoff Nr. 15, von 2 mm Blei umhüllt, belegt. Die Weichheit dieses Gewebes hatte es gestattet, einen konkaven Apparat herzustellen, der sich dem mächtigen peripheren Rand genau anpaßte. Der Apparat wurde 24 Stunden an derselben Stelle liegen gelassen, dann wurde gewechselt und eine Stelle unmittelbar neben der ersten in Behandlung genommen. Jede Stelle wurde innerhalb 14 Tagen 52 Stunden lang behandelt. In der Mitte applizierten wir drei Tage nacheinander, also 72 Stunden, einen Apparat, der 12 cg Radiumsulfat enthielt, mit einer Aktivität von 1000000, von 2 mm Blei umgeben.

Eine neue Serie von Sitzungen wurde vom 1. bis 15. Februar gemacht. Am 1. März ist die Rückbildung eine sehr beträchtliche; der ganze Rand ist vernarbt, die Blutungen verschwunden. Was übrig bleibt, gleicht einem Gewebe, das ausgekratzt wurde und sich in Regeneration befindet. Der Allgemeinzustand der Patintin hat sich sehr gehoben; sie ißt und nimmt an Gewicht zu.

Es mag von Interesse sein, zu erfahren, daß die gleiche Patientin schon vor 6 Jahren an einem kleinen Epitheliom der rechten Schläfe gelitten hat. Balzer ließ damals die Neubildung auskratzen und nach Rezidiv exzidieren. Da die Läsion neuerdings rezidivierte, überwies er die Kranke an Danlos zur Radiumbehandlung.

Trotz dieser Besserung darf Patientin nicht als definitiv geheilt betrachtet werden; das Verschwinden der vegetierenden Massen hat gestattet, sich genauer über die Ausdehnung der Läsionen in die Tiefe zu orientieren, speziell über das Befallensein des Nasenhöhlenbodens. Es muß neuerdings eine sehr energische Behandlung vorgenommen werden in der Absicht, die Basis der Neubildung selbst zu beeinflussen.

In dem folgenden Fall hat das Karzinom die Gewebe in großer Ausdehnung zerstört und ist auf die darunterliegenden Knochenpartien übergegangen, welche schwarz und nekrotisch aussahen.

2. Ulzeration der linken Stirnseite und der Schläfengegend mit Mitbeteiligung der Knochenwand (Patientin des Dr. Jeanselme, behandelt in der Abteilung de Beurmanns). Die karzinomatöse Ulzeration mißt 12 cm auf 8 cm; sie betrifft die linke Seite der Stirn und die ganze Schläfengegend. Der obere Rand ist 2 cm vom Haaransatz entfernt; unten geht sie auf den

---

Tafel III.

Epitheliom der Parotisgegend.

Fig. 1. Der epitheliomatöse Tumor war etwas weniger rot als auf der Tafel zu sehen ist. Die von der Neubildung emporgehobene Haut war adhärent, glatt, gedehnt, entzündet, zeigte aber keine Ulzeration an der Peripherie des Tumors. Nur eine zweifrankstückgroße Stelle an der Spitze der Erhebung war ulzeriert.

Fig. 2. Die Photographie ist von vorn aufgenommen, um das Aussehen der Kranken vor und nach der Behandlung vergleichsweise konstatieren zu können. Die Gegend ist in Wirklichkeit nicht absolut glatt. Es bestehen zwei kleine. derbe, fibröse, bewegliche Erhebungen, vermutlich fibro-skleröse Überreste des Umwandlungsprozesses des Epithelioms.

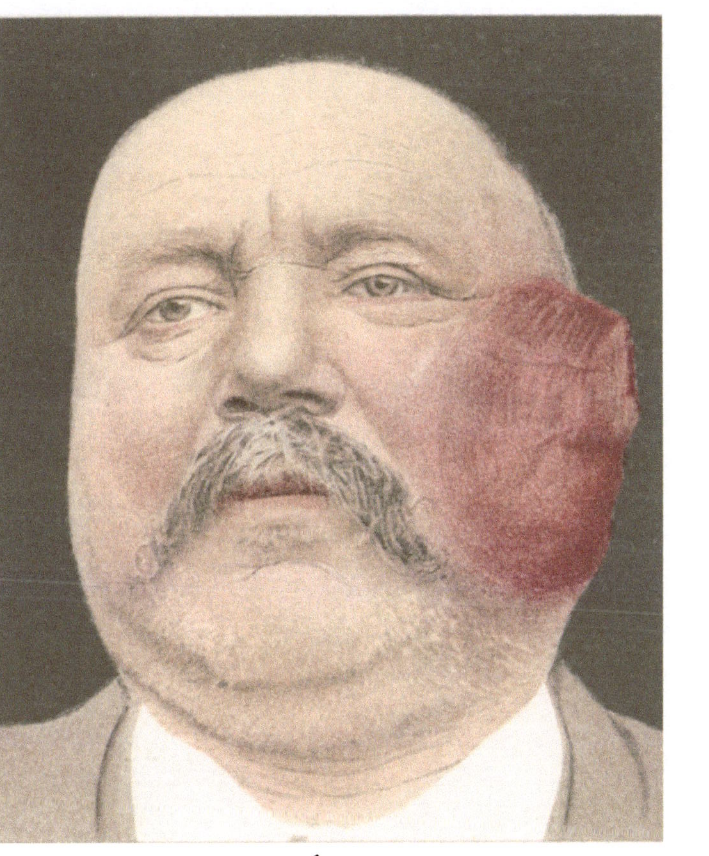
1

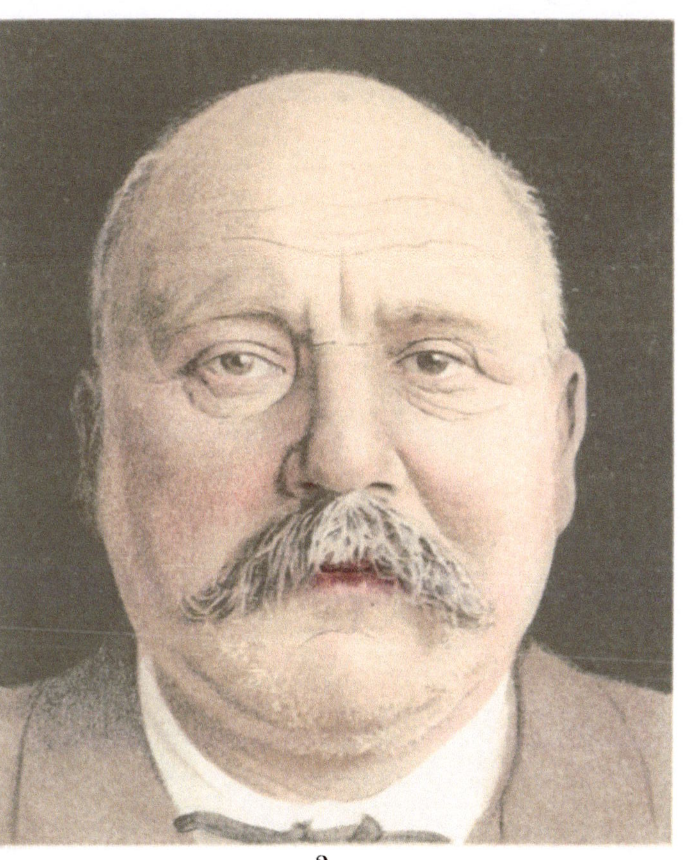
2

Epitheliomatöser Tumor.

nekrotischen Augenbrauenbogen über. Die ausgedehnte Ulzeration geht so tief, daß die Tabula externa des Stirnbeins in einer Ausdehnung von 3 : 6 cm nekrotisch geworden ist; sie hebt sich durch ihre schwarze Verfärbung von der übrigen Ulzeration ab. Der Augenbrauenbogen ist zerstört. Das obere Augenlid ist mitergriffen und zeigt eine Rhagade, welche im Begriffe steht, sich mit dem oberen Konjunktivalsack zu vereinigen. An der Außenseite des Geschwürs besteht eine mächtige wuchernde Masse, deren Ränder ziemlich scharf geschnitten sind. Im übrigen ist die Ulzeration von einem dicken Wall umgeben und an der Oberfläche von zahlreichen erweiterten Gefäßen durchzogen. Der innere Rand, besonders oberhalb der Nasenwurzel, zeigt eine Dicke von ungefähr 1 cm; in dieser Gegend bestehen heftige Schmerzen. Am linken Auge sind Exophthalmus und Chemosis zu konstatieren.

Diese Neubildung hat vor 18 Monaten angefangen und ist sehr rasch fortgeschritten.

Die Behandlung wurde so eingeleitet, daß man jeden Tag auf die Ränder der Läsion Apparat Nr. 15, von 2 mm Blei umgeben, applizierte; jede Stelle wurde 72 Stunden bestrahlt. Nach den ersten Sitzungen waren die wuchernde Masse und der periphere Wall eingesunken und es konnte die beginnende Vernarbung konstatiert werden. Die Schmerzen waren vollständig verschwunden. Die nekrotische Knochenpartie hat sich zum Teil abgestoßen. Die Rückbildung und Vernarbung gehen sehr rasch vor sich.

Der nächste Fall datiert weiter zurück; er wurde im Verlaufe der Behandlung in verschiedenen wissenschaftlichen Gesellschaften demonstriert und liefert ein Beispiel dafür, welche unerwartete Resultate man mit Hilfe des Radiums erzielen kann.

3. Tumor der Parotisgegend (Tafel III, Fig. 1 und 2). Bei einem Patienten von 65 Jahren besteht an der linken Wange ein enormer vorspringender Tumor. Der Tumor ist fest in die tiefen Gewebe eingelagert und läßt sich nicht verschieben, ohne daß der Kopf sich mitbewegt. Die Konsistenz ist so fest wie Gips. Der horizontale Durchmesser der Geschwulst beträgt 9 cm, der Tumor reicht von der Ohrmuschel bis zum innern Drittel der Wange, vertikal erstreckt er sich von der Schläfe bis in die Nähe des Unterkieferrandes, Ausdehnung 12 cm. Die höchste Erhebung mißt 5 cm.

Im Bereiche des Tumors ist die Haut gerötet und entzündet, glatt und gedehnt und mit großen Gefäßen versehen; sie läßt sich nicht in Falten legen. Die Oberfläche ist zum größten Teil intakt, nur an der Spitze befindet sich eine serös-eitrige, leicht blutende Ulzeration. Diese Fläche ist höckerig, wie wenn mehrere Tumoren sich zu einem vereinigt hätten. Es besteht leichte Drüsenanschwellung in der Submaxillargegend. Der Kranke klagt nicht über Schmerzen.

Dr. Duprey (von Château Chinon), der den Patienten schon lange Zeit kannte, schrieb uns, daß in der präaurikulären Parotisgegend seit 12 bis 15 Jahren eine Geschwulst von anscheinend benignem Charakter ohne Wachstumstendenz bestanden hätte. Erst im Mai 1908 machte sich eine rasche Entwicklung bemerkbar.

Nach zweiwöchentlicher Behandlung hatte der Tumor schon eine bemerkenswerte Abnahme gezeigt, und die von Dr. Dominici vorgenommene histologische Untersuchung ergab folgendes:

„Gelapptes Epitheliom mit wuchernden Zellkernen, gewöhnlichen und zahlreichen multipolären Karyokinesen und spärlicher Hornproduktion."

11 Wochen nach Beginn der Behandlung, am 6. November 1908 wurde der Fall in der „Société médicale des hôpitaux" demonstriert. Der Tumor ragte nur noch 1,5 cm über das gesunde Hautniveau empor. Er war an der Basis losgelöst und vollkommen beweglich. Am 28. Februar konnte er für fast vollständig resorbiert erklärt werden. Die Haut hatte sozusagen wieder ihre normale Farbe erlangt und das Geschwür war vernarbt. Im Verlaufe der Rückbildung war die Infiltration unter dem Unterkiefer in dem Maße zurückgegangen, daß man von dieser Seite keine Komplikationen mehr befürchten zu müssen glaubte; indessen sind im untern Teil noch eine Drüse und ein derber Knoten fühlbar.

Wir werden auf das therapeutische Verfahren besonders eingehen, da es aus verschiedenen Methoden kombiniert war. Man mußte versuchen, eine möglichst große Menge von Radioaktivität in der Tiefe der epitheliomatösen Masse zu kumulieren, ohne die Oberfläche zu schädigen. Man mußte indessen auch rasch vorgehen wegen der malignen raschen Entwicklung; endlich sollten alle Teile zu gleicher Zeit behandelt werden. Diese verschiedenen Bedingungen wurden mit der Methode des „Kreuzfeuers" erfüllt. Wir haben uns gesagt, daß eine bestimmte Strahlenintensität viel energischer wirkt, wenn sie in einer kurzen Zeit kumuliert wird. Bei der Methode des „Kreuzfeuers" entspricht die effektive Kraft der Bestrahlung der Zahl der Strahlen, die sich kreuzen und die gleiche Stelle gemeinschaftlich treffen.

Wenn man während einer Sunde 4 Apparate, je zwei einander gegenüber gestellt, an den vier Hauptpunkten eines Tumors einwirken läßt, so konzentriert man in dieser einen Stunde nicht bloß eine vierfache Intensität, sondern erhält auch eine besondere Qualität der Bestrahlung; so sind wir vorgegangen. Die Apparate 2, 3, 4 und 7 waren von Bleifiltern von 1 oder 2 mm Dicke umgeben, so daß nur die ultrapenetrierenden, harten β- und γ-Strahlen zur Verwendung kamen. Die Apparate blieben eine ganze Nacht an derselben Stelle liegen und wurden dann an einer anderen Stelle appliziert, so daß derselbe Herd nie zwei Nächte hintereinander behandelt wurde. Auf diese Weise haben wir eine zu heftige Irritation der Haut vermeiden, dagegen das Innere des Tumors mit einer beträchtlichen Radioaktivitätskraft überschwemmen können.

Mit dieser Anhäufung der Strahlen im Tumor begnügten wir uns aber nicht. Apparat 1 wurde direkt, nur mit einer schützenden Kautschukmembran bedeckt, auf die ulzerierte Oberfläche appliziert. Überdies wurde während viermal 24 Stunden ein 0,005 reines Radium enthaltendes Glasröhrchen, das von einer Goldkapsel umgeben war, in das Zentrum des Tumors gestoßen und liegen gelassen. Die vom Röhrchen abgegebenen Strahlen kreuzten sich mit denen von der Oberfläche. So kamen zur Anwendung die Methode des „Kreuzfeuers", die Filtriermethode mittels dicker Filter, die Applikation unbedeckter Apparate und die Einführung des Röhrchens.

Die zur Verwendung kommende Energie war eine beträchtliche, denn alle Apparate waren von starker Wirkung. Die Filtrierapparate wurden in einer ersten Serie von 14 Tagen jede Nacht appliziert und nach zwei Monaten neuerdings 14 Tage lang. Jeder Apparat gab an ultrapenetrierenden Strahlen 2000 bis 6000 Aktivitäten ab.

Das Röhrchen wurde je 12 Stunden eingeführt. Apparat 1 wurde bei jeder Serie drei Stunden unbedeckt auf die Ulzeration appliziert.

Die Rückbildung machte sich durch eine sehr ausgesprochene Reaktion im Innern des Tumors bemerkbar. Teile des Schorfes wurden durch die ulzerierte Partie eliminiert. Wenn man den Tumor seitlich komprimierte, so ließ sich eine weißliche, milchige, eigenartige Flüssigkeit in ziemlich großer Menge ausdrücken. Die Derbheit der Gewebe nahm rasch — gegen den 15. Tag hin — ab, besonders in der Gegend des untern Höckers. Es schien, als ob sich in dieser Gegend Flüssigkeit ansammelte. Es bestand kein Abfluß für diese Ansammlung; es war aber leicht, sie mit dem zentralen Geschwür in Verbindung zu setzen, und nachdem das geschehen war, entleerte sich eine große Menge derselben milchig weißlichen, ziemlich dünnflüssigen Masse.

Die Haut blieb unverletzt bis auf einige Stellen, wo sich eine Ulzeration bildete, besonders in der Peripherie der zentralen Ulzeration. Hier war der unbedeckte Apparat zur Verwendung gekommen. Zur Zeit der stärksten Reaktion, etwa 8 Tage lang, hatte der Patient Fieber und fühlte ein leichtes Unbehagen; nachher kehrte alles zur Norm zurück. Gegenwärtig ist fast vollständige Nivellierung eingetreten mit Ausnahme der zwei Stellen, die wir schon erwähnt haben. Wir machen noch speziell auf die Loslösung der Basis dieses Tumors aufmerksam, die vor der Behandlung fest implantiert war. Es ist das ein günstiges Zeichen; wir werden ihm bei dem Kapitel des Mammakarzinoms wieder begegnen. Es beweist die Tiefenwirkung der Strahlen.

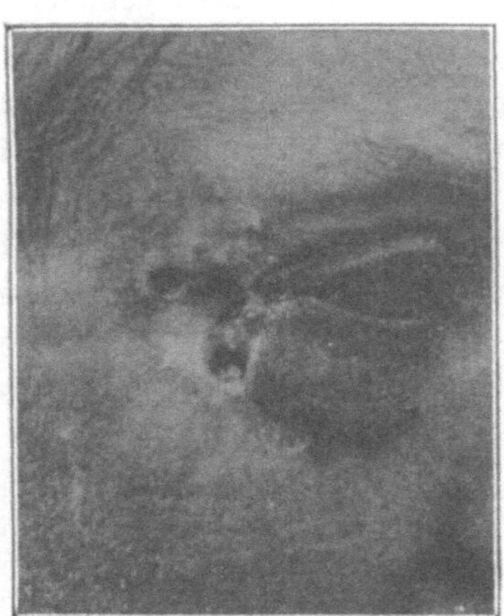

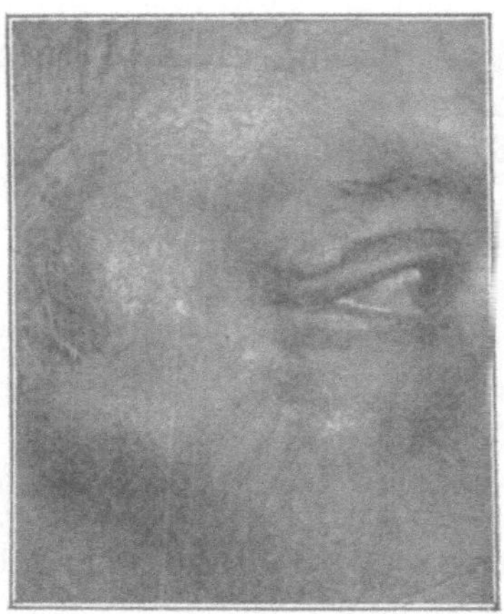

Fig. 31 und 32. Karzinom in der Gegend der Schläfe und des Jochbeins unter Mitbeteiligung der Orbitalwand.

4. Karzinom in der Schläfengegend und in der Gegend des Jochbeins, das auf die Orbitalwand übergreift (Fig. 31 und 32). Es handelt sich hier um ein Neoplasma von kleinen Dimensionen, das aber wegen seines Sitzes und der bestehenden Fistelgänge ernster Natur ist. Es liegt in der Nähe des Auges; das Auge selbst zeigt leichten Exophthalmus. Die Knochenwand ist mit betroffen.

Der 57 jährige Patient wurde uns im November 1908 von Dr. Galand aus Cambrai zugewiesen. Das Karzinom hatte vor 15 Jahren von einer Warze seinen Ausgang genommen; seit 4 Jahren hat es sich in die Tiefe ausgebreitet und trotz verschiedener Behandlungsarten (Elektrizität, Kaustik usw.) das Unterhautzellgewebe und die Knochenwand ergriffen.

Zurzeit besteht im äußern Augenwinkel — unter Mitbeteiligung des Auges — eine von einer grau-grünlichen, dicken, stark adhärenten Kruste bedeckte Ulzeration von 3 cm Durchmesser. Das Neoplasma umgibt den untern Teil der Orbita, wo sich eine tiefe Fistel findet. Die ganze Peripherie ist vorgewölbt, derb und schmerzhaft auf Druck. Eine gewisse Sehschwäche auf dieser Seite, der Exophthalmus und lanzinierende Schmerzen lassen eine Kompression der Orbitalwand und ein Übergreifen auf die Orbita befürchten. Überdies sind die Gewebe in dieser Gegend stark mit dem unterliegenden Knochen verwachsen.

Die Therapie mußte sich zur Aufgabe stellen, in die Tiefe bis zur Orbita zu wirken. Wir zählten dabei auf die selektive Kraft des Radiums gegenüber den Krebszellen. Letztere mußten beeinflußt werden, ohne daß der Augapfel geschädigt wurde. Der vorgewölbte Teil des Auges konnte durch eine dicke Hülle geschützt werden.

Apparat Nr. 3, von 1 mm Blei bedeckt, wird dreimal 22 Stunden nacheinander appliziert und zwar am 15., 22. und 29. November 1908, total 66 Stunden. Am 1. Februar scheint der Patient geheilt zu sein. Die ganze Gegend in der Nähe des äußeren Augenwinkels ist ohne Retraktion des Augenlides vernarbt. Im untern Teil bei der Fistelöffnung, wo die Gewebe mit der Orbitalwand verwachsen waren, ist die Vernarbung eines kleinen Punktes ausgeblieben, wie das an Stellen, wo das auskleidende Zellgewebe fehlt, in der Regel der Fall ist.

Der Exophthalmus ist zurückgegangen, die Sehschärfe wieder normal geworden.

Dieses Resultat ist besonders interessant. Eine Operation wäre mit einer beträchtlichen Zerstörung der Gewebe und wahrscheinlich mit einer Retraktion des Augenlides verbunden gewesen. Weder mit der Fulguration noch mit den Röntgenstrahlen hätte man so leicht in die Tiefe wirken können und die Oberfläche wäre jedenfalls kaum so intakt geblieben.

5. Epitheliom, das fast die ganze häutige Nase und die Hälfte der linken Nasenwand zerstört hatte. Wenn die Epitheliome über Knochen- oder Knorpelgeweben sitzen, wo die Haut wenig polsterndes Zellgewebe besitzt (Knochen und Knorpel der Nase, Orbita, Stirngegend), dann sollen sowohl mit unbedeckten als mit Filtrierapparaten weniger starke Dosen verwendet werden, als z. B. an der Wange. Die entzündlichen Reaktionen entstehen hier viel leichter, und brauchen mehr Zeit bis sie verschwinden. Es ist daher den schwachen und fraktionierten Dosen im allgemeinen der Vorzug zu geben.

Es wurde uns ein Patient überwiesen mit einer Ulzeration, die fast die ganze Oberfläche der Nase mit Ausnahme der Nasenspitze zerstört hatte. Der Knorpel und ein Teil des Knochens lagen frei; die Hälfte der linken Nasenwand ist perforiert.

Beginn vor $4^1/_2$ Jahren; die Ulzeration zeigt aber erst seit einigen Monaten diesen akut bösartigen Charakter. Die Ausbreitung ist eine sehr rasche. In der Nähe des linken inneren Augenwinkels ist der periphere indurierte Wall, der überall die Neubildung begrenzt, besonders ausgesprochen und gefahrdrohend.

Die Behandlung muß an der Peripherie eine sehr energische, dagegen über den bloßgelegten Knochen- und Knorpelpartien milder sein. Wir hatten es hier also mit großen technischen Schwierigkeiten zu tun. Im Verlaufe von 5 Monaten wurden zahlreiche Applikationsserien gemacht. Im allgemeinen hat sich folgende Technik bewährt:

1. Auf den Wall Applikation der Apparate 5, 6, 7, 8 und 9 unbedeckt oder mit leichtem Filter ($^8/_{100}$ mm Aluminium), während 3 bis 5 Stunden (je $^1/_2$ Stunde pro Sitzung) in ungefähr 10 Tagen.

2. Auf die entblößten Stellen Apparat Nr. 3 mit 2 mm Blei während 40 Stunden (pro Sitzung 3 bis 4 Stunden) im Verlauf von ungefähr 20 Tagen.

Im ganzen fanden drei Serien mit einem Monat Intervall auf beiden Seiten der Nase statt. Im fünften Monat ist die Perforation noch nicht geschlossen, aber die Ränder zeigen gute Vernarbung; der epitheliomatöse Wall ist verschwunden. Die Gewebe sehen gut aus und die Gefahr der Ausbreitung auf die Caruncula lacrymalis scheint beseitigt zu sein.

6. Subkutanes in rascher Ausbreitung begriffenes Rezidiv nach einem Epitheliom der Wange, das chirurgisch entfernt worden war. Lebhafte durch ultrapenetrierende Strahlen erzeugte entzündliche Reaktion an der Oberfläche und in der Tiefe. Ein haselnußgroßes Tumorrezidiv sitzt in der Jochbeingegend. Von diesem Tumor ziehen indurierte und vorspringende Stränge nach dem Auge und nach der Mitte der Wange. Das Ganze bildet eine derbe Masse von ungefähr 20 qcm. Die Oberfläche ist von narbigen Streifen durchzogen (Überreste einer früheren Operation). Die Haut ist gespannt, aber nicht ulzeriert. Sie läßt sich schwer in Falten legen. Das Rezidiv ist im Bindegewebe aufgetreten. Wir nehmen unsere Zuflucht zu den ultrapenetrierenden Strahlen. Apparat Nr. 1 wird von 9 Uhr abends bis 8 Uhr morgens appliziert, die erste Nacht mit 2 mm Bleifilter, die zweite mit 2,5 mm und die acht folgenden Nächte mit 3 mm Blei. Von da an kann man eine Verkleinerung des vorspringenden Tumors konstatieren. Zwei weitere Nächte werden 3,5 mm und die vier letzten Nächte 4 mm dicke Bleifilter verwendet. In toto haben wir eine ultrapenetrierende Strahlenmenge von 2000 bis 4000 Aktivitäten in etwa 165 Stunden (pro Sitzung 11 Stunden nacheinander) im Verlaufe von 14 Tagen (ohne Unterbrechung) zur Verwendung gebracht.

14 Tage nach Schluß der Behandlung sind der Tumor und die teigige Schwellung verschwunden, indessen zeigt die Haut eine lebhafte Rötung und deutet auf eine starke Reaktion in der Tiefe hin. Patient schrieb uns 2 Wochen nach seiner Heimkehr in die Provence, daß die behandelte Gegend schmerzhaft und entzündet sei. Es hatten sich an verschiedenen Stellen Kontinuitätstrennungen gebildet und es entleerte sich daraus reichlich milchig-weißliche Flüssigkeit (eine Flüssigkeit, die wir bei der Behandlung der Epitheliome öfters gesehen haben, wenn Reaktionen in der Tiefe zustande kamen).

Wir waren uns bewußt, daß die Dosierung zu stark war, aber diese Überdosierung war gewollt. Da der Kranke sich zur Behandlung nicht wieder einstellen konnte, mußte man gleich ein definitives Resultat zu erreichen suchen.

Dieser Fall zeigt uns, daß es keine Methode gibt, die uns vollkommen vor Irritationen der Oberfläche schützt. Selbst wenn nur ultrapenetrierende Strahlen zur Anwendung kommen, dabei aber die Dosen zu stark gewählt werden, können oberflächliche Irritationen („Revulsionen") und entzündliche Reaktionen in der Tiefe ausgelöst werden. Wir müssen also nochmals betonen, daß nachträgliche Entzündungserscheinungen mehr von der Dosierung als von der Methode abhängig sind (siehe Kapitel Reaktionen).

Andererseits geht aus dieser Beobachtung hervor, daß die mit übermäßig starken Dosen von ultrapenetrierenden Strahlen erzeugten entzündlichen Reaktionen im allgemeinen ziemlich schnell zurückgehen. Es trockneten nämlich bei obiger Reaktion die Gewebe nach mehreren Wochen ein, alles kehrte zur Norm zurück; die derben Massen sind verschwunden und zurzeit, nach 4 Monaten, ist anscheinend nichts mehr vom Rezidiv vorhanden; die Haut ist weich und beweglich. Es besteht noch das Gefühl des Kribbelns.

b) Drüsenmetastasen.

Die Rezidive oder Drüsenmetastasen sind, wie wir gesehen haben, bis zu einem gewissen Grade dem Radium zugänglich, da die Möglichkeit besteht, in die Tiefe zu wirken, ohne die Oberfläche zu zerstören. Man kann sie neben die subkutanen Karzinome stellen, bei denen die bedeckende Haut ebenfalls geschont werden muß. Es folgen drei Beispiele, die bemerkenswert sind:

1. Eine sehr alte Dame zeigt eine Infiltration der Retroaurikulardrüse nach einem ulzerierten Epitheliom des Gehörgangs. Der von normaler, dünner und ge-

spannter Haut bedeckte Tumor hatte sich in der Retroaurikularfalte gebildet und rasch entwickelt. Er ist teigig und hat bei Berücksichtigung der Tiefenausdehnung die Größe eines Taubeneies. Ein chirurgischer Eingriff ist nicht möglich. Der Tumor adhäriert sehr stark mit seiner Basis und ist mit dem unterliegenden Knochen und der Ohrgegend stark verwachsen. Ein operativer Eingriff wäre schwierig und würde von der sehr bejahrten Patientin kaum überstanden werden. Mit den Röntgenstrahlen könnte die Haut nicht genügend geschont werden, zudem wäre diese Behandlung praktisch nicht durchführbar, da die Patientin nicht ausgehen kann.

Wir nahmen die ultrapenetrierenden Strahlen in kleinen Dosen zu Hilfe (1000 bis 2000 Einheiten). Die Applikationen werden in Serien von 5 bis 6 aufeinanderfolgenden Nächten gemacht. Zwischen je zwei Serien folgt eine Ruhezeit von 2 bis 4 Wochen. Man beobachtet nach und nach eine Rückbildung des Tumors; er verkleinert sich langsam und wird nach der Ansicht des Dr. Paillotte, der sich der Patientin annimmt, derber, wie sklerotisch. Nach Verlauf mehrerer Monate ist die Neubildung um drei Viertel zurückgegangen. Die Haut zeigte nie Zeichen von Irritation. Dieses Resultat ist also auf die einfachste Weise erzielt worden. Die Behandlung hat die Patientin kaum belästigt und sie auch nicht ermüdet. Wir haben hier ein sehr überzeugendes Beispiel für die spezifische Wirkung des Radiums und die Bequemlichkeit seiner Anwendung.

2. In dem folgenden Falle wurden zu starke Dosen verwendet; es kam zu einer Entzünduug der Oberfläche, die einer langen Zeit zur Heilung bedurfte. Der Fall war aber dringend und bedurfte unbedingt intensiver Dosen. Wir glauben, daß man in Anbetracht der Dringlichkeit lieber eine Radiumdermatitis von 5 bis 6 Wochen mit in den Kauf nehmen, als auf eine intensive Methode verzichten wird, die allein ein Umsichgreifen des Prozesses aufzuhalten imstande ist. Der Kranke ist sowieso gezwungen, sich nach einer Serie von Applikationen für einige Wochen auszuruhen.

Bei einem Patienten mit torpidem Epitheliom in der Tiefe des Rachens entwickelte sich sehr rasch eine mächtige, derbe, vorspringende Geschwulst in der ganzen linken Zervikalgegend. Es bestehen Zeichen von Kompression und gestörter Funktion; der Kopf ist unbeweglich. Die Haut ist fein, glatt und gespannt, und durch den Tumor nur vorgewölbt. Sie läßt sich schwierig falten.

Behandlung: Vom 25. November bis 11. Dezember jede zweite Nacht, im ganzen achtmal, Applikation der Apparate 5, 6 und 3. Der letztere wird durch die Übereinanderlagerung von zwei Hanfgewebestücken verstärkt, die 4 cg Radiumsalz à 500000 E einhalten. Diese Apparate sind mit 2 mm dicken Bleifiltern bedeckt. An den eingeschalteten Tagen Applikation der Apparate Nr. 3, 5 und 7 ebenfalls von 2 mm Blei umgeben. Der Tumor wurde also während 16 aufeinander folgender Tage behandelt. Diese Applikationsweise der Apparate hatte den Zweck, die Strahlen gegeneinander wirken zu lassen und so den gewaltigen Tumor gewissermaßen zu überfluten.

Trotz der Filter bildete sich eine Radiumdermatitis. Heute aber, 2 Monate nach der Behandlung, ist der Tumor, der einen sehr bedrohlichen Charakter hatte, an Umfang bedeutend zurückgegangen; er ist im ganzen erweicht. Der Patient kann den Kopf nach links beugen, die unerträglichen Schmerzen auf der linken Seite des Kopfes sind verschwunden.

3. Ein anderer identischer Fall, nur noch stärker entwickelt, mit Ausgangspunkt von einem vermutlichen Larynxkarzinom, das zur Tracheotomie geführt hatte, wurde neulich, wie der vorige Fall, einer sehr energischen Behandlung (in Form des „Kreuzfeuers“) mit ultrapenetrierenden Strahlen unterworfen. Es trat ziemlich rasch, diesmal ohne Irritation der Haut, Erweichung und leichte Abnahme des Volumens ein und namentlich eine sehr ausgesprochene Verminderung der heftigen Kopfschmerzen.

4. Eine Patientin des Dr. Cazin weist im Gefolge eines Mammakarzinoms beträchtliche Drüseninfiltrate auf; es bestehen Drüsentumoren in der Pektoral-, Zervikal- und Axillargegend. Es machen sich Kompressionserscheinungen bemerkbar (Schmerzen,

Atmungsbehinderung, Ödem des Arms). In einem solchen Falle kann man von der Behandlung nicht mehr viel anderes erwarten, als eine Erleichterung der subjektiven Symptome. Dieses Ziel wurde bis zu einem gewissen Grade erreicht. Nach 2 bis 3 Monaten war eine deutliche Remission der Schmerzen, eine Erleichterung der Respiration und sogar eine kleine Abnahme der behandelten Massen zu konstatieren. Das war zur Zeit der Ferien. Die Kranke konnte sich nicht entschließen, zur Fortsetzung der Behandlung noch länger in Paris zu bleiben; 2 Monate später vernahmen wir, daß der Exitus eingetreten sei.

Diese Befunde zeigen uns, daß die Grenzen, die ehemals der Radiumtherapie gesteckt waren, erweitert werden müssen. Indessen zeigt sich der Wert des Radiums erst recht deutlich im folgenden Kapitel.

c) Die Neubildungen der Mamma.

Die Gegend der Mamma ist für die Radiumtherapie und bestimmte Anwendungsmethoden derselben ganz besonders geeignet, so vor allem für das mit der Filtrierung kombinierte „Kreuzfeuer".

Bei der Technik müssen vier verschiedene Punkte berücksichtigt werden:

I. Man soll soweit wie möglich und prinzipiell ein Eindringen der Strahlen in die Lunge zu vermeiden suchen; es ist vorteilhaft, bei den Brustkrebsen, bei denen die Lunge oft empfindlich und reizbar ist, die Summe der Strahlen, die zur Lunge gelangen, zu vermindern. Das geschieht am besten mit der Methode des „Kreuzfeuers", wobei der größte Teil der Strahlen seitlich dirigiert wird.

II. Man soll selbst bei den oberflächlichen Brustkrebsen, wie bei der Pagetschen[1]) Krankheit, in die Tiefe zu wirken suchen. Die ganze Dicke der Mammagewebe weit über die palpatorisch nachweisbaren Knoten und Infiltrate hinaus soll beeinflußt werden. Man muß gewissermaßen aufs Geratewohl die letzten Schlupfwinkel der Neubildung zu durchdringen suchen.

Theoretisch können wir sagen, daß die äußerst starke Penetrationskraft der ultrapenetrierenden Strahlen, die mehrere Zentimeter dicke Bleiplatten zu durchdringen vermögen, sicherlich alle Teile der Mamma, so tief ihr Sitz auch sein mag, radioaktiv beeinflußt.

III. Die radioaktive Wirkung muß eine intensive sein. Außer der Wahl großer Apparate mit sehr kräftigen radioaktiven Salzen sind Kombinationen in Anwendung zu bringen, mittels deren wir die radioaktiven Kräfte verstärken können. Das sind:

1. Die Übereinanderlagerung der Apparate.

2. Das Einführen radiumhaltiger Röhrchen in das Innere der Karzinomgewebe; sehr empfehlenswert, wenn die Haut schon ulzeriert ist.

3. Vermehrung der Apparate und der Applikationsstellen. An der Brust können Apparate einander gegenüber appliziert werden und ihr „Feuer kreuzen". Bei diesem Anlasse erinnern wir daran, daß die Simultanwirkung von zwei gegeneinander gerichteten Bestrahlungen der Wirkung von zwei übereinander gelegten Apparaten überlegen ist. Die Mamma eignet sich vortrefflich für die Methode des „Kreuzfeuers" und für die Ver-

[1]) Wickham, Krankheit der Brustwarze, Pagets Krankheit genannt. Beitrag zum Studium der Pathogenese des Krebses. These. Paris 1890.

stärkung der Radioaktivitätskraft, die daraus resultiert. Bei gewissen Fällen können diese drei Methoden miteinander kombiniert werden, so daß es buchstäblich möglich wird, das ganze Mammagewebe mit äußerst intensiven, zahlreichen und penetrierenden Strahlen zu überschwemmen.

4. Die Haut muß geschützt werden. Auch wenn wir bedeutende radioaktive Werte ins Karzinomgewebe einführen, soll eine Entzündung der Oberfläche vermieden werden. Selbst wenn die Epidermis am krankhaften Prozeß schon beteiligt ist — in Form von Rötung und orangenschalenartigem Aussehen (wie wenn Hautabszesse perforieren wollten) — kann man eine Rückbildung ohne Ulzeration der Oberfläche herbeiführen. Die Filtrierung allein genügt zur Erreichung dieses Resultats, falls die Filter genügend dick (2 bis 3 mm Blei) und die Applikationszeiten genügend lang sind. Die Methode des „Kreuzfeuers“ mit Verschiebung der Applikationsstellen, wobei wir weniger dicke Filter und folglich mehr Strahlen nutzbar machen können, entspricht den vier Bedingungen, die wir oben angeführt haben und macht die Behandlung praktischer, rascher und wirksamer.

Die Brust ist also ganz besonders geeignet, eine der Haupteigentümlichkeiten der Radiumtherapie ins richtige Licht zu setzen und die Fortschritte zu beleuchten, die mit Hilfe der Methoden des biologischen Radiumlaboratoriums verwirklicht worden sind.

Die Bequemlichkeit der Applikationen, die ohne weiteres ganze Nächte und Tage fortgesetzt werden können, ohne die meist bejahrten Patienten in ihren Gewohnheiten zu stören oder ihnen irgendwelchen Zwang aufzuerlegen, die Geschmeidigkeit der Apparate, die zahlreiche kombinierte Verfahren gestattet, die Möglichkeit, das gesamte Mammagewebe in einer gewünschten Richtung mit zahlreichen, intensiven und äußerst penetrierenden Strahlen zu überschwemmen, ohne eine Entzündung der Haut zu veranlassen, — das sind Vorteile, die, so vereinigt, ausschließlich dem Radium zukommen, neben dem sich namentlich die Röntgenstrahlen nicht behaupten können. Bei den verschiedenen Behandlungsmethoden des Brustkrebses müssen wir vom theoretischen Standpunkte aus betonen, daß, welches Mittel auch zur Destruktion der Neubildung zur Verwendung kam (verschiedene Kauterisationen, Fulguration) und in welcher Ausdehnung man auch die Neubildung entfernt haben mag, es immer noch möglich ist, daß Keime außerhalb zurückgeblieben sein können, die nicht berührt wurden. Bei der Rückbildung einer Neubildung der Mamma durch Radium aber scheint die Wirkung theoretisch und praktisch überlegen zu sein, da man mit den Strahlen in alle Teile des Mammagewebes, wo immer Keime der Neubildung sitzen mögen, und selbst außerhalb der gewöhnlich zugänglichen Zonen gelangen kann. Die Loslösung der Neubildung an der Basis und die im Laufe der Behandlung nachweisbare Mobilisierung der Tumoren, bevor das Neoplasma zurückgebildet ist, wie wir das nicht nur bei den Brustkrebsen, sondern auch bei Fall Nr. 3 (S. 125), bei den Uteruskarzinomen und anderen ursprünglich fixierten und adhärenten Tumoren konstatieren konnten, zeigen deutlich die heilende Wirkung in der Tiefe.

Andererseits bilden das Fehlen jedes künstlich erzeugten entzündlichen Prozesses, die Ruhe und die Torpidität, mit denen sich die therapeutische Radiumreaktion vollzieht, günstige Bedingungen und verhindern im Prinzip die Gefahren des „Peitschenhiebes", der späteren Drüseninfiltration und der allgemeinen Resorption, von denen gewisse Traumen begleitet sind.

Diese Ausführungen, bei denen das Fehlen jeder Verstümmelung noch nicht mit gerechnet ist, beweisen die wirklichen Vorzüge des Radiums. Wir können beifügen, daß es unter den gleichen Bedingungen möglich ist, nicht nur bereits konstatierbare Drüseninfiltrate zu behandeln, sondern präventiv die anscheinend intakten Drüsen in der Axillar- und Pektoralgegend zu beeinflussen.

Wenn wir die verschiedenen technischen Verfahren usw., die wir vorher erläutert haben, und die spezifische Wirkung des Radiums auf Epitheliome in Berücksichtigung ziehen, so darf wohl die Radiumtherapie der malignen Neubildungen der Brust ein spezielles praktisches Interesse beanspruchen. Das werden unsere nun folgenden Beobachtungen darlegen.

1. Behandlung eines Mammakarzinoms durch eine mit einer Kautschukmembran bedeckte Bleiplatte hindurch, wie sie zum Schutz von X-Strahlen Verwendung findet. Am 6. November wurde uns eine 72 jährige Patientin von Dr. Triboulet zugewiesen.

Es läßt sich in der linken Mamma eine Geschwulst von der Größe einer kleinen Mandarine konstatieren; sie ist auf der Rippenfläche fixiert und hat die Hautbedeckung affiziert, mit der sie fest verwachsen ist. Die Brustwarze ist eingezogen; etwas nach außen besteht eine Ulzeration von ungefähr Frankstückgröße. Die übrige Oberfläche hat die Beschaffenheit einer Orangenschale, sie ist gerötet und der Ulzeration nahe. In der linken Achselhöhle eine Drüse. An der ganzen linken Thoraxseite bestehen sehr heftige ausstrahlende Schmerzen.

Beginn der Affektion vor einem Jahr. Es handelt sich um einen Brustkrebs. Aus verschiedenen Gründen, besonders wegen des hohen Alters der Patientin, hatte Dr. Triboulet Bedenken gegen die Operation, besonders gegen das Chloroform. Er weist uns die Kranke zu in der Hoffnung, daß das Radium die weitere Ausbreitung des Karzinoms aufhalten werde. Behandlung: Die Ulzeration hätte uns veranlassen können, unbedeckte Apparate von großer Gesamtradioaktivität zu verwenden. Indessen kannten wir zu jener Zeit das Verfahren, in die Tiefe zu wirken vermittels der Filtrierung durch Watte-, Aluminium- und mit Kautschuk umhüllter Bleifilter, auch mittels verschiedener Applikationsmethoden unbedeckter Apparate, und da wir für unsere Patientin unbedingt der Tiefenwirkung und sehr stark penetrierender Strahlen bedurften, so sind wir vom ersten Tage an so vorgegangen, wie wir es von der Behandlung eines inoperablen Glaukoms her (23. Januar 1907) gewohnt waren (s. verschiedene Affektionen, Glaukom). Wir haben zwischen Apparat Nr. 1 und Krebs eine mit einer Gummimembran bedeckte Bleilamelle geschoben. Es handelte sich um jene von Kautschuk bedeckten Bleiplättchen von 1,27 mm Dicke, wie sie speziell zum Schutze gegen die Röntgenstrahlen konstruiert wurden. Durch dieses Blättchen hindurch entladet Apparat Nr. 1 das Elektroskop und läßt ein Blatt von Baryumplatincyanür aufleuchten. Diese Zwischenlage konnte nur von den am stärksten penetrierenden Strahlen und zwar in sehr geringer Menge passiert werden, und gerade diese wollten wir verwenden. Die Resultate haben unsern Erwartungen entsprochen, obschon die Dosen viel kleiner waren, als wir sie jetzt anwenden. Wir sind nachträglich erstaunt darüber, daß wir mit so schwachen Dosen positive Ziele erreicht haben, wenn es auch sehr langsam vorwärts ging.

Apparat Nr. 1 wird vom 6. bis 18. November elfmal je $1^1/_2$ Stunden appliziert. Am 11. November sehr deutliche Abnahme der Schmerzen. Der transversale Durchmesser des Tumors hat sich verkleinert, er ist von 4,5 auf 3,8 cm zurückgegangen.

Der dem Sternum am nächsten liegende Teil scheint in Erweichung begriffen zu sein. (Wir haben seither bei mehreren anderen Fällen den Übergang in Erweichung ohne nachfolgende Ulzeration konstatieren können). Vom 11. bis 23. Dezember 10 neue Sitzungen mit dem gleichen Apparate, aber nur je eine Stunde pro Sitzung. Am 3. Februar ist die Ulzeration fast vernarbt; der Tumor ist beweglicher, die Rötung und das orangenschalenartige Aussehen der Haut sind weniger ausgeprägt. Vom 3. bis 12. Februar wiederum 10 Sitzungen von je einer Stunde Dauer, worauf die Rückbildung ganz deutlich wird; ein weiteres Umsichgreifen des krankhaften Prozesses ist absolut nicht mehr zu befürchten. Die Veränderung der Konsistenz, des Volumens und der Beweglichkeit des Tumors sind offensichtlich; es gelingt, mit den Fingern zwischen hinterer Tumor- und Thoraxwand einzudringen. Die Ulzeration ist vollständig vernarbt und die Haut ist nicht mehr gerötet. Die Axillardrüse ist kleiner geworden, die Schmerzen sind verschwunden.

Ein Chirurg, der vor der Behandlung gezögert hatte, operativ einzugreifen, wird neuerdings konsultiert und ist der Ansicht, daß nun ein operativer Eingriff unter lokaler Kokainanästhesie mit Leichtigkeit vorgenommen werden könnte. Die Patientin aber ist mit dem erreichten Resultat zufrieden und zieht vor, mit den Radiumapplikationen fortzufahren Alle zwei Monate wird eine neue Serie von Applikationen nach dem gleichen Modus gemacht. Im September 1908 wird Apparat Nr. 1 10 Stunden mit einfachem Bleifilter von 0,5 mm Dicke ohne Kautschuk appliziert. Heute sind die Veränderungen so weit zurückgegangen, daß in der Gegend der Brustwarze nur noch ein fibröser Knoten von der Größe einer Wallnuß besteht. Der Knoten ist auf der Thoraxwand vollständig verschieblich; die Haut sieht sehr gut aus und hat während der ganzen Behandlung keine Störungen gezeigt.

Dieses Resultat ist beachtenswert. Eine Neubildung, die, sich selbst überlassen, sicherlich eine progressive Entwicklung genommen hätte, scheint 18 Monate nach der Behandlung keine Gefahr mehr zu bieten und ist sehr günstig beinflußt worden.

Bemerkenswert ist auch die Verkleinerung der Drüse, ohne daß sie direkt dem Radium ausgesetzt worden ist.

2. Brustkrebs „en cuirasse“. Am 11. Dezember 1908 wurde uns eine 78 jährige Patientin von Dr. Moutard-Martin wegen eines linksseitigen Brustkrebses zugewiesen, dessen Operation aus verschiedenen Gründen nicht ausführbar schien. Beginn der Neubildung vor ungefähr zwei Jahren. Sie nimmt den äußeren Teil der im übrigen sehr abgemagerten Brustdrüse ein. An der Basis ist sie stark adhärent. Die Derbheit ist charakteristisch. In der rechten Hälfte der Geschwulst ist indessen eine weichere, fast fluktuierende Partie zu konstatieren; die Haut ist in diesem Bereiche rot und orangenschalenähnlich. Das Ganze macht den Eindruck eines vor dem Durchbruch stehenden Abszesses. Sonst ist die Haut überall von normaler Farbe, aber mit der Neubildung verwachsen. In der Axillargegend findet sich eine wallnußgroße, etwas bewegliche Drüse. Die Schmerzen sind lanzinierend und verursachen oft Schlaflosigkeit.

Als Behandlungsmethode wurde das „Kreuzfeuer“ gewählt, kombiniert mit einer Filtrierung durch 2 mm Blei ohne Kautschuk. Auf der unteren Seite wurde Apparat Nr. 1 und gegenüber auf der oberen Seite Apparat Nr. 3 appliziert. Die Applikationen wurden im Verlaufe eines Monats 15 mal wiederholt mit einem Tag Intervall zwischen je zwei Sitzungen. Die Apparate wurden abends gegen 9 Uhr fixiert und morgens 8 Uhr entfernt, im ganzen wirkten sie 160 bis 180 Stunden. Apparat Nr. 1 wurde immer an der nämlichen Stelle appliziert, Apparat Nr. 3 wurde, weil er kleiner ist, von dem einen zum anderen Male leicht verschoben.

Diese Dosierung scheint uns eine ausgezeichnete zu sein; die eintägigen Intervalle sind praktisch wichtig. Von 48 Stunden wurden 11 Stunden zur Behandlung verwendet und die Gewebe 37 Stunden in Ruhe gelassen. Wir glauben, daß die Kombination der Methode der fraktionierten Dosen mit derjenigen des „Kreuzfeuers" bei stark penetrierenden Strahlen in geringer Menge große Vorteile hat; es wird dabei eine zu plötzliche Wirkung vermieden. Die Rückbildung vollzog sich mit einer sehr bemerkenswerten Regelmäßigkeit und Einfachheit. Wir haben in den zwei folgenden Monaten die Abnahme der verschiedenen oben angegebenen Symptome konstatieren können. Die Entzündung ist zurückgegangen, die Haut hat wieder eine gewisse Geschmeidigkeit erlangt. Die Brustwarze hat sich zum Teil wieder ausgestülpt, und was besonders auffallend ist, die Basis hat sich losgelöst. Am 1. Februar war an Stelle des Tumors ein länglicher, beweglicher, derber Strang von torpidem Charakter zu konstatieren. Seither wurden neue Applikationen derselben Art gemacht: 10 Sitzungen von 12 Stunden mit je einem Tag Intervall. Ende März ist nur noch eine Verhärtung übrig geblieben, die einer Umwandlung der Neubildung in skleröses Gewebe zu entsprechen scheint. Die Schmerzen sind verschwunden.

Die Drüse wurde in 6 Sitzungen (6 Nächte) mit je einem Tag Intervall mit Apparat Nr. 7, von 1 mm Blei bedeckt, behandelt. Diese verschiedenen Resultate kamen ohne Ulzeration der Oberfläche zustande, es kam nur zu einer leichten Irritation der Haut, die in 14 Tagen vorüber war.

Gewiß ist der Fall zu wenig lang beobachtet, um daraus definitive Schlüsse ziehen zu können, aber es ist interessant, daß die Rückbildung eines Neoplasma, das in rascher bösartiger Entwicklung begriffen war, mit Leichtigkeit bis zu einem solchen Grade erreicht wurde.

3. Mammakarzinom von großen Dimensionen. Eine 47 jährige Frau weist ein typisches Karzinom der linken Brust auf mit Einziehung der Brustwarze. Verwachsung mit der Haut in kleinem Umfang — die Haut läßt sich hier nicht in Falten legen — und Adhärenz der Tumorbasis an der Thoraxwand. Der Tumor ist sehr voluminös; er scheint die ganze Drüse einzunehmen, die von Natur stark entwickelt ist. Es sind Axillar- und Supraklavikulardrüsen zu konstatieren. Die Schmerzen sind heftig, strahlen namentlich gegen einen Punkt am Rücken aus und verschlimmern den an sich schon ziemlich schlechten Allgemeinzustand. Die Kranke ist sehr nervös. Sie weist gastrische Krisen und zeitweise Zeichen von Larynxspasmen auf. Sie ernährt sich schlecht und nimmt ab. An einen chirurgischen Eingriff ist nicht zu denken.

Die Behandlung gleicht derjenigen des letzten Falles, bloß werden die Applikationen vier bis fünfmal pro Woche wiederholt statt dreimal; die Bleifilter sind während der fünf ersten Applikationen 1 mm, nachher 2 mm dick. Infolge der großen Oberflächenausdehnung ist es möglich, bei jeder Sitzung einander gegenüberliegende neue Stellen zu behandeln. Es wurden 15 Sitzungen gemacht. Zwei Monate nach Beginn der Behandlung kann man konstatieren, daß der Tumor rasch an Volumen abgenommen hat. Die Basis ist frei geworden. Die mit dem Tumor verwachsene Haut ist beweglicher, die Konsistenz weicher. Die Schmerzen im Rücken haben nachgelassen. Die Patientin hat selbst eine große Veränderung wahrgenommen. Der nervöse Zustand bessert sich. Es wird mit einer zweiten Serie begonnen. Die Besserung macht weitere Fortschritte und ist nun schon sehr deutlich geworden; die Brustwarze ist frei und die Beweglichkeit der Drüse eine vollkommene.

Die Rückbildung war also schon auf dem besten Wege. Dann bekam die Kranke einen Schnupfen mit nachfolgender schwerer Bronchopneumonie, der sie erlag.

4. Adenofibrom außerhalb und innerhalb der Drüsengänge. Eine 33 jährige Patientin wurde uns von Dr. Robinson wegen eines orangengroßen Tumors in der linken Brust zugewiesen. Der im Brustgewebe bewegliche Tumor beunruhigt die Kranke wegen ausstrahlender Schmerzen in die linke Seite und in den linken Arm. Es ist aber noch ein anderer Grund vorhanden, weshalb sich Patientin mit Recht soviel um ihre Affektion kümmert. In der rechten Brust war nämlich vor zwei Jahren eine gleiche Geschwulst konstatiert und es war von Professor Berger die Ablation der Brust vorgenommen worden.

Die histologische Untersuchung des Tumors ergab folgendes: „Das Stützgewebe ist je nach der Gegend bald dicht, grob fibrös, bald von feiner und lockerer Struktur, bald ödematös, myxomartig. Die drüsigen Elemente, die in dieses Stroma eingebettet sind, zeigen sich in Form von Gruppen erweiterter Acini; sie sind unregelmäßig erweitert und ausgezogen, haben seltsame Formen und bilden kleine Zysten mit flüssigem, transparentem oder gelatinösem Inhalt. Ihre Innenwand ist mit einer einfachen Schicht kubischer oder zylindrischer Zellen ausgekleidet. Stützgewebe und Drüsengewebe stehen in umgekehrtem Verhältnis: Wo das Bindegewebe dicht, skirrhusähnlich ist, da sind die Drüsenbildungen spärlich und schwach entwickelt. Wo das Bindegewebe dehnbar ist, da nahmen die zystadenomatösen Bildungen eine starke Entwicklung. An einigen Stellen, wo das Stroma sehr locker und zellreich ist, da sprossen Zellmassen in die adenomatösen Höhlen hinein; letztere werden von verschiedenen Seiten ungleichmäßig komprimiert und es entstehen eigenartige sternförmige Figuren. Zwei kleine Axillardrüsen erwiesen sich bei der Untersuchung als frei von Metastasen. Man fand nur einen leichten Grad von Reizung, die sich in einer Hypertrophie der Lymphgefäßendothelien manifestierte.

Diagnose: Adenofibrom außerhalb und innerhalb der Drüsengänge."

Da die Patientin sich geweigert hatte, diese Brust auch noch entfernen zu lassen, so nahmen wir den Tumor unter das „Kreuzfeuer" mit zwei Apparaten; der eine maß 12 qcm Oberfläche, enthielt 12 cg Radiumsulfat von 1000000 E, der andere hatte 16 qcm Oberfläche, enthielt 16 cg Radiumsulfat von 500000 E. Die beiden Apparate wurden mit 3 mm dickem Blei umwickelt. Der eine wird oben, der andere unten, am übernächsten Tage der eine rechts, der andere links appliziert, so werden bei jeder Sitzung die Apparate einander entgegengerichtet. Im Verlaufe eines Monats haben wir 15 Sitzungen von je 12 Stunden gemacht. Von den ersten Applikationen an haben die schmerzhaften Phänomene beträchtlich abgenommen, der Tumor selbst verkleinerte sich nach und nach, er ist von der Größe einer Orange bis zu Wallnußgröße zurückgegangen. Von einer Operation, die vorher vom konsultierten Chirurgen als dringend erachtet wurde, kann heute keine Rede mehr sein.

Diese Fälle, die wir unter mehreren andern ausgewählt haben, gleichen sich vor allem in der Regelmäßigkeit der Rückbildung. Sie sind unserer Ansicht nach demonstrativ für die Wirkungen des Radiums und dessen Vorteile.

Bei Rezidiven in Operationsnarben haben wir ebenfalls sehr günstige Rückbildungen erreicht. Bei mehreren Kranken, bei denen die Läsionen solche Proportionen angenommen hatten, daß man nur noch zum Trost eingreifen konnte, haben nicht nur, wie wir erwartet, die Schmerzen und die Sekretion nachgelassen, sondern es konnte auch eine vorübergehende Besserung des Allgemeinbefindens beobachtet werden. Der Besserung entsprach eine teilweise Abnahme der Tumoren und sehr wahrscheinlich eine Verlängerung des Lebens mit geringeren Beschwerden.

Diese Resultate dürfen uns übrigens nicht überraschen. Die spezifische Wirkung des Radiums war bei unsern Beobachtungen deutlich zu konstatieren; die heilende Wirkung manifestierte sich in der Tiefe, ohne die Oberfläche zu zerstören und wurde bei Läsionen mit ganz verschiedenem Sitz festgestellt.

Überdies können diese Eigenschaften des Radiums mit Vorteil nach chirurgischen Eingriffen Verwendung finden. Es können Radiumapparate mit Bleifiltern, in Watte eingehüllt, in den Verband, der nach der Operation bis zur Vernarbung indiziert ist, gebracht und so jeden Tag an einer anderen Stelle, so lange es nötig ist, appliziert werden.

Das dürfte das beste Mittel sein, um etwa übrig gebliebene Keime in der Tiefe zu beeinflussen und Rezidiven vorzubeugen.

Die praktischen Schlußfolgerungen, die wir aus dieser Studie ziehen können, scheinen uns also sehr günstig zu sein.

d) Karzinome der Mundschleimhaut.

Das Karzinom der Schleimhäute, ausgenommen die Konjunktiva, ist erst neuerdings Gegenstand einer Reihe regelmäßiger Studien geworden. Es waren in der Literatur nur zwei Fälle von Heilung verzeichnet, der eine betraf ein Sarkom des unteren Zahnfleisches, der andere einen Zungenkrebs, beide wurden von Dr. Abbé behandelt. Im Jahre 1905 berichtete Dr. Etner über die Rückbildung eines inoperablen Karzinoms der Mundschleimhaut ohne Rezidiv nach zwei Jahren. Dr. Danlos sah günstige Resultate bei mehreren Fällen von Leukoplakie. Wir haben im vorhergehenden Kapitel eine ganze Reihe von Epitheliomen der Konjunktiva erwähnt, die unter dem Einflusse des Radiums geheilt wurden; wir hatten damals ziemlich zahlreiche und schon ältere Fälle, die für eine Statistik verwertet werden konnten. Sie bestätigten übrigens nur die zahlreichen früheren Resultate von Dr. A. Darier.

Dieses Kapitel ist den Affektionen der Mundschleimhaut gewidmet. Von Erkrankungen der Zunge wählen wir aus unseren Beobachtungen die zwei folgenden Fälle:

1. Karzinom der Zunge. (Fig. 33 und 34). M. G., 50jährig, alter Luetiker, zeigt eine Leukoplakie der Zunge. Seit 6 Monaten hatte sich am rechten Rand eine Induration gebildet, die rasch zu wuchern anfing. Die Läsion ist frankstückgroß. Nach der histologischen Untersuchung handelt es sich um ein Epitheliom; diese Untersuchung war unbedingt notwendig, da der Patient an palmärem Syphilid litt.

In Rücksicht auf die Wucherung wenden wir zuerst die Gesamtbestrahlung an. Apparat Nr. 4, von einer einfachen Kautschukmembran bedeckt, wird 8 Tage hintereinander, 1 Stunde pro Tag, appliziert. Die Wucherung geht im Laufe des folgenden Monats zurück; im zweiten Monat ist sie vollständig verschwunden. Die derbe Partie in der Tiefe, welche den Stiel des Knotens bildete, hat stark abgenommen. Diese wird ihrerseits mit der Filtriermethode behandelt; der Patient ist zurzeit noch in Behandlung.

Diese Krankengeschichte ist darum von einer gewissen Wichtigkeit, weil wir hier die Gesamtstrahlung zur Anwendung gebracht haben. Im allgemeinen tut man gut, bei der Behandlung der Mundschleimhaut jede Irritation zu vermeiden, wie dies Professor Gaucher betont, und gerade bei schlecht gemachten Gesamtbestrahlungen riskiert man eine solche zu erzeugen. Bei unserm Fall haben wir indessen nie etwas von künstlich erzeugter Entzündung beobachten können. Die Läsion ist zurückgegangen, ohne daß der Patient je über irgendwelche Störungen geklagt hätte (V. Karzinom der Lippen). Man wird aber in Zukunft einen Unterschied machen müssen zwischen den Formen, die der Gesamtbestrahlung zugänglich sind, und denjenigen, die auf eine Abschwächung der Strahlen besser reagieren.

Die Behandlung eines anderen Falles von Zungenkarzinom wird am 15. Dezember 1908 begonnen. — Der betreffende Patient, Syphilitiker und starker Raucher, bemerkte, wie sich nach und nach an dem rechten Seitenrand der Zunge eine Fissur bildete, die sich vergrößerte, tiefer wurde und zu Besorgnis Anlaß gab. Nach dem Palpationsbefund beschränkt sich die Affektion nicht nur auf den seitlichen Rand, sondern nimmt die ganze Dicke der Zunge ein, sie hat die Größe einer Haselnuß. Der Kranke klagt über lebhafte Schmerzen beim Sprechen und beim Essen.

Der Sitz der Läsion ist für die Anwendung des „Kreuzfeuers“ günstig. Wir nahmen einen winkligen Apparat, bestehend aus zwei auf der einen Seite zusammengelöteten, auf der anderen Seite offenen Klappen, zwischen die der Zungenrand eingeführt werden konnte. Jede Klappe enthält ein mit 0,04 Radiumsulfat belegtes Hanfstück und ist von einer 1 mm dicken Bleilamelle umgeben. Dieser Apparat wird 50 Stunden, pro Sitzung 2 Stunden, appliziert.

Das erste Resultat bestand in einer Veränderung der Fissur; das grau gelbliche Aussehen ist verschwunden und hat einem rosa Farbenton Platz gemacht. Der Tumor ist in der Konsistenz verändert, hat nach und nach an Dicke abgenommen und ist in weiterer Rückbildung begriffen.

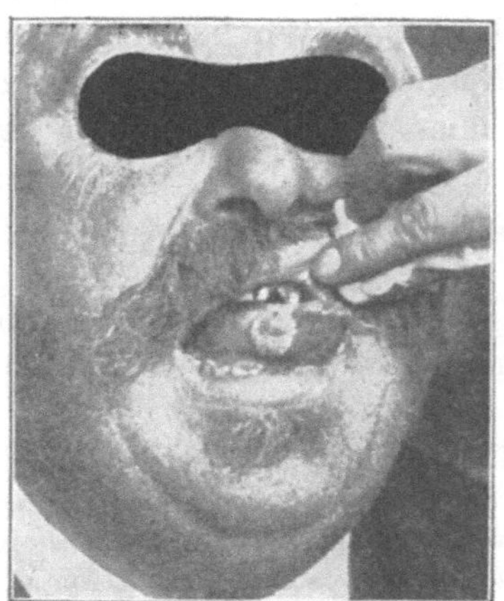

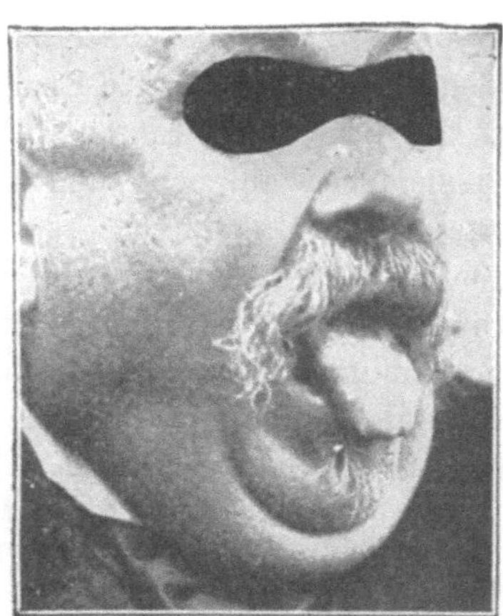

Fig. 33 und 34. Wucherndes Epitheliom der Zunge.

2. Lippenkarzinome. Die Radiumtherapie dieser Karzinome wurde von Gaucher und Dominici einem sehr eingehenden Studium unterworfen.

Wir führen hier ein paar eigene Beobachtungen an:

Oberlippe. Eine Patientin konsultierte uns im Dezember 1907 wegen einer epitheliomatösen Ulzeration auf der rechten Seite der Oberlippe. Es handelt sich um ein Rezidiv nach einer Operation, das auf die Schleimhaut übergreift. Die Exzision hat zu einem großen Substanzverlust der Schleimhaut und der umgebenden Gewebe geführt.

Apparat Nr. 6 wird 4 Stunden appliziert. Es folgt eine Reaktion, die ziemlich lange Zeit zur Heilung braucht, wie das zuweilen bei Geweben, welche durch frühere Narben verändert sind, vorkommt. Die Vernarbung erfolgt nach und nach. Der frühere Substanzverlust ist der Grund der Deformation der Lippe. Der Fall ist jetzt ein Jahr in Beobachtung; es hat sich noch nichts von Rezidiv gezeigt.

Tafel IV.

Epitheliom der Lippe (2. S. 139).

Fig. 1. Die Neubildung ist wuchernd und infiltriert den oberen Teil der Lippe.

Fig. 2. Die Ulzeration ist vernarbt; bei der Palpation fühlt man in der Gegend noch eine leichte Induration.

Keloid am Halse (1. S. 150).

Fig. 3. Das Keloid ist deutlich vorspringend, derb und hat eine ziemlich tief reichende Basis.

Fig. 4. Das Keloid ist nivelliert; in der Tiefe keine Induration mehr; die Haut ist wieder geschmeidig geworden.

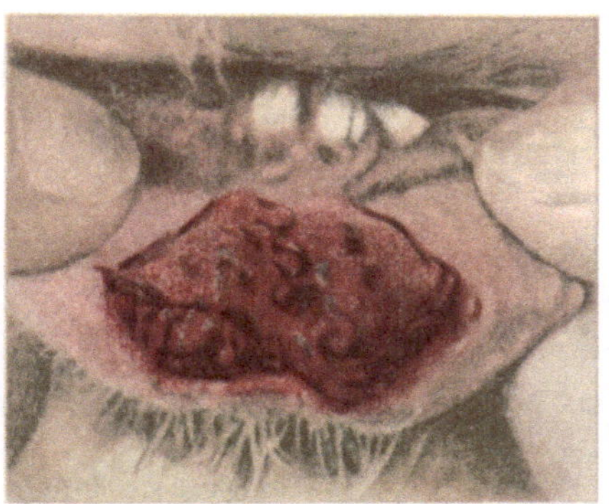

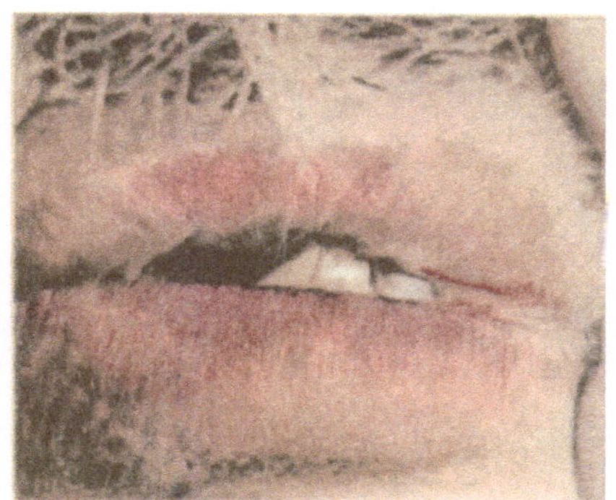

1 2

Epitheliom der Lippe.

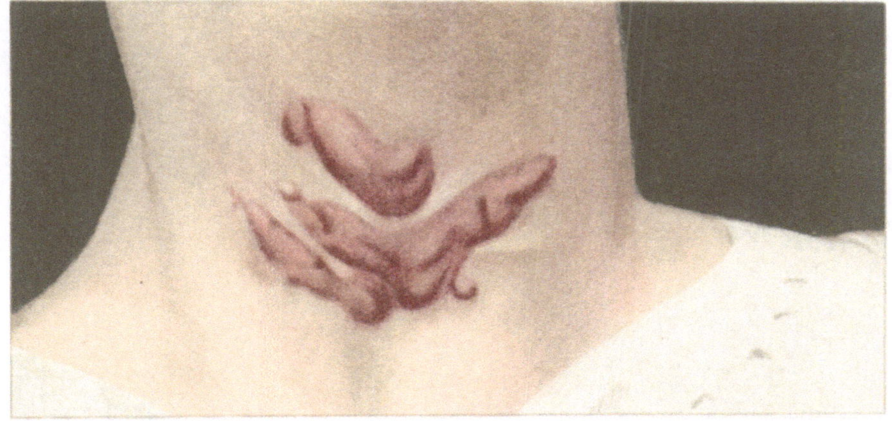

3

4

Keloide am Halse.

Unterlippe. 1. Am 10. Mai 1907 konsultierte uns ein Patient mit einer Leukoplakie einer Lippenhälfte; in der Mitte derselben saß ein wucherndes Epitheliom mit indurierter Basis.

Wir greifen zur leichten Filtriermethode und zu kleinen Dosen, da wir uns der Empfindlichkeit der Schleimhäute wohl bewußt sind. Es wird ein Aluminiumplättchen von $^{8}/_{100}$ mm eingeschoben und Apparat Nr. 7 je $^{1}/_{2}$ Stunde während 20 Tagen appliziert. Nach 6 Wochen war trotz leichter Irritation anscheinend Heilung eingetreten. Ebenso verhält sich der Fall, von dem wir am Kongreß in Reims am 7. September 1907 gesprochen haben.

Der weitere Verlauf hat jedoch unseren Erwartungen nicht entsprochen. Drei Monate nach Abschluß der Behandlung hat sich ein akutes Rezidiv eingestellt, das zur operativen Beseitigung nötigte. Die Exzision wurde von Dr. Ombrédanne vorgenommen und führte zu einer guten Wiederherstellung der Lippe. Leider kam es aber bald nachher zu einem neuen Rezidiv an der Sublingualdrüse mit Ulzeration und Wucherung, worauf eine zweite Operation vorgenommen wurde. Ein Jahr später kam es in der gleichen Gegend zu einem neuen Rückfall. Eine Drüse abszedierte und wandelte sich in eine große inoperable Masse um, die den Mundboden einnahm. Nach Eröffnung des Abszesses behandelten wir die betreffende Gegend mit Radium.

Während eines Monats wird Apparat Nr. 2, mit 2 mm dickem Blei bedeckt, jede zweite Nacht je 12 Stunden appliziert. Wie gewöhnlich bei solchen Fällen, versiegt die Eiterung nach den ersten Sitzungen, der Geruch nimmt ab und die von der Inzision herrührenden Wundränder haben ein gutes Aussehen angenommen. Nach der Behandlung gehen Umfang und Derbheit des Tumors allmählich zurück. Die Störungen nehmen erheblich ab, so daß die Bewegungen des Halses, die im Anfange der Behandlung beschränkt waren, wieder freier geworden sind.

2. (Tafel IV, Fig. 1 und 2.) Ein Epitheliom sitzt in der Mitte der Lippe, greift nicht auf die Haut, aber auf die Innenseite der Lippe über, so daß man sie umstülpen muß, wenn man die Geschwulst ganz überblicken will. Es wird eine seröse oder blutig tingierte Flüssigkeit abgesondert. Die Affektion ist stark wuchernd. In der ganzen Dicke der oberen Hälfte der Lippe besteht eine sehr derbe Infiltration. Rechts findet sich eine, wenn auch nicht große, so doch deutlich fühlbare Submaxillardrüse.

Eine erste Serie von Sitzungen wurde vom 7. bis 19. August 1908 durchgeführt. Sie bestanden in zweistündigen Applikationen von zwei nebeneinanderliegenden Hanfgewebestücken zu 500000 Aktivitäten. Dieselben waren alternierend an dem einen Tag mit 2 mm, am andern mit $^{4}/_{10}$ mm Blei bedeckt. Wir bezweckten, ziemlich stark auf den oberflächlicheren wuchernden Teil zu wirken, in abgeschwächtem Maße aber auf die tiefen Partien.

Nach dieser ersten Behandlung war die ganze gewucherte Partie eingesunken.

Vom 4. bis 16. September und vom 10. bis 15. Oktober finden gleiche Sitzungen statt. Im November haben wir den Tumor in 10 Tagen 18 Stunden lang unter „Kreuzfeuer" genommen, indem ein Apparat auf der Haut, der andere in der Zahnfleischlippenfalte appliziert wurde; beide waren mit 2 mm Blei bedeckt.

Nach der Behandlung konnten wir die Vernarbung der Oberfläche und eine progressive Abnahme der Tiefeninfiltration konstatieren.

3. (Fig. 35 und 36.) Ein 42jähriger Patient hat an der Übergangsstelle der Haut zur Schleimhaut der Unterlippe einen tief ulzerierten epitheliomatösen Tumor; bei der Palpation hat man das Gefühl einer knorpeligen Einlagerung in der Tiefe. Es bestehen derbe Drüsen unter dem Kinn und in der Gegend der Sternocleidomastoidei am Kieferwinkel, wo auch Schmerzen vorhanden sind.

Wir applizieren vom 14. bis 27. Mai in dreistündigen Sitzungen, im ganzen 12 Stunden, auf die Haut und die Schleimhautgegend ein Hanfgewebestück von 500000 Aktivitäten. Es enthält 0,04 Radiumsulfat und ist mit $^{6}/_{10}$ mm Blei bedeckt.

Die ersten Resultate bestehen in der Abnahme der Ulzeration und in der Unterdrückung der Schmerzen. Am 6. Juli ist die Gegend geschmeidig und trocken, aber da noch leichte Induration besteht, so wird eine neue Serie gleicher Sitzungen vorgenommen.

6 Monate nach der Behandlung ist die Lippe in einem ausgezeichneten Zustande. Die Einsenkungen, die auf der zweiten Photographie zu sehen sind, rühren von Substanzverlusten her; die Gewebe sind aber ganz weich und vernarbt.

3. Leukoplakie. Da die Leukoplakie häufig in Epitheliom übergeht, so müssen wir sie in diesem Kapitel erwähnen. Wir haben mehrere Fälle, die einen mit gutem, die anderen mit weniger deutlichem Erfolge behandelt.

1. Bei der Beobachtung Nr. 1 (S. 139) ist die Leukoplakie der Lippe gut zurückgegangen.

2. Bei der das Zungenkarzinom begleitenden Leukoplakie (Beobachtung S. 137) ist eine sehr deutliche Modifikation eingetreten. Die Leukoplakie war dick, warzenförmig und von unregelmäßiger Oberfläche. Nach der Behandlung — Applikation des Apparates Nr. 4, je 1 Stunde 2 Tage nacheinander — sind die behandelten Stellen glätter und gleichmäßiger geworden, haben aber den gräulichen Farbenton bewahrt.

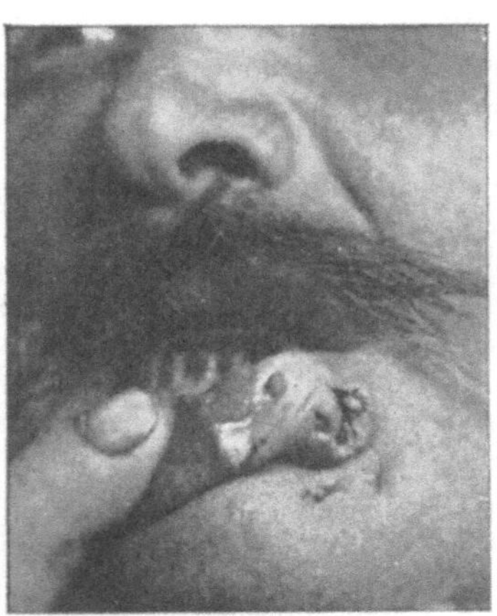

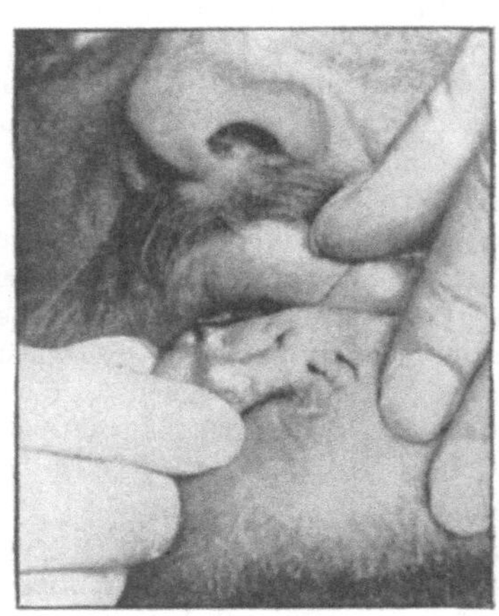

Fig. 35 und 36. Ulzeriertes Epitheliom der Lippe.

3. Der interessanteste Fall ist auf Tafel V reproduziert. Nach sechsstündiger Applikation des Apparates Nr. 4 mit 0,04 mm dicken Aluminiumblättchen innerhalb 8 Tage kam es zu einer Irritation der Oberfläche, die von einer sehr deutlichen Rückbildung gefolgt war. Fig. 2 (Tafel V) zeigt den Befund der Zunge, als sich Patient 2 Monate nach Beginn der Behandlung von uns verabschiedete. Seither hat die Schleimhaut einen gräulichen Farbenton angenommen, wie beim vorigen Fall. Die Vorsprünge, Höcker, Spalten und Schmerzen sind total verschwunden. Die Oberfläche ist glatt und weich, in der Tiefe ist nichts von Induration nachweisbar.

4. (Fig. 37 und 38). Ein 45jähriger Mann, früher Syphilitiker, leidet an einer bis zur Kommissur reichenden perlmutterartig glänzenden Leukoplakie der Unterlippe.

Es wird jeden Tag eine Sitzung von einer Stunde mit Apparat Nr. 9 gemacht, im ganzen 11 Sitzungen; die ersten 3 mit einem Bleifilter von 1 mm Dicke, die folgenden mit $^6/_{10}$, $^4/_{10}$ und $^3/_{10}$ mm dicken Bleifiltern, die letzte ohne Filter.

Nach einer leichten Reaktion haben die Gewebe ein normales Aussehen angenommen.

Die Beobachtungen an der Mundschleimhaut sind noch zu wenig zahlreich und zu kurz, um ein definitives Urteil fällen zu können. Aber wenn man Vergleiche mit den andern therapeutischen Mitteln anstellt, so muß man zugeben, daß die Radiumtherapie dieser Karzinome, soweit sie der Behandlung zugänglich sind, nicht zu verkennende Dienste leisten kann. Wir haben gegenwärtig mehrere Fälle in Behandlung, von denen zu sprechen verfrüht wäre, bei welchen wir aber bis jetzt schon günstige Rückbildungen gesehen haben. So ist neulich ein Epitheliom der Wangenschleimhaut, das die ganze Dicke der Wange befallen hatte und das von ärztlicher Seite als nicht mehr behandlungsfähig erklärt wurde, innerhalb eines Monats in ganz bedeutendem Maße zurückgegangen. Zur Anwendung kam auf der Innen- und Außenseite ein rechtwinkliger Apparat, der 12 cg Radiumsalz mit 1000000 Aktivitäten enthielt und mittels Filter 120 Stunden auf der Haut und 5 Stunden auf der Schleimhaut appliziert wurde.

e) Radiumtherapie der Karzinome im allgemeinen.

Am Schlusse unserer Mitteilung über die Radiumtherapie der Karzinome in der „Société médicale des hôpitaux“ am

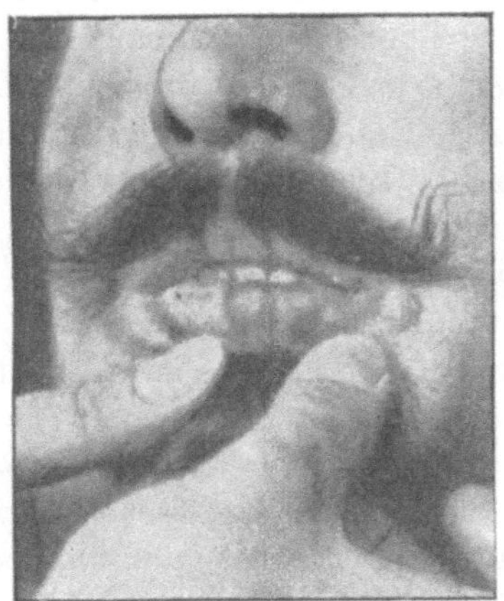

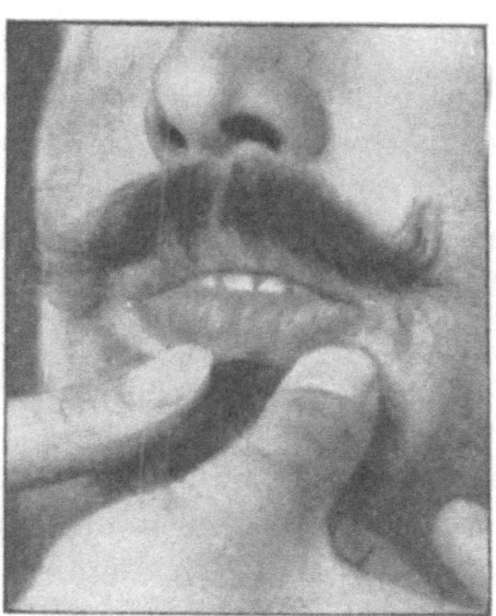

Fig. 37 und 38. Leukoplakie der Mundschleimhaut.

6. November 1908 haben wir betont, daß man aus zu wenig zahlreichen Beobachtungen und zu frisch behandelten Fällen definitive Schlüsse nicht ziehen dürfe. Das Rezidiv ist immer auf der Lauer und leider schützt keine Behandlung vor Komplikationen. Was man besonders kennen und zu beurteilen wissen muß, sind die besonderen Eigenschaften des Radiums und deren Vorteile gegenüber anderen therapeutischen Agentien.

Das Tatsachenmaterial, welches wir in den zwei vorhergehenden Kapiteln angeführt haben — die Resultate beim Uteruskarzinom sind noch hinzuzufügen (s. Gynäkologie) — hat nicht verfehlt, auf die Beobachter einen günstigen Eindruck zu machen, trotz aller in solchen Fragen notwendigen Reserve. Diese Befunde führen zu einer Anzahl allgemeiner Betrachtungen, von denen die meisten schon entwickelt worden sind (s. S. 119); wir kommen nicht weiter darauf zurück.

Der springende Punkt bei unserer Studie besteht darin, daß sich die Resultate nicht auf kleine Epitheliome beschränken, und daß sie diejenigen der früheren Forscher bei weitem übertreffen. Bei Läsionen, bei denen an Heilung nicht zu mehr denken ist, ist es oft möglich, das Leben der Kranken zu verlängern und ihnen Linderung zu bringen, wenn chirurgische und elektrische Maßnahmen oder die Röntgentherapie nicht mehr mit Erfolg zur Anwendung gebracht werden können.

Bei den ulzerierten Neubildungen kann man im allgemeinen zuerst ein Nachlassen der Hämorrhagien, der Sekretionen, der Schmerzen und des fötiden Geruches konstatieren. Die Analgesie und die Abnahme der Kongestion bringen eine wirkliche Erleichterung bei den subkutanen Neubildungen. Das bedeutet für die Kranken, welche sich in einem desperaten Zustande befinden, immerhin einen großen Gewinn.

Bei den weniger schweren Krebsformen machen die Besserungen hier nicht halt. Sie sind von weiteren Zeichen der Rückbildung begleitet. Die Gewebe werden modifiziert, die Verwachsungen lösen sich, der Umfang der Tumoren nimmt ab, die Wucherungen gehen zurück und verschwinden, die Ulzerationen vernarben und werden durch gesunde Gewebe ersetzt. Die subkutanen Neubildungen erleiden eine fibröse Umwandlung und sind nach der Behandlung in Form von derben, beweglichen, torpiden, kleinen Knoten nachweisbar. Nicht weniger günstige Resultate wurden bei anderen Tumoren verschiedener Provenienz erreicht [Lymphadenome, Adenome, Sarkome, Lymphosarkome[1]), Mycosis fungoides, Fibrome].

Wir haben die malignen Neubildungen mit schwer zugänglichem Sitz nicht speziell erwähnt. Ihr Studium ist im Gange; doch ist die Zeit noch zu kurz; aber einige Resultate sind immerhin schon so deutlich, daß wir im Prinzip sagen können, das Radium hat einen viel ausgedehnteren Verwendungskreis, als wir bis jetzt für möglich gehalten hätten. Die Überlegenheit des Radiums ist in seiner spezifischen Wirkung und in den besonderen Vorzügen begründet, welche der Radiumtherapie zukommen, als da sind: die große Penetrationskraft der Strahlen, die Beweglichkeit der Apparate, die Leichtigkeit, mit der sie sich den zu behandelnden Gegenden anpassen lassen, die Vervollkommnung der Technik, welche die Anwendung großer Intensitäten und starker Dosierungen gestattet. Die Bedeutung dieser Eigenschaften ist bei den vorstehenden Beobachtungen zur Genüge dargelegt worden.

Wir zitieren noch einige Beispiele von schwer zugänglichen Körpergegenden, wo das Radium eine Wirkung hat. Es dürfte leicht sein, noch weitere Kombinationen von Apparaten auszudenken, welche für die Behandlung dieses oder jenes Karzinoms je nach Sitz, Ausdehnung und Schwere geeignet sind. Beim Prostatakrebs kann man vom Perineum oder Rektum aus vorgehen oder ein radiumhaltiges Röhrchen in die Neubildung selbst oder in die Harnröhre einführen[2]). Beim Rektumkarzinom genügt es, sich den Sitz des Tumors genau zu merken und einen Apparat in der gewünschten Entfernung zu applizieren. Bei der Speiseröhre kann eine Ösophagussonde verwendet werden. Bei den abdominalen Karzinomen

[1]) H. Dominici und Barcat, Ein mit Radium behandelter Fall von Lymphosarkom (Presse médicale).

[2]) Die Prostatahypertrophie kann in gleicher Weise behandelt werden.

sollen die Apparate auf die Abdominalwand appliziert werden oder es können die Röhrchen mittels Sonden durch künstliche Öffnungen, wie z. B. einen Anus praeternaturalis, eingeführt werden.

Endlich kann die Radiumtherapie nach chirurgischen Eingriffen zur Verwendung kommen in all den Fällen, wo die Röntgenstrahlen als nützlich erachtet werden, um Rezidiven vorzubeugen. Das Radium besitzt dabei größere Vorteile einmal wegen der stärkeren Penetrationskraft der Strahlen, andererseits wegen der Leichtigkeit, mit welcher die mit Filtern versehenen Apparate in den Verbänden fixiert und sehr lange Zeit liegen gelassen werden können, ohne die Kranken zu belästigen und ohne das Risiko, die Haut zu entzünden.

Für die Behandlung dieser verschiedenen sehr tiefen Neubildungen sind beträchtliche radioaktive Kräfte angezeigt, die intensivsten werden die nützlichsten sein. Wenn der Sitz des Neoplasmas nur sehr kurze Applikationen zuläßt, so sind die Apparate mit sehr leichten Filtern zu überziehen, und die Sitzungen müssen oft wiederholt werden. Wenn im Gegenteil die betreffende Körpergegend lange Sitzungen gestattet, so müssen die Apparate mit dicken und dichten Filtern überzogen werden. Endlich soll man nicht vergessen, wenn es möglich und vorteilhaft erscheint, die Applikation der Apparate an der Oberfläche der Tumoren mit der Einführung von Röhrchen in das Innere des Tumors zu kombinieren, ja selbst mit Injektionen von schwer resorbierbaren Substanzen, die ein lösliches oder unlösliches Salz enthalten; die letztere Möglichkeit kommt ausschließlich dem Radium zu[1]).

Von „Heilung" großer Karzinome sprechen zu wollen, ist inkorrekt. Man soll immer nur von Rückbildungen, vorübergehenden Besserungen, Modifikationen sprechen, wenn man nicht unwissenschaftlich werden will.

Wir befinden uns noch in der Periode der „Beobachtung der Ergebnisse". Diese sind, das muß man zugeben, sehr interessant, und das will schon viel heißen. Und wenn sie auch in vielen Fällen noch zu größeren Hoffnungen berechtigen, so müssen wir andererseits für viele andere Fälle die von uns bereits formulierte Zurückhaltung noch stärker betonen. So hat die Radiumtherapie bei den malignen Neubildungen der Schleimhäute im allgemeinen, der Mundschleimhaut im besonderen, eher einen Schritt nach rückwärts gemacht; wir haben nur einige wenige günstige Erfolge zu verzeichnen, eine Anzahl anderer Fälle ist ungünstig ausgefallen. Andererseits hat man zu rechnen 1. mit Toxikämien, welche auftreten können, wenn man eine zu kräftige und rasche Wirkung erzielen will. 2. Mit lokalen Verschlimmerungen, die man riskiert, wenn man die Neubildungen irritiert, besonders diejenigen der Schleimhäute durch Anwendung zu starker Dosen oder wenn letztere zu rasch verabreicht werden.

Das Radium darf also bei der Behandlung vieler Krebse nur mit äußerster Vor-

[1]) Seit März 1909, da wir die letzten Blätter unseres Manuskripts für den Druck ablieferten, bis zum heutigen Tag, 10. November 1909, haben wir noch eine große Zahl von Karzinomen behandelt. Unsere weiteren Erfahrungen haben uns im Glauben an die Nützlichkeit des Radiums bestärkt, und insbesondere meinen wir, daß das Radium, entweder allein oder in vielen Fällen kombiniert mit der Chirurgie, berufen ist, uns noch mehr Dienste zu leisten in dem Maße, als die Kraft der Apparate gesteigert werden kann. Wir haben eine Anzahl sehr glücklicher Erfolge zu verzeichnen bei Fällen, in denen den Kranken keine andere Hilfe mehr gebracht werden konnte und bei denen nach der Rückbildung des Neoplasmas der gute Zustand bis heute andauert. Nachdem dieses gesagt ist, müssen wir uns wehren gegen Übertreibungen, die sich da und dort geltend machen.

sicht, bei viel Sachkenntnis und Erfahrung angewendet werden. Vor allem soll der Kranke nicht aus übertriebenem Enthusiasmus der Vorteile solcher Behandlungsmethoden beraubt werden, welche, wie die Chirurgie, seit langer Zeit Beweise ihrer Wirksamkeit geliefert haben.

Bei diesen schweren Fällen kann das Radium erst nach dem chirurgischen Eingriff mit Vorteil verwendet werden. Allein darf es nur zur Verwendung kommen, wenn keine bessere Behandlungsmethode möglich ist und wenn der Kranke jeden operativen Eingriff ablehnt.

Vom Radium, das nur lokal wirken kann, zu sprechen als von einem Mittel, das die Karzinome im allgemeinen „heilen“ könne, ist eine Phrase, gegen die wir energisch protestieren müssen.

2. Keloide und fehlerhafte Narben.

Im Beginne unserer radiumtherapeutischen Versuche hatten wir Gelegenheit, zu sehen, wie unter dem Einflusse der Strahlen zwei Keloide in der prästernalen Gegend verschwanden und wie sich fibröse Narbenstränge nach skrophulösen Drüsen nivellierten. Es war daher angezeigt, die radiumtherapeutischen Versuche dieser Läsionen einem regelmäßigen Studium zu unterwerfen, was bis dahin noch nicht stattgefunden hatte. Es waren in der Literatur über Keloide nur zwei Fälle von Williams verzeichnet und über die Behandlung der fibrösen Narbenstränge war nichts zu finden. Nachdem wir unsere Beobachtungen in verschiedenen Abhandlungen niedergelegt und eine genügende Zahl günstiger Resultate zusammengestellt hatten und nachdem die Hauptzüge der Technik festgelegt waren, konnten wir der Akademie[1]) folgende Schlußfolgerungen unterbreiten:

1. Die Radiumtherapie kann vorteilhaft verwendet werden zur Nivellierung und Verbesserung gewisser fehlerhafter Narben, besonders derjenigen, welche mit Keloiden und fibroskierösen Erhebungen kompliziert sind;

2. Die eigentlichen Keloide sind in der Mehrzahl ihrer Formen besonders günstig für die Radiumbehandlung.

Seit dieser Mitteilung haben sich unsere Beobachtungen vermehrt, ohne eine Einschränkung der ersten Schlußfolgerungen herbeizuführen; diese sind im Gegenteil vollständig bestätigt worden. Andererseits haben unsere technischen Methoden bei dem längeren Studium Verbesserungen erfahren, so daß die nun folgenden Erörterungen auf eine breitere Basis gestellt werden können.

Wir müssen vor allem einen Unterschied machen zwischen Keloiden und fibrösen Narbensträngen, da sich das Radium dabei ganz verschieden verhält. Man müßte eigentlich die beiden Affektionen ganz gesondert studieren, wenn es klinisch immer möglich wäre, sie voneinander zu unterscheiden. Neben Formen, bei denen die Differentialdiagnose auf den ersten Blick gestellt werden kann, gibt es eine Reihe von fehlerhaften erhabenen Narben, bei denen es klinisch schwierig ist, zu entscheiden, ob die Gewebe ausschließlich keloidartig oder sklerös sind, oder ob eine Kombination beider Prozesse vorliegt, wie das öfters vorkommt.

---

[1]) Behandlung gewisser fehlerhafter Narben durch Radium: Keloide, Aknekeloid, Skrofeln, vorspringende fibröse Stränge (Acad. de Méd., 26. Mai 1908).

In einem ersten Kapitel werden wir uns mit den Tumoren befassen, die deutliche Keloide darstellen, die erhabenen Narbenstränge bilden den Inhalt des zweiten Abschnittes.

a) Keloide.

Das Radium übt auf die Keloidgewebe eine sehr deutliche heilende Wirkung aus. Die verschiedenen Mittel, welche uns bis jetzt für die Behandlung der Keloide zur Verfügung standen, sind kaum befriedigend. Die Chirurgie kann nur auf Erfolg zählen, wenn sie in sehr ausgedehntem Maße sowohl an der Oberfläche als in der Tiefe, und zwar ziemlich weit über die sichtbaren Grenzen des Keloides hinaus, zur Anwendung kommt. Bei einem gewöhnlichen prästernalen Keloid, wie z. B. demjenigen der Tafel V (Fig. 3) entsteht daher ein großer Substanzverlust. Aber auch die ausgedehnten Operationen schützen nicht immer vor Rezidiven und diese sind meistens ungünstig; ihre Dimensionen sind manchmal doppelt so groß wie diejenigen der ersten Läsion. Beobachtung Nr. 8 (S. 154) stellt ein Keloid dar, das dreimal operiert wurde und jedesmal in doppelt so großem Umfange rezidiviert ist, um schließlich zu einem enormen Tumor zu führen.

Die in neuerer Zeit sehr verbesserte Elektrolyse und die Skarifikationen sind in ihren Resultaten unsicher. Bei den Keloiden von einem gewissen Umfange entmutigt die Zahl der Sitzungen die Patienten, die Schmerzhaftigkeit des Verfahrens ist ihnen unangenehm und sie vertragen die Applikationen nur mit Mühe.

Mit den Röntgenstrahlen sind vereinzelte günstige Resultate erzielt worden, aber es liegen noch keine Versuchsserien vor, die einen Vergleich gestatten, und die Radiologen, welche beide Verfahren praktiziert haben, sprechen sich mehr zugunsten der Radiumtherapie aus.

Kürzlich sind zwei neue Verfahren empfohlen worden: das eine von de Beurmann besteht darin, daß das Keloid zuerst ausgekratzt und die Wunde nachher den Röntgenstrahlen ausgesetzt wird; das andere von Gaucher und Louste, die zuerst skarifizieren und nachher fulgurieren.

Im Radium besitzen wir ein therapeutisches Agens, das ohne chirurgischen Eingriff auf die Keloidgewebe eine sehr deutliche heilende Wirkung entfaltet. Unsere Statistik von reinen Keloiden umfaßt ungefähr 50 Fälle und bei keinem derselben haben wir wenigstens bis jetzt ein absolutes Refraktärsein oder ein Rezidiv beobachtet. Die Resultate zeigen sich in verschiedenem Grade und nach einer mehr oder weniger langen Behandlungszeit; sie bestehen in der Nivellierung der Vorsprünge, in der Beseitigung der Rötungen bei erythematösen Keloiden, in der Analgesie der schmerzhaften Tumoren, in der Wiederkehr der Geschmeidigkeit der Gewebe in der Tiefe und in der Möglichkeit, die Epidermis an der Oberfläche, wo das Keloid gesessen hat, in Falten zu legen. Bei kleinen und frischen Keloiden kehren die Gewebe manchmal in den Normalzustand zurück. Ziemlich oft können wir bei einmal abgeflachten Keloiden konstatieren, daß, obschon sie einen sehr guten Eindruck machen, ihre Oberfläche doch glatter, glänzender, gleichmäßiger und trockener ist, als die benachbarte Haut; sie entbehrt der Flaumhaare und hat bald eine stärkere Rosafarbe, bald eine weißere Farbe als die normalen Hautdecken.

Technisches Verfahren. Das Keloid eignet sich für zahlreiche kombinierte Verfahren, und verschiedene Methoden führen zu gleich günstigen Erfolgen. Diese für gewöhnlich den verschiedenen therapeutischen Mitteln starken Widerstand leistende Affektion antwortet auf deren Wirkung oft mit einer Verdoppelung ihres Wachstums; gegenüber dem Radium aber erweist sie sich als äußerst empfindlich.

Wir raten daher den Anfängern in der Radiumtherapie oder den Besitzern neuer, noch nicht erprobter Apparate stets, das Keloid als Objekt des Studiums und der Versuche zu wählen. Erweisen sich die Dosen als ungenügend, so wird der krankhafte Prozeß nicht gesteigert, der sog. „Peitschenhieb" bleibt aus, den man hätte erwarten können; wenn die Dosen das nötige Maß übersteigen und eine starke Irritation bewirken, so werden sich die Gewebe leicht wieder herstellen und Rezidive sind nicht zu befürchten. Nichtsdestoweniger halten wir es für angezeigt, allgemeine Regeln anzugeben, bei deren Beobachtung wir bis jetzt von ästhetischen und praktischen Gesichtspunkten aus die besten Resultate bekommen haben. Was bei der Technik vor allem maßgebend sein soll und was der Praktiker nie außer acht lassen darf, ist die Notwendigkeit, die Keloide bis auf den tiefsten Punkt ihrer Basis und in ihren peripheren Fortsätzen zu beeinflussen; letztere erstrecken sich manchmal weit über die sichtbaren Grenzen hinaus. Die Behandlung darf erst ausgesetzt werden, wenn die Gewebe palpatorisch selbst in der Tiefe eine fast normale Weichheit und Geschmeidigkeit erlangt haben.

Es gibt zwei verschiedene Verfahren, das eine hängt von der spezifischen Wirkung des Radiums ab, das andere resultiert aus seiner destruktiven Wirkung.

Spezifische Wirkung des Radiums. Die Gefügigkeit der Keloidgewebe gegenüber dem Radium beruht auf der spezifischen Wirkung der Strahlen, welche die kranken Gewebe durch einfachen Schwund, d. h. durch fortschreitende Rückbildung zur Beseitigung bringen, ohne daß klinisch die leiseste Irritation oder die geringste Entzündung sichtbar würde. Im Gegensatz zur entzündlichen destruktiven Wirkung, die das Radium in gewissen Dosen immer besitzt und die zur Behandlung der Keloide auch verwertet werden kann, zeigt sich seine spezielle Wirkung, welche wir spezifische genannt haben, nirgends besser, als bei den Keloidgeweben. Diese leichte Beseitigung von gewöhnlich so widerstandsfähigen Geweben verleiht der Radiumtherapie ein großes Interesse. Um die spezifische Wirkung des Radiums zu zeigen, genügt es, die Dosen so zu wählen, daß keine sichtbare Irritation („Revulsion") der Oberfläche entstehen kann. Diese Dosen können mit den therapeutischen Verfahren reguliert werden, die wir beim Kapitel der Karzinome besprochen haben; für die Keloide dürfen sie aber stärker gewählt werden, da diese Neubildungen viel weniger zu Irritationen geneigt sind als andere.

Im Prinzip kann man sich entweder den Gesamtbestrahlungen von großer Intensität zuwenden, die hauptsächlich aus β-Strahlen bestehen und sie in häufig wiederholten aber kurzen Sitzungen verwenden, oder den Strahlen von geringerem quantitativen Wert, die aber ultrapenetrierend sind, und sie eine genügend lange Zeit einwirken lassen, oder schließlich zu gleichzeitigen Applikationen mehrerer Apparate seine Zuflucht nehmen, die einander gegenüber als „Kreuzfeuer" wirken. Diese Methoden führen zur Resorption der Keloide und zeigen die Selektivwirkung des Radiums. Manchmal wirken sie allerdings langsam, und um Zeit zu gewinnen ist es oft nötig, eine stärkere Wirkung zu entfalten und sich vor einem gewissen Grade destruktiver Entzündung nicht zu scheuen.

Bei der Anwendung dieser verschiedenen Verfahren kommen zwei wichtige Punkte in Betracht:

1. Die ziemlich große Resistenz der Keloidgewebe, daher die Möglichkeit, ziemlich große Dosen anzuwenden, ohne eine bemerkbare Irritation auszulösen.

2. Es hat keinen Wert, jede Entzündung der Oberfläche gänzlich vermeiden zu wollen. Wenn man die „spezifische" Dosis überschreitet, so bildet sich ein leichtes Krüstchen mit trockener Basis, das in der Folge der Behandlung keinen Eintrag tut.

Wenn man beim Versuch einer einfachen Modifikation ohne Destruktion in der Wahl zwischen zwei verschiedenen Dosen schwankt, so wird man sich ohne Bedenken für die stärkere Dosis entscheiden können.

Die neu gebildeten und in Entwicklung begriffenen Keloide und diejenigen der kleinen Kinder sind den spezifischen Dosen am besten zugänglich.

Daß man die Keloide ohne Spur von Entzündung zur Rückbildung bringen kann, beweisen unter vielen anderen die drei folgenden Fälle:

1. Heilung eines Keloids (nach Thapsiaapplikation entstanden) vor fast vier Jahren ohne Spur einer entzündlichen Reaktion. Ein Keloid saß in der Gegend des vierten Interkostalraumes, 6 cm vom linken Sternalrand. Es hatte die Größe einer Bohne und etwas mehr als 1 cm im Durchmesser. Die Basis schien nicht tief zu sitzen; man konnte die Geschwulst leicht zwischen Daumen und Zeigefinger fassen und sie hin und her schieben. Die Konsistenz war sehr derb, die Oberfläche glatt und gleichmäßig und etwas stärker rosa gefärbt als die benachbarte Haut. Das Keloid war im Anschlusse an die Applikation eines Thapsiapflasters aufgetreten. Das Zugpflaster hatte am linken unteren Ende etwas stärker gewirkt, und in dieser Gegend bildete sich die Geschwulst.

An diesem Keloid hatte der eine von uns im April 1905 seine ersten Versuche mit Radium bei dieser Art von Neubildungen unternommen. Apparat Nr. 4 mit Filter (S. 6), mit dessen Hilfe Soupault 1904 die Wirkung des Radiums auf die Arthritiden entdeckt hat, wurde zur Behandlung gewählt. Der Apparat war der Oberfläche des Keloids ziemlich genau angepaßt und trug einen Filter in Form eines $^1/_{10}$ mm dicken Aluminiumblättchens, das die Strahlen von schwacher Penetrationskraft in genügendem Maße absorbierte. Die wirkende Oberfläche war eine Scheibe von 1 cm Durchmesser.

„Mit diesem Apparate haben wir bei Sitzungen, die weniger als 15 Minuten dauerten, selbst bei Behandlung derselben Stelle mehrere Tage nacheinander, nie eine entzündliche Reaktion auf der Haut erzeugt[1])."

[1]) Wickham, Beitrag zur Wirkung des Radiums in der Therapie (Annales de Dermatologie, Okt. 1906, S. 3).

Der Apparat wurde ohne neuen Filter sechsmal je 15 Minuten, gleichmäßig auf 2 Wochen verteilt, appliziert. 14 Tage nach Beginn der Behandlung hatte der Tumor an Umfang abgenommen und schien weniger derb zu sein. Die Oberfläche wurde leicht erythematös ohne irgendwelche Abschuppung. Die Rückbildung zeigte sich in den folgenden Wochen noch deutlicher, und im dritten Monat war an der Stelle des Keloids nur noch eine etwas dunklere und leicht pigmentierte Verfärbung zu konstatieren. Die Gewebe hatten in diesem Bereich ihre normale Elastizität wiedererlangt und die Epidermis ließ sich in Falten legen. Weiterhin verschwand auch die Pigmentation und die betreffende Stelle bekam wieder ihr normales Aussehen.

Das war der erste Fall von Keloid, der methodisch mit Angabe der Dosierung behandelt wurde, und von daher rührt unsere Überzeugung von der spezifischen Wirkung des Radiums auf die Keloide. Dieser Fall liefert uns ein Beispiel der vollständigen Wiederherstellung der Gewebe von normalem Aussehen, ohne Rezidiv seit 4 Jahren.

2. Keloid in der Sternalgegend nach der Applikation eines Senfpflasters. — Ohne Rezidiv seit 3 1/2 Jahren geheilt. Kaum war die Behandlung des ersten Falles zu Ende, da kam ein zweiter in unsere Behandlung, der dem ersten in allen Teilen glich. Bei der klinischen Beobachtung gibt es solche merkwürdige Zufälle.

Keloid von fast gleicher Größe, ungefähr gleichem Sitz, demselben geringen Alter, gleichem Aussehen, leichter Infiltration der Basis und gleicher Derbheit. Gleiche Ursache, bloß Senfpflaster statt Thapsia.

In Anbetracht des ersten Erfolges wurde natürlich auch hier der Apparat Soupault mit Filter in Anwendung gebracht. Die Sitzungen dauerten 30 Minuten statt 15; es wurden aber nur drei Applikationen mit einer Zwischenzeit von je 3 Tagen gemacht. Einige Monate später war das Keloid verschwunden. Später und erst kürzlich wieder hatten wir Gelegenheit, die Patientin zu untersuchen. Die Gewebe sind ganz geschmeidig geworden und zeigen nicht die Spur von dem alten Keloid.

Diese Beobachtung stimmte in allen Teilen mit derjenigen des ersten Falles überein, besonders was Dosierung und spezifische Wirkung des Radiums betrifft und bedeutet eine wichtige Bestätigung des ersten Resultates. Diese zwei ersten Befunde haben uns denn auch veranlaßt, das Studium der Radiumwirkungen auf die Keloide systematisch zu betreiben. Es ist zu bemerken, daß bei der Behandlungsart dieser zwei Fälle die β-Strahlen die Hauptrolle gespielt haben. Wenn man einerseits die starke Proportion der β-Strahlen in Betracht zieht, welche in der verwendeten Strahlung enthalten war, andererseits die sehr kurze Dauer der Applikationen, wobei eine stärkere Wirkung der γ-Strahlen verhindert wird, —

Tafel V.

Leukoplakie (3. S. 140).

Fig. 1. Die Plaque ist höckerig, dick, erhaben, von Porzellanfarbe.

Fig. 2. Seit der Ausführung dieses Bildes ist wieder ein leicht graulicher Farbenton zum Vorschein gekommen mit einigen weißen Streifen, aber die elfenbeinartige Plaque ist verschwunden. Es besteht keine Erhabenheit mehr.

Keloid in der Sternalgegend (3. S. 149).

Fig. 3. Stark gefärbtes und erhabenes Keloid in der Sternalgegend von unregelmäßiger Oberfläche.

Fig. 4. Es bleibt nicht die leichteste Induration übrig. Die Haut ist elastisch und läßt sich falten. Die Rückbildung ist ohne hinzugefügte entzündliche Irritation zustande gekommen.

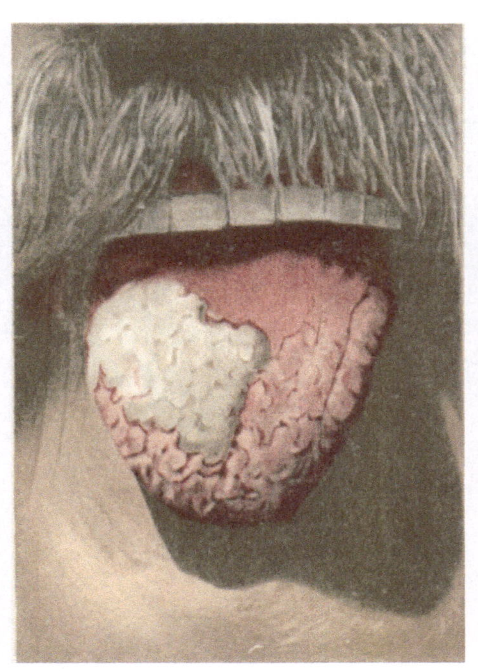

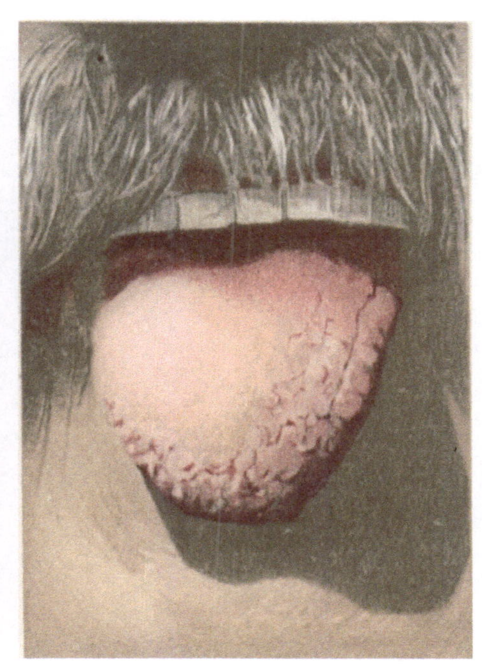

1 2

Leukoplakie.

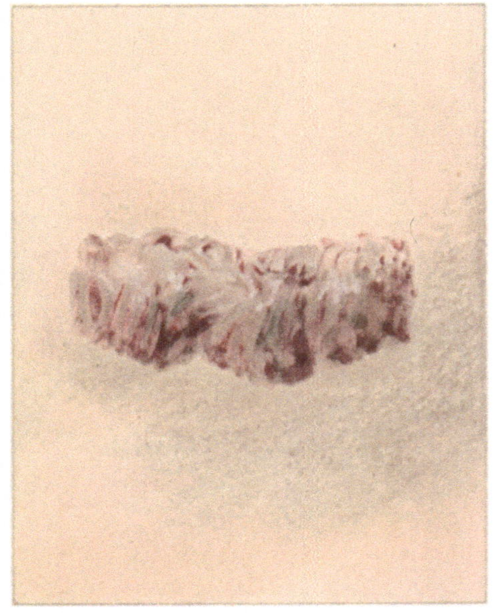

3 4

Keloid in der Sternalgegend.

ihre Proportion ist ja nur eine kleine und sie brauchen, wie wir wissen, lange Zeit, bis sie zur Wirkung kommen — so dürfte es schwierig sein, die Bedeutung der β-Strahlen bei solchen Resultaten zu verkennen.

Es folgt nun ein drittes Beispiel der Heilung eines Keloids ohne Irritation, durch spezifische Wirkung, aber diesmal mit Hilfe der ultrapenetrierenden Strahlen, wobei die γ-Strahlen den größten Anteil haben.

3. Ein ohne entzündliche Reaktion geheiltes Keloid der Sternalgegend (Tafel V, Fig. 3 und 4). Eine Dame konsultierte uns wegen eines Keloids in der Sternalgegend, dessen Beginn auf den April 1907 zurückgeht. Zu jener Zeit zeigte sich auf der Brust ein Knötchen, das von der Patientin mit einer Stecknadel aufgestochen wurde. Gleich nachher stellte sich eine solche Entzündung ein, daß die Dame, die das Knötchen aufgestochen hatte, um am Abend dekolletiert ausgehen zu können, gezwungen war, zu Hause zu bleiben. Es bildete sich ein Abszeß; dieser wurde inzidiert und als Folge der Inzision kam ein kleines Keloid zustande. Dieses wurde exzidiert, rezidivierte aber in dreifacher Länge und Dicke, um schließlich die Größe anzunehmen, die aus der Tafel V zu ersehen ist. Dieses in seiner ganzen Ausdehnung vorspringende Keloid ist im Zentrum am stärksten erhaben; die Höhe erreicht hier 1 cm, und es ist eine Art Kamm zu konstatieren, von dem aus die beiden Hälften des Keloids allmählich absteigend verlaufen. In transversaler Richtung bestehen ebenfalls Erhebungen, die durch leichte Depressionen voneinander getrennt sind. Der ganze Tumor hat einen rotvioletten Farbenton und ist mit zahlreichen Teleangiektasien übersät; er ist viel stärker gewölbt, als es die Keloide gewöhnlich sind. Er ist 4 bis 5 cm lang und 1,5 breit. Das Keloid fühlt sich sehr derb an; die verdickte Basis reicht ziemlich weit in die Tiefe, die bedeckende Haut läßt sich gar nicht in Falten legen.

Apparat Nr. 2 mit $^6/_{10}$ mm dickem Bleifilter wird 8 Tage lang jeden Tag 1 Stunde appliziert. 14 Tage nach der letzten Applikation konnte man eine Abnahme der Dicke und der Rötung des Keloides konstatieren. 6 Wochen nach der letzten Applikation wird Apparat Nr. 2 mit $^5/_{10}$ mm dickem Bleifilter 6 Stunden in einer Sitzung appliziert. Dann machte man noch drei andere Sitzungen in Intervallen von 5 Wochen: die erste von 12 Stunden mit Apparat Nr. 2 und $^5/_{10}$ mm Bleifilter; die zweite gleich lang mit Apparat Nr. 1 und $^4/_{10}$ mm Bleifilter, die dritte mit dem nämlichen Apparat und in der gleichen Zeitdauer, aber mit $^3/_{10}$ mm Bleifilter.

Diese verschiedenen Applikationen waren nur von einer sehr leichten Abschilferung gefolgt. Nach jeder Sitzung war die Tendenz zur Abflachung und zum Weichwerden der Gewebe ausgeprägter. Nach der letzten Sitzung hat die Haut ein fast normales Aussehen bekommen und ist kaum von der gesunden Umgebung zu unterscheiden. Man kann sie in Falten legen; in der Tiefe besteht nichts mehr von Derbheit.

Mehreremal haben wir die Rückbildung der Keloide mit Hilfe dicker Filter (2 mm Blei) erreicht, indem die Apparate mehrere Nächte nacheinander appliziert wurden.

Diese verschiedenen Beobachtungen sind nicht nur ein Beweis für die spezifische Wirkung des Radiums, sondern zeigen uns auch, daß wir mit Hilfe verschiedener technischer Methoden und radioaktiver Kräfte zum Ziele gelangen.

Im folgenden Paragraphen soll dargelegt werden, daß es oft praktisch wichtig ist, energischer auf die Keloide einzuwirken.

Kombination der spezifischen und destruktiven Eigenschaften des Radiums. Wir haben gesagt, daß es für die Praxis vorteilhaft sei, die destruktiven Eigenschaften des Radiums mit den spezifischen zu kombinieren.

Wenn es möglich ist, mit dem Radium eine sogar ziemlich heftige

Entzündung der Keloide zu bewirken, ohne riskieren zu müssen, daß diese rezidivieren, so hängt das nicht nur von dem speziellen Mechanismus ab, nach welchem sich die zerstörten Gewebe regenerieren, sondern auch von der Filtrierung durch die obersten Schichten der Keloidgewebe. Während nämlich diese die intensiven Gesamtstrahlen erhalten, werden die tieferen Schichten nur von den stärker penetrierenden Strahlen beeinflußt, die nur in kleiner Zahl durchfiltrieren und daher eine mildere spezifische Wirkung entfalten. Es entsteht also zu gleicher Zeit eine Doppelwirkung: An der Oberfläche des Keloids ist sie destruktiv, darunter spezifisch. Die spezifische Wirkung auf die Zellen, welche die stark entzündeten Partien umgeben, erklärt uns, weshalb diese Zellen keine schädliche Reizwirkung erfahren, wie sie bei der starken Entzündung der Umgebung eigentlich zu erwarten wäre.

Diese Kenntnisse haben uns ziemlich oft dazu geführt, die Doppelwirkung des Radiums in Anwendung zu bringen, besonders bei Patienten aus der Provinz, deren Aufenthalt in Paris kurz bemessen war. Wir haben den Kranken auf diese Art große Zeitverluste erspart.

Die Methoden können unter anderen auf drei verschiedene Arten zur Anwendung kommen:

1. Die eine besteht darin, in zwei Zeiten vorzugehen:

a) In der Anwendung massiver Dosen, die von der vollen Ausstrahlung unbedeckter Apparate herrühren und die Destruktion des vorspringenden Teiles des Keloides bezwecken (z. B. Apparat Nr. 1 drei aufeinander folgende Stunden appliziert); b) In der Anwendung der ultrapenetrierenden Strahlen gleich nach den ersten Applikationen, bevor sich die entzündliche Reaktion manifestiert hat, um mittels spezifischer Wirkung die tiefen Partien zu beeinflussen (Apparat Nr. 1 mit 2 mm Bleifilter wird z. B. ungefähr 24 Stunden appliziert).

2. Man kann auch von vornherein die Behandlung mit ultrapenetrierenden Strahlen aufnehmen und letztere lange Zeit einwirken lassen, bis ein gewisser Grad von künstlicher Entzündung entsteht. Es kann z. B. Apparat Nr. 1 mit 1 mm Bleifilter zwei bis drei Tage mit dem Gewebe in Kontakt gelassen werden.

3. Endlich können die mittleren Filtrierungen mit $^1/_{10}$ bis $^6/_{10}$ mm Bleifiltern zur Anwendung kommen und gerade diese benützen wir gegenwärtig am häufigsten. Bei diesen Filtrierungen geben vier oder fünf Sitzungen von langer Dauer (Apparat Nr. 1 mehrere Nächte in mehr oder weniger langen Intervallen appliziert) ausgezeichnete Resultate. Es ist klar, daß die Dosis und die Applikationsdauer nach der Tiefen- und Flächenausdehnung der zu behandelnden Partie bemessen sein sollen.

Wir teilen hier einige Beobachtungen von Keloiden verschiedenen Ursprungs (Kauterisationen, Verbrennungen, Traumen, Skrofeln, Akne usw.) mit, welche mit diesen verschiedenen Dosierungen behandelt worden sind.

1. Keloide auf der Vorderseite des Halses nach Irritation durch jodhaltige Watte (Taf. IV, Fig. 3 und 4). Mädchen von 12 Jahren. In der frühesten Jugend hatte sich nach der Applikation von mit heißem Wasser durchtränkter jodhaltiger Watte eine Blase gebildet, die von einer Kruste und nach und nach von einem ausgedehnten Keloid an der Vorderseite des Halses gefolgt war. Das Keloid ist in der Mitte besonders dick und bildet eine derbe, 6 bis 8 mm über das Hautniveau vorspringende Masse; es sitzt vor dem Krikoidknorpel und erstreckt sich über den Schildknorpel hinauf. Von der Mitte des Halses gehen Keloidstreifen ab, die sich über einen Bezirk ausbreiten, der oben vom oberen Teil des Schildknorpels, unten vom oberen Rand des Manubrium sterni und seitlich von den Sternocleidomastoidei begrenzt wird. Das Ganze bildet eine Keloidplatte von großer Ausdehnung, wie aus Taf. IV zu ersehen ist. Bei der Palpation konstatiert man, daß die Verhärtung ziemlich tief geht. Die Haut kann nicht gefaltet werden, ist rot und juckt stark.

Die Behandlung besteht in der Applikation von Apparat Nr. 3, mit $^6/_{10}$ mm Blei umhüllt, während 10 Stunden in drei Tagen (2 Sitzungen von 3 Stunden, 1 Sitzung von 4 Stunden). Gegen die sechste Woche bemerkt man eine Abflachung des Keloids links unten, sonst wenig Veränderung. Es wird dann eine zweite Serie gemacht: Auf die Mitte wird Apparat Nr. 3 mit $^3/_{10}$ mm Bleifilter 20 Stunden appliziert, alle Tage 2 Stunden, auf die Seitenpartien werden Apparat Nr. 4 mit $^1/_{10}$ mm Bleifilter rechts 8 Stunden, links 4 Stunden gelegt.

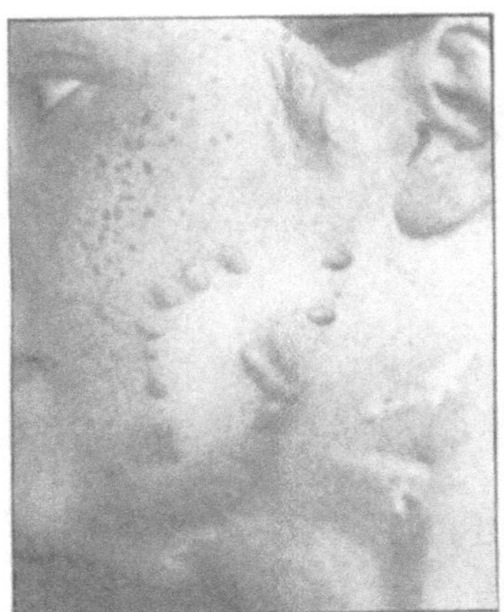

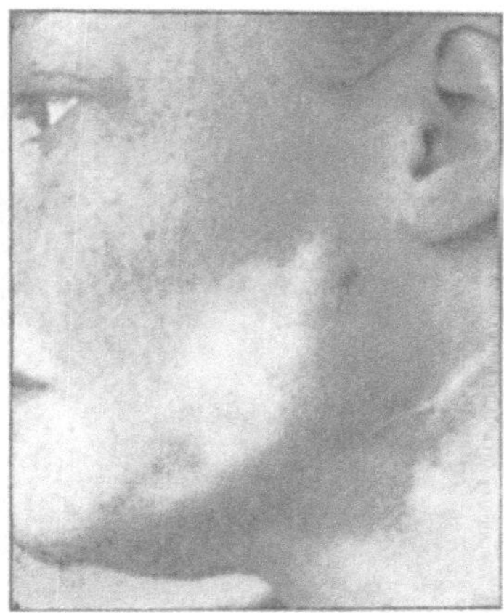

Fig. 39 und 40. Keloide im Gesicht.

Vierzehn Tage nach der letzten Applikation ist in der Mitte eine leichte Kruste aufgetreten, die nur 10 Tage bestand. Sechs Wochen nach Beginn der zweiten Serie haben wir Apparat Nr. 2 mit $^8/_{10}$ mm Bleifilter 24 Stunden in drei Nächten, 8 Stunden pro Nacht, appliziert. Es folgen zwei weitere Sitzungen von 24 Stunden (2 Nächte nacheinander) mit einer Zwischenzeit von 2 Monaten, die eine mit Apparat Nr. 2 und $^1/_{10}$ mm Blei, die andere mit Apparat Nr. 3 und $^2/_{10}$ mm Blei. Nach jeder Serie flacht sich der Tumor mehr ab und wird allmählich weicher. Die zwei letzten Sitzungen sollten namentlich die Verhärtungen in der Tiefe zum Verschwinden bringen, da die Nivellierung der Oberfläche schon erzielt war.

Am Schlusse war von der Veränderung fast nichts mehr sichtbar; nur die Haut ist an der betreffenden Stelle etwas weißer als normaler Weise. Von besonderem Interesse ist die Weichheit der Gewebe; die Haut läßt sich vollständig falten und es läßt sich nichts mehr von Verhärtung konstatieren.

2. Zahlreiche Keloide im Gesicht nach Kauterisationen bei Lupus vulgaris (Fig. 39 und 40). Eine mit Lupus vulgaris an der linken Wange behaftete Patientin wurde ohne Erfolg mit dem Kauter behandelt. An mehreren kauterisierten Stellen entstanden Keloide. Später wurde der Lupus, nicht aber die Keloide, mit der Lichtbehandlung geheilt. Die Keloide bilden eine Reihe von sehr derben großen Knoten, die voneinander getrennt sind und die Peripherie der Lupusnarbe einnehmen.

Apparate 6 und 7 werden während 3 Stunden auf jedes Keloid appliziert. Leichte entzündliche Reaktion. 3 Monate später sind die Keloide am vorderen Rande der Lupusnarbe verschwunden, die anderen haben sich nur verkleinert. Wiederbeginn der Behandlung mit Apparat 6, jedes übrigbleibende Keloid wird 2 Stunden lang bestrahlt. Von da an vollständiger Schwund der Tumoren. Es bleiben nur glatte, kaum sichtbare Flecke zurück. 18 Monate nach der Heilung hat sich noch nichts von Rezidiv gezeigt.

3. Keloid in der Submaxillargegend nach einer Verbrennung (Fig. 41 und 42). Ein Kind von 5 Jahren erlitt vor 1 Jahr eine Verbrennung mit heißem Fett. Es entstand ein Keloid von 1 cm Breite und 8 mm Höhe. Der starke, derbe, weißliche Wall ist von kleinen Gefäßverzweigungen durchzogen und erstreckt sich vom linken Sternocleidomastoideus mit 1 cm langer Unterbrechung längs des Unterkiefers bis zum rechten Sternocleidomastoideus.

In einer ersten Serie von Sitzungen wurde das ganze Keloid Stelle für Stelle mit Apparat 4 behandelt; die Sitzung an jeder einzelnen Stelle dauerte 6 Stunden. Es erfolgte im Bereiche des ganzen Keloids Abflachung.

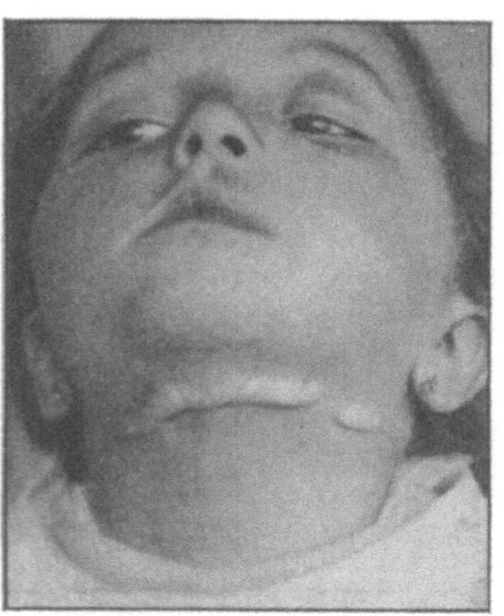

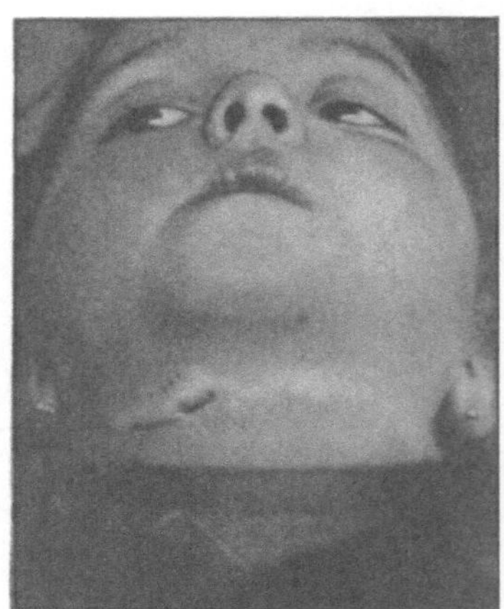

Fig. 41 und 42. Keloide der Submaxillargegend.

In einer zweiten Behandlungsserie wird nur die linke Seite mit Apparat Nr. 5 3 Stunden lang behandelt. Die Abflachung ist eine vollständige geworden, wie man sich leicht beim Vergleich mit der rechten Seite überzeugen kann, wo eine Behandlung nicht mehr aufgenommen worden war.

4. Ausgedehnte Keloidplatte auf dem Handrücken nach einer Verbrennung. Vor 8 Monaten wurde eine 34jährige Frau anläßlich der Explosion einer Spirituslampe an den Händen und im Gesicht verbrannt. Die Narben sind mit Keloidbildung kompliziert. Auf dem rechten Handrücken bildete sich eine ausgedehnte, sehr stark rot gefärbte Platte von derben Keloidgeweben mit Verlängerungen gegen die Finger und das Handgelenk zu. Die Erhebung des Keloids über das Hautniveau beträgt stellenweise 6 mm. Die Bewegungen der Hand sind stark gestört und die Finger können nicht flektiert werden.

Eine erste Stelle von 28 qcm Oberfläche, mitten in der Keloidplatte, wurde in zwei Sitzungen von je 12 Stunden mit Intervall von 8 Tagen mit Apparat 1 und $^2/_{10}$ mm Bleifilter behandelt. Es erfolgte eine leichte entzündliche Reaktion, die aber ziemlich schmerzhaft war. Keine Krustenbildung. In den zwei folgenden Monaten beobachteten wir eine fortschreitende Rückbildung der Affektion, die Gewebe wurden abgeflacht, entfärbten sich, wurden weich, so daß die behandelte, zurzeit nivellierte Stelle sich deutlich von dem benachbarten roten Keloidgewebe abhebt.

5. Schmerzhaftes Keloid nach der Kauterisation eines Pigmentnaevus. Eine Kranke hatte in der Gegend der Hinter- und Außenseite des rechten Armes einen kleinen Pigmentnaevus, der in die Kategorie der gewöhnlichen „grains de beauté" gehörte, und ließ denselben vor 4 Jahren mit punktförmigen Kauterisationen beseitigen. Die Folge davon war die Bildung eines Keloids, das nach und nach an Umfang zunahm.

Als uns die Patientin zugewiesen wurde, sprang das Keloid 5 bis 7 mm vor und hatte eine Oberflächenausdehnung von 2 qcm. Es war sehr schmerzhaft. Die äußerst heftigen Schmerzen bestanden seit 2 Jahren mit Exacerbationen tagsüber oder während der Nacht. Auch in der Umgebung bestanden Schmerzen, die sich bis zur Schulter und zum Ellbogen erstreckten. Bis jetzt war es nicht möglich gewesen, der Patientin, deren Schlaf beständig gestört war, irgendwelche Erleichterung zu verschaffen. Die Beseitigung der Beschwerden ist der Kranken wichtiger als die Entfernung des kleinen Tumors.

Der mit Kautschuk umwickelte Apparat 7 wird jeden zweiten Tag 8 Stunden lang appliziert. Nach dieser ersten Behandlung tritt eine teilweise Abflachung des Keloids und eine Verminderung der Schmerzen ein. Nach 2 Monaten zweite Serie der gleichen Sitzungen, die zur vollständigen Abflachung führen. Aber da nach weiteren 6 Wochen die schmerzhaften Erscheinungen noch nicht ganz verschwunden sind und unter der Haut noch eine derbe Partie besteht, so wird eine dritte Serie aber nur mit ultrapenetrierenden Strahlen gemacht. Apparat 6 mit 1 mm Bleifilter wird 36 Stunden appliziert. Daraufhin ist eine fast vollständige Beruhigung eingetreten; indes zeigte sich eine ungewohnte, nur selten zu konstatierende Erscheinung, nämlich eine sehr späte Reaktion, 70 Tage nach der Applikation, worauf sich wiederum einige Schmerzanfälle einstellten. Zwei Monate später machten wir drei Sitzungen von je 12 Stunden mit Apparat 7 und 2 mm Bleifilter. Seither ist eine merkliche Besserung der schmerzhaften Erscheinungen eingetreten, die sich nur noch dann und wann bemerkbar machen. Die Behandlung ist noch nicht zu Ende geführt. Sollten die Schmerzen wiederkommen, so würden wir die Applikationen mit den ultrapenetrierenden Strahlen fortsetzen.

6. Keloid in der Sternalgegend nach Verbrennung mit einem Senfpflaster. Ein Kind von 3 Jahren wurde uns von Dr. Hontang wegen eines Keloids auf der Brust überwiesen. Die Bildung des Keloids begann 6 Monate, bevor das Kind in unsere Behandlung kam; es war im Anschluß an eine Verbrennung (10 bis 12 qcm) mit Senfpflaster links vom Sternalrand aufgetreten. Das Keloid entwickelte sich nur in der Mitte; es ist von gewöhnlichen Brandnarben umgeben, die nichts vom Charakter der Keloide haben. Am Rücken besteht ebenfalls ein kleines Keloid, das die gleiche Ätiologie hat.

Behandlung: Applikation des Apparates Nr. 1, mit $^1/_{100}$ mm Aluminium bedeckt, im ganzen während 2 Stunden, alle 2 Tage je $^1/_2$ Stunde. 14 Tage später krustöse Reaktion, die 3 Wochen bis einen Monat dauert. Im Verlaufe der nächsten 4 Monate hat sich der Einfluß des Radiums noch weiter bemerkbar gemacht, denn die Eltern haben während dieser ganzen Zeit, die sie auf dem Lande zubrachten und uns daher das Kind nicht zuführen konnten, eine beständig zunehmende Besserung konstatiert. 5 Monate nach diesen ersten Sitzungen war die Verkleinerung des Keloids in der Flächen- und Höhenausdehnung sehr deutlich geworden. Die für die erste Behandlung angelegte Öffnung in der Schutzhülle ist nun in ihrem ganzen Umfang zu groß geworden. Es wird eine neue Serie von Sitzungen der gleichen Art gemacht, und einige Wochen später ist die Haut weich geworden, es ist Nivellierung eingetreten und an Stelle der Läsion ist nur noch eine leichte narbige Veränderung zu sehen.

7. Keloide nach der Applikation von Blutegeln. Ein 10jähriges Kind bekam nach dem Ansetzen von Blutegeln in der Lumbalgegend rechts und links je drei Keloidnarben. Rechts haben die Keloide den Umfang einer großen Erbse, links sehen sie sternförmig aus und ahmen die Form der Blutegelbisse nach. Die

Tumoren jucken sehr stark, stören das Kind im Schlaf und schaden seiner Gesundheit im allgemeinen.

Wir applizieren auf die linke Lumbalgegend 12 Stunden nacheinander die Apparate 6, 7 und 8 mit $^{4}/_{10}$ mm Blei umhüllt. In der rechten Lumbalgegend liegen die drei Keloide nahe beieinander und die auf die Tumoren passenden Öffnungen konnten auf einer einzigen Schutzhülle angebracht werden. Es wurde daher nur Apparat 1 mit $^{4}/_{10}$ mm Blei umwickelt 12 Stunden appliziert. Diese Sitzungen genügten, um die Läsionen zur Abflachung und das Jucken zum Verschwinden zu bringen. Es blieben nur zwei Stellen, die eine rechts, die andere links, übrig, wo die Abflachung nur zur Hälfte eingetreten war, und wo sich von Zeit zu Zeit noch Jucken einstellte. Auf jede dieser Stellen wird Apparat 8 in $^{2}/_{10}$ mm Blei $6^{1}/_{2}$ Stunden appliziert. Damit wurden vollständige Nivellierung und ein definitives Verschwinden des Juckens erzielt.

Die Keloide nach Skrofeln sind häufig, aber sie sind selten reine Keloide wie beim folgenden Fall. Am häufigsten sind sie gemischt mit unregelmäßigen Narben, fibrösen Strängen und gehören in unseren zweiten Abschnitt.

8. Sehr ausgedehntes Keloid am Hals infolge einer Abszeßnarbe, dreimal nach der Exzision rezidiviert. Es ist bekannt, daß die schwarze Rasse zur Keloidbildung disponiert ist. Die folgende Krankengeschichte einer jungen Negerin liefert dafür ein typisches Beispiel.

Eine 20jährige Patientin bekam im Jahre 1893 einen kalten Abszeß auf der rechten Seite des Halses, der Abszeß perforierte und die zurückgebliebene Narbe wurde der Sitz eines Keloids. Der unästhetische und störende Tumor wurde exstirpiert.

Dieser ersten Exstirpation folgte ein Rezidiv von doppelter Größe. Dieses wurde wieder ausgiebig operiert, worauf neues Rezidiv. Endlich wurde eine dritte Operation unternommen, aber auch darnach entwickelte sich in der Narbe und an den Nahtstellen das Keloid wieder sehr rasch. So ist durch die sukzessive Zunahme ein gewaltiges Keloid von 20 cm Länge erstanden, das sich vom rechten Sternocleidomastoideus bis zur Hälfte der linken Halsseite erstreckt, auf die es übergeht, nachdem es den Schildknorpel gekreuzt hat. In seinem hinteren Teil ist der Tumor 4 cm breit, nimmt nach und nach ab und mißt am anderen Ende nur noch 1 cm Breite. Die Dicke ist eine beträchtliche; die Erhebung über das Hautniveau beträgt im breitesten Teil 2,5 cm, nach vorn zu nimmt sie ab und hat in der Mitte des Halses nur noch 0,5 cm Höhe. In der mittleren Partie des Keloids können oberhalb und unterhalb desselben noch drei andere ebenso große Keloide konstatiert werden, die sich an den Nahtstellen entwickelt haben.

Bei der Palpation erweist sich das Keloid als sehr hart und es scheint sehr tief bis zum Unterhautzellgewebe zu gehen. Es handelt sich also um ein Keloid von solchen Dimensionen, wie man sie selten zu beobachten Gelegenheit hat.

Die Behandlung bestand aus zwei Phasen. Die erste hatte den Zweck, die Läsion zur Abflachung zu bringen durch Verwendung von stark destruktiven Dosen. Wir wissen aus Erfahrung, daß diese Entzündungen nicht von Rezidiven gefolgt sind.

Bei der zweiten Phase hatten wir hauptsächlich die ultrapenetrierenden Strahlen im „Kreuzfeuer“ zur Anwendung gebracht, die wir selbst auf die sich in entzündlicher Reaktion befindlichen Gewebe einwirken ließen.

Tafel VI.

Aknekeloid (9. S. 155).

Fig. 1. Die Tumoren sind ziemlich voluminös und belästigen den Patienten, der Arbeiter ist; er muß seine Arbeit einstellen und sich behandeln lassen.

Fig. 2. Die Abflachung ist eine vollständige, die Aknepusteln sind nicht wieder aufgetreten. Die Induration in der Tiefe ist sehr viel weicher geworden.

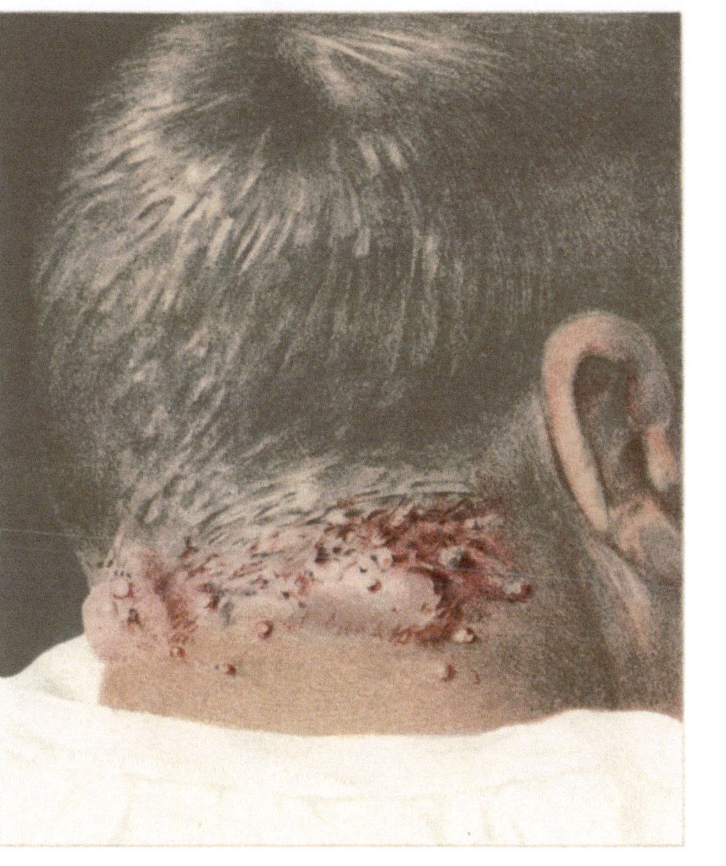

1

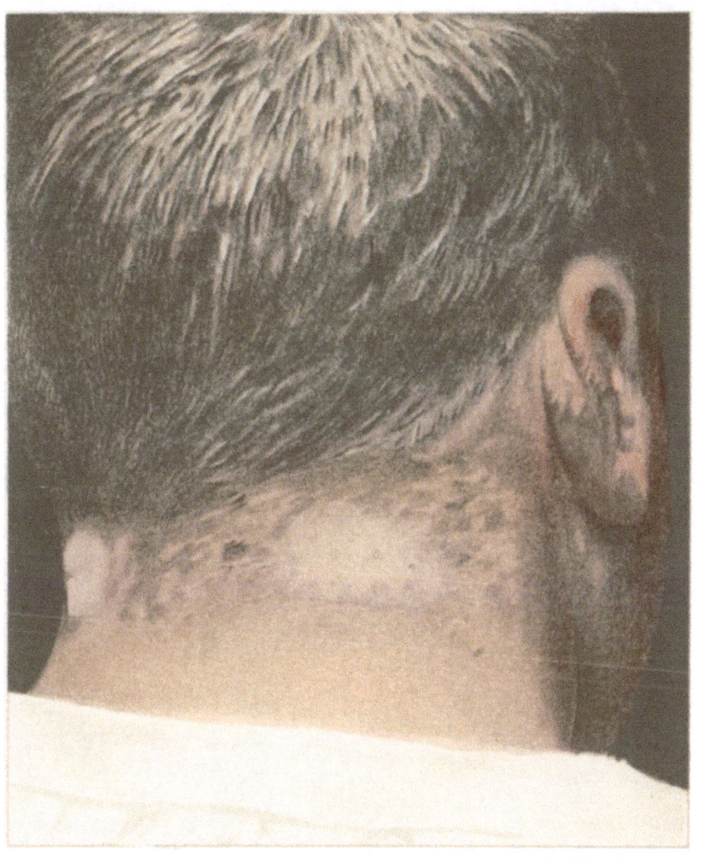

2

Aknekeloid.

Erste Phase: Auf jede Stelle Applikation des mit Kautschuk umhüllten Apparates Nr. 1 6 Tage nacheinander je 1 Stunde. Stark entzündliche und schmerzhafte Reaktion.

Zweite Phase: Beginn 6 Wochen nach der ersten; Applikation auf die ulzerierten Gewebe. Obschon der hintere Teil des Keloids nach der ersten Behandlung schon stark abgenommen hatte, war er immer noch dick genug, um unsere Methode des „Kreuzfeuers" in Anwendung zu bringen. Wir applizierten auf der oberen Seite Apparat Nr. 7 mit $^{3}/_{10}$ mm Blei und auf der unteren Seite Apparat Nr. 6 mit $^{3}/_{10}$ mm Blei während 20 Stunden. 1 Monat nach dieser letzten Behandlung neue Serie, die nach einer Ruhepause von 1 Monat nochmals wiederholt wurde.

Nun mußte die Patientin nach Amerika verreisen, und wir konnten die übliche Rückbildung, welche in den nächsten 3 Monaten nach den Sitzungen und noch viele Monate später erfolgte, nicht selbst konstatieren. Jedenfalls hatten, als die Kranke 4 Monate nach Beginn der Behandlung von uns Abschied nahm, die Läsionen progressiv um mehr als zwei Drittel abgenommen, und in dem Maße als der vorspringende Tumor sich verkleinerte, kehrten auch die Weichheit und die Elastizität der Gewebe an der Oberfläche und in der Tiefe wieder.

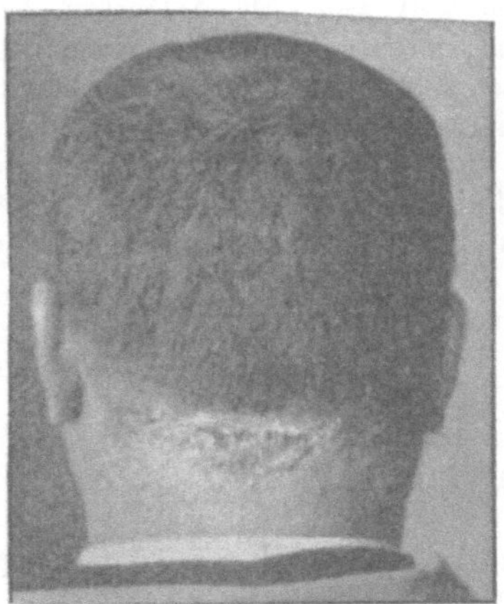

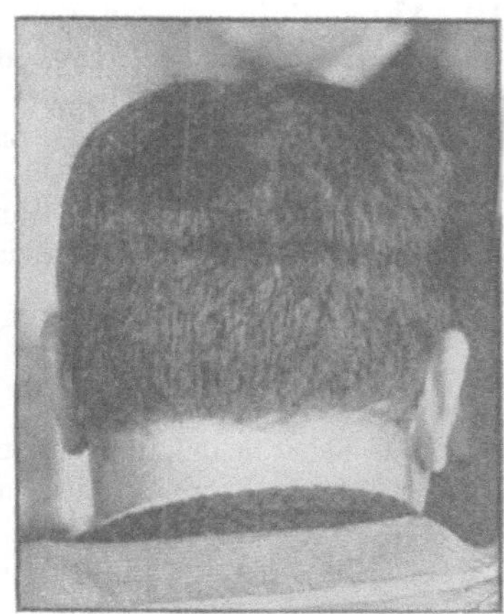

Fig. 43 und 44. Aknekeloid.

Seither haben wir von der Patientin einen Brief erhalten, worin sie uns ihre große Befriedigung ausdrückte, da die Keloide noch sehr stark zurückgegangen waren.

Die folgenden Beobachtungen erweisen die Wirksamkeit des Radiums bei einer Kategorie besonders hartnäckiger Affektionen, nämlich der Aknekeloide.

9. Großes Aknekeloid am Nacken (Tafel VI). Ein 43jähriger Arbeiter zeigt auf jeder Seite des Nackens einen großen Tumor von Aknekeloid, dessen Beginn 3 Jahre zurückliegt. Das Reiben der Kleider an den Akneeffloreszenzen und die Ausdehnung der Tumoren behindern den Patienten in seinem Berufe.

Zahlreiche Skarifikationen vermochten keine dauernde Modifikation zu erzielen. Es wurde daher eine Radiumbehandlung vorgeschlagen. Wir applizierten links Apparat 14, rechts Apparat 2 vier Stunden lang. Einen Monat später haben die Keloide um die Hälfte abgenommen; sie sind viel weniger schmerzhaft und weniger störend für den Patienten. Die akneartigen Elemente sind zum größten Teil verschwunden. Die Behandlung wird alsdann mit den gleichen Apparaten wieder aufgenommen; diese werden in toto 5 Stunden appliziert, die auf 5 Tage verteilt sind. Noch zweimal werden die gleichen Sitzungen wiederholt mit 1 Monat Ruhepause zwischen den beiden Applikationsserien.

6 Wochen nach den letzten Sitzungen sind die Keloide vollständig verschwunden. 1 Jahr nach Schluß der Behandlung zeigt sich noch nichts von Rezidiv. Die Gewebe in der Tiefe sind weich; die behandelten Stellen sind heller und glatter als die normale Haut und haben einen perlmutterartigen Glanz.

Diese Beobachtung ist in verschiedenen Beziehungen interessant:

1. Verdient diese leichte Heilung eines Aknekeloids besonders hervorgehoben zu werden. Ein Hauptgrund des hartnäckigen und zu Rezidiven geneigten Charakters dieser Affektion liegt in dem meist beständigen Auftreten neuer Akneeffloreszenzen. Diese Effloreszenzen sind bis jetzt nicht wieder zum Vorschein gekommen.

2. Zeigt dieser Fall, daß die Keloidgewebe manchmal sehr intensive radioaktive Gesamtdosen ertragen, ohne daß sie der Sitz heftiger Entzündung werden. Die einmal eingetretenen entzündlichen Erscheinungen gehen rasch zurück und üben keine reizende Wirkung im Sinne der Rezidivbildung aus.

10. Aknekeloid am Nacken (Fig. 43 und 44). Ein 37jähriger Arbeiter konsultierte uns wegen eines Aknekeloids am Nacken. Beginn mit einer Eruption von Follikulitiden an der Stelle, wo eine Reibung durch den Kragen stattfindet. Diese Elemente wandelten sich nach und nach in Keloide um; sie nehmen die ganze Rückseite des Halses ein. Die Affektion hat vor 8 Jahren angefangen und es sind verschiedene Behandlungsmethoden ohne Erfolg angewendet worden. Es können beständig neue Schübe von Follikulitiden konstatiert werden. Die Juckerscheinungen sind heftig.

Die Behandlung wird mit Apparat 3 durchgeführt, den wir an jeder Stelle 3 Stunden applizieren. Es werden im ganzen vier Serien von Sitzungen mit sechswöchentlichen Intervallen gemacht.

6 Monate nach Schluß der Behandlung sieht die Gegend sehr gut aus. Vom Keloid ist nichts mehr zu fühlen und die Akneeffloreszenzen haben sich nicht wieder gezeigt.

Diese Beobachtung bildet eine Bestätigung der vorhergehenden. Wir haben noch andere Fälle von Aknekeloid mit ungefähr analogen Resultaten behandelt und wir halten die Radiumtherapie bei dieser Affektion für sehr indiziert. Die Befunde zeigen uns überdies, daß die entzündlichen follikulären Knötchen und Akneeffloreszenzen der Behandlung weichen und sie lassen uns eine interessante neue therapeutische Wirkung bei der Sycosis und Acne rosacea erhoffen.

Bevor wir das Kapitel der eigentlichen Keloide zu Ende besprechen, dessen Schlußfolgerungen am Ende des nächsten Kapitels angeführt sind, führen wir noch einen, in unserer Serie einzig dastehenden Fall von Keloid an, der sowohl in bezug auf seine klinischen Charaktere als in bezug auf das therapeutische Resultat interesant ist.

11. Keloid der Lippenschleimhaut (Fig. 45 und 46). Keloide an den Schleimhäuten sind sehr selten zu beobachten. Soviel uns bekannnt, sind nur zwei Fälle publiziert, der eine von de Beurmann und Gougerot[1]), der andere von Jourdanet und Barré[2]).

Am 1. Februar sind wir wegen eines Tumors der Oberlippe konsultiert worden, der nach einem Furunkel auftrat. Die Geschwulst ist derb, keloidartig, die Schleim-

[1]) de Beurmann und Gougerot, Société dermatologique, Februar 1906.

[2]) Jourdanet und Barré, Poliklinik des Dr. Jacquet im Spital St.-Antoine.

haut an dieser Stelle leicht entfärbt. Wir applizierten zwei Stunden lang Apparat Nr. 5; nach drei Wochen war der Tumor beträchtlich verkleinert. Er wurde zuerst weich, ging nach und nach zurück, um schließlich spurlos zu verschwinden.

b) Fibro-sklerösc Narbenstränge.

Wie wir schon gesehen haben, ist es in vielen Fällen schwierig, die eigentlichen Keloide von den erhabenen und narbigen fibrösen Strängen zu unterscheiden. Das technische Verfahren ist jedoch insofern verschieden, als die eigentlichen Keloidgewebe ein sehr günstiges Terrain für die Radiumbehandlung darstellen, während die fibro-sklerösen Stränge nur nach der Destruktion zur Abflachung gebracht werden können. In dem letzteren Falle liegt also der Vorteil der Behandlung nur in der Bequemlichkeit, mit der die Zerstörung erreicht werden kann, und in der bemerkenswerten Qualität des neugebildeten Gewebes. Wenn man betreffs der

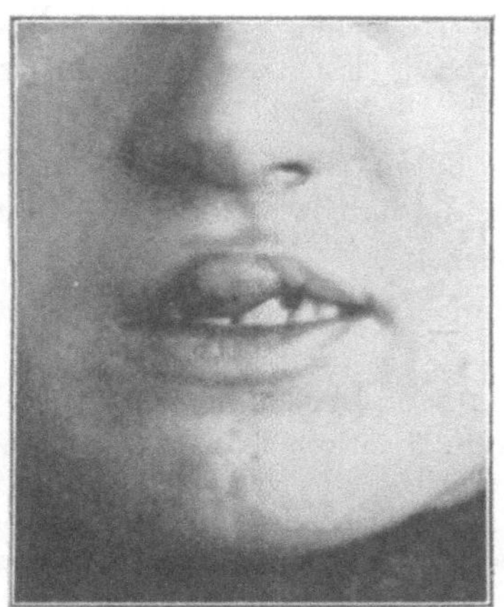

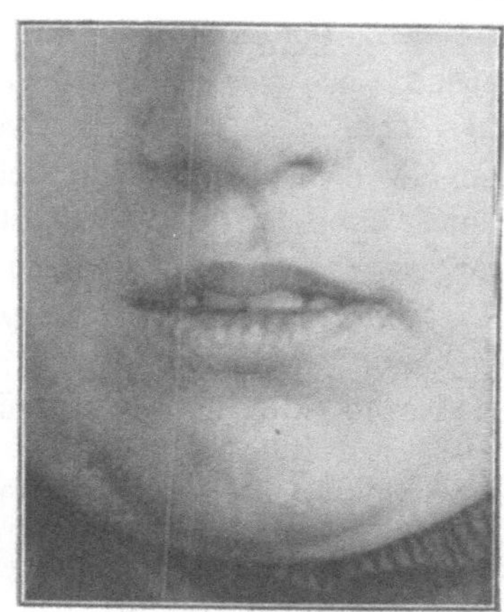

Fig. 45 und 46. Keloid der Lippenschleimhaut.

Natur der narbigen Vorsprünge im Zweifel ist, so wird man vorerst zu den spezifischen Dosen greifen und erst nach einem Mißerfolg destruktive Dosen verwenden.

Auf einen Punkt müssen wir aber ganz besonders aufmerksam machen. Unsere Mitteilung in der Akademie 1908 hat mit Unrecht bei einigen Kollegen die Meinung verbreitet, es seien alle fehlerhaften Narben der Radiumbehandlung zugänglich. Die „Brückennarben“, die Narben von sehr geringer Breite und Erhebung, die weichen Stränge, die Wälle und Deformationen der normalen Haut, die Narben von zu großer Ausdehnung usw. gehören keineswegs in die Gruppe der fehlerhaften Narben, die für Radium geeignet sind.

Vom Radium darf nicht zuviel verlangt werden. Man muß sich damit begnügen, die derben, vorspringenden, ziemlich ausgedehnten, aber nicht zu voluminösen fibrösen Stränge mehr oder weniger zur Abflachung zu bringen, die Verfärbung und die Schmerzhaftigkeit gewisser Narben günstig zu beeinflussen. Zudem müssen diese Stränge eine gewisse Oberfläche haben, denn, wie wir gesehen, verliert ein Apparat bedeutend an radioaktivem Wert, wenn nur ein sehr kleiner Teil desselben zur Anwendung gelangt.

Manchmal leistet uns das Radium bei diesen fibrösen Strängen unerwartete Dienste. Die Resultate bei dem jungen Mädchen, deren Krankengeschichte wir auf S. 160 resümieren, liefert uns dafür ein eklatantes Beispiel. Bei gewissen Fällen werden nicht nur die Stränge nivelliert, sondern sie werden unerwarteterweise so weich und geschmeidig, daß Deformationen und Retraktionen ausgeglichen werden konnten. Es ist wahrscheinlich, daß bei diesen so günstig verlaufenden Fällen die Stränge zum größten Teil aus Keloidgewebe bestehen. Es ist uns mehrere Male vorgekommen, daß, nachdem wir uns zuerst geweigert hatten, diese oder jene Narbe in Behandlung zu nehmen, wir nacher doch dem Ansuchen des Patienten nachgegeben haben und zu unserer Überraschung zu einem viel besseren Resultate gekommen sind, als vorauszusehen war. Bei Fällen mit häßlichen Deformationen raten wir jetzt, einen Versuch mit Radium zu machen. Natürlich soll der Patient vorher über den problematischen Wert der Behandlung orientiert werden.

Im allgemeinen muß man sich davor hüten, obwohl destruktive Dosen nötig sind, die Dosierung zu übertreiben, da die Ulzerationen auf Narbensträngen lange Zeit zur Vernarbung brauchen.

Wir führen hier einige Beispiele von Nivellierung der sklero-fibrösen Stränge durch Radium an.

1. Narbe mit fibrösen Strängen nach Drüsenabszeß (Taf. VII). Ein Lupus erythematodes im Gesicht bei einer 25jährigen Frau wurde in der Abteilung de Beurmanns mit Finsenstrahlen behandelt. Zu gleicher Zeit besteht auf der linken Seite des Halses unterhalb des Kieferwinkels eine fehlerhafte Narbe von 4:2 cm Durchmesser; sie ist im Anschluß an eine seit mehreren Jahren geheilte Drüseneiterung aufgetreten. Die gefältete sehr auffällige und unschöne Oberfläche ist mit mehr oder weniger derben Strängen bedeckt; der eine derselben in der Mitte scheint keloidartig zu sein.

Die Behandlung war sehr einfach; eine zweistündige Applikation des Apparates Nr. 14 ohne Filter hat genügt zur Erreichung des Resultates, das Figur 2 zeigt. Es kam zu einer leichten entzündlichen Reaktion von ungefähr 14 Tagen Dauer. Dann machte sich eine Regeneration der Gewebe bemerkbar, die Stränge gingen zurück und es trat eine allmähliche Nivellierung der gesamten Oberfläche ein, so daß keine andere Therapie mehr nötig schien. Die Behandlung liegt jetzt mehr als ein Jahr zurück und die Affektion ist sehr viel gebessert; die Oberfläche ist glatt, gleichmäßig, ein wenig heller als die benachbarte normale Haut und hat das charakteristische Aussehen der Drüsennarben verloren. Von Teleangiektasien ist nichts zu konstatieren.

2. Narben mit fibrösen Strängen und Drüsenvereiterungen (Fig. 47 und 48). Eine Frau von 32 Jahren weist in der Gegend des Masseters und längs

---

Tafel VII.

Nivellierung fibröser Narbenstränge nach Drüsenvereiterungen (S. 158).

Fig. 1. Patient litt zu gleicher Zeit an Lupus der Konjunktiva und des Gesichtes. Die Narbe ist aus Vertiefungen und vorspringenden Strängen gebildet.

Fig. 2. Die Abflachung ist bis zu dem Grade erreicht worden, daß die jetzt glatte Narbe dem Kranken nicht mehr diesen skrofulösen Habitus gibt, der ihn vorher verstimmte.

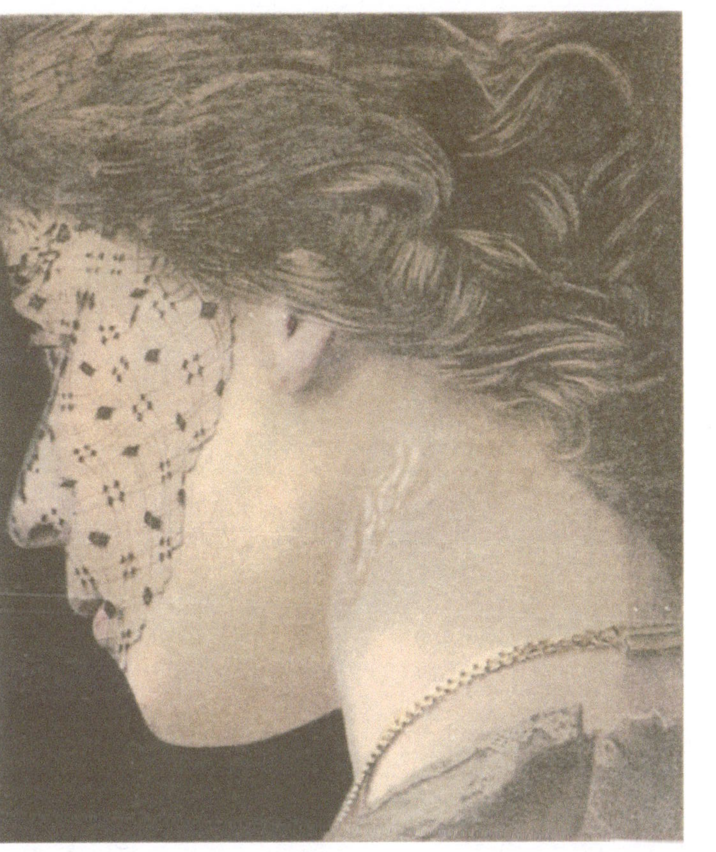

1

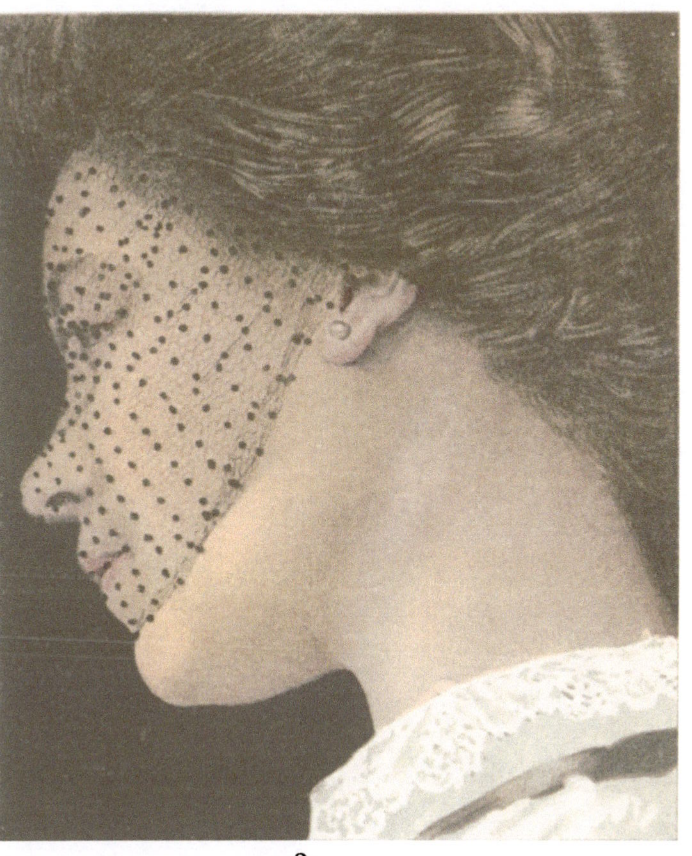

2

Schlechte Narbenbildung nach skrofulösen Drüsen.

der Sternocleidomastoidei rechts und links zahlreiche schlechte Narben auf, die im Anschluß an 7 Jahre dauernde Drüseneiterungen aufgetreten waren. Rechts haben die Läsionen mehr den Charakter der Keloide, sie bestehen aus derben weißen Anschwellungen. Längs des linken Sternocleidomastoideus verläuft ein erhabener Streifen von sklerösem Gewebe mit Einsenkungen und Vorsprüngen von derben dicken Strängen von sehr unregelmäßiger Oberfläche; der strumöse Charakter der Läsionen, welche die Veränderungen bewirkt haben, läßt sich noch deutlich erkennen.

Um diese Narben herum sind kleine Lupusknötchen aufgetreten, die mit Lichtbehandlung geheilt wurden.

Sämtliche Läsionen rechts und links wurden mit Apparat Nr. 4 und Gummimembran behandelt; der Apparat wurde 4 Stunden liegen gelassen. Mehrere Monate später zeigte sich die Patientin wieder. Die betreffende Partie hat sich vollständig modifiziert. Die Keloide sind verschwunden und von fibrösen Strängen ist nichts mehr zu sehen. Die Gesamtläsionen haben nicht mehr das Aussehen von Drüsennarben, die Gewebe sind glatt, gleichförmig, nur weißer als die normale Haut. Es sind noch einige kleine Punkte übrig geblieben, die von neuem mit Apparat Nr. 4 zwei Stunden behandelt werden. Der gegenwärtige Zustand besteht seit 14 Monaten; er hält sich sehr befriedigend.

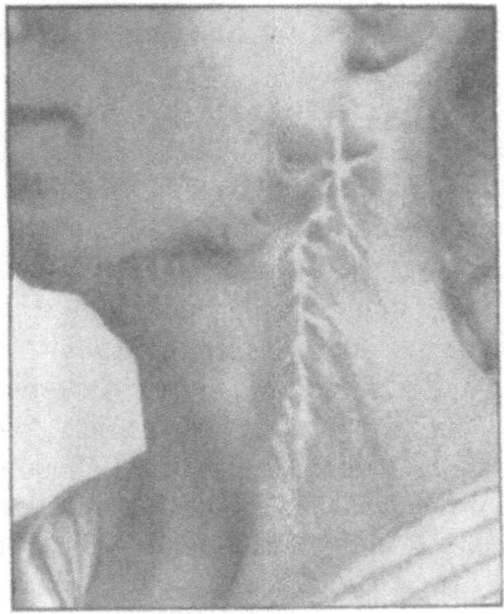

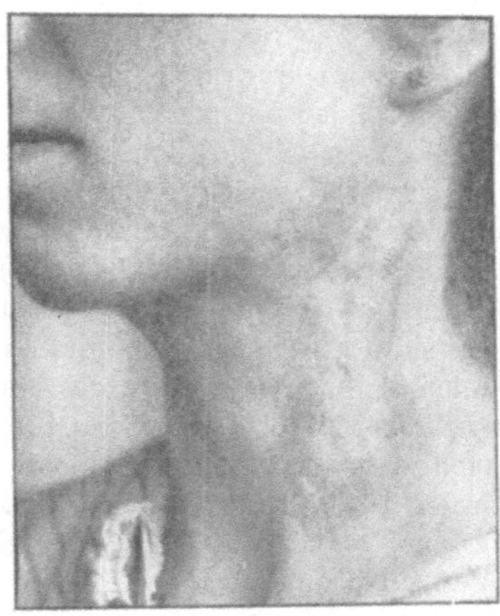

Fig. 47 und 48. Narben mit fibrösen Strängen nach Drüsenvereiterungen.

3. Narbe mit fibrösen Strängen nach der Heilung eines Gummas.

Ein Patient zeigt auf der linken Seite der Brust eine unregelmäßige rötliche Narbe, die von vorspringenden Strängen durchzogen ist; es ist das ein Überbleibsel eines ulzerierten syphilitischen Gummas, das mit den spezifischen Mitteln geheilt worden war. Diese Narbe ist dem Patienten sehr unangenehm und er wünscht sie absolut loszuwerden.

Apparat Nr. 1, mit einer einfachen Kautschukmembran umhüllt, wird in zwei Sitzungen an zwei aufeinander folgenden Tagen 1 Stunde und 20 Minuten appliziert. Nach einer entzündlichen Reaktion von 14 Tagen Dauer wird die Oberfläche wieder blaß, glättet sich mehr und mehr und zwei Monate später ist die Stelle entfärbt, gleichförmig und viel weicher. Sie ist wohlverstanden noch narbig, sieht aber viel besser aus.

4. Fibröse Stränge und Keloide nach einer Verbrennung. Bei einem 16jährigen Mädchen bestehen schlechte Narben und Keloide an der Dorsalseite der Hand; sie waren nach einer Verbrennung entstanden, die Patientin im Alter von 14 Monaten erlitten hatte. Die Oberfläche der Haut ist narbig, gefältelt und zeigt an einigen Stellen vorspringende Stränge, die sich durch ihre rote Farbe von dem leichten rosa Grundfarbenton abheben. Einige dieser Stränge haben die Konsistenz von Keloiden.

Die Behandlung wird an einem Strange begonnen, der vom Processus styloideus der Ulna bis zum Metarcarpus III reicht. Apparat 1 mit $^1/_{10}$ mm Bleifilter wird jeden zweiten Tag 1 Stunde, im ganzen 4 Stunden appliziert. Die entzündliche Reaktion ist ziemlich schmerzhaft und dauert 14 Tage. Fünf Wochen später ist der Strang im Niveau der übrigen Haut.

Nach Verlauf weiterer 3 Monate Wiederaufnahme der Behandlung an einem andern Strange mit Apparat 1 und $^5/_{10}$ mm Bleifilter, Applikationsweise und Dauer wie oben. Die Läsion wird abgeflacht, es tritt Entfärbung ein und die Gewebe gewinnen zum großen Teil ihre Elastizität wieder.

5. Narbenstränge nach Verbrennung mit Deviation und Deformation der Lippenkommissuren. Ein jetzt 15 Jahre altes Mädchen hat im Alter von 3 Jahren eine Verbrennung an den Wangen und am Kinn erlitten; diese Partien zeigen eine narbige, unregelmäßige, mit diffusen Rötungen und Teleangiektasien versehene Oberfläche. Am Kinn bestehen Keloide. Die Mundwinkel sind auf beiden Seiten von zwei sklerösen Narbensträngen umkreist, die, wenn das Mädchen den Mund öffnet, in dem Maße hervorstehen, daß die Bewegungen gestört werden und das Gesicht einen fremdartigen häßlichen Ausdruck bekommt.

Versuchsweise wird die Behandlung vorerst am Narbenstrang des linken Mundwinkels und an mehreren teleangiektatischen Herden mitten im Narbengewebe durchgeführt. Apparat 8 wird täglich 1 Stunde an drei aufeinander folgenden Tagen, im ganzen 3 Stunden an verschiedenen Stellen des Narbenstranges appliziert. Zwei Monate später ist ein deutliches Weicherwerden der Gewebe zu konstatieren, die Teleangiektasien sind verschwunden; die behandelte Gegend ist glatt und weißlich. Die entzündliche Reaktion war relativ kurz und wenig ausgesprochen.

Da diese ersten Resultate dem Vater der Patientin ermutigend genug schienen, so wurde die Behandlung auf der rechten Seite unter den gleichen Bedingungen vorgenommen und so werden nach und nach die verschiedenen Stellen behandelt. Zwei Monate später hat das Gesicht des Mädchens im allgemeinen ein gutes Aussehen bekommen. Beim Sprechen sind die Mundwinkel wenig gespannt und deformiert, die Gewebe sind elastischer. Sechs Monate nach Aussetzen der Behandlung befinden sich die Narben in einem ausgezeichneten Zustande; die Deformationen, Vorsprünge, die Rötung sind verschwunden, die Gewebe sind glatter und glänzender als die benachbarte normale Haut.

6. Schlechte Narben nach Verbrennung. Ein 18jähriges Mädchen wurde uns von Prof. Gaucher zugewiesen wegen schlechter Narben, die nach einer Verbrennung vor 14 Jahren (kochendes mit Fett untermischtes Wasser) aufgetreten waren. Die Narben sind zahlreich und von großer Ausdehnung. Auf einem großen Bezirk der rechten Scapula bestehen Narbenstränge und Teleangiektasien, welche die Narben häßlich machen. An der Vorderseite des Vorderarms besteht eine keloidartige Narbenfläche von ungefähr 3 qcm. Diese letztere Stelle, sowie eine andere mitten im Narbengewebe an der Scapula werden zuerst behandelt mit 6stündiger Applikation des Apparates Nr. 1 mit $^8/_{100}$ mm Aluminiumfilter. Acht Monate später bat uns das Mädchen, welches mit dem bis jetzt erreichten Erfolg zufrieden war, wir möchten auch die anderen Stellen in Behandlung nehmen.

Die Stellen, wo das Radium zur Wirkung gelangt war, sahen in der Tat viel besser aus als die der Umgebung. Sie sind abgeflacht, eingesunken, geschmeidig, glatt und regelmäßig; die Teleangiektasien, von denen sie durchzogen waren, sind verschwunden. Es ist aber zu bemerken, daß die Rückbildung an der Schulter ganz verschieden von derjenigen am Arm war. Die Narbenstränge über dem Schulterblatt haben eine destruktive Phase durchgemacht. Die entzündliche Reaktion war eine sehr heftige und die Vernarbung ging ganz langsam vor sich. Am Arm dagegen, wo Keloide bestanden, war die Irritation nur eine leichte, und die Gewebe sind förmlich „geschmolzen“. Diese Beobachtung zeigt uns die Widerstandskraft der Keloide gegenüber Irritationen einerseits und andererseits die spezifische Wirkung des Radiums auf die keloiden Gewebe.

7. Narbenstränge nach Verletzung bei Automobilunfall. Fehlerhafte Narben (Keloide und Stränge) haben sich bei einem 17 jährigen Individuum nach einer Verletzung bei einem Fall vom Automobil in der Schläfen-, Jochbein- und Nasengegend entwickelt. Die ziemlich ausgedehnte temporale Narbe mit Keloiden und kleinen Strängen bildet Streifen und ist von zahlreichen Teleangiektasien durchzogen, welche ihr ein erythematöses, strotzendes Aussehen verleihen. Die nasale Narbe ist am Nasenrücken lokalisiert und erstreckt sich auf die linke Seite. Auch die Narbe in der Jochbeingegend zeigt fibröse Stränge.

Diese verschiedenen Narben wurden in dreistündigen Sitzungen zu drei verschiedenen Malen (mit je 6 Wochen Unterbrechung) behandelt und zwar die Schläfen- und Jochbeingegend mit Apparat 1, der Nasenrücken mit Apparat 8. Bei der Abschätzung der Dosierung muß man berücksichtigen, daß bei Apparat 1 nur ein Teil seiner Oberfläche benützt wurde.

Die Tatsache, daß wir mit Hilfe des Radiums befähigt sind, sich retrahierende und deformierende Narbenstränge geschmeidig zu machen, ist besonders interessant. Bei dem jungen Mädchen, dessen Gesicht bei jedem Versuche zu sprechen einen fratzenartigen und unangenehm berührenden Ausdruck annahm und dem das Lachen zur Unmöglichkeit wurde, haben wir dank dem Radium die Retraktion der Mundwinkel so weit modifizieren können, daß der Bedauernswerten das Dasein erträglicher wurde. Dieser Fall steht nicht vereinzelt da. Neulich haben wir zusammen mit Professor Gaucher eine bedeutende Besserung bei einer Deformation der Oberlippe beobachtet. Das deformierende Keloid kam bei der Vernarbung eines harten Schankers zustande; die Veränderung bestand in einem häßlichen gezwungenen Lachen, wobei die Zähne sichtbar wurden.

Wir haben auf den sich retrahierenden Strang Apparat 7 mit $^2/_{10}$ mm Bleifilter während 6 Stunden appliziert; bald nachher ist die Elastizität wiedergekehrt und die Lippe hat zum Teil wieder ihre normale Form erhalten.

Es stehen uns noch andere analoge Fälle zur Verfügung, namentlich der eines kleinen Kindes, bei dem die Unterlippe zu einem keloidartigen Strang zusammengezogen und retrahiert war. Eine 12stündige Sitzung mit Apparat 5 und 1 mm Bleifilter, die nach 14 Tagen nochmals wiederholt wurde, hat dem Tumor die Elastizität wiedergegeben und die Lippe hat beinahe ihre normale Lage wiedererlangt.

Schlußfolgerungen. Aus unsern Untersuchungen geht hervor, daß das Radium eine spezifische Wirkung auf die Keloidgeschwülste auszuüben vermag. Alle Arten von Keloid, seien sie rein oder mit fibro-sklerösen Prozessen kompliziert, wie bei gewissen vorspringenden Narbensträngen, können durch einfache Zellmodifikationen zur Resorption und zum Verschwinden gebracht werden, ohne daß es nötig wäre, sie der entzündlichen destruktiven Reaktion zu unterwerfen. Das Keloid, dieses allen anderen therapeutischen Mitteln gegenüber so rebellische und so häufig rezidivierende Neoplasma kann durch einen heilenden Prozeß zum „Schmelzen" gebracht werden, der sich äußerlich nur durch das Verschwinden des Tumors dokumentiert.

Nach Festlegung dieses Prinzipes muß man aber berücksichtigen, daß es praktisch sehr häufig von Vorteil ist, die Dosen bis zu einem gewissen Grade von destruktiver Entzündung zu steigern. Wir haben bei unsern

Beobachtungen die verschiedenen technischen Methoden ang·geben, die man anwenden kann; wir wollen nicht mehr darauf zurückkommen. Mag sich die Rückbildung mit oder ohne entzündliche Phase vollzogen haben, jedenfalls haben wir als Hauptresultat nicht nur das Verschwinden des vorspringenden Tumors, sondern auch das Weichwerden der Basis selbst konstatiert; ebenso charakteristisch ist, daß man die Epidermis nach Schluß der Behandlung an der Stelle, wo das Keloid gesessen hat, in Falten legen kann. Diese Rückkehr zu fast normaler Geschmeidigkeit ist namentlich bei deformierenden Retraktionen vorteilhaft und eine der besten Wirkungen des Radiums haben wir dann, wenn es gelingt, einer deformierten und retrahierten Lippe die ursprüngliche Form wiederzugeben.

Das Verschwinden der kongestiven Phänomene und der Schmerzen, welche die Keloide oft begleiten, sind sehr schätzenswerte Erfolge. Bei den fibro-sklerösen Narbensträngen, wo man von Keloidgeweben nichts konstatieren kann, ist die Zerstörung unbedingt notwendig. Hier sind die Resultate weniger interessant und unsicherer. Man gelangt allerdings auch dazu, die Stränge zu nivellieren und weicher zu machen, aber nur teilweise. Es ist sehr wahrscheinlich, wie wir gezeigt haben, daß das Radium nur für spezielle Formen dieser Stränge eine Bedeutung hat und daß alle andern fehlerhaften Narben nicht in den Bereich der Radiumtherapie gehören. Der Grund, warum indessen jeder vorspringende Narbenstrang wenigstens versuchsweise der Radiumbehandlung unterworfen werden soll, ist der, daß es oft unmöglich ist, zu entscheiden, ob nicht Keloidgewebe mit Sklerosegewebe kombiniert ist. Ist das der Fall, so wird das Resultat sicher ein günstiges sein.

Öfters hat sich eine Narbe, die wir ohne große Hoffnung auf Erfolg in Behandlung nahmen, in ganz erheblichem Maße gebessert. Zusammenfassend läßt sich sagen, daß wir heute dank dem Radium die Keloide und eine gewisse Zahl von fehlerhaften Narben mit vorspringenden Strängen mit sehr gutem Erfolg behandeln können, während wir ehedem diesen Läsionen in den meisten Fällen ratlos gegenüberstanden.

3. Angiome.

Gefäßnaevi. — Gefäßtumoren.

Als wir mit dem regelmäßigen Studium der Radiumtherapie der Angiome begannen, konnten wir in der Literatur nur vereinzelte solche Versuche feststellen, so besonders die von Danlos, Hartigan, Follard, Ekstein, Straßmann, Zimmern, Rehns. Diese Versuche erstreckten sich nur auf plane Naevi, und wenn man die Kleinheit der damaligen Apparate in Betracht zieht, so scheint es fast nicht möglich, daß die Radiumtherapie der Gefäßnaevi in die Praxis übergehen konnte. Dank dem Fortschritte in der Fabrikation der Apparate sind wir in die Lage versetzt worden, serienweise behandeln und eine große Zahl von Angiomarten zur Entfärbung bringen zu können. Wir haben dabei bestimmte Regeln für die Technik formuliert. Von einer überraschenden Wirksamkeit und von besonderem Nutzen fanden wir das Radium bei den vorspringenden Formen, bei den schwellfähigen angiomatösen Tumoren, und diesbezügliche Versuche scheinen nicht gemacht worden zu sein, bevor wir die spezifisch heilende Wirkung des Radiums auf diese Tumoren demonstrierten. Diese Wirkung stellt nach all unsern Versuchen einen der Höhepunkte der gegenwärtigen Radiumtherapie dar.

Unsere Aufmerksamkeit ist zuerst durch gewisse Erscheinungen der Blutleere der spezifischen Wirkung der Radioaktivität auf die Blutkapillaren zugelenkt worden. Das hat uns veranlaßt, sobald unsere Methoden es gestatteten und einige günstige Versuche vorlagen, in regelmäßiger Weise die therapeutische Wirkung des Radiums auf die Gefäßnaevi zu studieren. Seit der Arbeit, die wir in der „Académie de Médecine“ am 8. Oktober 1907 vorgetragen haben, sind unsere Methoden noch exakter und schärfer geworden; die Zahl unserer Beobachtungen ist auf ungefähr 200 angewachsen, von denen die ältesten auf mehrere Jahre zurückgehen.

Vom Standpunkte der Radiumbehandlung aus können die Gefäßnaevi provisorisch in vier Gruppen eingeteilt werden:

I. Flache und oberflächliche, im Niveau der Haut gelegene Angiome.

II. Flache, im Niveau der Haut gelegene Angiome, die Haut, Unterhautzellgewebe und Schleimhaut tief infiltrieren.

III. Mehr oder weniger erhabene, glatte oder höckerige Angiome.

IV. Weiche Angiome mit ausgedehnter fluktuierender, pulsierender Fläche und erektile angiomatöse Tumoren mit Sitz in der Schleimhaut oder im Unterhautzellgewebe.

Diese Einteilung ist eine rein schematische, denn es gibt nicht nur zahlreiche Zwischenformen zwischen diesen verschiedenen Gruppen, sondern es bestehen ziemlich häufig beim gleichen Menschen sehr verschiedene Formen von Naevi. Unsere Einteilung berücksichtigt mehr die klinischen Resultate, als die Technik und Forschung, die für die einzelnen Gruppen nötig sind.

a) Erste Gruppe: Flache, oberflächliche, im Niveau der Haut gelegene Angiome.

Bei dieser ersten Gruppe, in der man häufig ziemlich blassen und leicht zu verdeckenden Naevis begegnet, muß sich unser Hauptaugenmerk auf das definitive ästhetische Resultat richten, welches die neu formierten Gewebe darbieten. Da diese selbst nach mehreren Monaten anscheinend vollständiger Stabilität noch gewissen Modifikationen unterliegen, so darf man sich über das Endresultat erst nach einer genügend langen Beobachtungszeit aussprechen. Neben Fällen, in denen die Entfärbung Bestand hatte, sahen wir solche, bei denen mit der Zeit Pigmentationen, Teleangiektasien und ausnahmsweise leichte Vertiefungen auftraten. Diese Unannehmlichkeiten sind speziell wichtig für die blassen Naevi, denn wenn die Verfärbung stark ausgesprochen ist und einen unmöglich zu verdeckenden ästhetischen Fehler darstellt, so würde das Resultat, selbst wenn es einen Teil seiner ursprünglichen Vortrefflichkeit einbüßt, für den Kranken immer noch ein befriedigendes sein; die Entfärbung befreit ihn von einem Schönheitsfehler, unter dem er vorher litt. Eventuell eintretende Unregelmäßigkeiten lassen sich durch einfache Toilettenkünste leicht verdecken. Ein solcher Fall liegt bei dem jungen Mädchen vor, von dem auf Seite 169 (1.) die Rede ist. Damit greifen wir auf die folgende Gruppe über, für welche gleichfalls gewisse schon besprochene Erwägungen Geltung haben. Seit der Zeit, da die Photographie aufgenommen worden ist, hat das Mädchen Anfälle von Dermatitis und Teleangiektasien bekommen. Das Resultat ist nicht so gut, wie es Tafel XI darstellt; aber wenn man den Befund so nimmt, wie er tatsächlich ist, so kann nicht bestritten werden, daß sich die Physiognomie dieses Mädchens sehr zu seinem Vorteil verändert hat. Man soll daher bei diesen starken Fällen eine Behandlung nicht ablehnen, die, wenn genügend intensiv durchgeführt, wenigstens eine wesentliche Besserung in Aussicht stellt.

Was das technische Verfahren anbetrifft, so variiert es je nach den Fällen; entzündliche Reaktionen suchen wir prinzipiell zu vermeiden. Seit Anbeginn unserer Versuche haben wir im Einverständnis mit den Patienten für die blassen, leicht zu verdeckenden Formen folgende Regel befolgt:

Zuerst wurde versuchsweise nur eine einzige Stelle behandelt; nach Verlauf einer genügend langen Zeit konnte man dann aus dem erhaltenen Resultate die später zu befolgende Methode ableiten. Wir müssen dieses Verfahren, das einfachen Überlegungen entsprungen ist, öfters einschlagen.

Wir haben auch Idiosynkrasien und individuelle Verschiedenheiten der Resistenz feststellen können. Bei gewissen Patienten fallen die Resultate an den verschiedenen Stellen verschieden aus. Diese oder jene Dosen erweisen sich als genügend bei einem Individuum, bei einem andern haben sie gar keine Wirkung. Wir haben einige Gründe kennen gelernt, die uns für diese Ungleichheiten eine Erklärung abgeben. Eine trockene oder fette Haut, eine gewisse pastöse Weichheit der Naevi, der spezielle Farbenton, die Leichtigkeit, mit der die normale Haut auf Reibung rot wird, der Grad der Entfärbung auf Fingerdruck, das Kolorit der Haut, hell oder dunkel, ihre Feinheit sind alles Zeichen, die uns einen Anhaltspunkt geben können, und nirgends sind die Erfahrung und der Scharfsinn des Radiumtherapeuten nötiger als bei der Behandlung der Naevi unserer zwei ersten Gruppen. Bei unsern Bemühungen müssen wir darauf hinzielen, eine entzündliche Reaktion, wenn immer möglich, zu vermeiden. Wir können mit verschiedenen Mitteln zu diesem Ziele gelangen; wenn uns auch bei einigen Fällen die Strahlen von großer Penetrationskraft nützlich waren, so haben wir doch am meisten diejenigen von mittlerer Penetration zur Anwendung gebracht.

Die α- und weichen β-Strahlen müssen ausgeschaltet werden; eine Behandlung mit mittleren β-Strahlen paßt am besten. Überdies sollen die Gesamtbestrahlungen kräftig genug sein; die Kürze der Sitzung wird die entzündliche Reaktion einschränken und für die Praxis von großem Vorteil sein. Die mit Radium belegten Hanfgewebsstücke, mit denen wir zu diesem Zwecke seit einem Jahre Experimente anstellen, geben die besten Resultate; es sind das weiche Gewebsstücke von ziemlich großem Umfang, die z. B. eine Radioaktivität von 50000 E. enthalten. Um die α- und weichen β-Strahlen zu absorbieren, werden Aluminiumblättchen von $^1/_{100}$ bis $^8/_{100}$ bis

$^1/_{10}$ mm Dicke nebst Papierblättchen oder feinsten Glimmerblättchen eingeschoben. Es genügt, diese Gewebe kürzere Zeit — bevor es zur Irritation kommt — liegen zu lassen und die Sitzung mehrere Male nach mehr oder weniger langen Pausen zu wiederholen. So kann die entzündliche Reaktion auf eine einfache kleienförmige Abschilferung beschränkt werden. Mit den Firnisapparaten gelangt man zu analogen Resultaten und es lassen sich bei gleichem Vorgehen unnütze Reaktionen vermeiden.

Diese Ausführungen beweisen, daß man die oberflächlichen planen Naevi, welche zur Behandlung geeignet sind, mit Sorgfalt sondern muß; man soll abschätzen lernen, wie weit sie durch die Behandlung gebessert werden können und die Methoden auswählen, welche am besten für sie passen.

Wir müssen auf eine sehr wichtige Vorsichtsmaßregel aufmerksam machen, wenn es sich darum handelt, eine erst kürzlich behandelte Stelle zur Erzielung einer vollständigen Entfärbung einer neuen Serie von Sitzungen zu unterwerfen. Es sollen nämlich, von Ausnahmen abgesehen, bei diesen zweiten Serien nie so intensive Dosen verwendet werden wie bei den ersten Applikationen. Diese Regel verdient vor allem Beachtung, wenn die ersten Sitzungen nur 3 oder 4 Wochen zurückliegen. Die zuerst eingeführten Strahlen üben ihren Einfluß auf die Gewebe noch Monate nachher aus; so scheint z. B. eine Reaktion schon seit 2 bis 3 Monaten abgelaufen zu sein und doch verändern sich die Gewebe immer noch. Jede neue Applikation kurze Zeit nach den ersten Bestrahlungen bewirkt daher eine Kumulation; die Gewebe sind zur Zeit der Applikation empfindlicher und mehr zu Irritationen geneigt. Läßt man diese wichtige Vorsichtsmaßregel außer acht, so läuft man Gefahr, später zu heftige entzündliche Reaktionen zu bekommen.

Der Sitz der Läsionen bei dieser und der nächsten Gruppe übt ebenfalls einen wichtigen Einfluß auf die Resultate aus. Die Angiome des Rumpfes und der Extremitäten scheinen manchmal der Behandlung einen ziemlich großen Widerstand zu leisten und sind dem Radium weniger gut zugänglich als die Angiome des Gesichtes. Sind die Naevi auf den Schleimhäuten lokalisiert, so erreicht man mit schwachen, aber oft wiederholten Dosen leicht Entfärbung; man wird aber speziell für flache und oberflächliche Schleimhautnävi nur selten konsultiert. Ihre Träger kümmern sich wenig um diese Affektion und man bekommt sie nur gelegentlich in Behandlung. Die Schleimhautnaevi sind meistens ein wenig erhaben oder stellen nur die Manifestation eines tief infiltrierten Naevus dar, der z. B. die ganze Dicke einer Wange einnimmt. Wir werden uns daher mit diesen Schleimhautnaevi erst bei den folgenden Gruppen besonders bei den Gefäßtumoren spezieller beschäftigen.

Wir haben bis jetzt nur diejenigen Naevi in Betracht gezogen, bei denen noch kein anderer therapeutischer Versuch unternommen worden war. Die Fälle sind aber zahlreich, die früher mit Elektrolyse und Kauterisationen behandelt wurden, und die Narben, welche nach diesen Prozeduren häufig zurückbleiben, sind für die Radiumtherapie ungünstig. Die Apparate müssen nämlich notwendigerweise die Naevi in toto bedecken, die Narben ebenso gut wie die nicht entfärbten Partien. Theoretisch sollte man nur die letzteren beeinflussen, was unmöglich ist. Die Heilung wird daher weniger gleichmäßig ausfallen. Wir haben indessen oft beobachtet, daß nach der Behandlung mit Radium eine gewisse Nivellierung, eine Abnahme der Unregelmäßigkeiten der Oberfläche, eine erhebliche Besserung der Narben selbst eintrat, die zum großen Teil auf die Wirkung des Radiums auf die sklerotischen Gewebe zurückzuführen ist. (Siehe Keloide.)

Wir zitieren hier einige Fälle, in denen ein befriedigendes Resultat erzielt wurde, sie stammen hauptsächlich aus der ersten Zeit unserer Versuche; es war wichtig, den Verlauf eine Zeitlang zu beobachten.

1. Oberflächlicher, im Niveau der Haut gelegener Gefäßnaevus von großen Dimensionen am Halse eines Erwachsenen (Tafel VIII). Ein Patient zeigt am Hals einen oberflächlichen Gefäßnaevus von ungefähr 60 qcm. Die obere Hälfte ist stark violett verfärbt und am Kieferwinkel können einige vorspringende, ebenfalls intensiv gefärbte Punkte konstatiert werden. Der Farbenton nimmt nach unten zu allmählich ab und wird rosa malvenfarbig. Noch weiter unten, anschließend an den Naevus, folgen feine Teleangiektasien. Auf der ganzen gleichmäßig verfärbten Oberfläche kann man übrigens ein feines Gefäßnetz unterscheiden, das sich durch einen etwas stärker roten Farbenton abhebt. Dieses Netz erstreckt sich über die gleichmäßig gefärbte Schicht hinaus bis zur Clavicula.

Die teleangiektatische untere Partie wurde nach dem Wunsche des Patienten unbehandelt gelassen.

2 Monate nach der Behandlung ist die ganze, ursprünglich gleichmäßig verfärbte Oberfläche auffallend entfärbt; die abgeblaßten Partien sind ganz glatt, einheitlich und kaum etwas heller als die benachbarte Haut. Es hat eine fast vollständige Rückkehr zur Norm stattgefunden, ohne erhebliche Reaktion. Seit Abschluß der Behandlung ist jetzt mehr als ein Jahr verflossen und die Stelle hat ihr gutes Aussehen beibehalten.

Dosierung: Apparat 1 wird 3 Tage nacheinander je 1 Stunde auf die am stärksten gefärbten Partien und 2 Tage auf die helleren Partien appliziert, ausgenommen eine Stelle, an der Apparat 14 aus Hanfgewebe je 1 Stunde zur Anwendung kam. In 6 bis 7 Wochen waren alle behandelten Stellen entfärbt. Die Reaktionen waren leicht, bei Apparat 14 begannen sie nach 10 Tagen, bei Apparat Nr. 1 nach 14 Tagen.

2. Oberflächlicher flacher Gefäßnaevus an der Wange. Ein 20jähriges Mädchen leidet an einem oberflächlichen Gefäßnaevus der Wange von ungefähr 12 qcm Oberfläche. Die Verfärbung ist ziemlich ausgesprochen und geht in einen dunkelroten Farbenton über. In der Grundfarbe lassen sich dunklere Punktierungen unterscheiden.

Apparat 7 wird ohne Zwischenlage nur 1 Stunde lang appliziert. Gegen den zehnten Tag hin bildet sich eine leichte Irritation der Oberfläche, die ein wenig Jucken

---

Tafel VIII.

Flacher oberflächlicher Gefäßnaevus (S. 166).

Fig. 1. Der Naevus stellt eine teleangiektatische Form dar. Einige Partien am Unterkiefer sind erhaben, im übrigen ist der Naevus ganz flach.

Fig. 2. Die kleinen Venen am Unterkiefer sind die Überreste des Naevus, nicht etwa später aufgetretene Teleangiektasien.

Die Gruppe der Teleangiektasien am unteren Teil des Halses ist nicht mit Radium behandelt worden; trotzdem haben sich die Läsionen modifiziert — wahrscheinlich durch Fernwirkung.

Es sind seither noch einige neu gebildete Teleangiektasien aufgetreten, aber nur in kleiner Zahl.

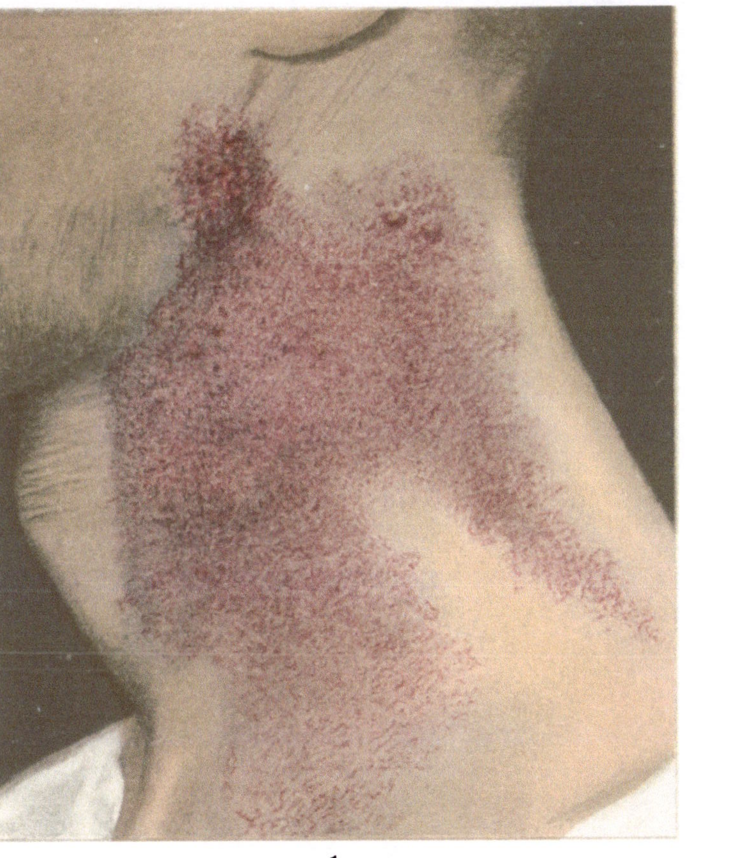

1

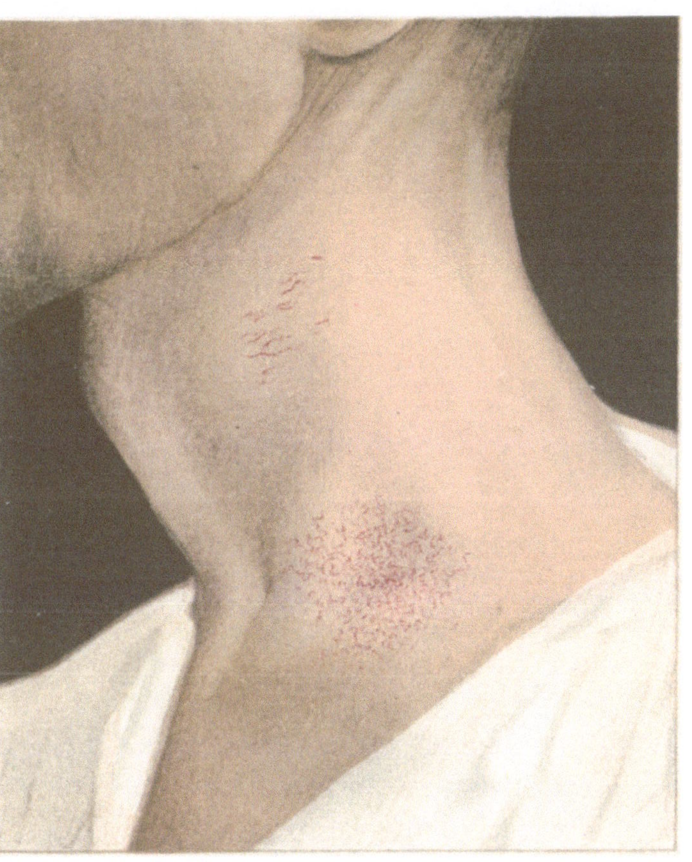

2

Flacher oberflächlicher Gefäßnaevus.

verursacht und von einer kurzen krustösen Reaktion gefolgt ist. Am 35. Tag nach der Behandlung ist von Irritation nichts mehr nachweisbar und die Entfärbung ist erreicht. Im Laufe der folgenden 3 Monate modifizieren sich die Stellen weiterhin in günstigem Sinne; nachher bleibt ein eigenartiger gekörnter Zustand der Haut bestehen, was auf eine ziemlich vollständige Rückkehr zur Norm hindeutet.

Die anderen Partien des Naevus werden alsdann auf dieselbe Weise mit dem gleichen Resultate behandelt. Die Abblassung besteht jetzt seit einem Jahr und die ehemaligen Naevusgewebe haben das Aussehen von gesunder Haut. Man muß vorher orientiert sein, wenn man die etwas glattere und hellere Partie unterscheiden will. So vollständig befriedigende Resultate sind selten zu verzeichnen.

3. Anscheinend oberflächlicher Naevus an der rechten Wange. Die folgende Beobachtung kann der vorhergehenden gegenübergestellt werden wegen der Resistenz, die der Naevus der Radiumwirkung dargeboten hat.

Bei einem 27jährigen Patienten kann man unter dem rechten Jochfortsatz einen flachen Naevus von der Größe unseres Apparates Nr. 1 konstatieren. Der letztere wird zur Behandlung gewählt und in Anbetracht der Dicke der Haut, der geringen Entfärbung auf Druck und des Wunsches des Patienten, Paris so schnell wie möglich wieder zu verlassen, ließen wir den Apparat ohne Zwischenlage in der gleichen Sitzung 2 Stunden liegen. Es handelte sich also da um eine starke Dosis. Die Entfärbung tritt nur zur Hälfte ein und gegen unser Erwarten ist die entzündliche Reaktion nur sehr schwach ausgefallen. Wir machen mit demselben Apparat eine zweite Sitzung, aber nur von 1 Stunde, um eine Kumulation der Strahlen zu vermeiden. Zurzeit, 8 Monate nach der Behandlung, ist der Naevus abgeblaßt und in einem ausgezeichneten Zustande.

4. Naevi, die vorher ohne Erfolg mit Elektrolyse behandelt wurden. Zwei Naevusfälle sind schon mit Elektrolyse behandelt worden, aber nur mit dem Erfolg, daß die dunkelroten Oberflächen mit weißen, narbigen Einsenkungen gesprenkelt erscheinen.

a) Beim ersten Fall saß der ziemlich dunkle Naevus in der Schläfengegend und in der oberen Hälfte der rechten Wange; er war von kleinen rundlichen, eingesunkenen Narben bedeckt, die von der Elektrolyse herrührten.

In der unteren Partie wird versuchsweise eine Radiumsitzung mit Apparat 15 gemacht; er wird 2 Tage nacheinander je 1 Stunde appliziert. 6 Wochen nach einer ziemlich starken entzündlichen Reaktion ist die Oberfläche entfärbt, glatt und gleichmäßig; die Spuren der Elektrolyse sind stark zurückgegangen. Nachher wurden die anderen Stellen auf die gleiche Weise mit ungefähr demselben Resultate behandelt.

b) Bei einem zweiten Falle bestand eine kolossale, rotviolette, mit kleinen eingesunkenen, rundlichen Narben übersäte Naevusfläche an der Wange, am Hals, im Bereich der Clavicula und an einem Teile des Armes. Die ganze Zervikalgegend war früher mit Elektrolyse behandelt worden. Trotz der Unannehmlichkeit der häufigen und langen Sitzungen wollte das sehr energische Mädchen die elektrolytische Behandlung zu Ende führen. Leider war das Resultat durch das Alternieren der weißen und violetten Punkte nur ein sehr mangelhaftes. Dieser Fall mußte, so wie er in unsere Behandlung kam, als ungünstig für die Radiumtherapie bezeichnet werden, und doch wurde das von uns erreichte Resultat an der Wange und in der Zervikalgegend, den einzigen behandelten Stellen, von Prof. Dentu und der Kranken selbst für vorteilhaft angesehen. Es traten, wie beim vorigen Fall, teilweise Nivellierung und Schwund der Narben, sowie zu gleicher Zeit Entfärbung des Naevus ein.

5. Naevi von großem Umfang. Endlich führen wir einen Fall von sehr ausgedehntem, stark gefärbtem Naevus der vorderen Hälfte der rechten Wange und der entsprechenden Schläfen- und Stirngegend bei einem 21jährigen Mädchen an. Auf Fingerdruck tritt leicht Entfärbung ein, was für ein oberflächliches Angiom zu sprechen scheint.

Ein Hanfgewebsstück von 18 qcm, das mit einem Radiumsalz von 50000 Aktivitäten überzogen und von einem 0,01 mm dicken Aluminiumblättchen bedeckt ist, wird an drei Stellen appliziert; so ist die ganze Naevusfläche in Behandlung. Die Weichheit der Gewebsstücke erleichtert die Behandlung am unteren Augenlid und über dem Jochfortsatz. Die Sitzungsdauer für jede einzelne Stelle beträgt 10 Minuten. Vom 10. bis 15. Tag besteht ein leichtes Erythem, das von einer kleienförmigen Abschuppung gefolgt war. Um die 4. Woche herum ist schon eine beträchtliche Entfärbung konstatierbar. Unter den gleichen Bedingungen werden noch zwei weitere Sitzungen mit monatlichem Intervall gemacht. Im 3. Monat ist dieser Naevus trotz seines intensiven Farbentones und seines großen Umfanges fast verschwunden, ohne daß eine andere Reaktion als das leichte Erythem nach der ersten Sitzung eingetreten wäre.

b) Zweite Gruppe: Flache, im Niveau der Haut gelegene, aber tief infiltrierte Angiome.

Das meiste, was wir betreffs Güte der Resultate und Fortschritte in der Technik im vorhergehenden Abschnitt gesagt haben, paßt im allgemeinen auch auf unsere zweite Gruppe von Angiomen. Wir wollen darauf nicht weiter zurückkommen. Da jedoch die Angiome bei dieser Gruppe vielfach sehr stark gefärbt, unschön und schwierig zu verbergen sind, so können ohne Bedenken stärkere Dosen verwendet werden, für den Fall, daß die Gewebe widerstandsfähig sind. Sollte das definitive Resultat mit der Zeit auch weniger bestechend ausfallen als man im Anfange geglaubt hatte, so dürfte es immer noch günstig sein.

Manchmal können die Schleimhäute durch die Haut- und Unterhautzellgewebe hindurch beeinflußt werden. So haben wir bei mehreren Patienten, deren Zahnfleisch leicht blutete, mit Hilfe der Strahlen die Schleimhäute durch die Dicke der Wange hindurch blutarm gemacht, die Verfärbung abgeschwächt und die Blutungen zum Stillstand gebracht.

Die Verfahren sind sehr verschiedenartig; man verwendet entweder[1]:

1. Große Gesamtdosen, wie z. B. zwei- bis dreistündige Applikationen des unbedeckten Apparates Nr. 1, wobei eine künstliche Entzündung ausgelöst wird, oder

---

Tafeln IX und X.

Flacher Gefäßnaevus mit tiefer Infiltration (S. 169).

Tafel IX. Die auf der Tafel reproduzierte violette Farbe ist keineswegs übertrieben.

Durch die teigige Schwellung der Naevusgewebe wurde das Gesicht unsymmetrisch.

Die Infiltration betraf die ganze Dicke der Wange und die entsprechende Schleimhaut war noch stark gefärbt.

Tafel X. Diese aquarellierte Photographie ist vor einem Jahre gemacht worden; seitdem ist eine Anzahl Teleangiektasien aufgetreten, welche die Patientin übrigens leicht zu verdecken weiß. Es besteht noch eine leichte Schwellung der Lippe; die Schleimhaut ist entfärbt.

An der Stirn und an der Nasengrenze ist das Resultat in Wirklichkeit besser, als die Abbildung es darstellt.

Die rosa und violetten Partien rechts von der Nase und den Lippen beruhen auf einem Irrtum in der Interpretation.

[1]) Von den vier angegebenen Verfahren wenden wir gegenwärtig fast immer das dritte und das zweite an.

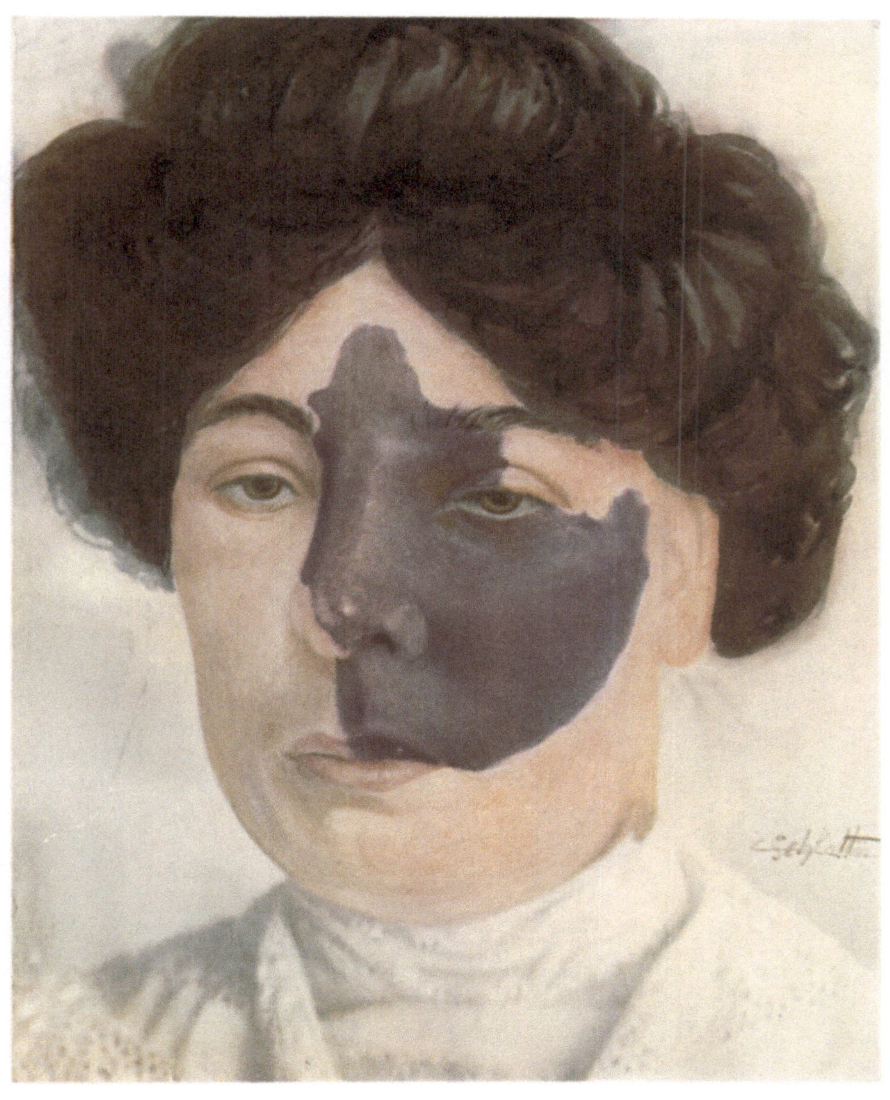

Flacher Gefäßnaevus mit tiefer Infiltration.

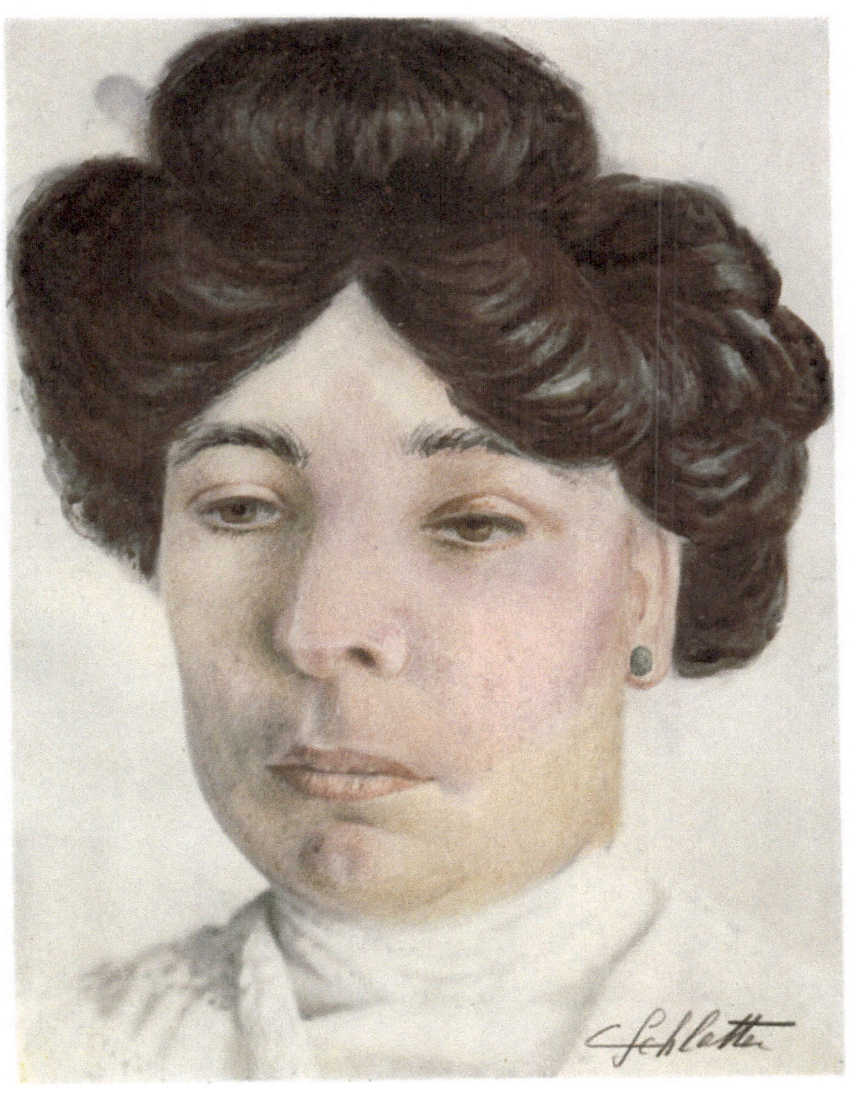

Befund ein Jahr nach Abschluß der Behandlung.

2. Die gleichen Dosen, aber fraktioniert und mit Intervallen, so daß keine Irritation der Oberfläche zustande kommt, oder

3. Gesamtstrahlen von radiumführenden Gewebsstücken, die nur ein Salz von schwacher Aktivität, z. B. 50000 E. enthalten und so wirken, daß eine oberflächliche Irritation ausgeschlossen ist, oder

4. Ultrapenetrierende Strahlen, mehrere Nächte hintereinander oder in größeren Zeitintervallen appliziert; zwischen den kräftigen Apparat und den Naevus werden Filter von 2 bis 3 mm Dicke eingeschoben.

Rückbildungen und Entfärbungen konnten wir mit Vorteil auch dadurch erreichen, daß wir die Gewebe zu gleicher Zeit von zwei Seiten in Angriff nahmen. Bei der Lippe oder Wange konnten wir die Apparate einander gegenüber applizieren und so unsere Methode des „Kreuzfeuers" in Anwendung bringen. Dadurch wird es möglich, die Gesamtintensität der Bestrahlung stärker zu machen und die Sitzungen abzukürzen. Die Behandlung kann so praktischer und rascher durchgeführt werden. Bei einer vollständig infiltrierten Lippe oder Wange ist dieser Methode bei weitem der Vorzug zu geben; sie kann mit verschiedenen Filtrierungen kombiniert werden. An den Schleimhäuten muß die Sitzungsdauer kürzer sein als an der Haut, überdies sind hier mittlere Filter vorzuziehen, z. B. dicke Aluminiumplättchen oder Bleiplättchen von 0,1 bis 1 mm Dicke. Noch dickere Filter verlangen zu lange Sitzungen, die im Munde unmöglich durchgeführt werden könnten.

Unser Verfahren wird durch folgendes Beispiel erläutert: Auf die äußere Haut applizieren wir eine Nacht oder zwei aufeinanderfolgende Nächte Apparat 1 oder 2 mit 1 mm dickem Bleifilter, auf die Schleimhaut gegenüber den viereckigen Apparat Nr. 3 mit 0,3 mm dickem Filter jedesmal und zu gleicher Zeit je eine Stunde.

Wir teilen im folgenden einige von unseren Resultaten mit.

1. Flacher, stark gefärbter Gefäßnaevus im Niveau der Haut, die Wange vollständig infiltrierend und die Hälfte des Gesichtes bedeckend. Entfärbung einer Naevusform, die bis jetzt den üblichen Mitteln getrotzt hatte und allgemein für unheilbar erklärt wurde (Tafel IX und X).

Eine junge Arbeiterin wurde uns im Februar 1907 von Dr. Brocq zugewiesen wegen eines Naevus von solchem Umfange und solcher Tiefe, daß auch uns ein einigermaßen günstiges Resultat ausgeschlossen schien. Es handelte sich um einen Naevus der linken Gesichtshälfte, welcher sehr intensiv violett verfärbt und von kolossaler Ausdehnung war und die ganze Wange bis zur Mundschleimhaut infiltriert hatte; letztere war ebenfalls noch verfärbt. Bei der Palpation boten die Gewebe eine gewisse pastöse Weichheit dar und die ganze betreffende Gesichtshälfte schien ein wenig geschwollen oder verdickt. Der Naevus betraf auch die innere Hälfte des oberen Augenlides, das ganze untere Augenlid, die Mitte der Stirn und eine kleine Stelle an der Schläfe.

Für diese Läsion mußte eine Behandlung bis jetzt abgelehnt werden, sie lag außerhalb des Bereiches der Chirurgie und der Elektrolyse.

Gegenwärtig ist dieser Naevus dank dem Radium sehr viel gebessert.

Verfahren: Wegen der sehr ausgedehnten Oberfläche sind wir bei der Behandlung partien- und serienweise vorgegangen.

Eine erste Stelle an der rechten Wange wird zuerst 5 Stunden mit Apparat Nr. 1 behandelt, 1 Stunde pro Sitzung jeden zweiten Tag. Wir konnten dabei ein interessantes Experiment machen. Indem wir unsere Studien betreffs Filtrierungen fortsetzten, haben wir ein Filter von aufeinander gehäufter hydrophiler Watte fabriziert und dasselbe mit zwei Gummilamellen umhüllt. Wir hatten solche Filter schon früher verwendet, aber mit dem Unterschiede, daß in diesem Falle die Dicke des Filters von dem einen Ende zum andern zunahm von einigen Millimetern bis zur Dicke von 1,5 cm. Wir haben so die Differenzen der Reaktionen bei den entsprechenden Dicken des Filters beobachten können. Im Ganzen entstand eine sehr heftige, mehrere Monate dauernde Reaktion und wir befürchteten, das zulässige Maß überschritten zu haben; nach und nach kehrte aber alles zur Norm zurück.

Die behandelte Stelle war 30 qcm groß; seither ist sie nicht mehr berührt worden. Seit Ablauf der entzündlichen Reaktion sind jetzt 20 Monate verflossen. Tafel X gibt den gegenwärtigen Befund wieder.

4 Monate nach der Vernarbung entstand in der Mitte eine Art Rückfall der Entzündung, der 3 Wochen dauerte. Gegen den 7. und 8. Monat hin kam es zu kleinen teleangiektatischen Herden, wodurch eine Art Marmorierung, eine gewisse Ungleichheit des Farbentons in der betreffenden Gegend entstand.

Die andern Stellen wurden nach und nach mit Apparat 1 in 3 Tagen je 3 Stunden behandelt und die Entfärbung der einzelnen Stellen trat ganz regelmäßig ein. An der Oberlippe, der Nase, den Stirn- und Schläfengegenden wurde der viereckige Apparat 3 drei Stunden lang appliziert, an den Augenlidern Apparat 7 kürzere Zeit, aber häufiger. Die letzteren Stellen haben sich mit Leichtigkeit entfärbt und zeigen jetzt ein befriedigendes Aussehen. Neulich trat an zwei Stellen auf der gegenüber Kälte empfindlichen Haut eine ekzematöse Reizung auf. Die Schleimhaut der Wange war vor der Behandlung ebenfalls stark gefärbt. Die Applikationen auf die äußere Haut haben die Entfärbung der Schleimhaut herbeigeführt, ohne letztere in irgend einer Weise zu reizen. Dieser Befund ist übrigens bei andern Fällen bestätigt worden; er weist deutlich auf die selektive Wirkung des Radiums hin.

An Stelle des Naevus ist gegenwärtig nur eine entfärbte, noch leicht rosa angehauchte Oberfläche zu konstatieren. Die Hautoberfläche ist in diesem Bereiche verglichen mit der rechten Seite keineswegs normal, wie zu erwarten war; sie ist glatter, stellenweise heller, an andern Stellen mehr rosa verfärbt, was eine gewisse Ungleichheit des Aussehens bedingt. Es bleiben auch noch einzelne Teleangiektasien bestehen. An der Stirn, den Augenlidern, der Nase und der Oberlippe gehen die Ränder ohne scharfe Grenze in die gesunde Haut über; diese Partien haben sich nach einer mittelstarken Reaktion mit großer Leichtigkeit entfärbt. Vom kosmetischen Standpunkte aus ist das Resultat nicht überall ein vollständiges, aber es ist immerhin zur großen Zufriedenheit der Patientin ausgefallen. Die junge Arbeiterin fühlt sich von einem schrecklichen und demütigenden Gebrechen befreit, um dessentwillen sie von den Werkstätten zurückgewiesen und der Existenzmittel beraubt wurde.

2. Flacher tiefer Naevus. Ein Mädchen von 15 Jahren leidet an einem ausgedehnten infiltrierten Naevus der linken Wange, der linken Hälfte der Oberlippe und der linken Augenbraue. Was jetzt noch zu sehen ist, bildet nur das Überbleibsel eines viel ausgedehnteren und stärker gefärbten Angioms, welches mit Elektrolyse und punktförmiger Kaustik behandelt worden war. Infolge dieser therapeutischen Maßnahmen sind tiefe Narben an der Wange und Lippe nebst Retraktion der Lippe aufgetreten. Es besteht auch eine Deformation des oberen Augenlides.

Auf jede Stelle wird Apparat 4 während 4 Stunden 4 Tage nacheinander appliziert. Die Wirkung der Strahlen war in diesem Falle doppelt interessant; sie ererstreckte sich einerseits auf die Entfärbung der übrig gebliebenen dunkelroten Partien, andererseits auf die Nivellierung der Narben.

Die Narbenstränge sind weicher geworden, so daß die mit Radium behandelten Stellen jetzt ein einheitliches, mehr dem Normalzustand gleichendes Aussehen darbieten. Die Ungleichheiten, die durch das Nebeneinander der narbigen Veränderungen und der dunkelroten Flecke zustande kamen, haben in sehr bedeutendem Maße abgenommen. Solche Erfolge haben uns unter anderem dazu geführt, die mit vorspringenden fibrösen Strängen komplizierten Narben einer systematischen Behandlung zu unterwerfen.

3. Ausgedehnter tiefer Naevus, der zwei Drittel des Gesichtes einnimmt. Ein Naevus bedeckt zwei Drittel des Gesichtes einer 18jährigen Patientin. Er ist von dunkler Farbe und betrifft die ganze Wange, die rechte Schläfengegend, die Stirn mit Ausnahme der mittleren Partie, die linke Schläfengegend, die rechte Hälfte der Oberlippe und die rechte Hälfte des Kinns. Die Mundschleimhaut ist ebenfalls verfärbt.

Auf die Wange, die Schläfengegend und die Stirn wird Apparat 1 drei Stunden nacheinander appliziert. Dann werden allmählich die anderen Stellen mit den Apparaten 3, 5 und 6 je 3 Stunden nacheinander behandelt. 8 Monate später sahen wir die Patientin wieder; der Naevus hat sich in toto deutlich entfärbt.

Dieser Fall ist bis jetzt für unheilbar gehalten worden. Mit Hilfe des Radiums war eine Entfärbung ziemlich leicht nach mittelstarken entzündlichen Reaktionen zu erzielen. Gewiß besteht noch eine Ungleichheit des Farbentones, welche der Vollkommenheit des Resultates Eintrag tut, aber die Patientin ist mit dem Erfolge sehr zufrieden.

Es haben sich Teleangiektasien in kleiner Zahl entwickelt, aber seit Abschluß der Behandlung (jetzt mehr als ein Jahr) haben sie keineswegs zugenommen. Zu bemerken ist endlich, daß sich die Mundschleimhaut an den Stellen, an denen die äußere Haut behandelt wurde, ebenfalls verfärbt hat, ohne irritiert zu werden.

4. Stark gefärbtes und tief infiltriertes Angiom mit Zahnfleisch- und Nasenblutungen. Ein ausgedehntes stark gefärbtes Angiom mit tiefer Infiltration ist bei einer 30jährigen Kranken an der linken Gesichtshälfte zu konstatieren. Diese ist im ganzen teigig geschwollen, besonders an der Lippe. Die Schleimhaut ist intensiv gefärbt, das Zahnfleisch blutend; auch die vom Angiom befallene Nasenschleimhaut blutet häufig. Eine Stelle von 16 qcm wurde zuerst mit der Methode der dicken Filter behandelt. Apparat 1 wurde mit einem 1,5 mm dicken Bleifilter umgeben. Dieser Apparat blieb 3 Nächte nacheinander ungefähr 30 Stunden liegen. In den 2 folgenden Monaten kommt es zu einer mit wenig Pruritus verbundenen sehr leichten Abschilferung. Die Gewebe flachen ab, werden gleichmäßiger und nehmen einen blasseren Farbenton an.

Es wird eine zweite Serie mit dem gleichen Apparat, aber 6 Nächte hintereinander durchgeführt. Zu gleicher Zeit wurde die Schleimhaut 10 Tage lang je 1 Stunde mit Apparat 3 und 1 mm dickem Bleifilter behandelt. Diesmal ist die Reaktion heftiger ausgefallen und der Pruritus ist ziemlich ausgesprochen. Die Abschilferung wurde intensiver. Auf der Schleimhaut hat sich nichts von Entzündung gezeigt.

3 Monate später ist die behandelte Partie zur Hälfte entfärbt. Das Zahnfleisch ist ebenfalls entfärbt und blutet nicht mehr. Die anderen Stellen werden nach und nach mittels eines mit einem Radiumsalz von 50000 E belegten Hanfgewebestückes mit günstigem Resultat und ohne sichtbare Irritation behandelt. Der Apparat mit 0,01 mm dickem Aluminiumschirm wird 8 Stunden liegen gelassen. Nach der Applikation an der Nase hat die Epistaxis aufgehört. Die Behandlung ist noch nicht zu Ende geführt, trotzdem ist der Naevus in toto schon sehr vorteilhaft verändert.

5. Großer stark gefärbter Naevus. Ein großer stark gefärbter Naevus nimmt bei einem Kinde eine Oberfläche von 15 : 20 cm ein; auf Fingerdruck weicht die Farbe nur wenig. Wir nehmen zwei große radiumtragende Gewebstücke: das eine von 5000 E., das andere von 10000 E. Infolge ihrer Weichheit kann man sie zusammen- und übereinanderlegen. Diese Gewebestücke werden mit einem Aluminiumblättchen von 0,01 mm Dicke umhüllt. Die nutzbare Gesamtaktivität mißt ungefähr 20000 E. Die Applikationsdauer beträgt 20 Stunden hintereinander. Es erfolgt eine leichte Irritation und feine Desquamation. Nach 5 Wochen ist eine gewisse Besserung zu konstatieren. Von da an werden die gleichen Sitzungen noch sechs mal wiederholt; eine jede Stelle erhält eine Sitzung pro Monat fast ohne entzündliche Reaktion. Die Entfärbung ist sehr deutlich.

6. Tiefe Infiltration eines Naevus von großer Ausdehnung. Ein 16jähriges Mädchen zeigt einen tief infiltrierten, dunkelvioletten Naevus an der linken

Schläfe und der ganzen linken Wange; letztere scheint etwas größer zu sein als die rechte. Die linke Hälfte des Zahnfleisches am Oberkiefer und die linke Wangenschleimhaut sind ebenfalls geschwollen und verfärbt.

Die unteren Partien des Naevus werden 3 Tage nacheinander je 1 Stunde pro Tag mit Apparat 1 behandelt, an den anderen Stellen wird Apparat 3 appliziert und 3 Stunden liegen gelassen. 2 Monate nach Beginn der Behandlung sind schon deutliche Fortschritte zu konstatieren, das Resultat ist aber noch nicht befriedigend. Die Patientin verlangt Wiederaufnahme der Behandlung. Wir zogen jedoch vor, die Sitzungen zu verschieben und verschiedener Umstände halber sahen wir das Mädchen erst nach einem Jahre wieder. Alsdann war die Entfärbung des Nävus sehr deutlich geworden, sie hatte sich nach und nach spontan vollzogen, so daß ein weiterer Eingriff ganz überflüssig schien. Auch die Schleimhaut hatte sich entfärbt.

Dieses Beispiel zeigt, daß man in gewissen Fällen ruhig abwarten soll, bevor man eine neue Serie von Sitzungen unternimmt. Ein zu frühes Eingreifen kann nicht nur unnütz, sondern geradezu schädlich sein.

Wirkung des Radiums auf Naevi, die mit Elektrolyse-Narben kompliziert sind. Wir haben schon bei unserer ersten Gruppe die Häufigkeit der fehlerhaften Narben nach operativen Eingriffen (Elektrolyse, Kaustik usw.) erwähnt und die Schwierigkeiten besprochen, welche diese Narben der Radiumtherapie entgegensetzten. Bei den tief infiltrierten Naevis sind wir häufig solchen Narben begegnet und da sind sie noch häßlicher; dafür zeigt sich aber der reparatorische Einfluß des Radiums um so deutlicher.

Die Strahlen vermögen allerdings nicht die Gewebe vollständig glatt und normal zu gestalten, dagegen werden immerhin die Narben teilweise nivelliert, und dadurch daß die nach der Elektrolyse noch violett gebliebenen Partien entfärbt werden, verschwindet das marmorierte Aussehen, das durch das Nebeneinander von narbigen Punkten und Naevuspartien entstanden war.

Wir haben bereits ein Beispiel angeführt (s. S. 170); hier zitieren wir weitere Beobachtungen.

1. Eine 30 jährige Kranke leidet an einem großen, sehr dunkel gefärbten Naevus in der rechten Schläfen- und Jochbeingegend sowie an der Oberlippe. Die violette Oberfläche ist mit tiefen, ziemlich entfärbten, von der Elektrolyse herrührenden Einsenkungen übersät.

Apparat 1 wird 3 Stunden nacheinander auf die Schläfengegend appliziert. 2 Monate später wird eine Sitzung von $2^1/_2$ Stunden an der Oberlippe mit Apparat 3 gemacht. Endlich wird bei Gelegenheit eines dritten Aufenthaltes — Patientin wohnt in Brüssel und konnte jeweilen nach langen Zeiträumen nur einen Tag nach Paris kommen — Apparat 3 während $2^1/_2$ Stunde auf die Jochbeingegend appliziert. Die behandelten Stellen haben sich sukzessiv entfärbt und nivelliert, in den folgenden Monaten sind indessen einige Pigmentationen und Teleangiektasien aufgetreten. Die Spuren der Elektrolyse sind zum großen Teil verschwunden.

2. Eine Patientin von 24 Jahren wurde während 3 Jahren mit zahlreichen elektrolytischen Sitzungen behandelt; der sehr ausgebreitete und stark verfärbte Naevus saß in der vorderen und oberen Hälfte der rechten Wange. Die Elektrolysesitzungen haben ihn nicht zu entfärben vermocht, ihn dagegen mit zahlreichen narbigen Einsenkungen übersät.

Apparat 2 wird 2 Stunden appliziert. Die Elektrolysenarben sind derart verändert worden, daß die Haut wieder ein glattes gleichmäßiges Aussehen gewonnen hat.

3. Eine 50 jährige Kranke hatte in der linken Nackengegend einen dunkelvioletten Naevus mit narbigen Strängen; letztere sind durch Applikationen von Acidum nitricum zustande gekommen, mit welchem man die Affektion zu heilen ver-

suchte. Es konnte aber keine Besserung erzielt werden. Apparat 1 wird 3 Stunden appliziert; infolge der Dicke der Narbenstränge ist eine gleichmäßige Wirkung verhindert worden, einige Stellen wurden blaß, andere blieben rosa verfärbt. Die Narbenstränge sind kleiner und weicher geworden.

Diese günstigen Resultate betreffs der fibrösen Narbengewebe bei Naevis bestätigen übrigens in allen Teilen, was wir im Kapitel der Keloide und fehlerhaften Narben erörtert haben.

c) Dritte Gruppe: Mehr oder weniger erhabene Angiome mit glatter oder höckeriger Oberfläche.

Auf den ersten Blick mag es scheinen, als ob diese Gruppe keine Berechtigung hätte; die Fälle, aus denen sie besteht, könnten einfach als tuberöse erektile Angiome bezeichnet werden. Vom radiumtherapeutischen Standpunkte aus dürfen aber diese Fälle weder wie flache oberflächliche Angiome, noch wie erektile Tumoren behandelt werden. Diese Angiome, obschon sie sich nach außen entwickelt haben, sind oft hart, sogar sklerös und zeigen keine weichen Stellen; die Zerstörung ihrer erhabenen Partien kann ohne Risiko unternommen werden, Hämorrhagien sind nicht zu befürchten.

Bei Kindern sind diese Läsionen wenig erhaben; nur bei Erwachsenen, bei denen man ihnen ziemlich häufig begegnet, bestehen gewisse Zeichen von Sklerose. Auf Druck nehmen sie an Volumen nicht ab und vergrößern sich auch nicht bei Anstrengungen. Es ist hier nicht unbedingt notwendig, zu Methoden zu greifen, welche in die Tiefe wirken, ohne die Oberfläche zu irritieren, wie das bei den erektilen Tumoren wünschenswert ist; die Behandlung wird dadurch erleichtert. Sind die Tumoren klein, so können sie ebensogut mit Elektrolyse geheilt werden.

Die Überlegenheit des Radiums über die Elektrolyse zeigt sich erst deutlich bei den angiomatösen Tumoren von großer Ausdehnung; aber auch für die kleinen Naevi bildet die Schmerzlosigkeit der Radiumbehandlung einen großen Vorzug. Ein Grund, weshalb die Fälle dieser Kategorie im allgemeinen so leicht heilen, liegt darin, daß sie meist nur oberflächlich implantiert sind. Dadurch, daß man ziemlich energisch vorgehen und die Apparate längere Zeit liegen lassen kann, ist den ultrapenetrierenden Strahlen die Möglichkeit gegeben, die Basis zu beeinflussen, während die anderen Strahlen die Oberfläche modifizieren.

Man kann diese dritte Kategorie von Angiomen nicht scharf abgrenzen. Zwischen den kaum über das Hautniveau erhabenen Fällen und denjenigen mit starker Höckerbildung kommt eine Reihe von Zwischenstufen vor, die einen Übergang von unsern zwei ersten Gruppen zur vierten Gruppe bilden. Die einen haben, obschon ziemlich stark vorspringend, eine glatte Oberfläche, die andern sind höckerig, brombeerförmig, die Auswüchse schwanken in ihrer Größe vom Umfange eines Hanfkornes bis zu demjenigen einer Erbse oder einer Kirsche.

Die Applikationsdauer und die Dosierungen müssen sich nach der Dicke, der Härte und der Erhebung der Angiome richten. Im allgemeinen sind diese Läsionen dem Radium leicht zugänglich; neben leicht zu heilenden

Fällen gibt es aber auch solche, welche sich in die Länge ziehen und wiederholten Applikationsserien Widerstand leisten.

Die Dosen müssen im großen und ganzen stärker gewählt werden als bei der vorhergehenden Gruppe. Apparat 1 kann 4 Stunden liegen bleiben, selbst wenn seine ganze Oberfläche zur Wirkung gelangt. Die Apparate 2 und 3 können 5 Stunden appliziert werden. Bei diesen Angiomen sind, von Ausnahmen abgesehen, weder Filtrierungen noch häufig wiederholte Sitzungen nötig; die Radioaktivitäten mit deutlicher intensiver Wirkung sind vorzuziehen. Wir haben aber auch bei alleiniger Anwendung von Strahlen mit großer Penetrationskraft gute Erfolge gesehen.

Die Resultate machen sich dadurch bemerkbar, daß die Vorsprünge verschwinden und die Naevi sich entfärben. Die wenig vorspringenden Formen kann man beinahe zur Norm zurückführen, falls die Dosen nicht zu stark waren. Bei den Formen mit dicken, derb-sklerösen Höckern und sehr dunkler Farbe bleiben nach der Abflachung manchmal rosa gefärbte Ränder und leicht violett gefärbte Zentra bestehen. Die Affektion war aber vor der Behandlung so häßlich, daß diese etwa eintretenden Unregelmäßigkeiten nur von geringer Bedeutung sind.

Das Studium der Schleimhautangiome gehört nicht hierher. Die Schleimhautangiome dürfen in keinem Fall bis zur Irritation der Oberfläche behandelt werden; wir besprechen daher die Therapie der vorspringenden Angiome der Schleimhäute erst beim Kapitel der erektilen Tumoren.

Unter vielen andern bieten die vier folgenden Fälle ein besonderes Interesse.

1. Stark gefärbter, glatter, 3 mm vorspringender Naevus bei einem Kinde von 6 Monaten. Dieser Fall ist der erste, bei dem wir durch Verwendung von zum Voraus fixierten Dosen mit Leichtigkeit ein günstiges und rasches Resultat erzielt haben. Es handelte sich um ein Kind von 6 Monaten. Die Affektion hatte bei der Geburt mit einem kleinen roten Punkte in der Mitte der rechten Wange angefangen, dehnte sich nach und nach aus und wurde erhaben. Mit 6 Monaten war der Naevus noch in weiterer Ausdehnung begriffen. Als wir ihn sahen, war er von dunkelvioletter Farbe und hatte die Größe eines 50 Centimesstückes; die Ränder überragten das Hautniveau um ungefähr 3 mm; an der Peripherie war ein feines Venennetz zu konstatieren, seine Konsistenz war etwas weich. Das Kind wohnte in der Normandie. Wir hatten es nur einmal gesehen, bevor wir es in Behandlung nahmen.

Degrais nahm Apparat 7 zur Behandlung mit, nachdem wir übereingekommen waren, mit demselben 7 Tage nacheinander täglich eine Sitzung von 30 Minuten zu machen. Die ersten drei Sitzungen leitete er persönlich und sie vollzogen sich in sehr einfacher Weise. Er kam dann zurück und ließ die vier folgenden Applikationen durch die Mutter vornehmen. Eine mit gefensterter Kautschukmembran überzogene Bleilamelle bedeckte den Naevus. Der Apparat wurde darübergelegt und berührte die kleinen peripheren Teleangiektasien nicht.

Tafel XI.

Erhabener Gefäßnaevus (S. 175).

Fig. 1. Die zwei weißen Streifen, welche den Naevus durchziehen, rühren von der Elektrolyse her.

Fig. 2. Die rosa gefärbte Oberfläche, welche die Abbildung zeigt, hat seit einem Jahr erheblich abgenommen. Was noch übrig bleibt, verschwindet in dem allgemeinen ziemlich starken Gesichtskolorit.

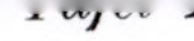

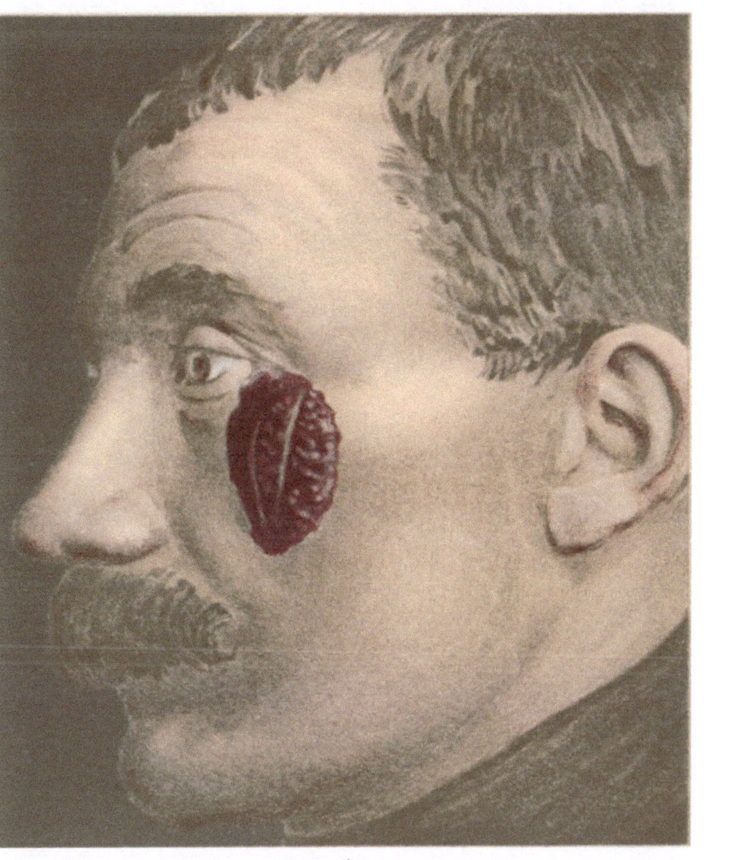

1

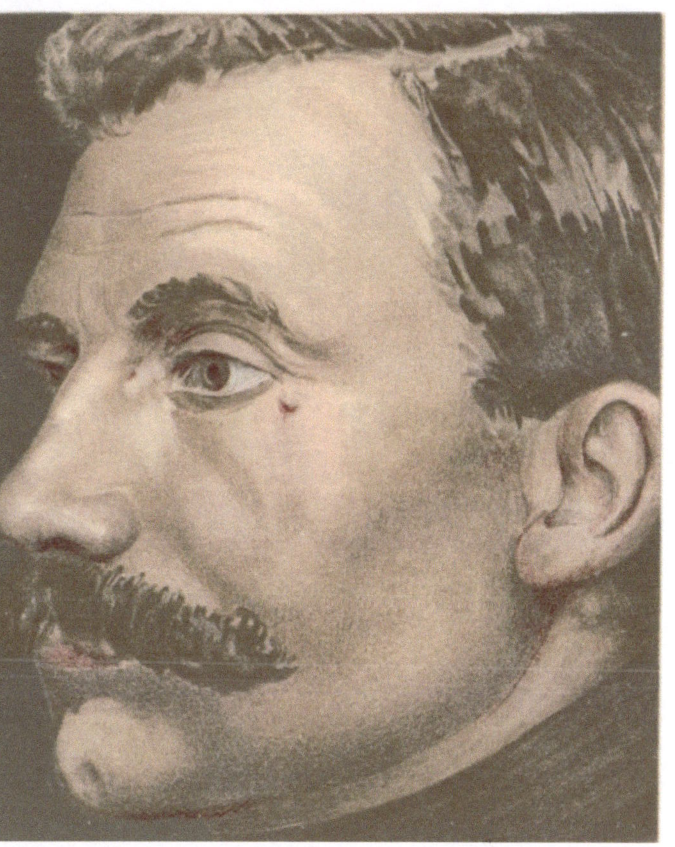

2

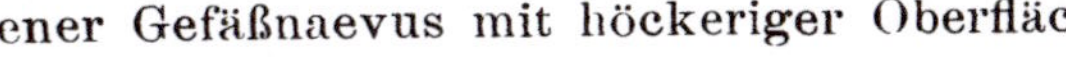

Erhabener Gefäßnaevus mit höckeriger Oberfläche.

Es vollzog sich alles so wie wir vermutet hatten. Die Reaktion war leicht; sie begann 10 bis 14 Tage nach der letzten Sitzung. Es bildete sich eine entzündliche Rötung und nachher eine Kruste; letztere fiel nach ca. 14 Tagen ab und dann wurde die Rötung von Tag zu Tag geringer. Dieser von den Eltern gegebene Bericht kann nicht für sehr exakt gelten. Aber wie es auch gewesen sein mag, als wir das Kind $1^1/_2$ Monate später wiedersahen, war der Naevus verschwunden, seine Oberfläche im Niveau der übrigen Haut, und selbst die feinen peripheren Teleangiektasien, die nicht direkt beeinflußt worden sind, waren nicht mehr zu sehen. Die Gewebe waren glatt und gleichmäßig, nur etwas heller als die umgebende Haut. Im Zentrum blieb noch ein leicht violetter Punkt bestehen, der aber im Verlauf des folgenden Monats spontan verschwand.

Wir haben das geheilte Kind am 5. Dezember 1906 in der französischen dermatologischen Gesellschaft demonstriert.

Gewiß hätte dieser Naevus auch mit Elektrolyse geheilt werden können, aber er hat uns die Gelegenheit geboten, der Gesellschaft zu zeigen, daß wir für diese Formen eine ziemlich exakte Dosierung machen konnten und daß sich die Wirkung der Strahlen bisweilen auch in einem kleinen Bezirke an der Peripherie der Applikationsstellen geltend macht.

Für die Behandlung ließ man das Kind an der Brust einschlafen; während des Schlafes konnte die Applikation vorgenommen werden. Bemerkenswert sind das Fehlen jeden Schmerzes und die Einfachheit des Verfahrens, Vorteile, die hoch anzurechnen sind auch bei einem Falle, der für die Elektrolyse ganz geeignet wäre.

Wir haben das Kind erst kürzlich wieder gesehen; der Status ist recht befriedigend geblieben; es haben sich keine weiteren Teleangiektasien mehr gebildet; die Stelle ist etwas heller als die umgebende Haut.

2. Flacher Naevus von 3 bis 6 mm Erhebung mit höckeriger Oberfläche bei einem Erwachsenen (Tafel XI). Die Naevi der Erwachsenen könnten als hartnäckig angesehen werden, wenn man die lange Zeit in Betracht zieht, die seit ihrer Entwicklung verflossen ist. Indessen zeigt die folgende Beobachtung, wie leicht bei einem 35 jährigen Typographiearbeiter, der uns von Brocq im Februar 1907 zugewiesen wurde, ein günstiges Resultat erreicht wurde.

Der Patient ist mit Elektrolyse behandelt worden, bevor er Brocq konsultierte, und die weißen narbigen Linien, welche den Naevus durchziehen, rühren von diesem ersten und einzigen Versuche her. Da das Verfahren sehr schmerzhaft war, hatte der Patient die weitere Behandlung energisch abgelehnt.

Der Naevus war höckerig, himbeerartig, von dunkelvioletter Farbe und an einzelnen Stellen 3 bis 6 mm vorspringend.

Da die Zeit des Patienten kurz bemessen war (er hatte ein Hotel in Vichy geerbt und wollte möglichst bald frei sein), so mußten wir von vornherein starke Dosen wählen, die so berechnet waren, daß ein für allemal eine genügende Modifikation zustande kam.

Apparat 1 wurde viermal $^1/_2$ Stunde und dreimal 1 Stunde (in toto 5 Stunden) in einem Zeitraum von 19 Tagen appliziert. Diese Dosis war im ganzen sehr energisch, aber durch die Verteilung auf 19 Tage stark abgeschwächt. Die gleiche Dosis in 5 Tagen verabreicht, würde viel zu kräftig gewesen sein. Wir haben das Vorspringen, die Härte und die Höckerbildung des Naevus in Betracht gezogen, die uns die Berechtigung zu einer intensiveren Einwirkung gaben. Die Reaktion wurde sehr intensiv, war aber wenig schmerzhaft. Der Kranke klagte mehr über Jucken als über Schmerzen. Es bildete sich eine mit einer Kruste bedeckte Erosion. Drei Wochen nach Schluß der Sitzungen, als Patient fortging, war die Kruste trocken und mit den unterliegenden Geweben fest verklebt. Kurz darauf schrieb er uns, die Kruste sei abgefallen und der Fleck verschwunden; an dessen Stelle sei eine normale Fläche getreten. Dr. Durand-Fardel (aus Vichy) war so freundlich, den Patienten auf unsere Veranlassung hin zu untersuchen. Er teilte uns mit, daß er nur eine erythematös aussehende Fläche mit einem etwas röteren Punkte nahe beim Auge konstatieren konnte. Das Ganze sei sehr wenig sichtbar und im Niveau der normalen Haut gelegen. Gegenwärtig, zwei Jahre später, zeigt sich nichts von Narbenbildung; es besteht nur noch ein feiner rosa Farbenton, der sich in der allgemeinen, ziemlich starken Gesichtsfarbe des Patienten verliert.

3. Naevus mit Narbenbildung nach Elektrolyse (Tafel XII). Bei Anlaß unseres Vortrages in der „Académie Médicine" über die Behandlung der Angiome mit Radium hatten wir diesen Fall vor der Behandlung als einen leicht zu heilenden und sehr günstigen Typus demonstriert. In der Folge hat sich unsere Prognose nur zum Teil bewahrheitet, denn die Resistenz gegenüber der Behandlung war eine unerwartet große.

Eine 18jährige Patientin hatte an der rechten Hälfte der Oberlippe mit Ausdehnung nach der Nasen-Wangenfalte und der Wange einen erhabenen Naevus mit sehr unregelmäßiger Oberfläche. Die Konturen auf der Seite der Wange waren scharf und ziemlich schwierig genau zu umschreiben. Die Oberfläche war etwas mehr als fünfpfennigstückgroß, die Farbe düster- bis dunkelrot und die Hervorragung über das Hautniveau betrug 4 bis 6 mm. Die Ungleichheit der Oberfläche trat noch deutlicher hervor durch das Vorhandensein von gelblichen, harten, leicht vorspringenden Streifen, die wie fibro-skleröse Stränge aussahen, und die Anwesenheit von eingesunkenen weißen Narben in der Nähe der Wange. Diese Stränge und Narben rührten von der Elektrolyse her. Im Gegensatz zu dem, was vorauszusehen war, hatte die Elektrolyse bei diesem Falle vollständig versagt und nach einigen Sitzungen mußte man auf diese übrigens sehr schmerzhafte Behandlungsmethode verzichten, die dem Mädchen nur in unangenehmer Erinnerung blieb. Damals, im Oktober 1907, kannten wir die Nachteile und Störungen noch nicht, welche aus den sklerösen Veränderungen nach elektrolytischen Sitzungen für die Radiumtherapie resultieren. Heute, da wir besser orientiert sind, würden wir von vornherein sehr energisch vorgegangen sein. Da wir auf eine leichte Rückbildung zählten, haben wir die Behandlung mit relativ schwachen Dosen begonnen.

Die Apparate 4 und 7 wurden je 1 Stunde appliziert, in toto 3 Stunden in 5 Tagen, und auf die verschiedenen Stellen des Naevus verteilt.

Gegen unsere Erwartung hatte diese erste Behandlung eine sehr geringe Wirkung. Wir entschlossen uns dann eine zweite Serie von Sitzungen zu machen, und zwar wurde Apparat 2 innerhalb 4 Tagen 4 Stunden appliziert. Nach einer sehr heftigen Reaktion und deutlichen Besserung blieben indessen immer noch gefärbte Gewebe zurück. Man mußte den Tumor zum drittenmal behandeln; Apparat 1 wurde innerhalb 3 Tagen 3 Stunden appliziert. Nach einer entzündlichen Reaktion von der Dauer eines Monats war das gewünschte Resultat erreicht. Es besteht seit 15 Monaten Heilung und der Erfolg gehört zu den besten, die wir je erreicht haben. Die Stelle ist glatt und frei von Teleangiektasien. Nur die noch sichtbaren Elektrolysenarben, obschon sie stark verkleinert sind, beeinträchtigen das gute Resultat.

4. Himbeerförmiger Gefäßnaevus. Ein 12jähriges Mädchen wurde uns von Professor Gaucher wegen eines himbeerförmigen Gefäßnaevus an der Vorderseite der Achsel zugewiesen. Der dunkelviolette Tumor ist in starker Entwicklung begriffen. Seit einigen Monaten zeigen sich von Zeit zu Zeit kongestive Schübe, nach denen der Tumor jeweilen an Umfang zunimmt. Die Reibungen der Kleider am Armloch verursachen diese entzündlichen Schübe. Wir haben zu verschiedenen Malen

---

Tafel XII.

Naevus mit Narben nach Elektrolyse (S. 176).

Fig. 1. Die Vertiefungen und gelblichen Vorsprünge, welche wir auf dem violetten Naevusgrunde konstatieren können, sind auf erfolglose Elektrolysesitzungen zurückzuführen.

Fig. 2. Die Resultate haben sich sehr gut gehalten; seit 15 Monaten ist keine merkliche Modifikation mehr eingetreten.

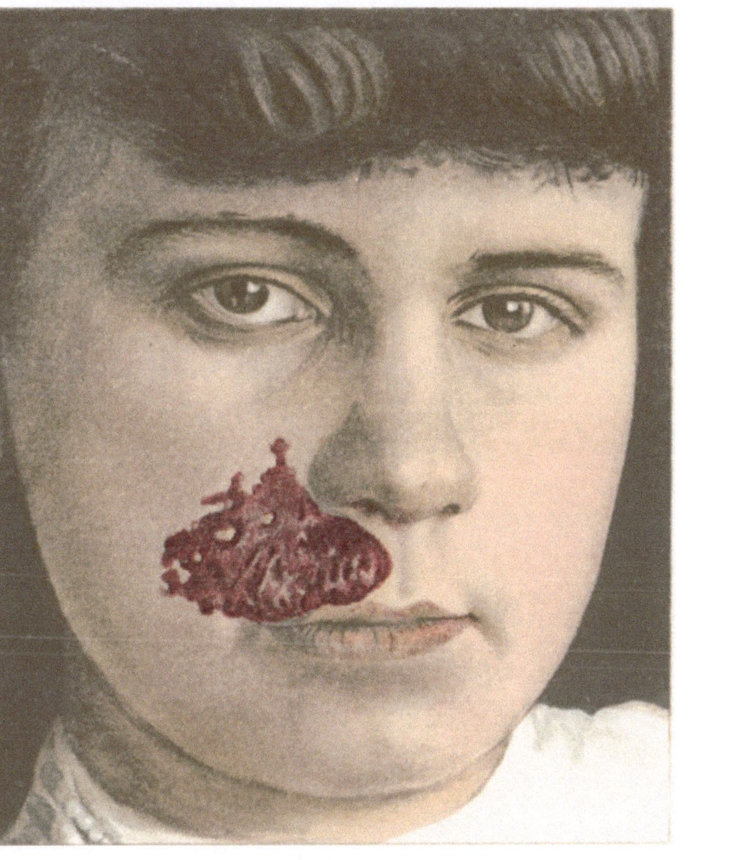

1

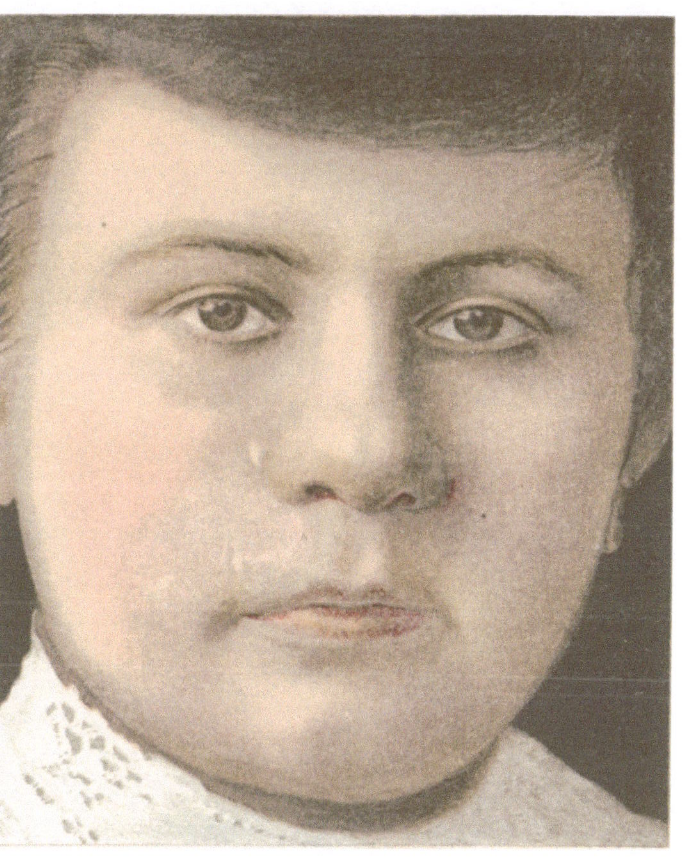

2

Vorspringender Gefäßnaevus.

Gelegenheit gehabt, den Einfluß wiederholter Traumen auf die Entwicklung der Angiome zu beobachten, besonders bei einem flachen Angiom der Wange, welches unter der Wirkung des Rasierens stark wuchernd wurde.

Apparat 6 wurde sechsmal $^1/_4$ Stunde mit je einem Tag Intervall appliziert; die gleichen Sitzungen wurden noch dreimal wiederholt, zwischen je zwei Serien wurde eine achttägige Pause gemacht. Nach einer leichten Reaktion verschwand der Tumor allmählich.

d) Vierte Gruppe: Weiche Angiome in Form einer fluktuierenden Fläche und erektile angiomatöse Tumoren.

Bei dieser Gruppe leistet uns das Radium die größten Dienste. Wir treffen die Fälle am häufigsten bei Säuglingen und kleinen Kindern, sie sind aber auch bei Erwachsenen nicht allzu selten.

Zwischen den Grenzfällen dieser Gruppe besteht eine Anzahl von Zwischenformen. Wir unterscheiden:

1. Pseudofluktuierende, erektile Flächen, die pulsieren, aber keine eigentlichen vorspringenden Tumoren bilden.
2. Vorspringende Tumoren.
3. Tumoren, welche wegen ihres Sitzes von besonderem Interesse sind, namentlich diejenigen in der Nähe des Auges.
4. Die Angiome der Schleimhäute.
5. Wahre Mißbildungen, bei denen sich die meisten der genannten Formen vereinigt finden.

Diese verschiedenen Varietäten der Angiome können deshalb in einem und demselben Kapitel gruppiert werden, weil sie eine gemeinsame Eigenschaft haben: es sind dabei zu starke Ulzerationen der Oberfläche zu vermeiden, da man Hämorrhagien riskieren würde; allerdings sind auch diese wegen der hämostatischen Wirkung des Radiums nicht besonders zu befürchten. Da in der Mehrzahl der Fälle die den Tumor bedeckende Haut mitbeteiligt und stark verfärbt ist, so ist es zweckmäßig, neben der Tiefenwirkung auch die Strahlen mit mittlerer Penetrationskraft in Anwendung zu bringen, welche speziell die Oberfläche beeinflussen. Es sollen die verschiedenen Mittel kombiniert werden, um die ganze Dicke der Naevi mit geeigneten Dosen zu bestrahlen, mit den starken soll man in der Tiefe, mit den schwachen an der Oberfläche wirken.

Bei einer gewissen Zahl anderer Fälle handelt es sich um Tumoren im Unterhautzellgewebe.

Die sie bedeckende Haut ist normal oder nur teilweise verfärbt; beim Versuche, eine Tiefenwirkung zu erzielen, muß die Oberfläche geschont, oder es dürfen nur die gefärbten Partien beeinflußt werden.

Um diesen verschiedenen Forderungen Genüge zu leisten, können verschiedene Methoden in Anwendung gebracht und oft kombiniert werden:

1. Applikationen der Apparate ohne Filter, sei es, daß sie genügend oft wiederholt, sei es, daß sie in genügend langen Zwischenräumen gemacht werden.
2. Filtrierverfahren.
3. Methode des „Kreuzfeuers".

Für die Methode des „Kreuzfeuers" bestehen bei diesen Angiomen sehr genaue und sehr wertvolle Indikationen. Indem man dasselbe mit schwachen und mittleren Filtrierungen kombiniert, verstärkt man die Intensität der ultrapenetrierenden Strahlen beträchtlich, gestattet aber zugleich eine gewisse Wirkung der mittelstark penetrierenden Strahlen. So wird ein erektiler Tumor ziemlich rasch in seiner ganzen Dicke mit radioaktiven Dosen beeinflußt, die zu seiner Entfärbung und Nivellierung genügen.

a) Fluktuierende erektile Flächen.

Wir führen von dieser ersten Form von angiomatösen Tumoren zwei typische Fälle an, der eine mit Sitz im Gesicht, der andere am Arm.

1. Infraauriculäres Angiom, welches das sehr stark gefärbte, im Zentrum geschwollene Ohrläppchen betrifft; von weicher Konsistenz, fluktuierend und pulsierend, bei einem Säugling von 6 Monaten (Tafel XIII). Dieser Fall wurde als einer der ersten von uns behandelt; wir können die Dosierung nicht mehr ganz exakt angeben. Wir standen damals im Anfangsstadium unserer Versuche und konnten nur tastend vorgehen. Indessen befolgten wir soviel wie möglich das Prinzip, diejenigen Dosen nicht zu überschreiten, welche zu heftige Reaktionen bedingen konnten. Mit unseren heutigen Erfahrungen hätten wir diesen Fall mit noch schwächeren Dosen behandelt.

Es handelte sich um einen Säugling von 6 Monaten, der uns von Dr. Boulay zugewiesen wurde. Bei Ruhelage des Kindes war die Weichheit des Angioms sehr ausgesprochen. Bei der Palpation hatte man das Gefühl einer fluktuierenden Fläche; bei Bewegungen aber und bei leisesten Anstrengungen schwoll der Tumor an, wurde hart und füllte sich mit einer größeren Menge Blutes; es war dann von weitem sichtbares Pulsieren zu konstatieren. Die Farbe wechselte von violettrot bis dunkelviolett und das vom Angiom befallene Ohrläppchen hing herab, war geschwollen und im Volumen verdoppelt.

Die Ränder des Tumors gingen ganz allmählich in die gesunde Haut über; die Größe der Geschwulst nahm von der Peripherie nach dem Zentrum zu und die Schwellung überragte unter dem Ohrläppchen das Hautniveau um mehr als 1 cm. Dieser Naevus machte im ganzen einen sehr ungünstigen Eindruck. Keine der üblichen Behandlungsmethoden schien anwendbar zu sein. Wir haben uns zu folgender Technik entschlossen:

Es wurden Serien von sieben bis zwölf Sitzungen von $^3/_4$stündiger Dauer — jeden zweiten Tag eine Sitzung — mit verschiedenen Apparaten Nr. 4, 7, 8 und 9 an den verschiedenen Stellen des Angioms gemacht. Die Apparate waren mit einer schützenden Watteschicht umgeben. Die Pause von einem Tag zwischen je zwei Sitzungen gestattete den Strahlen in größerer Menge durchzudringen, ohne eine zu heftige Entzündung der Epidermis riskieren zu müssen. Nach jeder Sitzungsserie mußte das Kind 2 Monate in Ruhe gelassen werden.

Tafel XIII.

Fluktuierender Gefäßnaevus (S. 178).

Fig. 1. Beim Schreien und bei Anstrengungen schwoll das Angiom an und zeigte sichtbare Pulsierungen.

Das Ohrläppchen war in seinem Umfange verdoppelt. Auf Druck konnte der Tumor zum Teil reduziert werden.

Fig. 2. Es zeigt sich keine Spur mehr von Pulsierungen. Das Läppchen hat wieder sein normales Aussehen. Die Stelle hat seit mehr als zwei Jahren ihr sehr gutes Aussehen beibehalten.

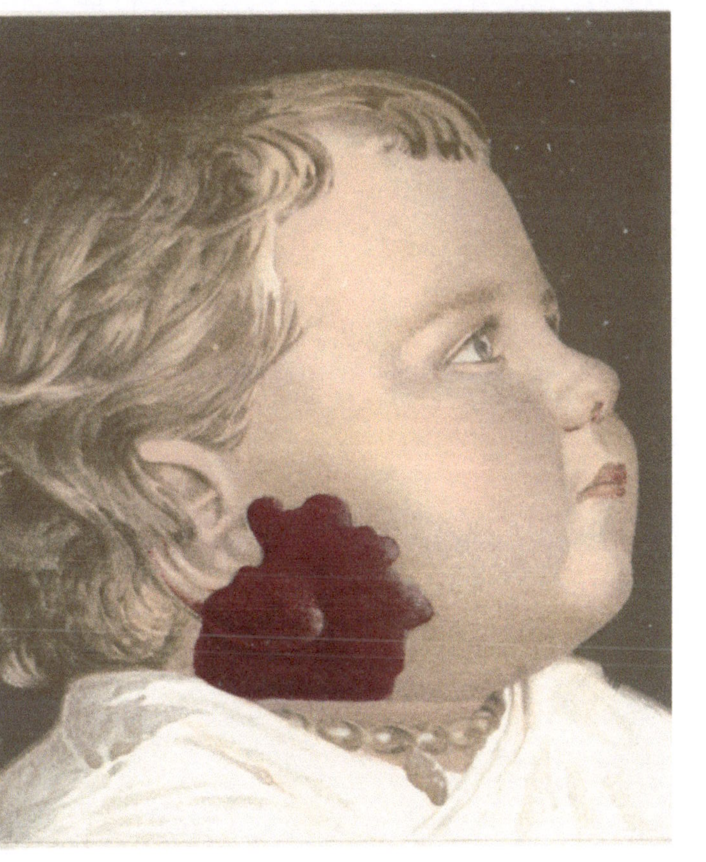

1

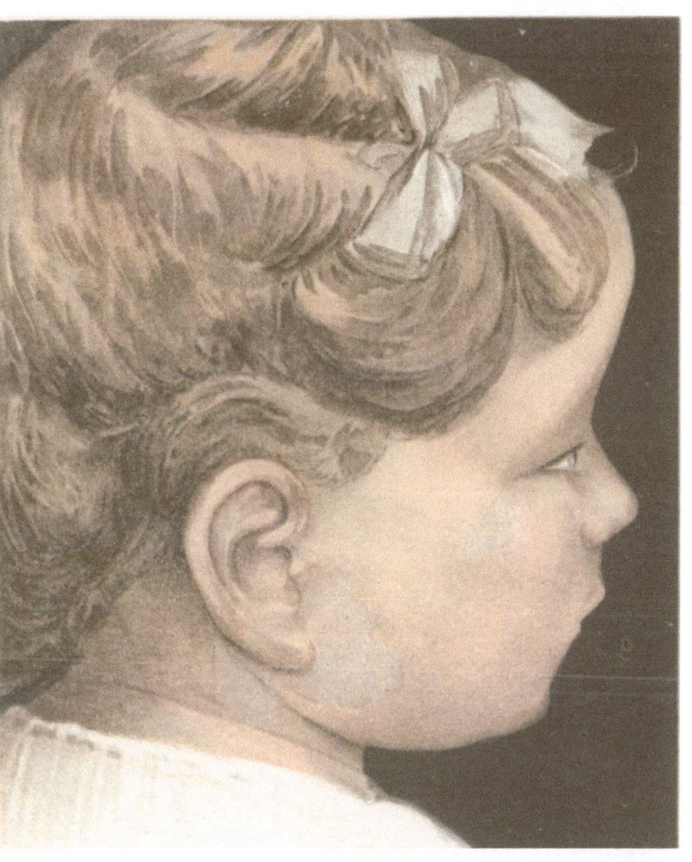

2

Aufgedunsener Gefäßtumor.

Als wir es 2 Monate nach der ersten Serie wiedersahen, waren die schon behandelten Partien zum Teil entfärbt, die Schwellung des Ohrläppchens und das Pulsieren um die Hälfte vermindert. Die Behandlung wurde fortgesetzt und es konnten 1 bis 2 Monate nach jeder Serie sehr deutliche Besserungen konstatiert werden; im ganzen wurden drei Serien gemacht.

Gegenwärtig ist das Ohrläppchen in bezug auf Form und Farbe fast normal; die Haut ist etwas pergamentartig, aber nicht narbig. Am Hals ist das Pulsieren vollständig verschwunden. Die Oberfläche des Naevus ist im Niveau und schwillt beim Schreien nicht mehr auf. Sie ist weiß, glatt, gleichmäßig und zeigt einen kaum angedeuteten narbigen Charakter. Zurzeit sind an dem umgewandelten Gewebe nur einige Pigmentflecke besonders an der Peripherie und vereinzelte teleangiektatische Streifen zu sehen.

Dieses Resultat in der ersten Zeit unserer therapeutischen Versuche hat wahrlich unsere kühnsten Erwartungen übertroffen. Es berechtigte zu der Hoffnung, daß noch viel zu erreichen ist bei Fällen, die bis jetzt tatsächlich für unheilbar galten.

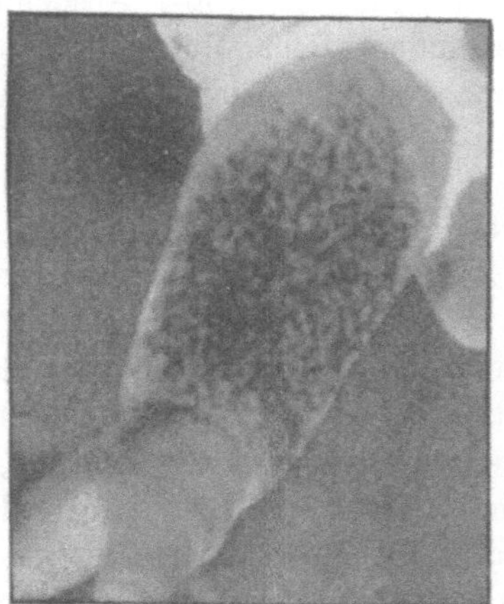

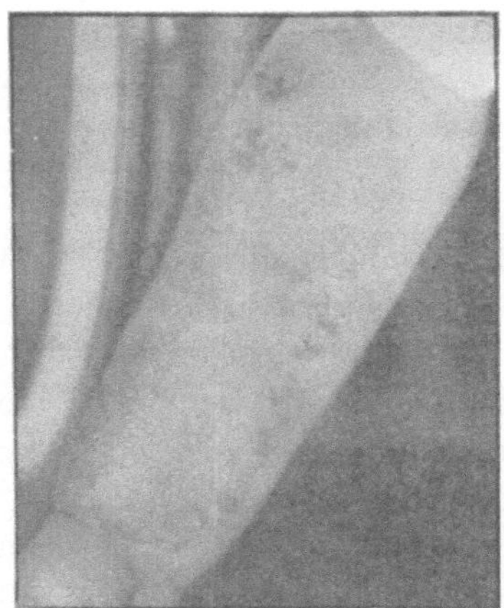

Fig. 49 und 50. Angiomatöse geschwollene Fläche.

Die Behandlung liegt jetzt 3 Jahre zurück und die Oberfläche hat ihr gutes Aussehen beibehalten. Vor 8 Monaten zeigte sie vorübergehend einen entzündlichen Zustand, der Erwähnung verdient. Anfang Oktober 1908, zur Zeit der ersten Kälte, wurde die ganze behandelte Gegend rot, juckend und entzündet. Sie bot das Aussehen einer Dermatitis dar. In 14 Tagen, nach der Applikation der Wattekataplasmen von Lenglebert während 3 Tagen, von Zinksalbe und indifferenten Pudern kehrte alles zur Norm zurück.

2. Geschwollene angiomatöse Fläche (Fig. 49 und 50). Ein Naevus nimmt die untere Hälfte des Vorderarmes bei einem 5 Monate alten Kinde ein. Er bildet eine geschwollene Fläche, umfaßt $^2/_3$ der Vorderarmzirkumferenz und schneidet am Handgelenk mit einem starken Walle ab; von einer dunkelroten Grundfläche hebt sich eine Anzahl hellroter, kleiner Punkte ab. Die Konsistenz ist weich, ein wenig pastös. Wenn man die beiden Handgelenke anfaßt, so kann man sich über die durch das Angiom bewirkte Größenzunahme sehr deutlich orientieren; man hat dabei das Gefühl einer fluktuierenden Fläche. Ist das Kind aufgeregt oder schreit es, so wird die Masse hart, nimmt an Umfang zu und pulsiert.

Die Behandlung ist dringend indiziert, denn der Tumor ist in voller Entwicklung begriffen; gerade das hat die Mutter sehr beunruhigt und veranlaßt, Dr. Cottu zu konsultieren. Letzterer überwies uns das Kind zur Behandlung.

Da die Fläche konvex und ziemlich ausgedehnt war, so kamen unsere Hanfgewebsstücke mit Radium von großen Dimensionen für die Therapie in erster Linie in Betracht, ihre Weichheit gestattete die Einhüllung des Naevus. Zwei Gewebsstücke werden übereinandergelegt: das eine mit einer Gesamtaktivität von 20000, das andere von 10000; die Applikationsdauer beträgt 11 Stunden, die ungefähr gleichmäßig auf 5 Tage verteilt werden. Ein Aluminiumblättchen von 0,01 mm wird dazwischengelegt. Einen Monat später ist Stillstand in der Ausbreitung des Tumors, Abnahme seines Volumens und Entfärbung seiner Oberfläche zu konstatieren.

Eine zweite gleiche Applikationsserie ist wiederum von einer sehr deutlichen Besserung gefolgt. 3 Monate später boten die Gewebe ein sehr gutes Aussehen dar; diese Modifikationen sind ohne Oberflächenentzündung erfolgt.

Diese Beobachtung zeigt deutlich, wie man bei gewissen Fällen die weichen Hanfgewebsstücke mit Radium, selbst wenn sie eine schwache Radioaktivität besitzen, mit Vorteil verwenden kann. Sie stellt ferner die Vorzüge der Radiumtherapie bei einem Falle von großer Ausdehnung ins richtige Licht, welcher durch keine andere Behandlungsmethode so leicht, ohne Entzündung und ohne Schmerz und in gleichem Maße hätte zur Rückbildung gebracht werden können.

β) Erhabene Gefäßgeschwülste.

Bei der Behandlung dieser Tumoren findet unsere Methode des „Kreuzfeuers" die häufigste Verwendung. Die folgende Beobachtung bildete die Basis für unsere Mitteilung in der Akademie (8. Oktober 1907); die dabei zu konstatierenden Resultate zeigten uns die wahre Bedeutung des Radiums. Erst damals wurde uns seine spezifische selektive Wirkung deutlich, die wir bis dahin nur geahnt hatten. Seither haben wir viele andere Fälle der gleichen Gruppe behandelt und immer ist mit fast mathematischer Sicherheit Rückbildung und Schwund der Tumoren erfolgt und so jedesmal die wirklich außergewöhnliche Wirkung des Radiums bestätigt worden.

Wir werden zuerst einige Beobachtungen von Tumoren mit dunkelroter Oberfläche und Lokalisation im Gesicht anführen; nachher zitieren wir einige Fälle von Gefäßtumoren im Unterhautzellgewebe teils des Gesichtes, teils des Rumpfes.

1. Angiomatöser Tumor, sehr stark verfärbt, mit 2 cm Erhebung auf 2 cm Basis, in Ausdehnung begriffen, mit Lokalisation an der Stirn, bei einem Kinde von 7 Monaten (Tafel XIV). — Heilung durch einfachen, progressiven und regelmäßigen Schwund ohne merkliche Reaktion. Erstmalige Applikation der Methode des „Kreuzfeuers".

Tafel XIV.

Erektiler Gefäßtumor (S. 180).

Fig. 1. Der Tumor war weich und fluktuierend in der Ruhe; hart, gespannt und voluminöser beim Schreien und bei Anstrengungen.

Auf Druck ließ er sich nicht soweit verkleinern, daß man sich über den Zustand der darunter liegenden Stirngegend hätte orientieren können.

Fig. 2. Die Oberfläche ist jetzt vollständig glatt und im Niveau; sie ist nicht so weiß, wie es nach der Abbildung scheint.

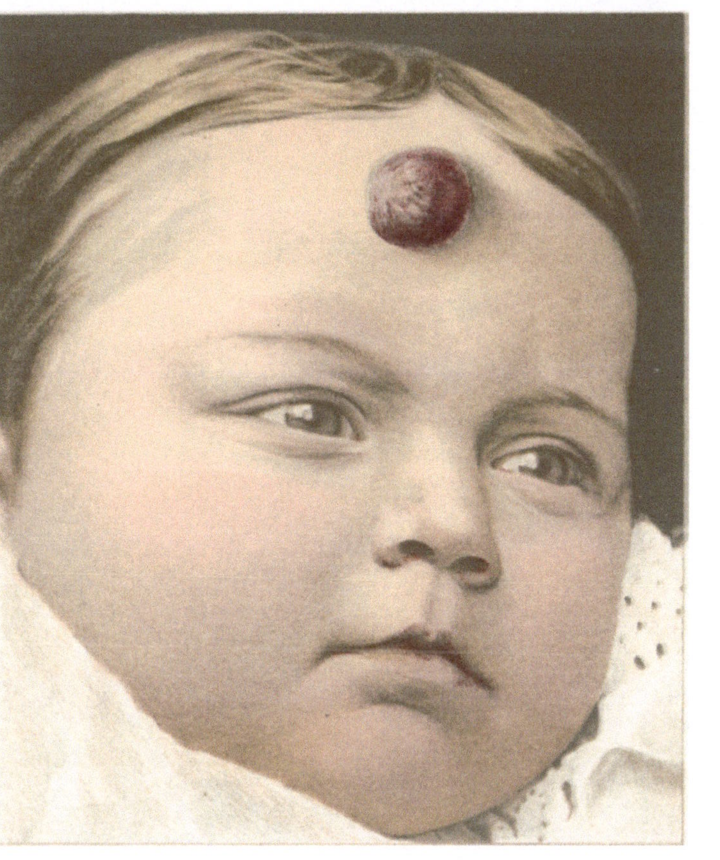

1

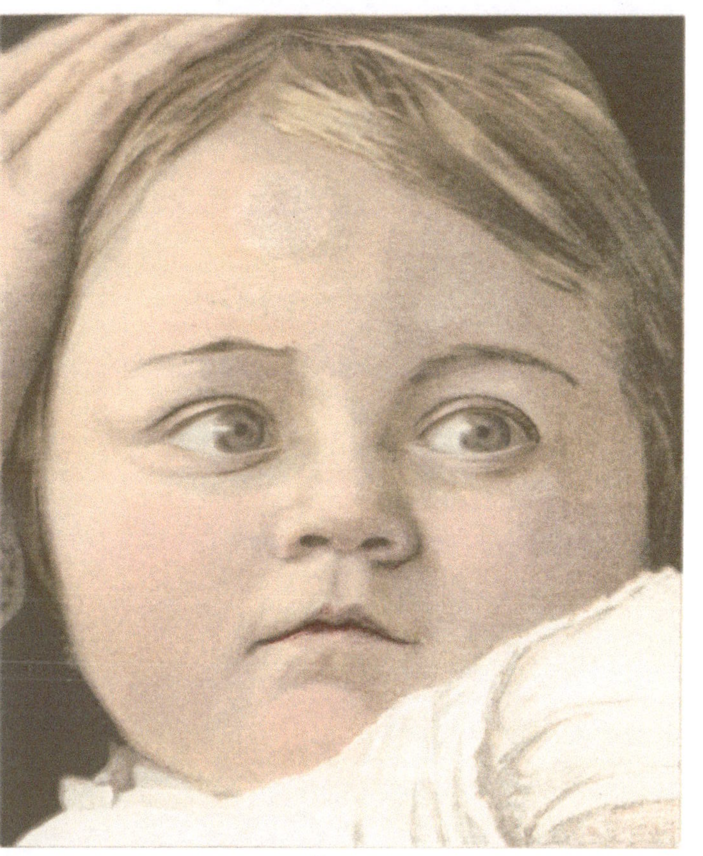

2

Erektiler Gefäßtumor.

Am 15. März 1907 wurde uns von Dr. Gastou ein Kind von 7 Monaten aus der Praxis des Dr. Artin zugewiesen. Das Kind zeigte in der Mitte der Stirn einen rotvioletten, weichen, mit Blut gefüllten Tumor; auf Druck reduzierte sich sein Volumen um ein Fünftel. Bei der Untersuchung schrie das Kind, wie wenn der Druck schmerzhaft empfunden würde. Beim Schreien blähte sich die Geschwulst auf, wurde hart und nahm einen dunkleren Farbenton an. Man konnte sich über die Intaktheit des darunterliegenden Knochengewebes keine Gewißheit verschaffen.

Da der Tumor in Ausbreitung begriffen war, war es nötig, ohne langes Zögern vorzugehen. Bei der Behandlung mußte jede Ulzeration wegen der Gefahr von Hämorrhagien vermieden werden; ebenso durfte nicht eine zu energische Wirkung von vorn nach hinten eintreten, da man riskierte, das vielleicht unter dem Tumor bloßliegende Gehirn ungünstig zu beeinflussen. Um diesen Forderungen Rechnung zu tragen, haben wir die Methode des „Kreuzfeuers" eingeführt. Die zylindrische Form des Vorsprunges gestattete, die Apparate an der Peripherie der Oberfläche anzulegen und folglich die Strahlen parallel der Vorderfläche des Gehirns zu richten. Um jede Reaktion mit Ulzeration zu vermeiden, genügte es, einen Apparat mit ziemlich schwacher Ausstrahlung zu verwenden, damit man sich in der mit der Geduld des Kindes vereinbaren Zeit (durch tägliche Applikationen von 15 Minuten Dauer) unter der Dosierung halten konnte, welche eine Veränderung der Epidermis hätte bewirken können.

Da aber die Wirkung eventuell zu schwach ausfallen konnte, so haben wir daran gedacht, die Strahlenwirkung mehrerer gleichwertiger Apparate dadurch zu kombinieren, daß wir sie zu gleicher Zeit an entgegengesetzten Punkten der Seitenfläche applizierten.

So wurden die Schwierigkeiten überwunden; das Gehirn blieb verschont; die Haut wurde nicht zu stark beeinflußt, während in der Tiefe des Tumors die konvergierenden ultrapenetrierenden Strahlen in ihrer Wirkung verstärkt wurden. Die Gewebe in der Mitte der Geschwulst erlitten durch dieses „Kreuzfeuer" eine vier- bis fünfmal stärkere Beeinflussung, ohne daß man befürchten mußte, die Oberfläche in Entzündung zu versetzen.

Die Behandlung wurde am 22. März mit den Apparaten 8 und 9 begonnen, die während 15 Minuten zu gleicher Zeit an zwei entgegengesetzten Punkten appliziert wurden; dann gleichlange an zwei andern einander entgegengesetzten Punkten. An einer fünften freien Stelle wurde gleichzeitig ein anderer Apparat appliziert. Bei diesem Verfahren erhielt man im Verlaufe einer Sitzung eine Wirkung von fünfmal 15 Minuten, also von $1^1/_4$ Stunde in die Tiefe und nur von 15 Minuten an den einzelnen Stellen der Oberfläche.

Analoge Sitzungen wurden am 22., 25., 27., 28. und 30. März und am 3., 5., 8., 10., 12., 13. und 18. April gemacht. Am 15. April ist eine leichte Krustenbildung an der Peripherie des Tumors zu konstatieren, ein Zeichen der beginnenden entzündlichen Reaktion; die Therapie wird, wenigstens auf der Seitenfläche des Angioms, unterbrochen. Da die Resistenz der Gewebe größer war, als wir vermutet hatten, scheuten wir uns nicht, Apparat 7, der kräftiger ist, zweimal $^1/_2$ Stunde auf die noch nicht behandelte Spitze zu applizieren. Dann wird das Kind in Ruhe gelassen.

Am 3. Mai, 17 Tage nach Unterbrechung und 43 Tage nach Beginn der Behandlung, konnten wir feststellen, daß sich das Angiom wenigstens um die Hälfte verkleinert hatte; die Farbe ist nur noch schwach lila; der Tumor ist mit einer leicht abzulösenden Schuppe bedeckt und nirgends zeigen sich Spuren von Ulzeration. Durch die Verkleinerung des Angioms ist es möglich geworden, auch seine Basis zu untersuchen und die Intaktheit der Knochenwand festzustellen, was uns berechtigte, die Behandlung wieder aufzunehmen, indem wir die Applikationen zugleich an der Spitze und Oberfläche des Tumors machten. Von da an verschwand, was übrig geblieben war, gewissermaßen unter unsern Augen.

Vom 6. bis 30. Mai wurden 9 Sitzungen von je 30 Minuten mit den Apparaten 8 und 9 an zwei Stellen vorgenommen. Am 5., 7. und 17. Juni wurde Apparat 7 während 15 Minuten auf die Spitze des Tumors in dem Umfange, welcher der Größe des Apparates entsprach, appliziert. Am 24. Juli wird der kleine Apparat 8, der allein alles bedeckt, was übrig blieb, während 30 Minuten appliziert, ebenso am 25., 26. und 27. Juli, nachher im August nur jeden dritten Tag, um jede Reaktion zu vermeiden.

Am 15. September sehen wir das Kind wieder. Seit 2 oder 3 Wochen ist vollständige Heilung eingetreten. Vom Tumor ist nichts mehr übrig geblieben, er ist verschwunden, und auch palpatorisch läßt sich an der Stirn nichts mehr nachweisen; die Haut ist ein wenig heller und weißer als in der gesunden Umgebung, und in der Mitte der entfärbten Oberfläche selbst besteht eine leicht rosa gefärbte Zone. Wenn das Kind schreit, tritt keine Veränderung ein. Die Gewebe zeigen absolut nichts von Narbenbildung.

Diese neuen Befunde sind von großer Tragweite. Sie demonstrieren die selektive Wirkung des Radiums. Wir konnten also den einfachen Schwund eines in Ausbreitung begriffenen Tumors beobachten ohne merkliche Reaktion und ohne Schmerzen. Man mußte ihn sofort behandeln und es wäre praktisch kaum möglich gewesen, ihn der Elektrolyse, der Chirurgie oder den Röntgenstrahlen zu unterwerfen.

Die Technik dieser geschichtlich wichtigen Beobachtung darf nicht zum Vorbild genommen werden; statt die Apparate unbedeckt zu applizieren, wäre es besser gewesen, bei der Methode des „Kreuzfeuers“ noch Aluminiumfilter zu verwenden, die längere Sitzungen gestattet hätten. Der Schwund wäre dann viel rascher eingetreten.

2. Angiomatöser Tumor der Stirne (Patient des Dr. Lenglet). Ein Kind von 11 Monaten hat auf der linken Stirnseite einen angiomatösen Tumor, dessen Basis 2 cm und dessen Höhe ungefähr 1 cm mißt. Die ganze Oberfläche ist violett und von einem Gefäßnetz durchzogen. Sie rötet sich ein wenig und schwillt an, wenn das Kind schreit. Es besteht eine vollständige Analogie mit dem vorhergehenden Fall. Wir benützten diese Gelegenheit, um das gleiche Verfahren zu wiederholen und die Resultate zu kontrollieren. Letztere waren in allen Beziehungen die gleichen.

Eine erste Serie von Sitzungen wurde mit den gleichen Apparaten in Form des „Kreuzfeuers“ vom 17. bis 31. Januar gemacht, jeden zweiten Tag eine Sitzung von 15 Minuten; vom ersten Monate an trat eine beträchtliche Verkleinerung des Tumors ein.

Zweite Serie im März, dritte im Mai. Von der zweiten Serie an brauchten mit dem Apparat 6 nur noch drei Applikationen gemacht zu werden, während im Beginne vier nötig waren, um den Tumor zu umgeben. Im Monat Mai konnten die Apparate ganz flach aufgelegt werden. Fünf Monate haben genügt, um diesen Tumor zum Verschwinden zu bringen. Kürzlich, nach 9 Monaten, sahen wir den Fall wieder, er zeigte eine im Niveau gelegene, leicht weißliche, glatte, gleichmäßige Oberfläche mit einem etwas mehr rosa gefärbten Zentrum.

3. Angiomatöser Tumor. Bei einem 9 Monate alten Kinde bestand in der Mitte der Stirn ein 2 cm breiter und 1 cm hoher Tumor. Es konnten überdies Narben (Folgen der früheren Behandlung), welche die Weichheit der Oberfläche modifiziert hatten, konstatiert werden.

Der Tumor war schon bei der Geburt in Form einer kleinen roten Platte vorhanden, welche 8 Tage später allmählich an Umfang zuzunehmen begann. Als das Kind 4 Monate alt war, machte man eine Impfung auf den Tumor, die keine Besserung brachte, aber eine unvertilgbare Narbe zurückließ. Nach Fehlschlagen dieser ersten Behandlung wurde das Kind einem Chirurgen zugeführt, der kauterisierte. 5 Tage nachher trat eine ziemlich abundante Blutung auf. Diese zweite Behandlung brachte wohl einen Wechsel in der Farbe hervor, die vom ausgesprochenen Rot ins Violett überging, der Tumor selbst aber wurde nicht kleiner und an seiner Oberfläche blieben Narbenspuren zurück.

Für die Radiumtherapie wird die Methode des „Kreuzfeuers“ in Anwendung gebracht. Von 2 zu 2 Tagen werden Sitzungen (im ganzen sechs) von $^1/_4$ Stunde

Dauer mit den Apparaten 7 und 8 an 4 einander entgegengesetzten Stellen gemacht. Nach 5 Wochen hat der Tumor nur noch 4 mm Höhe. Er ist zu klein geworden für das „Kreuzfeuer"; wir verwenden die mittleren und ultrapenetrierenden Strahlen, indem wir während 5 Stunden (1 Stunde pro Tag) Apparat 7, von $^1/_{10}$ mm Blei umgeben, applizieren. Jeden der zwei folgenden Monate wird eine gleiche Serie wiederholt. 5 Monate nach Beginn der Behandlung ist der Tumor verschwunden; die Entfärbung ist vollständig und die von den früheren chirurgischen Maßnahmen zurückgebliebenen Narben sind wesentlich kleiner geworden.

Wir haben bis jetzt von den Tumoren mit deutlicher Verfärbung gesprochen, in deren Bereich also die Haut mitbeteiligt war; wir werden kurz einige Fälle mit Lokalisation im Gesicht und am Rumpf besprechen, bei denen die Haut vollständig oder teilweise intakt war.

4. Subkutaner angiomatöser Tumor in der Gegend der rechten Parotis. Es handelt sich um ein Kind von einem Jahr. Im Alter von 2 Monaten ist vor dem Tragus ein Tumor aufgetreten, der zuerst stationär blieb, gegen den sechsten Monat hin aber zu wachsen anfing.

Die Geschwulst nimmt die Gegend der Parotis ein und liegt subkutan; indessen ist die sie bedeckende Haut nicht vollständig frei, sondern zeigt an der Spitze des Tumors eine Anhäufung von kleinen, sehr stark gefärbten Flecken. Unsere Therapie hatte zunächst das Bestreben, letztere zu entfärben, eine zweistündige Applikation des Apparates Nr. 5 genügte dazu. Um in die Tiefe zu wirken, wird hierauf Apparat 17 während 6 Stunden appliziert, mit Einschiebung eines $^1/_{10}$ mm dicken Bleiblättchens.

Zwei Monate nach der Behandlung ist der Tumor zum großen Teil zusammengeschmolzen und die roten Flecke an der Oberfläche sind verschwunden. Es wird hierauf eine neue Serie von Sitzungen mit Apparat 17 und $^4/_{100}$ mm Aluminiumfilter unternommen; Applikationsdauer 5 Stunden auf 3 Tage verteilt, einen Monat später 4 Stunden innerhalb 3 Tagen.

6 Monate darauf schrieb uns die Mutter, der Tumor sei vollständig verschwunden.

5. Subkutaner Gefäßtumor an der rechten Wange. Bei einem Mädchen von 15 Jahren besteht eine Asymetrie des Gesichtes infolge zu starker Entwicklung der rechten Wange; diese ist vom Jochfortsatz bis zum unteren Rande des Unterkiefers vergrößert. Unter verschiedenen Einflüssen wie Wärme, Kälte, Aufregung erleidet der Umfang des Tumors Schwankungen kongestiver Natur. Die Haut ist nicht vollkommen normal, sie zeigt eine etwas stärker braunrote Farbe als auf der anderen Seite. Die Farbe wird ausgesprochener bei Kongestionen der Wange, es kommen dann unter der Epidermis auch einige bläuliche Gefäßverzweigungen zum Vorschein. In der Nähe des rechten Mundwinkels besteht eine bläuliche Zone, die von einer großen Vene durchzogen ist. Die Wangenschleimhaut ist normal. Bei der Palpation hat man das Gefühl eines weichen Tumor, der sich auf Druck zum Teil entleert. Die Affektion hat bei dem Mädchen in der frühesten Jugend angefangen, ist nach und nach gewachsen und jetzt noch in weiterer Entwicklung begriffen. Es handelt sich um ein ausgedehntes Angiom, das sich in der Dicke der Wange gebildet hat.

Da der behandelnde Arzt keine Behandlung mit einiger Aussicht auf Erfolg empfehlen konnte, überwies er uns die junge Patientin in der Hoffnung, das Radium könne Verwendung finden.

Dieser Tumor ist verschieden von denen, die wir bis jetzt behandelt haben, aber da wir schon bei mehreren Fällen die subkutanen Gefäßtumoren zum Verschwinden bringen konnten, und sich die Gegend ausgezeichnet für das „Kreuzfeuer" eignete, so entschlossen wir uns, eine Radiumbehandlung zu versuchen in der Überzeugung, daß wir auf jeden Fall nichts schaden konnten, wenn wir die ultrapenetrierenden Strahlen auf die Außen- und Innenseite der Wange einwirken ließen. Dies wurde in mehreren Serien durchgeführt.

Vom 11. bis 26. Mai wurde Apparat 1, mit $^5/_{10}$ mm Blei umhüllt, täglich

$^1/_2$ Stunde auf die Außenseite appliziert, auf die Innenseite während der gleichen Zeit Apparat 6 mit 1 mm Blei.

Vom 22. bis 29. Juli wurde außen jede Nacht 12 Stunden lang Apparat 1 von 3 mm Blei umgeben, aufgelegt, innen Apparat 4 mit 1 mm Blei jeden Tag eine Stunde.

Infolge dieser Therapie hat sich eine ungefähr 20 Tage lang dauernde entzündliche Reaktion gebildet. Nachher im Verlaufe des Oktobers und Novembers ist nicht nur ein Stillstand im Wachstum, sondern auch eine Verkleinerung des Tumorumfanges sowie eine sehr beträchtliche Abnahme der kongestiven Erscheinungen zu konstatieren. Bei der Palpation hat man nicht mehr das Gefühl einer pastösen Masse.

Vom 16. November bis 7. Dezember wird eine neue Serie gemacht. Der von 3 mm Blei umgebene Apparat 1 wird 12 Nächte mit je einer Nacht Unterbrechung auf die Außenseite appliziert, auf die Schleimhaut Apparat 4 mit 1 mm Blei jeden Tag 1 Stunde.

Gegenwärtig ist die weitere Entwicklung vollständig aufgehalten, die Asymetrie des Gesichtes ist viel weniger ausgesprochen, die kongestiven Anfälle sind weniger deutlich, kurz, das Radium hat bei diesem sonst absolut unheilbaren Falle einen ganz sicheren, wenn auch noch nicht vollkommenen Erfolg zu verzeichnen.

6. Subkutaner Gefäßtumor mit kutanen Gefäßverzweigungen. Bei einem Kinde von 6 Monaten sitzt ein großer Gefäßtumor in dem Winkel, der vom rechten Scapulo-Humeralgelenk und von der Clavicula gebildet wird. Der Fall wurde uns von Dr. Ménard zugewiesen. Das Auftreten dieses Tumors geht auf die Geburt zurück; etwa 10 Tage nach derselben zeigte sich ein kleiner roter Punkt, der sich allmählich bis zur Größe eines Frankstückes ausdehnte. Es wurde alsdann eine Impfung auf die Läsion vorgenommen; aber im Gegensatz zu dem, was man hätte erwarten können, fing sich die Geschwulst von dem Momente an zu entwickeln und wurde erhaben.

Als das Kind in unsere Behandlung gebracht wurde, hatte der Tumor die Größe einer Mandarine, war 3 cm hoch, der Durchmesser von rechts nach links betrug 5 cm, von oben nach unten 6 cm. Die Oberfläche zeigt rötliche Streifen, zwischen denen sich weiße oder normale Hautstellen finden. Die Konsistenz des Tumors ist eine sehr weiche.

Als Behandlungsmethode wird das „Kreuzfeuer“ gewählt mit den Apparaten 6 und 7, die einander gegenüber an 10 aufeinanderfolgenden Tagen je 15 Minuten an jeder Stelle appliziert werden, bei jeder Sitzung wird die Stelle dreimal gewechselt. Nach zweimonatlicher Pause ist eine sehr deutliche Besserung zu konstatieren. Mit den gleichen Apparaten, aber von $^1/_{10}$ mm Blei umgeben, wird eine neue Serie während 10 aufeinanderfolgender Tage gemacht. Sechs Stellen, je zwei und zwei, werden täglich 30 Minuten behandelt. 2 Monate später war der Tumor deutlich kleiner geworden; er ist in dem Maße eingesunken, daß das „Kreuzfeuer“ nicht mehr angewendet werden kann. Die Behandlung wird wieder aufgenommen mit Apparat Nr. 2 und $^6/_{10}$ mm Bleifilter, der 10 Tage lang täglich 1 Stunde appliziert wird. Nach Verlauf von 6 Wochen ist vom Tumor fast nichts mehr nachweisbar; was davon übrig bleibt, rührt mehr von einem Überschuß an Haut her, wie ihn z. B. die Wände eines leeren Sackes darstellen. Die violetten Gefäßverzweigungen an der Oberfläche waren entfärbt.

7. Subkutanes Angiofibrom des Armes (Patient des Professors Gaucher). Ein Mädchen von 13 Jahren zeigt an der Vorderseite des rechten Oberarmes, an der Vereinigungsstelle des mittleren und des unteren Drittels eine leichte Erhebung. Die Haut ist in der betreffenden Gegend stellenweise bläulich mit einer gelblichen Umrandung, die wie blutunterlaufen aussieht. Bei der Palpation fühlt man in der Tiefe einen Tumor von derber Konsistenz, der von oben nach unten 4 cm, im queren Durchmesser 2 cm mißt.

Die Apparate 5 und 6 mit $^4/_{10}$ mm Bleifilter werden einander gegenüber auf jeder Seite des Tumors an 3 aufeinanderfolgenden Tagen, 1 Stunde pro Tag, appliziert. Die 3 nächstfolgenden Tage die nämlichen Sitzungen aber an anderen Stellen. Endlich wird der unbedeckte Apparat 7 an der Spitze des Tumors an einer verfärbten Stelle 1 Stunde appliziert.

1 Monat nach der letzten Sitzung war der Tumor im Unterhautzellgewebe vollständig verschwunden und die Oberfläche hatte wieder die normale Farbe angenommen.

γ) Angiome mit besonderer Lokalisation.

In diesem Abschnitt behandeln wir diejenigen Angiome, deren Sitz spezielle Indikationen bedingt.

1. Angiom am behaarten Kopf. Bei einem 6 Monate alten Kinde ist am Scheitel des Kopfes ein kirschgroßer, violetter, angiomatöser, pulsierender Tumor zu konstatieren.

Als Gaucher dieses Angiom vor der Behandlung in der Poliklinik des Spitals St.-Louis demonstrierte, legte er besonderen Nachdruck auf den häufig malignen Charakter der Naevi in dieser Gegend; als gefährliche Zone bezeichnete er diejenige, die oberhalb eines durch die Augenbrauen gelegten Horizontalschnittes liegt.

2 Monate nach der Anwendung des Radiums wurde das von seinem Angiom befreite Kind dem Auditorium von neuem vorgestellt. An Stelle des Tumors war nur noch eine sehr leicht rosa gefärbte Fläche zu sehen. Die Therapie wurde in der Weise durchgeführt, daß die Apparate 7 und 8 alle 2 Tage während 10 Minuten an zwei einander gegenüberliegenden Stellen appliziert wurden und eine gleich lange Zeit an zwei anderen Stellen. Nach fünf Sitzungen trat eine Pause von 1 Monat ein; die Abnahme war so bedeutend, daß hierauf noch drei Sitzungen, alle 8 Tage, genügten, um das Resultat zu vervollkommnen.

2. Angiom am behaarten Kopf (Tafel XVI, Fig. 1 und 2). Bei einem Kinde von 6 Monaten besteht ein dem vorhergehenden analoger Tumor, der aber ein doppelt so großes Volumen hat; er mißt 1 cm Höhe und 2 cm Durchmesser an der Basis. Dieses Angiom war schon bei der Geburt in der Form einer kleinen Bohne vorhanden. Es ist von düster roter Farbe und schwillt an, wenn das Kind schreit. Die Behandlung ist dringend nötig, da das Wachstum seit kurzem ein rasches ist.

Die zur Anwendung gekommene Technik ist der des vorhergehenden Falles in allen Punkten gleich: dieselben Apparate, dieselbe Applikationsdauer. Im 5. Monat der Behandlung ist die Erhebung beseitigt; palpatorisch läßt sich nichts mehr nachweisen. Die Gewebe sind glatt und weißlich, die betreffende Gegend ist unbehaart, aber sie war es schon vor der Behandlung.

3. Vorspringendes Angiom an der Nasenspitze. Ein Kind von 2 Jahren hat an der Nasenspitze ein vorspringendes violettes Angiom, durch das es eigenartig entstellt wird. Das Angiom verdoppelt die Länge der Nasenspitze; es ist sehr hart und gespannt.

Apparat 9 wird an 3 aufeinanderfolgenden Tagen je 1 Stunde unmittelbar appliziert. Nach 1 Monat ist der Tumor um die Hälfte zurückgegangen. Derselbe Apparat wird alsdann von neuem wie bei der ersten Serie angewendet. 1 Monat später wird Apparat 7 appliziert.

6 Monate nach Beginn der Therapie hat die Nase ihre normale Form bekommen, die Hautfarbe aber ist etwas weißer.

4. Pulsierendes Angiom des Ohrläppchens (Fig. 51 und 52). Bei einem Kinde von 3 Monaten, das von Dr. Müller behandelt wurde, besteht am rechten Ohrläppchen ein angiomatöser pulsierender Tumor.

Das Läppchen ist nach allen Richtungen vergrößert, weicht von seiner normalen Axe ab und ist gewissermaßen umgebogen. Diese Deformation ist durch die große Länge des angiomatösen Läppchens bedingt, das im Kontakt mit den Partien, auf denen es auflag, bei der Entwicklung eine winklige Form angenommen hatte, indem sich das untere Ende im rechten Winkel emporhob. Die retroaurikuläre Furche ist am unteren Ende von einem starken vaskulären Wall eingenommen. Das Angiom ist gegen den oberen Teil hin in Ausdehnung begriffen, wo sich der Übergang des Angioms zum übrigen Ohr durch eine blaßviolette Farbe bemerkbar macht. Der Tumor zeigt deutlich wahrnehmbare Pulsationen und schwillt beim Schreien des Kindes an.

Das untere Ende des Angioms ist mit einer starken, blutig tingierten Kruste bedeckt, die für eine vor kurzem stattgehabte Blutung spricht. Es waren übrigens zu wiederholten Malen ziemlich reichliche Blutungen aufgetreten.

Die Behandlung mittels der Methode des „Kreuzfeuers" ohne Filter ist hier ganz angezeigt. Während die vordere Seite die Applikation des Apparates 5 an drei Stellen gestattete, wurde die hintere Fläche mit Apparat 6 behandelt. An 10 aufeinanderfolgenden Tagen wurde jede Stelle 15 Minuten bestrahlt.

5 Wochen nach Schluß der Behandlung hatte das Läppchen ein normales Aussehen angenommen. Die Reaktion war ziemlich stark gewesen, zu Hämorrhagien kam es aber nicht mehr.

Die außerordentlich rasche Rückbildung und wirklich überraschende Heilung der Angiome des Ohrs bei kleinen Kindern lassen vermuten, daß diese Gegend für die Radiumbehandlung ganz besonders geeignet ist.

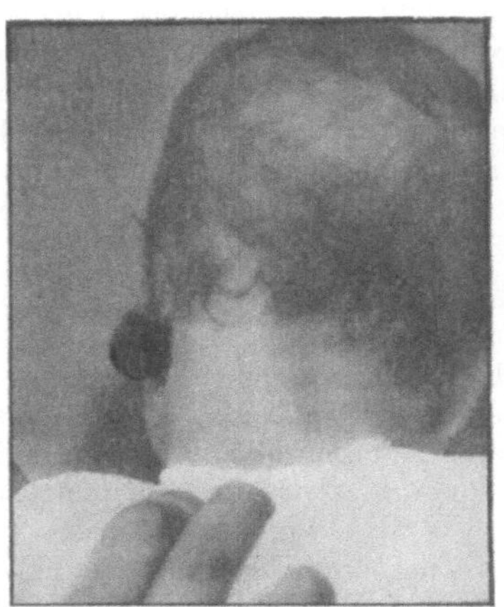

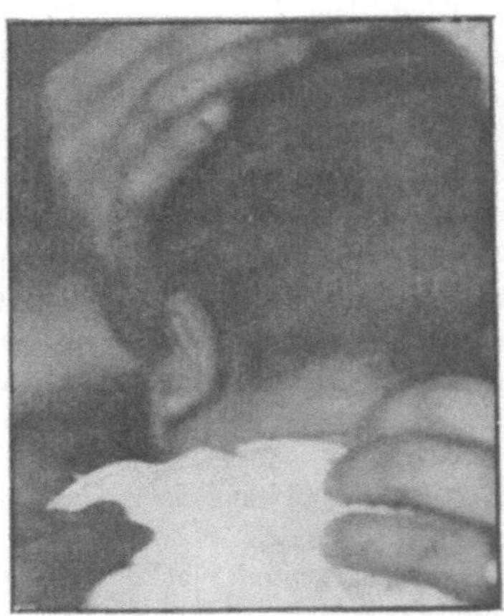

Fig. 51 und 52. Pulsierendes Angiom des Ohrläppchens.

5. Rezidiv eines angiomatösen Tumors am oberen Augenlid nach chirurgischer Entfernung (Fig. 53 und 54). Bei einem 2 Jahre alten Kinde bestand ein vorspringender Tumor von 12 mm Höhe; der Durchmesser von rechts nach links betrug 3 cm, der von oben nach unten 2,5 cm. Er nahm die äußeren drei Viertel des rechten oberen Augenlides ein, erstreckte sich über die Augenbraue hinauf, drückte das Augenlid nieder und war so stark überhängend, daß das Sehen auf dieser Seite gestört war. Die Farbe war gelblich, stellenweise etwas dunkelrot. Der Tumor hatte eine pastöse Konsistenz, hier und da hatte man aber bei der Palpation des Gefühl von sklerosiertem Gewebe. Auf Druck entleerte sich der Tumor nicht. Die Oberfläche war mit leicht eingesunkenen Narben übersät. Ein narbiges Band durchzog ihn von einer Seite zur anderen. Die verschiedenen Narben und die skleröse Konsistenz rührten von verschiedenen therapeutischen Eingriffen her. Von einem sehr geübten Chirurgen war eine totale Exstirpation vorgenommen worden, als die Geschwulst die Größe einer Wallnuß hatte; es folgte aber ein Rezidiv mit zunehmender Vergrößerung des Angioms.

Elektrolytische Behandlung im Spital Trousseau führte keine großen Veränderungen herbei. Endlich im Januar 1907 wurde das Kind Dr. Jacquet im Spital St.-Antoine zur Behandlung übergeben. Von da an trat ein Stillstand in der weiteren Entwicklung des Tumors ein dank den galvanokaustischen Sitzungen, die alle Monate oder alle 2 Monate gemacht wurden und die Entfärbung wurde bis zu einem gewissen Grade erreicht. Aber da nach 16 Monaten die Fortschritte sehr langsam und die Sitzungen schmerzhaft waren, so dachte Dr. Jaquet ans Radium und wies uns das Kind zu. Damals, am 1. Juni 1908, waren die Verhältnisse des Tumors für die Radiumtherapie ganz und gar ungünstig. Es war schwierig, die Wirkung der Strahlen auf die sklerosierten und mit Narben besetzten Gewebe im voraus zu beurteilen. Glücklicherweise eignete sich der Sitz des Tumors ziemlich gut für die Methode des „Kreuzfeuers". Indem wir die Apparate 6 und 7 mit $^{8}/_{100}$ mm Aluminiumfilter einander gegenüber oberhalb und unterhalb des Tumors applizierten, war es möglich, mit relativ kurzen Sitzungen gleichzeitig an der Oberfläche mit mittelstark penetrierenden Strahlen und in der Tiefe durch Kumulation und Kreuzung mit sehr stark penetrierenden Strahlen zu arbeiten.

Eine erste Serie von Sitzungen fand vom 1. bis 5. Juni statt. Jeden Tag wurden acht Stellen behandelt, je zwei und zwei während $^{1}/_{2}$ Stunde. Es bildete sich eine trockene Kruste, die sich nach 1 Monat spontan loslöste. Der Tumor ging sehr schnell zurück, am 17. Juli hatte er nur noch 7 mm Höhe. Am 12. August neue Serie, die

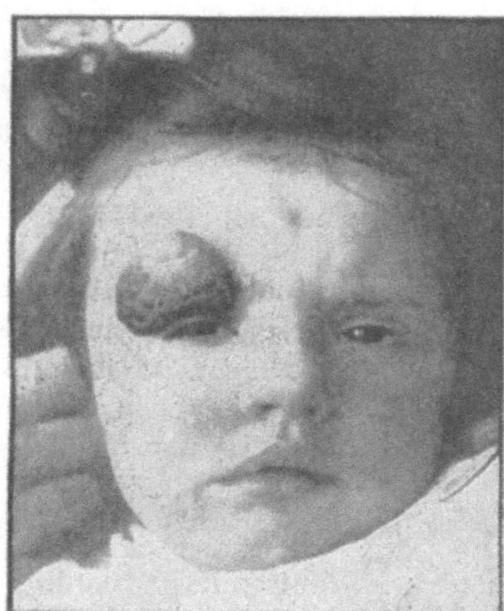
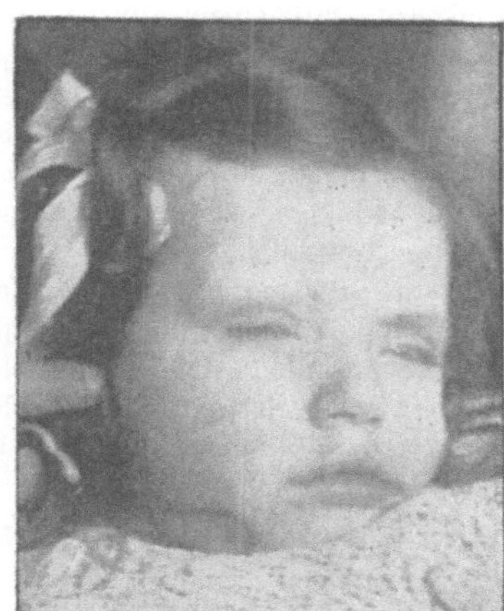

Fig. 53 und 54. Rezidiv eines angiomatösen Tumors am oberen Augenlied nach chirurgischer Entfernung.

gleich war wie die erste. Am 17. September war der Tumor nur noch 5 mm dick. Es wurde wieder eine neue Serie eingeleitet. Seit dem 1. Oktober sieht die Läsion so aus, wie sie auf Fig. 54 dargestellt ist. Das Auge ist frei, das Augenlid hängt nur noch leicht herab. Die betreffende Gegend ist deutlich abgeflacht und entfärbt; sie weist noch die Narbenspuren auf, die von den früheren Traumen zurückgeblieben sind.

Von irgendwelcher Tendenz zur Rezidivbildung ist nichts zu sehen. Im Monat September erlitt das Kind einen Fall auf den Tumor und es kam zu einem ausgedehnten Bluterguß; wir dachten, es würde ein Rezidiv erfolgen, aber der Bluterguß verschwand auf die gewöhnliche Weise, ohne die weitere Rückbildung, die damals an dem Tumor zu konstatieren war, zu beinflussen.

6. Angiom des unteren Augenlides (Tafel XV, Fig. 3 und 4). Ein 10 Monate altes Kind wurde uns von Dr. Apert wegen eines stark gefärbten Naevus zugewiesen, der die äußere Hälfte des linken unteren Augenlides einnimmt unter Mitbeteiligung des Ciliarrandes. Um das Auge zu schützen, genügt es, den einmal applizierten Apparat von oben nach unten gleiten zu lassen, indem dabei das Augenlid mitgezogen wird. Da das Auge bei diesem Verfahren abgedeckt bleibt, können die Sitzungen nur von sehr kurzer Dauer sein. Diese Kürze wird durch häufigere Applikationen kompensiert. Die Gesamtbehandlung mit den Apparaten 7 und 8 betrug 2 Stunden in Sitzungen von je 10 Minuten. Einen Monat nach dieser ersten Behandlungsserie hatte der Naevus um ein Viertel abgenommen.

Eine zweite Serie bestand in 6 Sitzungen, jede von 10 Minuten Dauer. 4 Monate nach Beginn der Behandlung hatte das Kind in dieser Gegend eine ebene, glatte, etwas zu stark entfärbte Hautstelle. Das Auge ist in keiner Weise beeinflußt worden, von Retraktion ist nichts zu konstatieren.

δ) Angiome der Schleimhäute.

Die Schleimhautangiome gehen mit außerordentlicher Leichtigkeit zurück. Es folgen hier einige Beispiele:

1. Erektiles Angiom der Unterlippe (Tafel XV). (Patient des Dr. Ertzbischoff.) Ein Kind von $3^1/_2$ Monaten hat an der Unterlippe, nahe beim linken Mundwinkel, auf Haut- und Schleimhautseite ein vorspringendes Angiom, das die betreffende Lippenpartie auftreibt und die ganze Dicke der Lippe infiltriert. Der Tumor hat in toto den Umfang einer kleinen Walnuß. Eine tiefe Ulzeration im äußeren Viertel, besonders auf der Schleimhautseite, spaltet diesen Tumor, wie wenn er eingeschnitten worden wäre. Zu wiederholten Malen traten Blutungen auf, die Farbe ist stark dunkelrot, mit einem düster-roten Grunde. Die Gegend eignet sich für die Methode des „Kreuzfeuers".

Die Apparate 5 und 6 werden zu gleicher Zeit, der eine auf der Außenseite, der andere auf der Innenseite, appliziert; sie sind mit einem Aluminiumblättchen von 0,02 mm Dicke und einer Kautschukmembran umhüllt. Die Behandlung besteht in drei Applikationsserien; jede Serie umfaßt 6 Sitzungen pro Monat von je 20 Minuten Dauer mit je einem Tag Intervall.

Die ganze Behandlung hat 8 Monate gedauert. Heute, nach 15 Monaten, scheint die Lippe sowohl außen als innen fast normal zu sein. An Stelle der ursprünglichen Schrunde besteht eine leichte Einsenkung. Die Haut ist entfärbt und etwas heller als normalerweise. Die Schleimhaut ist ein wenig röter geblieben; es besteht nichts mehr von Schwellung, und bei der Palpation fühlt man kaum etwas von besonderer Weichheit.

Dieses bemerkenswerte Resultat wird durch mehrere andere Fälle bestätigt. Bei den kleinen Kindern gehen die Schleimhautangiome mit Leichtigkeit zurück, und es ist keineswegs nötig, seine Zuflucht zu starken Dosen zu nehmen.

2. Angiomatöser Tumor der Lippe (Fig. 55 und 56). Ein dreijähriges Kind hat einen großen angiomatösen Tumor der linken Hälfte der Unterlippe. Das Gewicht des Tumors hindert das Kind daran, den Mund zu schließen, und sein Umfang ist so groß, daß die Lippe nach vorn gedrängt wird und eine Art von seitlichem Rüssel bildet. Die unterhalb des linken Mundwinkels gelegene Hautpartie am Kinn ist vergrößert und von starken venösen Gefäßen durchzogen.

Wenn man die Lippe evertiert, kann man konstatieren, daß die Schleimhaut von dunkelvioletter Farbe ist und daß die Oberfläche zahlreiche Gefäßerweiterungen aufweist. Der Tumor ist nicht auf die Lippe beschränkt, sondern setzt sich mit einer festen angiomatösen Masse auf die Innenseite der Wange fort, deren ganze Breite er einnimmt.

Es handelt sich um einen ausgedehnten Gefäßtumor, der außer dem Bereiche der Chirurgie zu liegen schien und bei dem die 1 Jahr lang fortgesetzte elektrolytische Behandlung im Spital der „Enfants-Malades" ohne irgendwelchen Erfolg blieb.

Tafel XV.

Angiom der Lippe (1. S. 188).

Fig. 1. Das vorspringende Angiom nahm die ganze Dicke der Lippe ein und ragte auf der Schleimhautseite ebensoviel vor wie auf der Außenseite.

Fig. 2. Die kaum sichtbare Narbe ist seither noch kleiner geworden.

Erektiles Angiom des unteren Augenlids (6. S. 187).

Fig. 3 und 4. Das Angiom betrifft auch den Ciliarrand. Nach der Behandlung hat sich keine Retraktion des Augenlids gebildet.

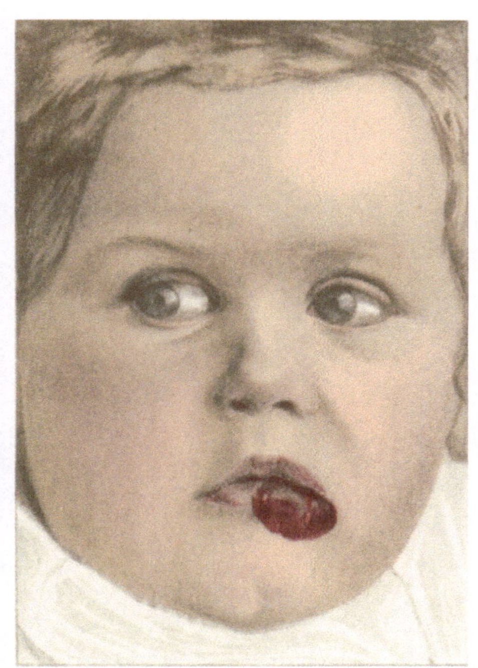

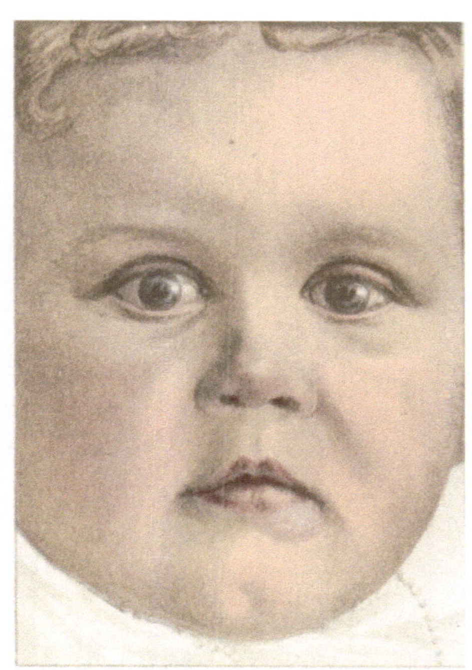

1 2

Vorspringendes Angiom.

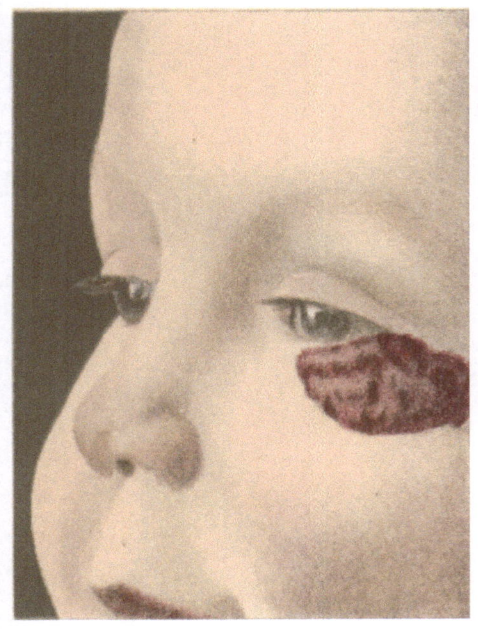

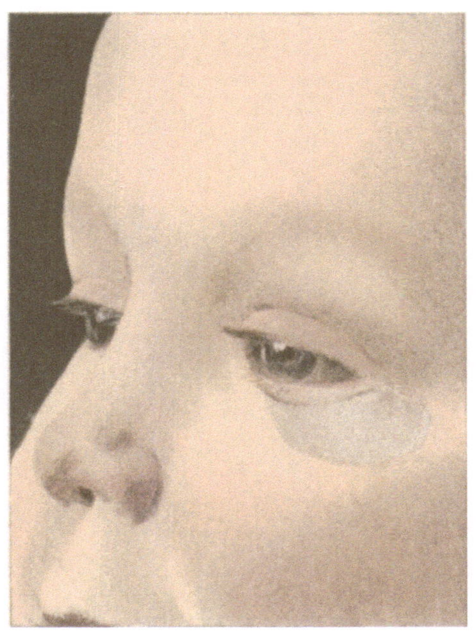

3 4

Vorspringendes Angiom.

Die Radiumtherapie konnte nicht energisch und systematisch genug durchgeführt werden, da die Mutter ein anderes Kind stillte und das kranke Mädchen nur ganz unregelmäßig zur Behandlung zu bringen imstande war.

Apparat 17 mit $^1/_{10}$ mm Bleifilter wurde während 2 Stunden auf die Hautseite appliziert; auf die Schleimhaut wurde Apparat 7, mit 0,4 mm dickem Aluminium umgeben, 10 Minuten lang an vier Stellen aufgelegt, die dem auf die Hautseite applizierten Apparat gegenüberlagen. Während eines Monats fanden 9 solche Sitzungen in unregelmäßiger Zeitfolge statt.

3 Wochen nach der letzten Sitzung wurde uns das Kind wieder vorgestellt und wir konstatierten eine sehr beträchtliche Abnahme der Lippe. Die Behandlung wurde alsdann nach dem gleichen Modus wieder aufgenommen und 2 Monate später konnte das Kind den Mund geschlossen halten, wie auf Fig. 56 zu sehen ist.

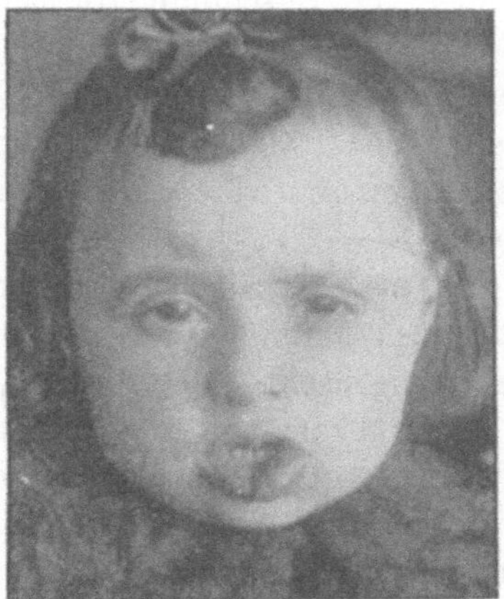

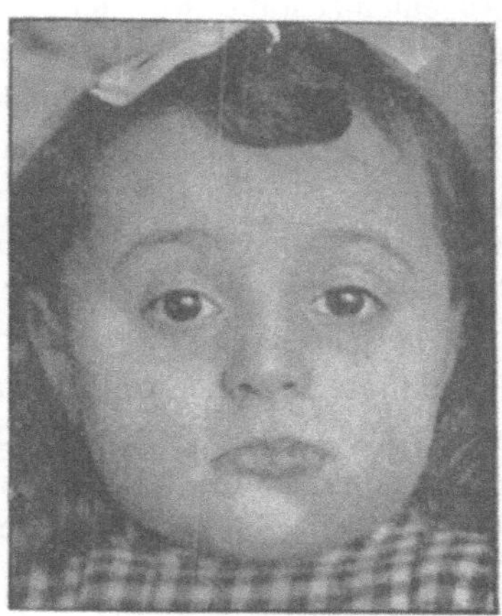

Fig. 55 und 56. Angiomatöser Tumor der Lippe.

3. Angiom der Unterlippe. Bei einem Kinde von $5^1/_2$ Monaten besteht ein Angiom an der Schleimhaut der Unterlippe, das stark gefärbt und leicht erhaben ist, ein wenig auf die Haut übergreift und in Entwicklung begriffen ist. Die Größe entspricht derjenigen eines 50 Cts.-Stückes. Dr. Druelle hat uns die Behandlung des Falles anvertraut. Da die Eltern des Kindes in der Provinz wohnen, kann Patient nur einmal in der Woche in unsere Behandlung kommen.

Wir applizieren bei jeder Konsultation — es waren im ganzen vier — Apparat 8 mit 0,1 mm Aluminium während einer halben Stunde. Nach den zwei ersten Sitzungen hatte sich eine allmähliche Abnahme der Verfärbung eingestellt. 6 Monate nach der Behandlung ist der Status ein sehr befriedigender; die Affektion ist beinahe beseitigt.

4. Angiom der Oberlippe. Ein kleines Angiom an der linken Nasenseite ist bei einem 2 Wochen alten Kinde mit einer halbstündigen Applikation des Apparates 6 sehr leicht geheilt worden. Während der Reaktionsdauer konnten wir die erstaunlich rasche Entwicklung eines Angioms an der Schleimhaut der Oberlippe beobachten. Bei der ersten Konsultation war nur ein kleiner roter Punkt vorhanden, nach 2 Wochen hatte der Punkt Erbsengröße erreicht. Es handelte sich um eine dieser bösartigen Entwicklungen, bei welchen innerhalb weniger Monate Angiome von der Art zustande kommen, wie sie in unserem fünften Abschnitte besprochen sind.

Bei diesem in voller Entwicklung begriffenen Falle ist aber durch unsere Behandlung sehr rasch ein Stillstand im Wachstum des Tumors eingetreten.

Wir haben augenblicklich einen kolossalen angiomatösen Tumor der Zunge in Behandlung, der unter dem Einflusse von schwachen Dosen in Form des „Kreuzfeuers“ sehr schnell zurückgeht.

ε) Angiome von sehr großer Ausdehnung, von verschiedener Form und mit multiplem Sitz bei ein und derselben Person; sie stellen wirkliche Mißbildungen dar.

Bei dieser Gruppe von Angiomen ist die Wirkung des Radiums ganz außerordentlich. Es handelt sich hier um multiple Mißbildungen, die manchmal sogar das Leben der kleinen Kinder gefährden, durch die Behandlung aber in ausgedehntem Maße und sehr günstig beeinflußt werden können. Das Beispiel auf Seite 192 ist sehr beachtenswert.

Das Kind wurde von den behandelnden Ärzten für beinahe verloren gehalten. Es konnte weder an der Brust saugen noch ohne Störung atmen. Sein Allgemeinzustand war ein ganz elender; er verschlimmerte sich zusehends.

Es konnte zweifellos von keiner Therapie irgend ein greifbarer Erfolg erwartet werden; die Narkose, schmerzhafte oder ermüdende Operationen, die möglicherweise mit Blutungen verbunden gewesen wären, würden einen schlimmen Ausgang zur Folge gehabt haben.

Mit den Radiumbestrahlungen aber sind die Läsionen nach und nach, wenn auch sehr langsam, so doch mit einem Minimum von Schmerzen und Ermüdung, abgeschwollen, haben sich abgeflacht und nivelliert, die Öffnungen sind frei geworden und das Kind bekam ein gutes Aussehen. Dieser Fall steht, wie wir sehen werden, nicht vereinzelt da.

Kurz, wir begnügen uns, darauf hinzuweisen, wie überrascht die Kollegen waren, und wie dankbar sich uns die Eltern erwiesen haben, um die Bedeutung des Radiums bei diesen bislang absolut unheilbaren Formen verstehen zu können.

1. Vorspringendes Angiom, das die Hälfte des Kopfes bedeckt (Tafel XVI, Fig. 3). Ein Kind von 18 Monaten hat eine mächtige angiomatöse Geschwulst an der linken Wange, Nasenseite und Schläfengegend; sie greift weit über auf die Stirn- und Scheitelbeingegend. An der rechten Schläfe besteht eine Geschwulst von demselben Charakter. Das Aussehen dieser angiomatösen Flächen ist ein ganz eigenartiges; es handelt sich um eine pastöse Masse ohne Fluktuationsgefühl, ähnlich sklerosiertem Gewebe, und an der Oberfläche wechseln violette und gelblich verfärbte Partien miteinander ab. Das Kind bietet einen geradezu abschreckenden Anblick dar. Verschiedene Eingriffe (Elektrolyse, Kaustik) haben die Affektion nur noch verschlimmert, indem sie mit unförmigen Narben bedeckt wurde. Besonders die rechten Augenlider sind durch fibröse Narbenstränge aus ihrer normalen Lage gebracht worden

---

Tafel XVI.

Tumor des behaarten Kopfes (2. S. 185).

Fig. 1 und 2. Das Angiom ist sehr leicht geheilt. Die Mitte der erkrankt gewesenen Gegend ist leicht rosa gefärbt geblieben, aber es besteht keine Vorwölbung mehr. Die Stelle war schon vor der Behandlung haarlos.

Angiomatöser Tumor (1. S. 190).

Fig. 3. Die Photographie wurde aufgenommen, bevor die Behandlung abgeschlossen war, um die behandelte Stelle mit den noch nicht dem Radium ausgesetzt gewesenen Stellen vergleichen zu können.

An der Wange kann man eine rundliche, rosa gefärbte Partie konstatieren, die ziemlich genau die Form des verwendeten Apparates wiedergibt. Diese Stelle war vor der Behandlung ebenso gefärbt und vorspringend wie die Umgebung.

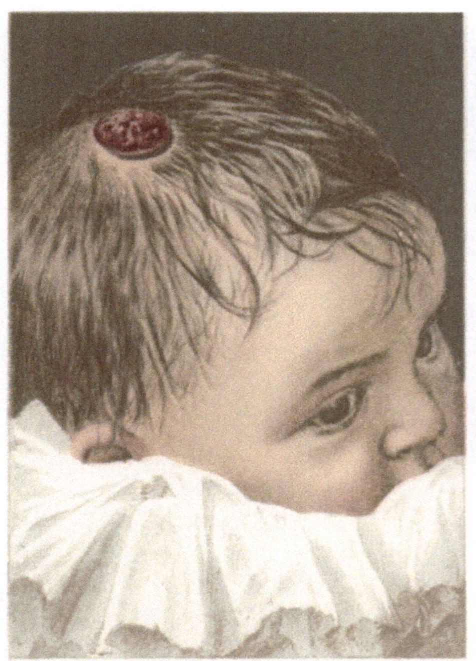

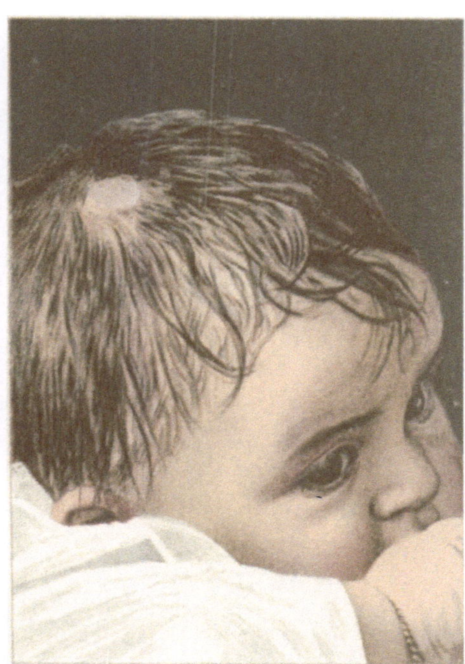

1 2

Angiomatöser Tumor.

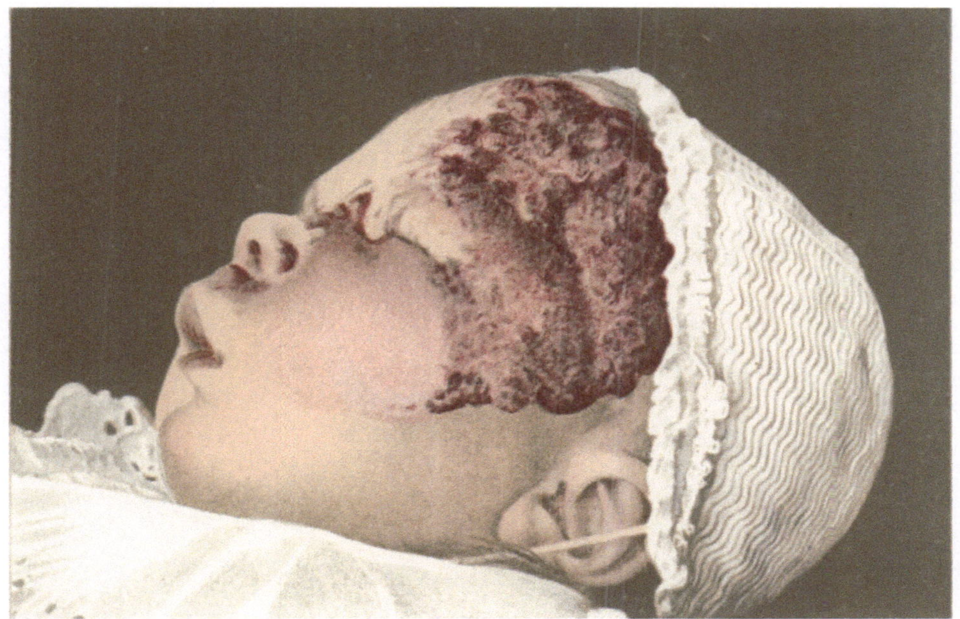

3

Angiomatöser Tumor.

und retrahiert. In der unteren Hälfte des Tumors, auf der linken Seite, bestehen tief eingesunkene Narben.

Der Mutter stand, da sie im Süden wohnte, nur eine beschränkte Zeit für die Behandlung zur Verfügung. Das Fehlen der Fluktuation gestattete uns, ziemlich energisch vorzugehen, ohne eine Blutung befürchten zu müssen, und wir applizierten an vier aufeinanderfolgenden Tagen Apparat 2 je 1 Stunde pro Tag.

2 Monate später konnten wir zu unserer Überraschung konstatieren, daß nach einer mittelstarken entzündlichen Reaktion, die übrigens geringer ausfiel, als wir erwartet hatten, die behandelte Fläche kaum mehr von der umgebenden gesunden Haut zu unterscheiden war. Sie ist nur ein wenig mehr rosa gefärbt; die Gefäßverzweigungen sind verschwunden, von Elektrolyse-Narben, die in dieser Gegend sehr tief waren, ist nichts mehr zu finden.

Tafel XVI (Fig. 3) zeigt das Kind in diesem Stadium der Behandlung. Man vergleiche die untere behandelte Partie, welche die rundliche Form des Apparates besitzt, mit den oberen unbehandelten Partien, und man wird einen auffallenden Gegensatz zwischen den beiden Stellen finden können.

Mit den gleichen Dosen und demselben Resultat sind in der Folge die anderen Partien des Naevus behandelt worden.

2. Tumor, der die Hälfte des Kopfes einnimmt (Tafel XVII). (Patient des Dr. Delporte.) Ein 3 Monate altes Kind ist sehr entstellt. Fast der ganze Scheitel, die ganze Schläfengegend mit dem äußeren Drittel des oberen und unteren Augenlids, die Jochbeingegend, die Parotisregion und die untere Hälfte des Ohres sind mit einer angiomatösen Masse bedeckt, die stellenweise 1 cm Dicke erreicht. Das Ohrläppchen ist in dieser Angiommasse nicht mehr zu sehen. Die Konsistenz des Tumors ist weich, stellenweise wie fluktuierend; es ist deutlich, daß man es mit einer ausgedehnten Blutgefäßmasse zu tun hat, die auf dem darunter liegenden Knochengewebe ruht; die Oberfläche ist unregelmäßig und die Farbe dunkel violett-lila.

Die Wange ist mit kleinen vorspringenden Naevi übersät. Die ganze Unterlippe ist von einem mächtigen Angiom eingenommen. Die mittlere Partie des Halses zwischen Schildknorpel und oberem Teil des Sternums zeigt eine violette, leicht erhabene Fläche. Jeder dieser Tumoren ist wie fluktuierend und von der gleichen Farbe wie der Haupttumor und alle sind in Ausdehnung begriffen.

Das Kind scheint unter der Anwesenheit und dem Wachstum dieser Mißbildungen zu leiden. Es ist elend, schwächlich und entwickelt sich schlecht.

Die Behandlung geschieht in Form von serienweisen Sitzungen von je 10 bis 15 Minuten Dauer; während 2 Monaten wird alle acht Tage an derselben Stelle eine Sitzung vorgenommen. Es werden so schwache Dosen gegeben, um eine allmähliche Abnahme des Tumors herbeizuführen, ohne zu heftige Reaktionen auszulösen, da letztere von Blutungen gefolgt sein könnten.

Es wurden je nach den Stellen die Apparate 1 und 3 (10 Minuten) und die Apparate 5, 8 und 12 (15 Minuten) appliziert. Der Erfolg trat rascher ein als wir erwartet hatten und die Tumoren gingen mit einer auffallenden Leichtigkeit zurück. Nach einer Pause von 3 Monaten konnten wir eine ausgesprochene Tendenz zur Nivellierung und zur Entfärbung des Naevus konstatieren. Die Behandlung wurde alsdann mit den Apparaten 16 und 17 ohne Filter für gewisse Partien und mit Apparat 1, von $^{2}/_{10}$ mm dickem Blei umhüllt, für die Parotisgegend fortgesetzt. 5 Monate lang wird jede Woche eine Sitzung von einer Stunde gemacht.

Nach dieser zweiten Periode der Behandlung hatten wir ein Resultat zu verzeichnen, wie es auf Tafel XVII, Fig. 2 zu sehen ist.

Das Angiom dieses Kindes wäre keiner der gewöhnlichen Behandlungsmethoden zugänglich gewesen. Der Tumor war in Ausbreitung begriffen und man mußte sich beeilen; denn das Leben des Kindes schien bedroht. Dank der selektiven Wirkung des Radiums und den kräftigen, gut dosierten Apparaten war es uns möglich geworden, den um sich greifenden Prozeß aufzuhalten, ihn ziemlich vollständig zu modifizieren und nur noch einige relativ unbedeutende Spuren der früheren Läsion bestehen zu lassen. Man möge besonders die Hebung des schlechten Allgemeinbefindens des Kindes beachten, die im Laufe der Radiumsitzungen und der Rückbildung der Tumoren eintrat.

Dieses Kind, das vor der Behandlung schwierig zu erziehen war, sich schlecht nährte, peinliche Nächte hatte, litt unter dem vielen Hin- und Herfahren zum Zwecke der Behandlung absolut nicht. Obschon es in der Provinz wohnte, außerhalb der leichten Verkehrsmittel, konnte es diese Vermehrung der ihm auferlegten Anstrengungen selbst im Winter ohne Mühe ertragen. Die Mutter konstatierte eine vermehrte Lebenskraft, bessern Appetit und einen ausgezeichneten Schlaf. Auch wir waren die 10 Monate hindurch, die wir das Kind in Beobachtung hatten, Zeugen einer rasch fortschreitenden Entwicklung.

3. Multiple vorspringende Angiome des Gesichtes, der Mundschleimhaut und der Konjunktiva (Fig. 57 und 58). Wir betrachten diesen Fall als den größten Erfolg in unserm Abschnitt über die Radiumtherapie der Angiome.

Die, welche das Kind vor der Behandlung gesehen haben, können fast nicht glauben, daß man ihnen jetzt das gleiche Kind demonstriert. In dem Zeitraume eines Jahres ist die Modifikation eine vollständige geworden. Vorher sahen wir ein Kind, dessen Leben ernstlich bedroht war. Es konnte nicht durch die Nase atmen und nicht an der Brust saugen; es sah nicht und hörte nicht auf der rechten Seite, war elend, schwächlich und hatte ein schlechtes Aussehen. Überdies war dieses arme kleine Geschöpf von einer abstoßenden entsetzlichen Häßlichkeit.

Nach einem Jahre Radiumbehandlung ist die Umwandlung eine vollständige geworden; für die allgemeine Gesundheit der Kindes braucht man keine Angst mehr zu haben, die meisten der durch die Angiome verlegten Öffnungen sind frei geworden und haben ihre Funktionen aufgenommen. Das Kind entwickelt sich jetzt, wie das eben besprochene, unter sehr günstigen Bedingungen.

Es folgt hier kurz die Krankengeschichte:

Bei einem uns von Dr. Boutin im Oktober 1907 zugewiesenen Kinde von 8 Monaten ist das rechte Auge vollständig geschlossen; ein vaskulärer Tumor der Orbita drängt den Augapfel nach vorn, unten und außen. Die beiden verdickten Augenlider sind fast ad maximum gedehnt und geschlossen. In ihrem Bereiche ist die Haut von sehr deutlichen Venen überzogen. Am innern Augenwinkel sitzt ein leicht erhabener, rotvioletter Naevus, der ein Auswuchs der subpalpebralen Tumoren zu sein scheint. Die Wange zeigt in der Nähe der Nasenwangenfalte zwei kleine Blutgefäßherde.

Die Nasenspitze ist durch einen vorspringenden Gefäßtumor entstellt und der mittlere Teil der Oberlippe ist mit einem violetten, 8 mm vorspringenden Angiom bedeckt, das in die Nasenhöhle eindringt und sie verstopft. An der Unterlippe verläuft von einem Mundwinkel zum andern ein großer rotvioletter Tumor von unregelmäßiger Oberfläche, der das Volumen der Lippe um das Dreifache vermehrt, sie nach außen dreht, so daß sie bis zur Berührung des Kinns nach unten hängt.

Tafel XVII.

Erektiler angiomatöser Tumor (S. 291).

Fig. 1. Das Angiom war vorgewölbt und bildete eine sehr große pastöse dicke Masse.

Fig. 2. Mit der allmählichen Abnahme des Angioms entwickelte sich das Kind, das in einem schlechten Allgemeinzustand war, deutlich besser.

Auf der Oberfläche ist eine ziemlich große Zahl von kleinen rosa gefärbten Flecken übrig geblieben; von irgend einer Vorwölbung ist aber nichts mehr zu sehen.

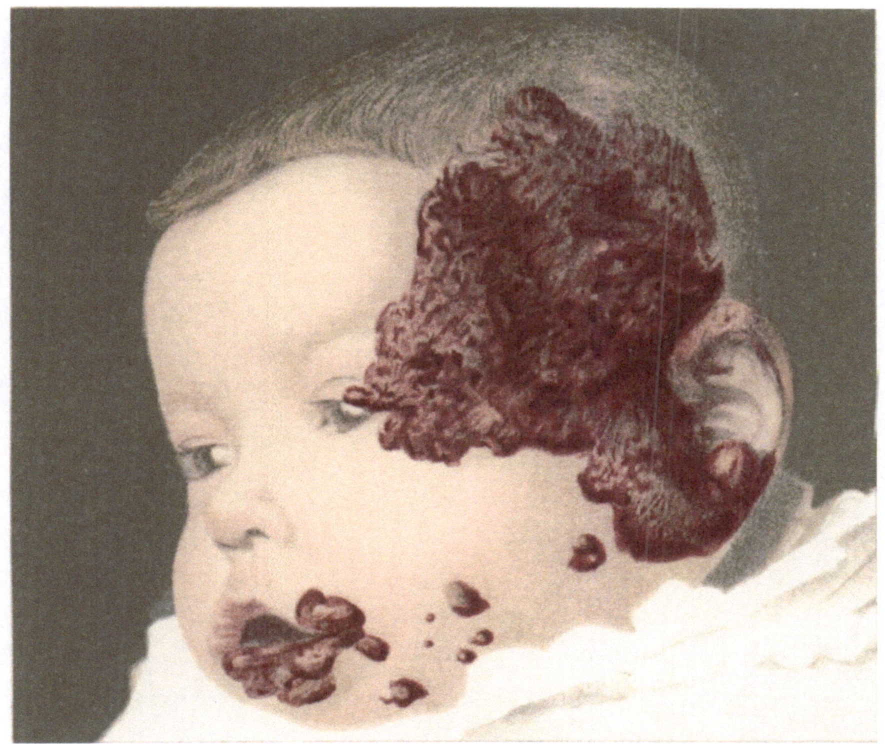

1

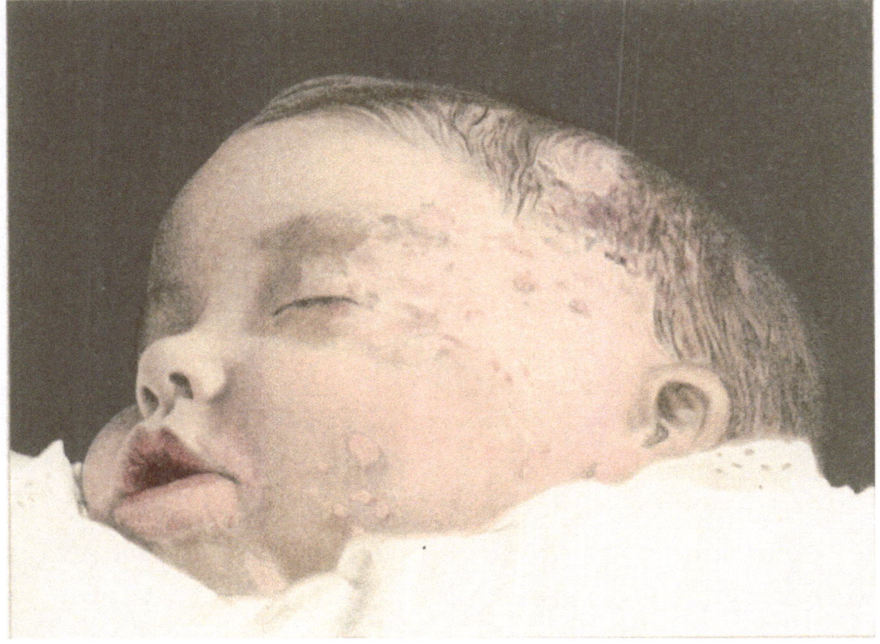

2

Erektiler angiomatöser Tumor.

Die Innenseite der rechten Wange trägt ein ausgedehntes vorspringendes Angiom, welches zeitweise zwischen den Kiefern eingeklemmt wird und zu Blutungen Anlaß gibt. Dieses Angiom stellt die Fortsetzung des Lippentumors dar. Am Kinn sitzt ein kleiner leicht erhabener Naevus, aus dem ebenfalls häufig Blutungen auftreten. Eine gleiche Geschwulst von ungefähr 4 qcm Oberfläche ist in der Mitte oberhalb des Zungenbeins zu konstatieren. Vor dem Ohr liegt ein starker Tumor, der in der Mitte eine vorgewölbte Fläche von 2,5 cm Erhebung zeigt.

Der Gehörgang ist mit mehreren kleinen Gefäßtumoren zugestopft. Die Retroaurikularfurche zeigt einen großen violetten angiomatösen Wall.

Nach dieser Beschreibung wird man verstehen, mit welchen Schwierigkeiten wir zu kämpfen hatten und wir müssen zugeben, daß das Resultat, von dem wir jetzt sprechen werden, nicht so gut ausgefallen wäre, wenn die Mutter des Kindes nicht ein bemerkenswertes Beispiel von Energie, Ausdauer, Fürsorge und medizinischem Verständnis geliefert hätte. Dank derselben konnten die genauesten und schwierigsten Prozeduren, wie das Einführen und das Applizierthalten der Apparate unter den Augenlidern ausgeführt werden, welche von ausgezeichneten Erfolgen begleitet waren.

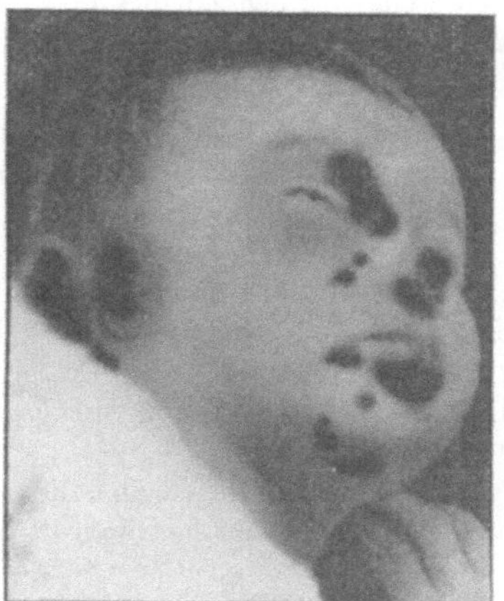

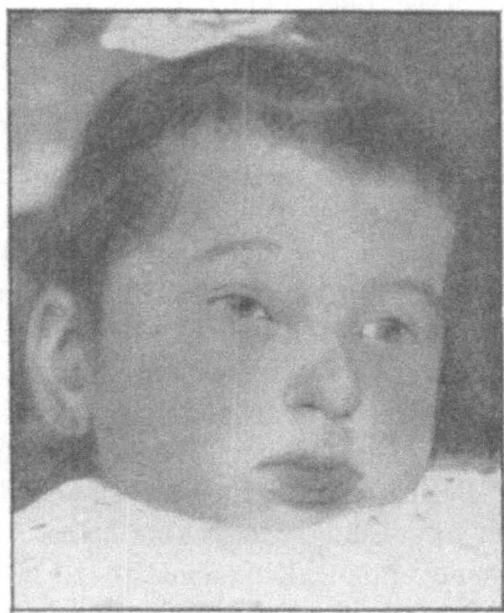

Fig. 57 und 58. Multiple vorspringende Angiome des Gesichtes, der Mund- und Nasenschleimhaut und der Konjunktiva.

Die Behandlung variierte je nach dem Charakter der Tumoren.

Im Oktober und November wurden die meisten Läsionen mit den Apparaten 6, 7 und 8 behandelt und zwar jeden Tag nur so lange, daß es nicht zu einer Entzündung kommen konnte. Es handelt sich also um oft wiederholte und sehr kurze Sitzungen von 5 bis 15 Minuten.

Im Januar 1908 konnten wir schon eine beträchtliche Besserung der Naevusgewebe beobachten und die Behandlung wurde unter den gleichen Bedingungen fortgesetzt.

Es ist schwieriger, die Schleimhäute in regelmäßiger Weise zu behandeln. Man ist dabei vom Schlafe des Kindes abhängig; der leiseste Schlaf wird sofort für die Behandlung benutzt, wäre es auch nur um Apparat 13 während 5 Minuten auf die Wangenschleimhaut oder die Konjunktiva zu applizieren, indem die Augenlider leicht geöffnet werden. Für die Wangenschleimhaut haben wir Apparat 7 mit 0,04 bis 0,08 mm dicken Aluminiumfiltern verwendet.

Im Verlaufe der fünf ersten Monate des Jahres 1908 konnten wir die allmähliche Rückbildung und Entfärbung der meisten dieser Angiome verfolgen. Die Nasenlöcher haben ihre normale Form angenommen und sind durchgängig geworden. Alle Naevi sind entfärbt und zum größten Teil nivelliert. Die Unterlippe hat sich stark verändert; sie ist noch verdickt und überragt die Oberlippe, aber sie ist nicht mehr herabhängend. Das Angiom der Wangenschleimhaut ist sehr leicht zurückgegangen.

Die Behandlung der Konjunktiva gestaltete sich besonders schwierig. Sobald man die Augenlider halb öffnete, sprang die angiomatöse Schleimhaut vor und auf diese Stellen konnten die Apparate während des Schlafes, aber jedesmal nur sehr kurze Zeit, appliziert werden. Bei diesen Applikationen, deren Wirkungen sich mit denjenigen von der Außenseite der Augenlider her kombinierten, gingen die gewucherten und vorspringenden Partien ziemlich rasch zurück. Man konnte alsdann die Augenlider besser öffnen, ohne daß sie sich aber umstülpen ließen. Man ließ Apparat 13 leicht über die Karunkel gleiten und nach und nach auch über die andern Partien der Konjunktiva. Auf der Außenseite der Augenlider ließen wir Apparat 4 mit 0,1 mm Bleifilter während 4 Stunden einwirken und unterhielten so ein „Kreuzfeuer". So kam es nach und nach zur Abnahme der Blutfülle und zur Abschwellung, so daß der Augapfel gegenwärtig seine normale Form hat, das Kind die Augenlider selbst öffnen kann und allmählich von dieser Seite zu sehen lernt.

Im Beginne nahm das nicht geübte und träge Auge am Sehen keinen Anteil; es bestand ein sehr ausgesprochener Strabismus. Mit der Zeit und durch Übung lernte das Kind sich seiner beiden Augen bedienen ohne sichtbaren Beweglichkeitsdefekt.

Zurzeit ist noch eine gewisse Zahl von Stellen weiter zu behandeln und zu verbessern; aber schon jetzt sind die Gesamtresultate überraschende und übertreffen bei weitem, was wir zu hoffen gewagt hatten.

4. Multiple angiomatöse Tumoren. Ein fünfjähriges Kind zeigt eine ausgedehnte vorgewölbte angiomatöse Fläche an den rechten Schläfen-, Stirn- und Scheitelpartien. Im unteren Teil ist diese Geschwulst überhängend und drückt das obere Augenlid so stark herunter, daß das Kind, um mit diesem Auge sehen zu können, den Kopf nach hinten biegen muß. Die Augenbraue fehlt, das obere Augenlid ist geschwollen und der Ziliarrand selbst ist mitbeteiligt. Dieser ausgedehnte Tumor reicht am behaarten Kopfe ziemlich weit hinauf und es fehlen die Haare in seinem Bereiche; er ist von graulicher Farbe und mit violetten Höckern besetzt. In der Stirngegend besteht ein ziemlich steiler Höcker von ungefähr 1 cm Höhe.

Die Parotisgegend ist von einem Tumor eingenommen. Die darüber liegende Haut ist vorgewölbt, scheint aber selbst vom Krankheitsprozeß nicht betroffen zu sein, ausgenommen einige kleine violette Herde.

Die Nasenspitze ist durch eine Geschwulst von weicher Konsistenz verlängert, deren Oberfläche bläulich verfärbt ist.

Die Behandlung kann in zwei Stadien eingeteilt werden. Im ersten Stadium suchten wir ziemlich heftige Reaktionen zu erzeugen, um die vorspringenden Teile der Tumoren zur Abflachung zu bringen. Es bestand aus drei Applikationsserien, die je 2 Monate auseinander lagen. Jede Serie bestand in der Applikation des Apparates 1 auf die Schläfen-, Stirn- und Scheitelgegend während 3 Stunden, d. h. 15 Minuten pro Tag.

Für die Parotis und die Nase wurde Apparat 5 angewendet.

Jede dieser Serien ist von normalen Reaktionen gefolgt, nach deren Ablauf die Abflachung der Läsionen immer deutlicher wird. Der überhängende Teil des oberen Augenlides hat sich nach und nach zurückgezogen, so daß das Sehen nicht mehr gestört ist. Das Augenlid geht kaum tiefer herunter als auf der gesunden Seite.

Mit dem zweiten Behandlungsstadium, nach einer Pause von 4 Monaten, beab-

---

Tafel XVIII.

Angiomatöser Tumor (5. S. 195).

Fig. 1 Die angiomatösen schlangenartig gewundenen Streifen waren vorspringend und derb; bei der Palpation hatte man keineswegs das Gefühl von Fluktuation und man konnte dabei keine Verkleinerung des Volumens erzielen mit Ausnahme vom unteren Teil der Wange.

Fig. 2. Der Rand der angiomatösen Streifen ist leicht rosa gefärbt geblieben. Die Stelle unterhalb der Nasenlöcher ist noch nicht behandelt worden.

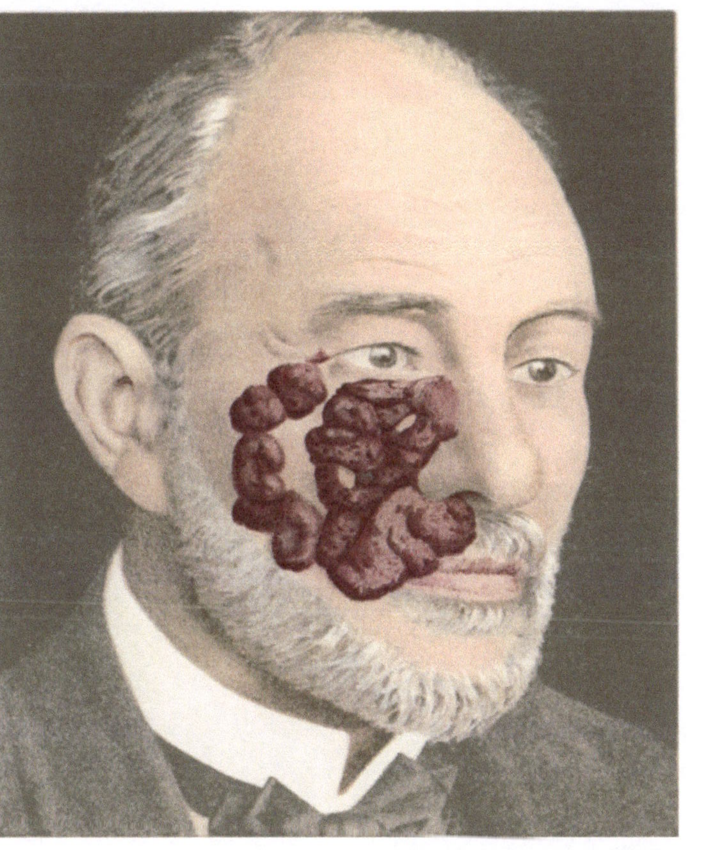

1

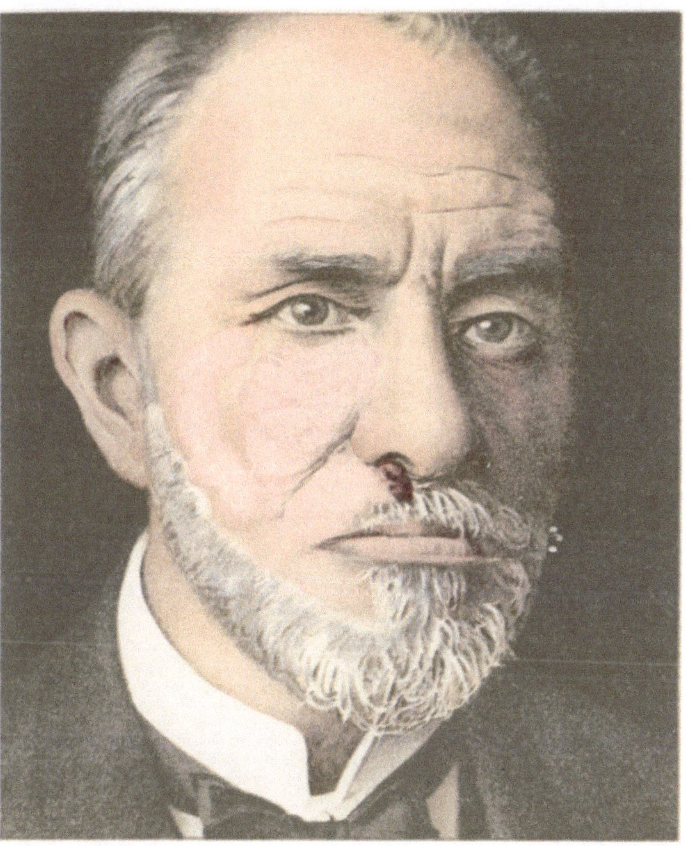

2

Schlangenförmig gewundener angiomatöser Tumor.

sichtigten wir, die übrig gebliebenen Läsionen in der Tiefe am Augenbrauenbogen und an der Parotis zu modifizieren. Wir erreichten dies durch die Applikation des Apparates 5 mit 0,2 mm Bleifilter; er wurde 20 Stunden, 2 Stunden pro Sitzung, liegen gelassen.

5. Zahlreiche vorspringende angiomatöse Tumoren beim Erwachsenen (Tafel XVIII). (Patient des Dr. Macaigne.) Bei einem 55jährigen Manne ist an drei Vierteln der rechten Wange, am unteren Augenlid und an der rechten Hälfte der Oberlippe eine Reihe von dunkelvioletten angiomatösen Wülsten zu konstatieren, die wurmförmige Leisten bilden und an gewissen Stellen kleine Zwischenräume von gesunder Haut einschließen. Ihre Vorwölbung schwankt je nach den Stellen zwischen 6 und 15 mm und ihre Konsistenz ist nicht überall die gleiche. Im unteren Teile der Wange sitzt eine große, höckerige, leicht zusammendrückbare und scheinbar fluktuierende Geschwulst von 5 cm Durchmesser.

Vom äußeren Augenwinkel nach der Lippe verlaufen vier angiomatöse, erektile Streifen. Die zwei oberen haben eine pastöse, skleroseähnliche Konsistenz und eine breite Basis; die zwei unteren weisen ein genabeltes Zentrum auf.

Der Tumor an der Oberlippe bedeckt zum Teil die Unterlippe und ist derber als die anderen Geschwülste, da er früher mit Elektrolyse behandelt worden ist; durch diese ist der Umfang der Lippe, die früher noch mehr herunterhing, verkleinert und die Farbe etwas abgeschwächt worden.

Diese Angiome sind bei den Erwachsenen viel widerstandsfähiger als bei den Kindern. Es handelt sich bei ihnen um wirklich organisierte Tumoren, und die Heilung kann nur unter der Bedingung erreicht werden, daß die spezifischen Wirkungen des Radiums mit seinen destruktiven Eigenschaften kombiniert werden. Hämorrhagien sind nicht zu befürchten, und kräftige Dosen sind wenigstens für den Anfang der Behandlung angezeigt, um eine Abflachung der Tumoren zu bewirken, ohne zu viel Zeit zu verlieren.

Apparat 1 wird 4 Stunden an drei aufeinanderfolgenden Tagen auf die Lippe und die untere Hälfte der Wange appliziert. Trotz dieser kräftigen Dosis ist die Reaktion eine leichte. 1 Monat nach der Applikation ist eine teilweise Abflachung und Entfärbung zu konstatieren, aber die Resultate sind noch ungenügend.

Auf die oberen Partien des Angioms unterhalb des äußeren Augenwinkels wird Apparat 14 während 4 Stunden in 2 Tagen appliziert.

2 Monate nach dieser ersten Serie sind die Läsionen in ihrer Gesamtheit abgeflacht und gestatten neue Sitzungen mit Apparat 1 während zwei aufeinanderfolgender Stunden.

Es wurden dann noch mehrere Applikationsserien gemacht, um alle Punkte, deren Abflachung zu wünschen übrig ließ, nochmals zu beeinflussen und das Resultat zu komplettieren. Gegenwärtig ist die Entfärbung eine fast vollständige, mit Ausnahme einer Stelle unter der Nase, die noch zu behandeln ist; die Stellen sind jetzt glatt, gleichförmig, ein bißchen heller und glänzender als die normale Haut. Im Zentrum und an der Peripherie der Tumorstellen bleibt noch ein rosaroter Saum bestehen.

In toto ist eine solche Besserung eingetreten, daß man den Patienten nicht wiedererkennt. Von Beruf Geschäftsreisender, findet er einen Spaß darin, die Leute in den Hotels, in denen er seit Jahren verkehrt, außer Fassung zu bringen.

Vorteile der Radiumtherapie.

In den vorhergehenden Abschnitten haben wir die hauptsächlichsten Indikationen der Radiumtherapie in bezug auf die verschiedenen Formen der Angiome dargelegt; wir wollen nicht mehr darauf zurückkommen. Dagegen ist es von Wichtigkeit, die hauptsächlichsten Vorzüge der Radiumtherapie in wenige Sätze zusammenzufassen.

Vor der Anwendung des Radiums standen uns folgende Mittel zur

Verfügung, die auch zurzeit noch bei gewissen Fällen sehr nützlich sind: die Elektrolyse, die chirurgischen Maßnahmen und die Röntgenbehandlung.

Die Elektrolyse ist ein ausgezeichnetes Mittel für Naevi von kleiner Ausdehnung, und die damit erreichten Erfolge sind sehr gute. Bis zu unseren gegenwärtigen Arbeiten haben wir die Elektrolyse verwendet und dank den äußerst exakten, von Dr. Brocq angegebenen Methoden stets sehr glatte und wenig auffallende Narben erzielt. Leider ist das Verfahren schmerzhaft, und das bedeutet eine ernst zu nehmende Schwierigkeit, um so mehr, da die Sitzungen meistens ziemlich oft wiederholt werden müssen. Gerade dieser auf die Dauer enervierende Schmerz ist es, der die ausgedehnten Naevi praktisch von der Elektrolyse ausschließt.

Zudem versagt diese Methode auch theoretisch an gewissen Körperstellen, z. B. an den Lippen, den Augenbrauen, den Nasenflügeln; auch bei Infiltrationen, die in die Tiefe gehen, kann ein Erfolg nicht erwartet werden.

Es ist noch hinzuzufügen, daß die Elektrolyse, falls die besagten guten Resultate erzielt werden sollen, mit ganz spezieller Fachkenntnis ausgeführt sein muß. Wir unterschätzten zweifellos die Wichtigkeit dieser technischen Fertigkeit, ehe uns unsere Radiumstudien eines Besseren belehrt hatten. Die meisten unserer Naevuspatienten hatten ehedem eine elektrolytische Behandlung durchgemacht. Aber wenn die einen durch den Schmerz und die zu häufigen Störungen abgeschreckt wurden, so sind zu unserer Überraschung viele von ihnen überdies durch die sehr leicht sichtbaren deformierenden, eingesunkenen oder vorspringenden Narben entmutigt worden. — Dabei müssen wir daran erinnern, daß bei der Mehrzahl dieser Fälle zugleich mit den Naevi auch die Elektrolysenarben durch Radium teilweise gebessert wurden.

Welche Stellung das Radium bei der Behandlung der Gefäßnaevi auch einnehmen mag, die Elektrolyse wird stets ihre Berechtigung und ihre Vorteile behalten:

1. Bei den sternförmigen Teleangiektasien und den kleinen Naevi, die sehr leicht mit wenigen Einstichen heilen;

2. bei den Teleangiektasien, welche oft die Naevi umgeben;

3. bei kleinen Naevi, die hauptsächlich durch die Konfluenz von Teleangiektasien zustande kommen, aber keine gleichmäßigen Flächen bilden;

4. endlich kommt es vor, daß bei der Radiumtherapie einige feine Teleangiektasien bestehen bleiben oder sich erst bilden; mit der Elektrolyse kann man sie zum Verschwinden bringen.

Die chirurgischen Maßnahmen werden vorteilhaft verwendet für die vorspringenden angiomatösen Tumoren, besonders der Extremitäten und des Rumpfes. Sie führen rasch zum Ziel, erfordern aber wohlverstanden eine Narkose. Überdies scheint ihnen das Radium bei Affektionen im Gesicht und bei kleinen Kindern überlegen zu sein, und wir können die ausgezeichneten Resultate der Radiumbehandlung bei Tumoren nicht genug betonen.

Die Kaustik kann nur bei sehr kleinen Läsionen mit Vorteil verwendet werden, aber auch bei ihnen ist ihr die Elektrolyse überlegen;

sind sie ausgedehnter, so bleiben manchmal, wie wir beobachten konnten, unschöne Narben zurück, die wir später bei unserer Angiombehandlung nivellieren mußten.

Was die Röntgentherapie betrifft, so hat sie befriedigende Resultate aufzuweisen. Gastou, Barjon u. a. hatten sehr schöne Erfolge. Eine genaue Dosierung scheint aber schwierig zu sein, und die Radiologen haben Angst vor Dermatitiden; denn bis jetzt besteht trotz der Priorität der Methode und zahlreicher Versuche in der Literatur noch keine systematische Arbeit betreffend Wirkung der X-Strahlen auf die verschiedenen Formen der Gefäßnaevi; zudem ist es schwierig, in die Tiefe zu wirken, ohne die Oberfläche zu alterieren. Wir können jetzt Vergleiche noch nicht anstellen; aber in kurzer Zeit dürfte es von großem Interesse sein, die Resultate vergleichen und (davon sind wir überzeugt, denn die Radiumstrahlen sind nicht identisch mit den Röntgenstrahlen) die Differenzen sowohl in bezug auf die heilenden Reaktionen als auf die Güte der Resultate konstatieren zu können.

Diese verschiedenen Methoden haben, wie man sieht, einen beschränkten Wirkungskreis. Nicht so verhält es sich mit dem Radium, das sich je nach den Fällen verschieden nützlich erweist, dessen Wert aber unbestreitbar bleibt bei der Behandlung der großen Mehrzahl der Naevi, sogar bei ziemlich ausgedehnten Formen und bei kolossalen Tumoren, die bis jetzt auf keine Weise in genügendem und praktisch verwertbarem Maße zu bessern waren.

Diese Überlegenheit des Radiums ist bedingt durch die spezifische selektive Wirkung, die es auf die Angiome ausübt: das ist das Hauptergebnis unserer Untersuchungen.

Ohne destruktive Entzündung können gewisse angiomatöse Gewebe unter dem Einflusse des Radiums entfärbt, zurückgebildet und gewissermaßen zum „Schmelzen" gebracht werden. Alle Strahlen, selbst diejenigen mit schwacher Penetrationskraft, besitzen diese selektive Eigenschaft, wenn sie methodisch nach den angegebenen Regeln dosiert werden. Die isoliert angewendeten ultrapenetrierenden Strahlen gestatten Heilwirkungen in der Tiefe der Angiome, ohne ihre Oberfläche zu heftig zu beeinflussen.

Zu dieser selektiven Wirkung, mit der man in der Praxis oft die destruktive Kraft des Radiums kombinieren muß, gesellen sich noch zwei sehr wichtige Vorzüge, nämlich: die Schmerzlosigkeit und die Bequemlichkeit der Applikationen.

A. Die Schmerzlosigkeit. Der auf die Gewebe applizierte Apparat erzeugt keine unangenehmen Sensationen. Diese Eigenschaft ist von unschätzbarem Wert für ängstliche Personen, bei der Behandlung großer Flächen, und bei kleinen Kindern, die während des Schlafes behandelt werden können.

Angenommen, die Sitzungen selbst seien schmerzlos, wie steht es mit den Folgen derselben, wenn entzündliche Irritation eintritt?

Bei leichter Irritation entsteht ein allerdings nur unbedeutendes unangenehmes „Gefühl"; es besteht in einem leichten Kitzeln, das ungefähr einen Tag dauert und vor der Bildung der kleinen Kruste auftritt. Wenn diese eine geschwürige Fläche bedeckt, so hängt alles von ihrer Adhärenz ab. Solange sie liegen bleibt, werden alle unangenehmen Empfindungen verhindert; wird sie aber durch einen Zufall weggerissen, so haben die Patienten ein Gefühl von Brennen. Es ist übigens sehr selten nötig, solche Entzündungen hervorzurufen.

B. Bequemlichkeit. Die Apparate können stundenlang liegen bleiben, was einen großen Vorzug bedeutet, da es sich doch meistens um sehr kleine Kinder handelt. Es ist gerade ein merkwürdiges und glückliches Zusammentreffen, daß dieses neue therapeutische Agens, das speziell für die Beseitigung der Angiome von kleinen Kindern bestimmt ist, so einfach und schmerzlos in der Anwendung ist und daher für die große Empfindlichkeit der kleinen Patienten vollkommen paßt.

Wenn wir zusammenfassend das Radium für ein ausgezeichnetes Mittel erklären (allerdings mit verschiedenen Abstufungen), um alle Angiome zu behandeln, so findet diese Behandlung bei kleinen Kindern ihre Hauptanwendung und stiftet da den größten Nutzen[1]).

4. Pigmentnaevi.[2])

Unsere ersten radiumtherapeutischen Versuche bei den Pigmentnaevi (1905) sind im Anfange wenig befriedigend ausgefallen. Wir haben ein flaches „grain de beauté“ von kleinen Dimensionen behandelt, das nach einer ziemlich heftigen Reaktion vollständig verschwunden ist, um einige Monate später wieder zu erscheinen; nachher nahmen wir einen gelappten Pigmentnaevus in Behandlung, gleichfalls von kleinen Dimensionen, der sich nur sehr langsam verkleinerte und schwach entfärbte. Diese ersten Versuche haben uns zu der Äußerung veranlaßt[3]), das Radium übe nur eine schwache Wirkung auf die Pigmentnaevi aus; indessen konnte die Technik an diesem Mißerfolge schuld sein, und Modifikationen des Verfahrens konnten auch veränderte Resultate ergeben. Unsere in dieser Richtung unternommenen Versuche haben diese Voraussetzung bestätigt, und indem wir bei Naevi von großer Ausdehnung intensive Dosen anwendeten, konnten wir konstatieren, daß uns das Radium bei der Behandlung dieser Hautmißbildungen große Dienste zu leisten imstande ist, vorausgesetzt, daß die Pigmentschichten zerstört werden.

Diese Ergebnisse führten uns zur Erkenntnis, daß die Pigmentnaevi nicht ein speziell günstiges Terrain für das Radium darstellen; bei dieser Gelegenheit können wir die Bedeutung, die wir dem Ausdruck spezifisch in bezug auf die Wirkung des Radiums geben wollen, exakt darlegen.

---

1) Wir danken Herrn Professor Gaucher dafür, daß er in sein neues Werk über „Hautkrankheiten“ (Band XIV des „Nouveau Traité de Médecine et de therapeutique de Brouardel, Gilbert, Thoinot) ein Resumé unserer Untersuchungen über die Angiome aufgenommen hat.

2) Dieses Kapitel wurde unter der Mitarbeit des Herrn Combres, des medizinischen Assistenten im Spital Saint-Lazare, abgefaßt.

3) Annales de Dermatolog., Oktober 1906.

Dieser Ausdruck bedeutet, bei möglichst kritischer Betrachtung, die spezielle Selektion des Radiums gegenüber gewissen pathologischen Geweben. Wir haben in den vorhergehenden Abschnitten gesehen, daß diese Gewebe unter dem Einflusse der radiumtherapeutischen Behandlung sich verändern und normal werden können, ohne die geringste sichtbare Irritation zu erleiden; so können z. B. gewisse Neubildungen im Unterhautzellgewebe modifiziert und sogar geheilt werden, ohne daß die bedeckende Haut eine Läsion zeigt. In diesen Fällen sagen wir: das Radium hat eine spezifische Wirkung ausgeübt.

Auf der gesunden Haut dagegen erzeugt das Radium nur unter der Bedingung, daß sie gereizt wird, sichtbare Modifikationen. Das gleiche scheint auch bei den Pigmentnaevi der Fall zu sein, denn, um sie zum Verschwinden zu bringen, ist es unbedingt nötig, daß die Pigmentschichten zerstört werden. Wir haben wohl bei einigen Fällen Modifikationen ohne sichtbare Irritation beobachtet; aber diese Fälle sind selten und die Veränderungen wenig ausgesprochen. Wir sprechen uns also für die Nichtspezifität des Radiums gegenüber Pigmentnaevis aus.

Unser Freund Dr. Abbé (aus New York), dessen Autorität auf radiumtherapeutischem Gebiete eine anerkannte ist, glaubt, daß die Pigmentnaevi der „spezifischen Wirkung" des Radiums unterliegen und führt zur Stütze dieser Ansicht die Beobachtung eines Falles[1]) an, in dem der Naevus durch der normalen Haut analoge Gewebe ersetzt wurde; bei dieser Beobachtung steht aber zu lesen, daß sich nach den Radiumapplikationen eine starke Reaktion mit Blasenbildung (sharp reaction with blistering) eingestellt hatte. Wir glauben, daß hier der Ausdruck „spezifisch" nicht richtig angewendet ist.

Diesen Unterschied zu kennen ist praktisch wichtig, denn die Technik ist verschieden, je nachdem wir eine Läsion vor uns haben, die der spezifischen Wirkung zugänglich ist oder nicht. Im ersten Falle kann man sich manchmal mit schwachen Dosen begnügen; im zweiten Falle aber müssen die Dosen immer ziemlich stark sein und womöglich zerstörend wirken, so z. B. bei den Pigmentnaevi.

Nichtspezifität besagt aber wohlverstanden nicht Unwirksamkeit. Die Destruktion wird in der Therapie sehr häufig zur Heilung benützt. Das Radium als zerstörendes Agens vereinigt folgende Eigenschaften in sich: schmerzlose, tiefe Wirkung mit ganz speziellen und günstigen Reparationsvorgängen, Eigenschaften, auf die wir im Abschnitt über die Reaktion besonderen Nachdruck gelegt haben. Das Radium stellt also ein sehr schätzenswertes therapeutisehes Mittel dar, selbst wenn es nicht spezifisch wirken kann.

Aus diesen Kenntnissen lassen sich verschiedene Erwägungen ableiten bezüglich der Wahl der zu behandelnden Formen und der zu verwendenden Technik.

Welche Formen der Pigmentnaevi sollen behandelt werden?

---

[1]) Robert Abbé, The specific action of Radium as a unique force in therapeutic (Medical Record, 12. octob. 1908).

Die wenig gefärbten, milchkaffeeähnlichen, nicht behaarten, ganz oberflächlichen und nicht vorspringenden Flecke, sowie die zu ausgedehnten Naevi sollen nicht behandelt werden. Diese Flecke sind wenig sichtbar, und man würde riskieren, ein Resultat zu erzielen, das weniger schön ist als der Fleck selbst, wenn er durch eine narbige Fläche ersetzt wird, die sehr weiß und durch die Rückkehr einiger pigmentierter Punkte und das Erscheinen von teleangiektatischen Elementen ungleichmäßig gefärbt ist.

Dagegen sind die vorspringenden, sehr stark gefärbten, behaarten, eigentlichen Tumoren ganz geeignet für die Radiumbehandlung. Es ist klar, daß der Patient in solchen Fällen trotz der sichtbaren und hervortretenden Narben einen sehr schätzenswerten Vorteil aus der Behandlung zieht.

Pigmenttumor. Die Fig. 3 der Tafel XIX gibt einen sehr großen und wirklich häßlichen Pigmenttumor wieder, der sich bei einem 11jährigen Kinde entwickelt hatte. Die Geschwulst füllte nicht nur die gesamte Nasen-Wangenfalte aus, sondern hing noch ungefähr 1 cm auf die Nase über. Von höckeriger Oberfläche, von braungelber, an einzelnen Stellen leicht grünlicher Farbe gab dieser Tumor dem Gesichte einen abstoßenden Ausdruck. Der mit Kautschuk umhüllte Apparat 14 wird in 3 Tagen 5 Stunden auf jede Stelle appliziert. Es kommt zu einer ulzerösen Reaktion, welche 2 Monate zur Vernarbung braucht und den Umfang des Tumors um die Hälfte verkleinert. Alsdann wird Apparat 3 in 3 Tagen 7 Stunden appliziert; die Reaktion ist eine sehr heftige, geht aber ziemlich schnell vorüber. Während wir nun dem Narbengewebe eine genügende Zeit ließen, um eine gewisse Stabilität anzunehmen, haben wir inzwischen die bis jetzt noch unvollständig behandelten Stellen an der Peripherie ebenfalls mit destruktiven Dosen bestrahlt. Auf die Läsionen am Nasenflügel wurde Apparat 14 während 4 Stunden in 2 Tagen appliziert.

Das Kind hat sich 3 Monate nach Abschluß der Behandlung wieder bei uns vorgestellt. Der Tumor ist vollständig verschwunden; der linke Nasenflügel hat ungefähr seine normale Größe bekommen; die Oberfläche ist im Niveau. Die zurückbleibende Verfärbung ist eine sehr leichte, sie ist ungefähr milchkaffeeähnlich; an zwei Stellen besteht eine weißliche Narbe (Fig. 4, Taf. XIX).

Die Behandlung liegt mehr als 15 Monate zurück und die Pigmentierung hat sich nicht wieder gezeigt; ebenso verhält es sich mit dem Tumor. Die Gewebe sind vollkommen weich und von Retraktion von seiten sowohl des Nasenflügels als des untern Augenlides ist nichts zu konstatieren. Die speziellen Eigenschaften der Narbengewebe nach der radiumtherapeutischen Destruktion lassen sich hier mit Leichtigkeit feststellen.

Diese Resultate können also als sehr günstige bezeichnet werden.

Tafel XIX.

Pigmentnaevus (S. 201).

Fig. 1. Der Naevus war leicht vorspringend, von „chagrinartiger“ Oberfläche und pastöser Konsistenz.

Fig. 2. Die Oberfläche ist nach der Behandlung gleichmäßig und glatt; sie hat sich seit einem Jahre in diesem Zustande gehalten.

Pigmenttumor (S. 200).

Fig. 3. Der Tumor ist stark vorspringend und höckerig.

Fig. 4. Die erzielte Abflachung hat seit 18 Monaten Bestand. Es ist an einigen Stellen eine leichte Pigmentierung und an andern eine zu starke Entfärbung zu konstatieren.

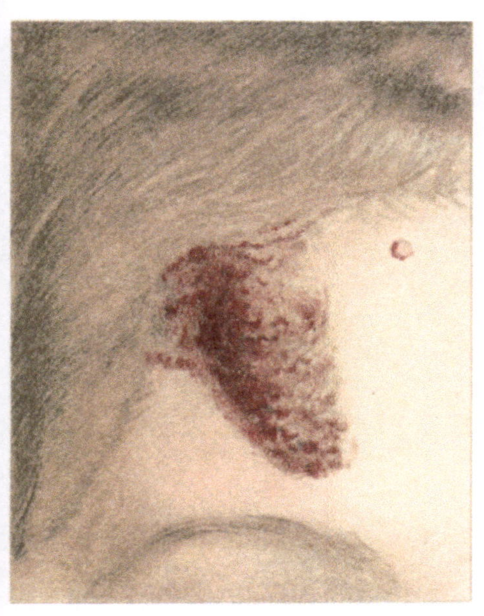

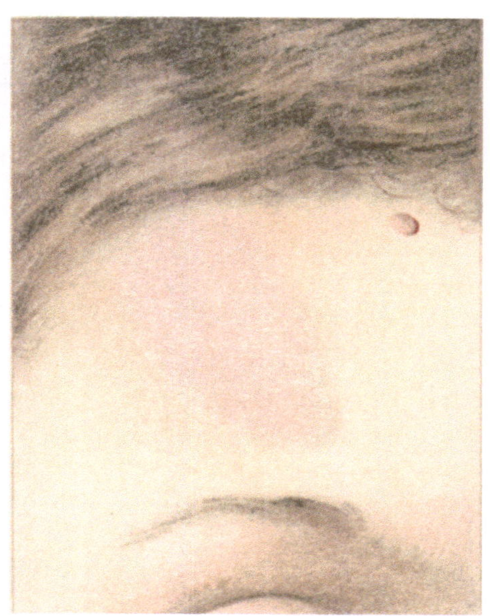

1 2

Pigmentnaevus.

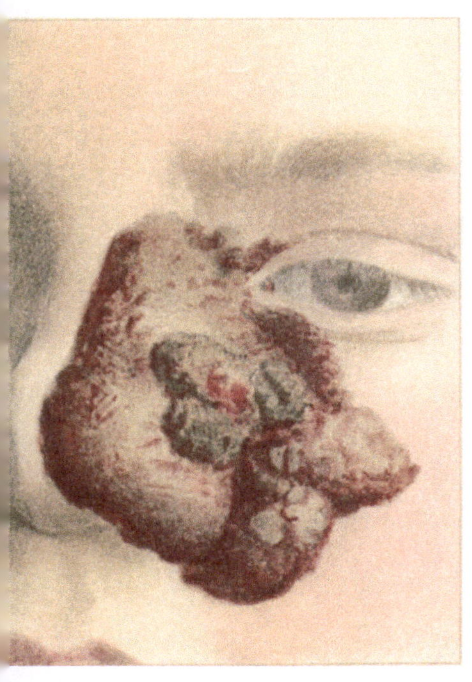

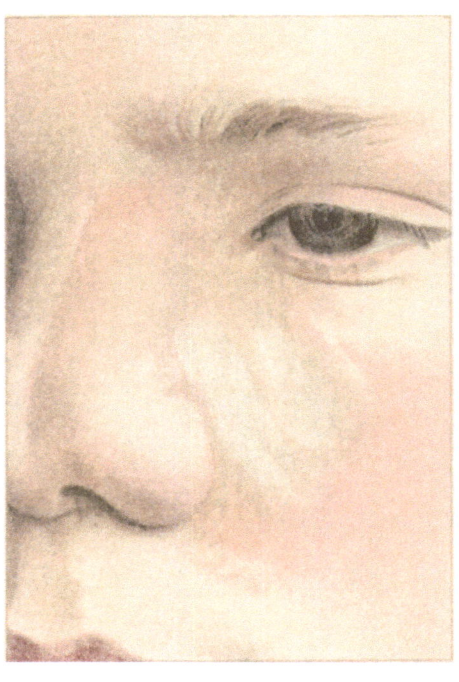

3 4

Pigmenttumor.

Wir haben noch mehrere tumorbildende Pigmentnaevi zu behandeln gehabt und jedes Mal war der Vorteil der Behandlung deutlich zu sehen.

Wenn die Naevusmassen derber, fibromartig sind, so vollzieht sich die Heilung leichter und rascher. Zwischen den zwei Grenzformen der Naevi, den flachen, oberflächlichen, wenig gefärbten und den vorspringenden, stark gefärbten Naevi besteht eine ganze Reihe von Zwischenformen, unter denen man die für die Radiumbehandlung geeigneten Fälle zu beurteilen und auszuwählen verstehen muß. Das Bestehen einer mehr oder weniger ausgesprochenen Haarentwicklung muß bei der Auswahl berücksichtigt werden.

Epilierende Wirkung. Wenn das Radium wirklich geeignet ist, die Vorsprünge zur Abflachung und die Pigmentierung zum Verschwinden zu bringen, so wirkt es sicherlich auch auf die Haartalgdrüsen.

Ein oberflächlicher und wenig gefärbter Pigmentnaevus, dessen Behandlung wir gerne aufgeben würden, wenn es sich nur darum handelte, die Pigmentierung zu bekämpfen, muß doch behandelt werden, falls eine ausgesprochene Haarentwicklung vorhanden ist. So liegt die Sache bei der folgenden Beobachtung.

Ein Kind von $2^1/_2$ Jahren zeigt in der rechten Schläfengegend einen oberflächlichen, nicht vorspringenden, rundlichen, behaarten Pigmentnaevus von 4 cm Durchmesser. Die Farbe ist hell und die Oberfläche ist mit feinen, 5 bis 6 cm langen Haaren bedeckt.

Apparat 1 mit $^1/_{100}$ mm dickem Aluminiumfilter wird während 4 Tagen täglich 1 Stunde appliziert; nachher wird er mit 1 mm dickem Blei umhüllt und 2 Tage je 1 Stunde appliziert. Wir beabsichtigten zuerst hauptsächlich die Pigmentation zu beeinflussen und nachher mit Hilfe der ultrapenetrierenden Strahlen in die Tiefe auf die Haartalgdrüsen zu wirken. Das Resultat hat unseren Erwartungen vollkommen entsprochen. Die Haare sind nicht wieder gewachsen; der Fall ist seit 12 Monaten in Beobachtung; nach einer ziemlich heftigen Reaktion ist eine glatte, glänzende, etwas zu stark entfärbte Oberfläche zum Vorschein gekommen.

Behaarte Pigmentnaevi von pastöser Konsistenz und mit „chagrinartiger“ Oberfläche. Häufig kommen leicht erhabene Fälle zur Beobachtung, die von pastöser Konsistenz, ziemlich stark gefärbt, mit Haaren bedeckt sind und eine „chagrinartige“ verruköse Oberfläche haben; diese sind für Radiumbehandlung sehr geeignet; man muß sich aber, auch wenn die Abflachung des Naevus und die Destruktion der Haare in Aussicht gestellt werden können, in bezug auf die vollständige Entfärbung und das kosmetische Resultat sehr vorsichtig ausdrücken. In bezug auf die beiden ersten Momente darf man sich sehr zuversichtlich aussprechen; oft aber bekommen wir eine zu helle, elfenbeinartig glänzende oder marmorierte Oberfläche oder es stellt sich nach Ablauf einer gewissen Zeit die Pigmentierung wieder ein.

In der größten Mehrzahl der Fälle besteht das Rezidiv allerdings nur in dem einfachen Wiederauftreten eines milchkaffeeähnlichen Farbentones; meistens bleibt übrigens der Erfolg der Behandlung bestehen, auch was die Depigmentierung betrifft.

Manchmal kann die Entfärbung eine vollständige werden, wie der folgende Fall zeigt:

Ein Kind leidet an einem Pigmentnaevus an der rechten Hälfte der Stirn (Tafel XIX, Fig. 1 u. 2). Dieser Naevus erfüllt die verschiedenen Bedingungen, welche für die Anwendung des Radiums günstig erscheinen: ziemlich dunkle Farbe, genügend große Dimensionen (ungefähr 6 bis 8 qcm) — die kleinen Naevi sind schwieriger zu behandeln —, Erhebung von 3 bis 4 mm, unregelmäßige, etwas verruköse Oberfläche, leichter Flaum.

Nach einer genügend ausgeprägten, entzündlichen, ulzerösen Reaktion ist eine gleichmäßige, glatte, enthaarte, im Niveau der Haut gelegene Oberfläche zum Vorschein gekommen. Innerhalb der ersten Monate ist diese Oberfläche noch etwas zu hell und hat ein zu narbiges Aussehen; mit der Zeit blaßt sie ab und bis zur Stunde, 18 Monate nach der Behandlung, ist die Oberfläche geheilt geblieben.

Die Behandlung bestand in drei Sitzungen, je eine pro Woche, mit Apparat 1 ohne Filter: die erste dauerte 30 Minuten, die zwei folgenden je $1^1/_2$ Stunden.

Bei den zwei folgenden Beobachtungen, die sich auf ganz ähnliche Naevi beziehen, ist die Pigmentierung 6 Monate nach der Behandlung, allerdings nur teilweise, wieder aufgetreten.

Ein 10jähriges Mädchen weist an der Außenseite des rechten Vorderarms im mittleren Teil einen Pigmentnaevus auf. Er ist von dunkler Kastanienfarbe, ziemlich dick, springt 3 mm vor und hat eine granulierte Oberfläche. Er ist ungefähr 5 cm breit und 3 bis 4 cm hoch. Er war früher mit Haaren besetzt. Mit einer sehr sachgemäß durchgeführten Röntgenbehandlung sind diese Haare definitiv beseitigt worden, die Pigmentierung, die pastöse Konsistenz, die Vorwölbung, und das allgemeine Aussehen des Naevus aber wurden in keiner Weise modifiziert.

Apparat 1 wird 10 Tage lang täglich $^1/_2$ Stunde appliziert. Es erfolgt eine ziemlich heftige entzündliche Reaktion, die zur völligen Wiederherstellung 6 Wochen Zeit erfordert. 6 Monate später sehen wir das Mädchen wieder; der Befund ist folgender: Nivellierung, glatte, gleichmäßige Oberfläche, Entfärbung, normale Weichheit der Gewebe, Abnahme des Umfanges.

Leider haben wir nach 5 oder 6 Monaten gehört, die Pigmentierung sei wieder zum Vorschein gekommen. Es wird eine neue Applikationsserie von 2 Stunden mit Apparat 2 gemacht. 8 Monate nach dieser zweiten Serie haben wir folgende Resultate zu verzeichnen:

Die Naevusfläche hat nicht die normale Farbe der übrigen Haut, sie ist etwas milchkaffeeähnlich und zeigt einige teleangiektatische Partien. Die Ränder haben sich retrahiert und der Umfang ist verkleinert, ohne daß aber die geringste Strang- oder Faltenbildung an der Peripherie zu konstatieren wäre. Das Gewebe ist weich und hat seinen ursprünglich pastösen Charakter verloren; die Oberfläche ist glatt. Im ganzen ist der Erfolg der Therapie deutlich, wenn auch unvollständig.

Das 6 Monate nach der Behandlung aufgetretene Rezidiv zeigt, wie lange man warten soll, bevor man Patienten mit Pigmentnaevi in wissenschaftlichen Gesellschaften als geheilt vorstellt.

Da dieser Naevus am Vorderarm auf sehr weichem und ganz lockerem Gewebe saß, so hätte man auch an die chirurgische Beseitigung denken können. Das wäre aber nach unserer Ansicht eine schlechte Therapie gewesen, denn die zu entfernende Oberfläche war zu groß; zudem hätte die Operation eine narbige Retraktion zur Folge gehabt, welche vom kosmetischen Standpunkte aus weniger gut gewesen wäre, als das von uns erzielte Resultat.

Beim folgenden Falle handelt es sich um einen Naevus von sehr großer Ausdehnung. Er erstreckt sich vom horizontalen Kieferast bis zur Schläfengegend und hat 10 cm Länge; in der Breite beginnt er 1 cm vor dem Ohr und geht bis zum Processus zygomaticus, er mißt im oberen Teil 7 cm und nimmt nach unten zu allmählich ab. Er springt ungefähr 2 mm über das Hautniveau vor, ist von sehr fester Konsistenz, mit dicht gestellten, sehr festen Haaren besetzt und zeigt einen fast schwarzen Farbenton. Apparat 1 wird 6 Stunden lang an so viel Stellen appliziert, wie nötig ist, um den ganzen Naevus zu bedecken; die kleinen dazwischen freibleibenden Herde werden 10 Stunden mit den Apparaten 7 und 8 behandelt. 14 Tage nach der ersten Applikation tritt die Reaktion ein und nach 3 Monaten ist der Naevus ausgeglichen, epiliert und zum Teil entfärbt. Die Haut ist weich, während sie vor der Behandlung derb wie Leder war.

Die Oberfläche ist, ohne eigentlich narbig zu sein, glatt, glänzend und sehr leicht pigmentiert.

Pigmentnaevi, die als „grains de beauté“ bezeichnet werden. Im Anfange unserer Versuche haben uns diejenigen Formen, die als „grains de beauté“ bezeichnet werden, etwelche Enttäuschung gebracht und uns zum Teil zu unrichtigen Schlußfolgerungen über die Pigmentnaevi veranlaßt.

Wir haben äußerer Umstände halber unsere Untersuchungen an diesen kleinen Läsionen begonnen, und wir wußten damals noch nicht, wie wichtig die Kenntnis der tatsächlich verwendeten Oberfläche eines Apparates ist. Ein Apparat mit reinem Radium aber von kleiner Oberfläche gibt eine relativ schwache Ausstrahlung, und diese Minderwertigkeit muß durch eine verlängerte Applikationsdauer kompensiert werden. Nur unter dieser Bedingung ist eine Zerstörung zu erreichen, aber selbst dann rezidivieren die flachen und oberflächlichen „Körner“ oft. Für solche Fälle sieht man besser vom Radium ab. Für die erhabenen, dicken, stark gefärbten und mit Haaren besetzten Formen ist dagegen die Radiumtherapie sehr geeignet; denn wenn es auch zu einem teilweisen Rezidiv der Pigmentierung kommt, so sind Abflachung und Enthaarung doch schätzenswerte Erfolge. Manchmal bleibt auch die Pigmentierung aus, wie aus folgenden Beobachtungen hervorgeht:

Eine Patientin hat einen behaarten Pigmentnaevus an der rechten Wange, der in die Kategorie der „grains de beauté“ gehört. Er springt 3 mm vor, ist von schwärzlicher Farbe und mit sehr festen Haaren besetzt. Apparat 8 bedeckt ihn fast vollständig und er wird ohne Filter innerhalb von 18 Tagen 11 Stunden appliziert, eine Stunde pro Sitzung. Nach einer entzündlichen Reaktion, die ziemlich lange Zeit zur Heilung brauchte (ungefähr 6 Wochen), erfolgten Abflachung, Depigmentierung und Epilation, und dieses Resultat hat schon seit 24 Monaten Bestand.

Eine 50jährige Dame konsultierte uns wegen eines behaarten Pigmentnaevus von 1 cm Durchmesser und 6 bis 7 mm Höhe. Der Farbenton ist schwärzlich und die Behaarung reichlich. Apparat 7 wird in 3 Tagen 9 Stunden appliziert; einen Monat später konstatierten wir eine starke Abnahme des Umfanges und das Verschwinden der Pigmentation; es bleiben noch einige Haare bestehen. Nach 3 Monaten applizierten wir Apparat 7 während 4 Stunden, um die leichte Erhebung, die zurückgeblieben war, und das unbedeutende Pigmentrezidiv zu beseitigen.

Seit dieser letzten Behandlung ist die Affektion vollständig geheilt.

Technik. Als destruktive Dosen, die man aber nicht allzustark wählen soll, kommen die Gesamtbestrahlungen mit großer totaler Intensität oder die ultrapenetrierenden Strahlen in Betracht. Die Gesamtbestrahlungen (unbedeckte Apparate) sind für die oberflächlichen und schwach behaarten Naevi vorzuziehen. So wird z. B. für eine erste Behandlung eine dreistündige Applikation des unbedeckten Apparates 1 genügen, wenn die ganze Oberfläche zur Verwendung kommt. Nach 2 Monaten muß wahrscheinlich eine zweite Serie von Sitzungen, aber nur von der Dauer von 2 Stunden gemacht werden.

Die in der Hauptsache in β-Strahlen bestehenden ultrapenetrierenden Strahlen sind bei dicken und stark behaarten Naevi indiziert. Wenn der

Apparat 1 mit seiner ganzen Oberfläche und einem 0,1 bis 0,3 mm dicken Bleifilter während 24 Stunden appliziert wird, so können die ultrapenetrierenden Strahlen auch etwas tiefer zerstörend wirken.

Manchmal wird man mit Vorteil diese beiden Methoden kombinieren.

Hat man kleine Pigmentnaevi (erhabene „grains de beauté") zu behandeln, so soll man sich die „Größe der Oberfläche" genau merken und die Sitzungsdauer in dem Maße verlängern, wie die radioaktive Stärke abnimmt; ein kleiner Apparat soll relativ lange Zeit liegen bleiben.

Resultate. Die Radiumtherapie spielt bei den Pigmentnaevi eine bedeutend kleinere Rolle als bei den vorher besprochenen Affektionen; trozdem verdient sie, verglichen mit den anderen sehr wenig befriedigenden Behandlungsmethoden, an erster Stelle genannt zu werden; ihre Resultate bestehen in der Beseitigung der Haare, in der Nivellierung der Vorsprünge und der stets deutlichen, wenn auch oft unvollständigen Entfärbung. Sie leistet auch da noch Dienste, wo wir bisher, abgesehen von der Epilation und der chirurgischen Entfernung der kleinen hypertrophischen Naevi, sozusagen hilflos dastanden.

Wir haben mehrere Fälle beobachtet, bei denen die von kompetenter Seite ausgeführte Röntgenbehandlung nur zur Epilation geführt hatte, während die Besserung mit Radium eine viel deutlichere wurde.

Ein 4jähriges Kind, dessen behaarter Pigmentnaevus an der linken Wange unter den günstigsten Bedingungen mit Röntgenstrahlen (23 Sitzungen) behandelt worden war, wurde uns von Brocq zugewiesen. Dieser Naevus bedeckte eine Oberfläche von ungefähr 16 qcm und es ließen sich daran zwei voneinander verschiedene Partien konstatieren: eine zentrale, 5 bis 6 mm vorspringende, sehr stark gefärbte und eine periphere, oberflächliche, wenig gefärbte, im Niveau der Haut gelegene Partie. Der Erfolg der Röntgentherapie bestand in der Enthaarung, die Vorwölbung aber und die Pigmentation wurden nicht modifiziert. Wir gingen dann zur Radiumbehandlung über.

Der ganze Naevus wurde mit Apparat 1 während 2 Stunden behandelt, die gleichmäßig auf 6 Tage verteilt wurden. In der Mitte, auf die dicke, vorspringende Partie, wurde überdies Apparat 8 während 3 Stunden gelegt. Die Reaktion war eine ziemlich lebhafte besonders im Zentrum, wo erst nach 2 Monaten vollständige Wiederherstellung eintrat.

Wir haben das Kind 6 Monate später wiedergesehen. Der Tumor in der Mitte war verschwunden, die Ausgleichung vollkommen und überdies war eine fast komplette Entfärbung eingetreten. Am Rande der zentralen Partie hatte sich an einer Stelle eine rote angiomatöse Fläche gebildet, die aber auf eine dreistündige Applikation des Apparates 7, eine Stunde pro Tag, wieder verschwand.

Ein Jahr später wurde uns das Kind wieder gezeigt; die Pigmentierung ist zum Teil wieder aufgetreten, denn die Oberfläche ist in der Mitte leicht bräunlich, dagegen ist die Abflachung vollständig geblieben. Trotz dieses leichten Rezidives hat uns das Radium in diesem Falle beachtenswerte Dienste geleistet.

Zusammenfassend können wir also sagen, daß sich die Radiumbehandlung besonders *für behaarte, stark gefärbte, verdickte, mit „chagrinartiger" Oberfläche versehene Formen eignet, sowie für Pigmenttumoren.*

Bei flachen, wenig gefärbten, unbehaarten Naevi, bei Formen, die eine große Fläche einnehmen oder aus disseminierten Flecken bestehen, endlich bei kleinen Naevi sieht man besser vom Radium ab.

In bezug auf das Verhalten gegenüber den Pigmentnaevi bei Neugeborenen können wir hier nur wiederholen, was wir bei den Gefäßnaevi gesagt haben; diese Naevi haben in den ersten zwei Monaten oft die Neigung, sich spontan zurückzubilden. Man soll sie deshalb in Beobachtung halten und die Behandlung derjenigen Formen, die sich nicht vergrößern, verschieben, die wachsenden aber gleich vornehmen.

5. Tuberkulose der Haut und der Schleimhäute[1]).

In den ersten Jahren der Radiumtherapie erstreckten sich die Untersuchungen fast ebensosehr auf das Gebiet der Hauttuberkulose wie auf die gutartigen Kankroide, und in zahlreichen Arbeiten, besonders von Danlos, Blandamour, Follard, Davidson, Shober und anderen Autoren, wurde die Vorzüglichkeit des Radiums bei beiden Krankheitsgruppen in fast gleichem Maße betont; die Resultate bezogen sich allerdings auf Läsionen von geringer Ausdehnung und betrafen nur einige Formen der Hauttuberkulose.

Unsere Untersuchungen an zahlreichen und verschiedenartigen, auch schweren und ausgedehnten Formen, haben uns im Verlaufe von vier Jahren zu etwas abweichenden Schlußfolgerungen geführt; während wir betreffs der Epitheliome die früheren Ergebnisse bestätigt und erweitert haben, zeigte es sich, daß das Radium bei der Hauttuberkulose eine weniger konstante und namentlich eine verschiedene Wirkung ausübt, obschon wir auch positive Resultate bekommen haben, die in einem speziellen Abschnitt besprochen sind.

Der Charakter der Spezifität, den wir dem Radium bei gewissen Neubildungen zuerkannt haben, scheint sich nicht in gleichem Maße bei der Hauttuberkulose, insbesondere beim Lupus vulgaris und erythematodes der Haut, geltend zu machen; den Hauptnutzen stiftet das Radium bei diesen Krankheiten durch seine destruierenden Eigenschaften. Die Vorzüge des Radiums liegen hier hauptsächlich in der Bequemlichkeit, mit der diese Zerstörung erreicht wird, und in der Vortrefflichkeit der Narbengewebe. Bei gewissen Fällen können wir indessen beobachten, daß die Strahlen zu einem Teil auch dekongestiv wirken.

Wir geben hier in Kürze die wichtigsten Punkte der Behandlung bei den Hauptformen der lokalen Tuberkulose wieder.

1. Ulzerierter oder nicht ulzerierter Lupus vulgaris. Schon nach unsern ersten Applikationen haben wir beobachtet, daß manchmal eine lupöse Ulzeration mit Gesamtdosen von ziemlich schwacher Radioaktivität relativ rasch zur Heilung gebracht werden konnte, daß aber in der Folge im Narbengewebe wieder neue Lupusknötchen auftraten. Daraus zogen wir den Schluß, daß die Behandlung nicht intensiv genug war und daß wir, größerer Sicherheit halber, bei allen Fällen von Lupus vulgaris, seien sie ulzeriert oder wuchernd, zu energischeren Dosen greifen müssen.

Wir verwenden daher mit Vorliebe unsere Apparate mit hoher Radioaktivität, z. B. die Apparate 1, 2 und 3, und dehnen die Sitzungen auf

[1]) Dieser Abschnitt wurde unter der Mitarbeit des Herrn Combres, Assistenten der medizinischen Abteilung in Saint-Lazare, abgefaßt.

3 bis 4 Stunden aus. Manchmal sind mehrere Applikationsserien nötig, andere Male führt eine einzige Serie zu ganz bemerkenswerten Resultaten, so z. B. (Fig. 59 und 60) bei einem unserer Patienten, der 26 Jahre alt war, und bei welchem der Lupus fast das ganze Gesicht, besonders die Nase und die Wangen befallen hatte.

Dieser Patient zeigt bei der ersten Konsultation eine Reihe von tuberkulösen Ulzerationen, konglomerierte, ulzero-krustöse Läsionen, große tuberkulöse Knoten und kleine in die narbigen Flächen eingesenkte Lipome. Die Gewebe zeigten im ganzen eine starke Kongestion.

Die meisten Läsionen, namentlich an den Wangen und an der Nase, wurden mit unserem Apparate 1 ohne Filter an jeder Stelle 2 Stunden behandelt. In der Folge zeigte sich eine sehr heftige Reaktion, und an der Nase brauchte die Entzündung sehr lange Zeit zum Abklingen.

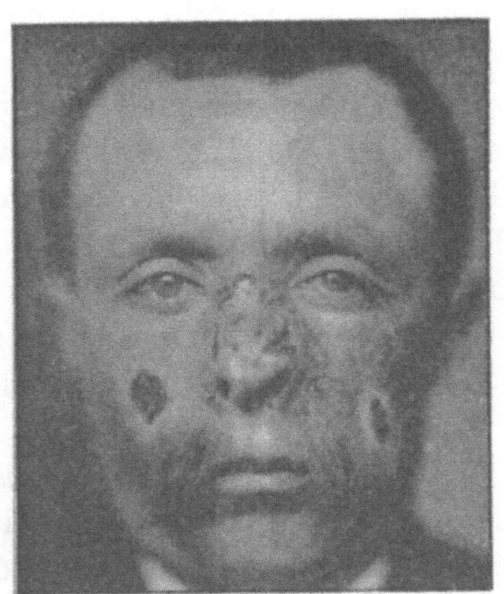

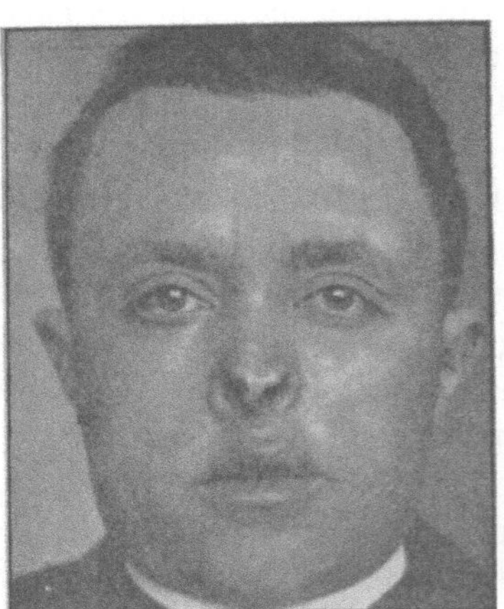

Fig. 59 und 60. Lupus vulgaris.

Einige Monate später waren die Läsionen durch gut aussehende Narben ersetzt; letztere waren glatt, gleichmäßig, nicht vertieft, kurz sehr befriedigend. An der Nasenwurzel, an den beiden innern Augenwinkeln, in der linken Jochbeingegend und am linken Nasenflügel blieben indessen noch einige Effloreszenzen bestehen, für welche starke Dosen mittels Apparaten verwendet wurden, die eine den entsprechenden Partien angepaßte Größe hatten.

Mehrere Monate darauf befand sich der Kranke in einem ausgezeichneten Zustande; es waren aber mitten im Narbengewebe wieder einige Knötchen aufgetreten. Letztere wurden zuerst mit dem Elektrokauter zerstört und nachher mit Radium behandelt.

Gegenwärtig, zwei Jahre nach der Behandlung, ist der Lokalzustand sehr gut. Überdies hat der Kranke an Gewicht zugenommen und hat, wie die kürzlich aufgenommene Photographie (Fig. 60) zeigt, ein gutes Aussehen bekommen.

Wir haben noch bei mehreren Kranken analoge Resultate aufzuweisen. Die Lupusgewebe modifizieren sich nach der Einwirkung stark radioaktiver Dosen folgendermaßen: Die Wucherungen über den Ulzerationen sinken ziemlich schnell ein; dann bildet sich an ihrer Basis — wie das auch bei den anderen lupösen Effloreszenzen ohne ulzerierte Wucherungen manchmal der Fall ist (manchmal auch nicht), wenn sie mit den gleichen Dosen von Radium bestrahlt werden — eine ziemlich heftige, ulzerokrustöse, entzündliche und zur Heilung führende Reaktion; sobald letztere vorüber ist, tritt allmählich die Vernarbung ein und führt gewöhnlich zu einem Gewebe, das sich durch ein weißliches, glattes, gleichmäßiges und glänzendes Aussehen deutlich von der normalen Haut unterscheidet; später zeigen sich an der Oberfläche öfters vereinzelte Teleangiektasien. Die Narben sind nur sehr selten eingesunken oder unregelmäßig und sind fast nie retrahiert, fibrös oder keloidartig. Ein bis drei Monate genügen zur Erzielung dieses Resultates; nach dieser ersten Behandlung ist manchmal, wie wir gesehen haben, eine zweite Applikationsserie angezeigt.

Wenn genügende Sorgfalt auf eine ergiebige Oberflächen- und Tiefenwirkung verwendet wird, so kann bei gewissen Fällen die Heilung definitiv sein; die Narbe ist aber sehr genau zu überwachen, denn es zeigen sich trotzdem öfters vereinzelte rezidivierende Lupusknötchen, die möglichst früh diagnostiziert werden müssen.

Es erübrigt uns, noch einige Worte über die Behandlung der isolierten Lupusknötchen, der primären Läsionen des Lupus vulgaris beizufügen. Sie finden sich in den Narben des behandelten Lupus vulgaris, wie wir gesehen haben, oder in der gesunden Haut; sie können mehr oder weniger tief liegen. Man findet entweder nur ein Knötchen oder öfters mehrere disseminiert um die Lupusherde herum. Wenn die Effloreszenzen nahe beieinander liegen, so können sie wie eine infiltrierte Plaque nach der früher angegebenen Methode behandelt werden. Bei deutlich isolierten Knötchen kann man einen mit Filter versehenen Apparat anwenden, bei dem die schwach penetrierenden Strahlen absorbiert werden und nur die filtrierten, stark penetrierenden Strahlen zur Wirkung gelangen. Es genügt dann, den Apparat so lange liegen zu lassen, bis eine heftige Entzündung der Gewebe entsteht. Dadurch kommt es zur Zerstörung in der Tiefe, und die Knötchen werden im ganzen beeinflußt.

Da aber diese Behandlung eine langwierige ist und manchmal versagt, so ist es viel einfacher, die kleinen Läsionen mit dem Elektrokauter zu zerstören oder, wenn sie größer sind, auszukratzen und nachher mit Radium zu bestrahlen. Dieser doppelte Eingriff beschleunigt die Heilung beträchtlich und führt zu guter Narbenbildung. Das war übrigens auch das Verfahren, welches bei dem oben erwähnten Patienten und bei einigen analogen Fällen zur Anwendung kam. Wir halten diese Kombination für sehr wirksam. Gewiß können jene Läsionen auch sehr gut mit Finsenstrahlen ohne jeden anderen Eingriff behandelt werden, aber dazu bedarf man sehr langer und häufiger Sitzungen.

Die Skarifikationen, allein angewendet, haben den Nachteil, daß sie schmerzhaft sind, häufig wiederholt werden müssen und also eine sehr langwierige Behandlungsmethode darstellen. Die kaustischen Mittel und die Kauterisationen führen oft zu unschönen Narben. Die nach der Elektrokaustik angewendete Radiumbehandlung scheint eine schnellere Methode zu sein und führt zu guten Narben.

Ganz allgemein können wir sagen, daß die Lupusbehandlung mit Radium trotz der Vorteile, die die anderen Methoden (Kaustik, Skarifikationen, Finsentherapie, Röntgenbehandlung usw.) in gewissen Fällen darbieten, doch eine wichtige Rolle spielt. Das Radium kann hier, wenn es mit anderen Mitteln kombiniert wird, die größten Dienste leisten.

Selbsverständlich stößt man auf Schwierigkeiten bei hartnäckigen, rezidivierenden, sehr schweren und ausgedehnten Fällen, bei denen übrigens keine andere Methode überlegen ist und denen man sozusagen immer hilflos gegenübersteht. Diese letzteren Erwägungen haben im allgemeinen auch für die anderen Formen der Hauttuberkulose Geltung.

2. Lupus erythematodes discoides. Bei dieser Form von hartnäckiger Tuberkulose, gegen die wir kaum ein deutlich wirksames Mittel besitzen, hat uns das Radium eine gewisse Zahl von sehr befriedigenden Erfolgen ergeben. Diese erlangen wir aber nur mit relativ starken Dosen und wenn wir die Ränder bis weit ins gesunde Gewebe mitbehandeln. Das ist eine Forderung, auf die wir nicht genug Nachdruck legen können. Die Rezidive oder neuen Schübe zeigten sich in der Tat immer an der Peripherie der Narben des behandelten Bezirks. Es ist deshalb angezeigt, den Patienten auf diese Möglichkeit aufmerksam zu machen; das Rezidiv macht sich durch einen leichten Pruritus bemerkbar und ist so rasch wie möglich zu behandeln.

Wir zerstören im allgemeinen die von einem Rezidiv bedrohten Stellen, wenn sie noch klein sind, mit dem Elektrokauter und behandeln sie nachher mit Radium.

Die Verwendung starker Dosen hat den Nachteil, daß sie nach der entzündlichen Reaktion ziemlich ausgesprochene Narben zurücklassen, an denen später möglicherweise noch Teleangiektasien auftreten und die öfters sehr hell, glatt und glänzend sind und die Patienten nicht zufriedenstellen, denen die Schwere ihres Leidens nicht bekannt ist und denen es hauptsächlich auf ein gutes kosmetisches Resultat ankommt.

Vom rein medizinischen Standpunkte aus sind die Erfolge oft sehr günstig.

Eine 34jährige Patientin wurde uns wegen eines seit 7 Jahren bestehenden Lupus erythematodes der Nase und der Ohren von Dr. de Beurmann zugewiesen; die Affektion war im Anschluß an Pernionen aufgetreten. Die Skarifikationen blieben erfolglos. Wir applizierten auf jede Stelle Apparat 6 während 2 Stunden, und einen Monat später Apparat 15 während der gleichen Zeit. Nach einer ziemlich heftigen entzündlichen Reaktion heilte der Lupus erythematodes mit einer narbigen Fläche ab.

Eine andere 22jährige Patientin leidet an einem Lupus erythematodes der äußeren Hälfte der linken Augenbraue. Am Rande der durch Radium erzeugten Narbe zeigten sich einige rezidivierende Stellen. Sie werden mit dem Elektrokauter zerstört und nachher mit Radium bestrahlt; seither hat sich die Narbe gut gehalten.

Ein junges Mädchen hat verschiedene Herde von Lupus erythematodes discoides an den Wangen und an der Nase; vom 2. bis 14. November 1906 ist sie mit Radium behandelt worden, und zwar auf jeder Seite des Gesichts mit einer verschiedenen Methode. Auf linke Wange und Nase haben wir 10 Stunden lang Apparat 4 appliziert; an der rechten Wange machten wir intrakutane Injektionen radiumhaltigen

Wassers. Im ganzen wurden 10 Injektionen gemacht. Die Lösung enthielt 1 mg reines Radiumbromid in einem Liter Wasser: jeder Kubikzentimer enthielt also ein Millionstel reines Radium. Injiziert wurden jedesmal 8—10 Tropfen. Wir erhielten folgende Resultate:

Links kam es zu einer sehr heftigen Reaktion mit Destruktion der Gewebe; nachher trat Vernarbung ein. Am 16. Januar war die Narbe sehr schön, aber am 22. Juni war ein Rezidiv am Rande der Läsionen zu konstatieren. An der rechten Wange kam es nicht zu einer sichtbaren Reaktion, aber zu Abschwächung und allmählichem Verschwinden des Erythems der Lupusherde; dasselbe wurde ersetzt durch einen weißlichen, narbigen Farbenton. Als wir die Patientin am 22. Juni wiedersahen, war die rechte Seite geheilt geblieben, während links ein Rezidiv bestand.

Nach dieser sehr interessanten Beobachtung scheinen die Injektionen überlegen zu sein; indessen bedarf das Resultat noch weiterer Bestätigung durch analoge Fälle.

Wir haben das Radium nur bei der fixen Form des Lupus erythematodes verwendet. Die disseminierten Formen sollten nur mit schwachen Dosen behandelt werden, um die Kongestion zu beseitigen, ohne daß eine entzündliche Reaktion ausgelöst wird.

3. Lupus der Schleimhäute. Die Behandlung des Schleimhautlupus durch Radium verdient sehr ernstlich berücksichtigt zu werden. Die Schleimhäute, besonders die Conjunctivae, sind den gewöhnlichen Behandlungsmethoden nur schwer zugänglich.

Ein Hauptvorzug der Radiumapparate aber liegt gerade darin, daß sie sich den verschiedenen kranken Körperpartien anpassen lassen; zudem hat das Radium die gute Eigenschaft, die Gewebe blutarm zu machen. Dank diesem doppelten „materiellen" und biologischen Vorzug haben wir bei mehreren Fällen von Lupus vulgaris der Augenbindehaut trotz Verwendung ziemlich schwacher Dosen befriedigende Resultate erhalten. Übrigens sollen nur kurzdauernde Sitzungen gemacht werden; denn die Schleimhäute dürfen nicht zu sehr gereizt werden, und diese Gegend würde lange Applikationen nicht vertragen können. Für die Augenbindehaut eignen sich am besten flache Apparate mit reinem Radium, wie z. B. Nr. 13 unserer Tabelle; die Applikationen müssen häufig wiederholt werden.

Bei einem unserer Patienten, der, 18 Jahre alt, in der Abteilung des Dr. de Beurmann wegen eines Lupus der oberen und unteren Augenlidbindehaut behandelt worden war, genügte eine im ganzen halbstündige Sitzung, um Heilung herbeizuführen. Der mit Kautschuk umhüllte Apparat 13 wurde 3 Tage nacheinander an drei Stellen des oberen und an zwei Stellen des unteren Augenlids, an jeder Stelle je 10 Minuten, appliziert. Zuerst zeigte sich eine leichte Entzündung der Konjunktiva, nachher trat eine sehr ausgesprochene Beruhigung und Abnahme der Lidschwellung ein. Nach 3 Wochen machten wir eine zweite Serie von Applikationen, gleichwie die erste; seit einem Jahre besteht Heilung.

Die Kranke, deren Bild auf Tafel XX wiedergegeben ist, litt zu gleicher Zeit an einer mit Hilfe des Radiums ausgeglichenen Drüsennarbe und an einem Lupus erythematodes des unteren Augenlids mit chronischer Entzündung der Konjunktiva. Dieser Lupus wurde mit demselben Apparate und ebenso lang wie der vorhergehende Fall behandelt. Die Heilung war leicht zu erzielen und besteht seit 18 Monaten.

Diese Beobachtungen sind durch eine hinreichende Zahl anderer Fälle bestätigt worden, um behaupten zu können, daß das Radium bei der Behandlung der Konjunktivalschleimhaut den anderen Mitteln überlegen ist.

4. Lupus verrucosus. Die Wirkung des Radiums ist hier sehr deutlich. Man muß bei dieser Form, wie beim Lupus vulgaris, energisch vorgehen, nachdem man die Kruste, von der die Läsion bedeckt ist, mittels Abkratzens oder mit Hilfe von Kataplasmen entfernt hat.

Der Lupus verrucosus setzt der Behandlung einen ziemlich starken Widerstand entgegen und erfordert in vielen Fällen mehrere Serien von Sitzungen. Überdies muß die sich bildende Narbe genau überwacht werden; wir haben mehrere Male beobachtet, wie Lupusknötchen im Narbengewebe aufgetreten sind. In diesen Fällen ist nach der Zerstörung der Knötchen mit dem Elektrokauter und weiteren Radiumbestrahlungen eine dauernde Heilung eingetreten.

Wir haben schon zahlreiche derartige Fälle behandelt und wollen hier einen Patienten erwähnen, der an einem Lupus verrucosus der Dorsalfläche der rechten Hand litt. Apparat 7 wird zweimal je $2^1/_2$ Stunden appliziert. Es folgt eine normale, kurzdauernde Reaktion; indessen hat die Läsion ihren verrukösen Charakter noch nicht verloren und benötigt einer zweiten Reihe von Applikationen von je einer Stunde an fünf aufeinanderfolgenden Tagen. Nach dieser zweiten Behandlung verschwinden die verrukösen Läsionen fast vollständig; nach 3 Monaten aber nimmt die Haut ein rötliches und leicht verdicktes Aussehen an, was auf ein Rezidiv hindeutet. Apparat 1 wird alsdann 3 Stunden, auf 3 Tage verteilt, appliziert. Gegenwärtig ist die Heilung eine komplette und besteht schon 1 Jahr.

Mit gleichem Erfolge haben wir eine Patientin behandelt, die an einem Lupus verrucosus am Metacarpo-Phalangealgelenk des linken kleinen Fingers litt. Der Lupus war ohne Dauerresultat mit Galvanokaustik und Skarifikationen behandelt worden. Wir applizieren Apparat 7 an 3 Tagen je 1 Stunde. Nach einer ziemlich heftigen Reaktion und Krustenbildung folgt eine Fissur und in der Mitte endlich ein kleiner Schorf. 6 Wochen nach Beginn der Behandlung konnten wir eine gut aussehende Fläche konstatieren, bei der wir aus Vorsicht noch eine zweite Serie von Sitzungen von 2 Stunden Dauer für nützlich erachteten.

Ein nicht weniger interessanter Fall wurde uns von Dr. Tansard zugewiesen. Es handelte sich um ein 13 Monate altes Kind, das an einer Tuberculosis verrucosa cutis am Innenrande des linken Fußes litt; die Affektion hatte angefangen, als das Kind 3 Monate alt war, und sein Allgemeinzustand war ein schlechter.

Der mit Kautschuk umhüllte Apparat 7 wird in 10 Tagen 10 Stunden lang appliziert. 14 Tage nach der letzten Sitzung ist das verruköse Aussehen verschwunden, und es beginnt die Reaktionsphase. Man konstatiert zu dieser Zeit einen leichten weißlichen Schorf mit Ödem des Tibiotarsalgelenks. Da diese Schwellung nur langsam weichen wollte und uns etwas beunruhigte, so gaben wir den Eltern den Rat, das Kind aufs Land zu schicken. Es hob sich dann der Allgemeinzustand, die Infiltration verschwand, und die Narbenfläche bekam ein sehr gutes Aussehen.

Der Lupus verrucosus bedarf oft stärkerer Dosen als der Lupus vulgaris; je nach dem Grade der Infiltration wird man mehr oder weniger penetrierende Strahlen anwenden, immer aber sollen die Dosen genügend stark sein, um eine deutliche Zerstörung der Gewebe hervorzurufen.

5. Scrophuloderma. Das Radium kann auch hier noch gute Dienste leisten; der Erfolg wechselt aber je nach den Fällen. Man muß wissen, welche Formen für die Behandlung auszuwählen sind.

Die isolierten Drüsen oder noch besser die Drüsenpakete im Unterhautzellgewebe können mit ultrapenetrierenden Strahlen behandelt werden, die von einer sehr kräftigen radioaktiven Quelle herstammen. Mit einem Apparate, der z. B. durch einen 2 mm dicken Bleifilter hindurch eine ultrapenetrierende Strahlenmenge von 4000—5000 E abgibt, kann man geschwollene Drüsen bis zu einem gewissen Grade blutleer machen, ohne die Oberfläche zu irritieren, falls die Bestrahlung nicht zu lange dauert.

Wenn bei den Drüsenmassen die Haut mitbeteiligt, ulzeriert ist („ulzerierte Skrofeln“), wenn es sich um torpide Ulzerationen mit unterminierten Rändern handelt, seien sie isoliert oder zusammenhängend, oder durch Hautbrücken miteinander verbunden oder mit Fisteln und Gängen versehen, so müssen zuerst die Oberflächen gereinigt werden. Die Abszesse werden geöffnet, entleert und ausgekratzt, die unterminierten Hautränder und Epidermisbrücken exzidiert, die Gänge eröffnet, mit einem Worte, man soll versuchen, alles freizulegen, und dieser erste Eingriff dürfte unter Zuhilfenahme des Kokains nicht allzu schmerzhaft ausfallen. Ist dann die Oberfläche auf diese Weise vorbereitet, so beginnt man mit den Radiumapplikationen nach dem Verfahren, das wir vorher beim ulzerierten Lupus vulgaris beschrieben haben.

Wenn die Gewebe tief infiltriert und ulzeriert sind, so werden zuerst Gesamtbestrahlungen von starker Intensität mit filterlosen Apparaten zur Anwendung gebracht, um eine Destruktion herbeizuführen; dann wird man die ultrapenetrierenden Strahlen zu Hilfe nehmen, um die Entzündung in der Tiefe zu bekämpfen. Nach der entzündlichen Reaktion tritt öfters eine ganz befriedigende Vernarbung ein.

Je nach der Größe der Läsionen und dem Erfolge sind dann in größeren Zwischenräumen noch weitere Sitzungen zu machen.

Das Skrofuloderm führt in seiner Entwicklung häufig zu keloidartigen Narben und zu vorspringenden fibrösen Strängen. Wie wir in einem speziellen Kapitel gesehen haben, bietet hier das Radium wieder einen neuen Vorteil, indem es diese Unregelmäßigkeiten der Oberfläche zur Abflachung bringt, sie weich und geschmeidig macht und zu gleicher Zeit das tuberkulöse Gewebe günstig beeinflußt.

Wir haben im Mai 1905 einen 25jährigen Patienten behandelt, der an doppelseitiger Zervikaldrüsenschwellung mit vereiterten Partien litt. Der Patient hatte außerdem einen ziemlich ausgedehnten knötchenförmigen Lupus am linken Fuß und eine tuberkulöse Infiltration mit ulzeriertem Zentrum unterhalb des Knies. Der Lupusherd am Fuß bedeckte die ganze obere Fläche der großen Zehe und erstreckte sich auf die vordere und innere Seite des Metatarsus. Diese rote und krustöse Fläche zeigte ulzerierte Partien, Unterminierung und Brückenbildung, vorspringende Knoten und bräunliche Lupusknötchen.

Dreimal wöchentlich werden Sitzungen von 30 Minuten Dauer mit den Apparaten 2 und 3 und einem 1 cm dicken Wattepolster gemacht. Jede Stelle wird ungefähr 3 Stunden behandelt. Nach krustöser Reaktion und teilweiser Vernarbung werden neue Applikationen gemacht und die Narbe scheint seit ungefähr 8 Monaten eine endgültige geworden zu sein.

Der infiltrierte tuberkulöse Herd am Knie hat den Umfang eines Fünffrankstückes; trägt in der Mitte eine ca. 2 qcm große jauchige und krustöse, ziemlich tiefe Ulzeration, hat eine violette Farbe, ist verdickt und von pastöser Konsistenz, außerhalb dieser Ulzeration besteht keine Gewebstrennung.

Apparat 2 wird unter Verwendung eines Wattepolsters 5 Stunden auf die ulzerierte Stelle gelegt, alle zwei Tage je eine halbe Stunde. Diese Dosis führt zu einer heftigen entzündlichen Reaktion und in einem gegebenen Momente zu einer neuen noch tieferen und ausgedehnteren artifiziellen Ulzeration.

Die Behandlung der peripheren nicht ulzerierten Stellen sollte verschoben werden bis die Mitte vernarbt war. Zu unserer Überraschung trat aber mit der Heilung des Zentrums eine sehr deutliche Rückbildung der peripheren Partien ein, so daß der Herd in toto, sowohl die direkt bestrahlte Stelle wie die peripheren Partien, vollständig in Narbengewebe umgewandelt wurden; seither hat sich von Rezidiv nichts gezeigt.

Dieser Fall beweist, daß die Strahlen auch durch periphere Diffusion eine Wirkung ausüben können und daß man mit ihrer Hilfe bei gewissen, allerdings sehr seltenen Fällen, eine Rückbildung der tuberkulösen Infiltrate erreichen kann, ohne daß es zu einer klinisch sichtbaren Zerstörung kommt.

Während bei den Effloreszenzen des Lupus vulgaris unbedingt eine Zerstörung der Neoplasmen vorgenommen werden muß, scheint das Radium

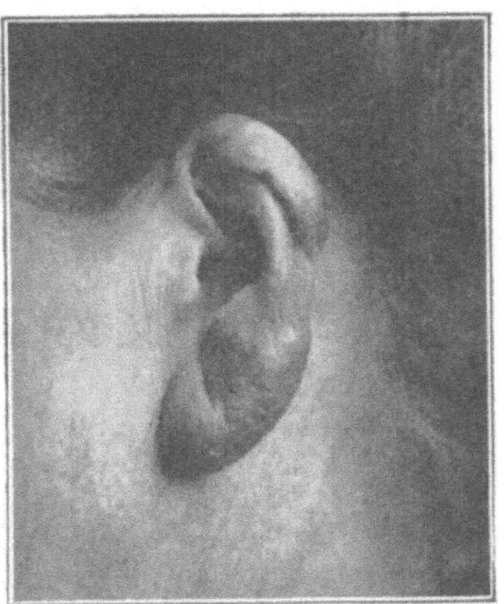

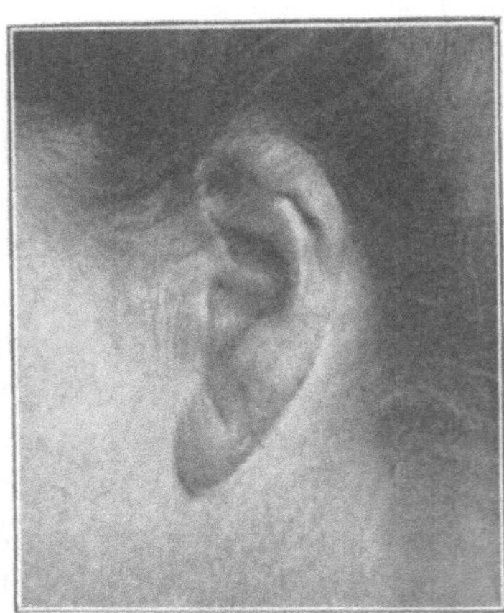

Fig. 61 und 62. Diffuse tuberkulöse Infiltration des Ohrläppchens.

bei denjenigen Tuberkuloseformen, bei denen die Kongestion vorherrschend ist, durch seine speziellen Eigenschaften gegenüber dem Gefäßsystem eine günstige Wirkung zu entfalten.

Wir haben bereits gesehen, daß die lupösen Entzündungen der Schleimhäute durch die Radiumwirkung gebessert werden können und die vorstehende Beobachtung liefert ein neues Beispiel.

Zweiter, nicht weniger interessanter Fall:

Eine 47jährige Frau wurde uns von Dr. Bernheim wegen einer diffusen tuberkulösen Infiltration des Ohrläppchen zugewiesen (Fig. 61 und 62).

Das Läppchen ist in allen Dimensionen vergrößert; es ist verlängert, fast verdoppelt, glänzend und sieht wie ödematös aus. Die beiden Flächen haben einen roten, entzündlichen, fast violetten Farbenton. Beginn vor 13 Jahren; seit jener Zeit hat sich das Ohrläppchen beständig vergrößert. Die Diagnose einer tuberkulösen Infiltration drängt sich auf; übrigens war dieselbe per exclusionem auch in einer Abteilung des Spitals Saint-Louis gestellt werden.

Die Apparate 3 und 6 mit $^{6}/_{10}$ mm Bleifilter werden während 6 Stunden als „Kreuzfeuer" appliziert, der eine auf die Vorderseite, der andere auf die Rückseite des Ohrs. Infolge dieser Behandlung ist die Kongestion verschwunden und das Läppchen hat stark an Umfang abgenommen.

6. Einige allgemeine Bemerkungen. Wir können natürlich nicht für alle Formen der lokalen Tuberkulose die Wirkung des Radiums erörtern, noch versuchen, definitive Schlußfolgerungen zu ziehen; wir haben unsere Studien anf einige typische Modalitäten beschränkt. Bei einer so schwierigen Materie soll man sich vor definitiven Äußerungen hüten, ehe man jahrelang beobachtet hat. Immerhin haben wir aus unserer praktischen Tätigkeit einige allgemeine Indikationen ableiten können, von denen wir im folgenden die hauptsächlichsten wiedergeben wollen.

Bei der Radiumtherapie der tuberkulösen Läsionen ist das größte Gewicht auf eine kräftige Tiefen- und Flächenwirkung, sowie auf eine lange und sorgfältige Überwachung der Narben zu legen. Eine spezielle selektive Wirkung, die eine Benützung schwacher Dosen gestatten würde, scheint dabei nicht in dem Maße vorzukommen wie bei der Radiumbehandlung anderer Neubildungen. Die Tuberkulose der Schleimhäute und gewisse Infiltrationen, bei denen die Kongestion vorherrschend ist, können indessen unter dem kongestionbeseitigenden Einfluß des Radiums ohne merkliche entzündliche Reaktion gebessert werden.

Die eigentliche Radiumtherapie bedarf in den meisten Fällen nur einer ziemlich kurzen Applikationszeit (2 bis 3 Tage), was diese Behandlungsmethode selbst entfernt wohnenden Patienten zugänglich macht. Die später einsetzende therapeutische Reaktion ist leicht zu überwachen. Die Form der Apparate kann den zu behandelnden Körperpartien angepaßt werden: das sind wirkliche materielle Vorteile.

Was die Endresultate betrifft, so kann darüber, in Rücksicht auf das immer noch mögliche Rezidiv, erst mit der Zeit ein definitives Urteil gefällt werden; auf alle Fälle sind dieselben weniger gute als bei den Karzinomen, Keloiden und Angiomen.

Wenn wir aber die zahlreichen Mißerfolge in Betracht ziehen, welche bei den bis jetzt verwendeten Methoden vorkommen, und bei dem besonders hartnäckigen, fast unheilbaren Charakter gewisser Formen des Lupus, so berechtigen uns die schon bis jetzt erreichten Erfolge trotz der gemachten Reserven, das Radium zu den wertvollsten Mitteln zu zählen. Es wäre verfrüht, schon jetzt einen Vergleich anzustellen zwischen der Radiumtherapie und den verschiedenen anderen empfohlenen Verfahren. Möge man sich der kleinen dermatologischen Chirurgie, der Kaustika oder der großen chirurgischen Eingriffe unter Chloroformnarkose oder der Röntgen-, der Radium- oder der Finsenstrahlen bedienen, so wird man je nach den Fällen immer Vor- und Nachteile herausfinden. Die meisten dieser Methoden sind übrigens noch in der Entwicklung begriffen und haben noch keinen vollen Abschluß erreicht. Es scheint, daß einige von ihnen sich für gewisse Formen der Hauttuberkulose besonders eignen und daß bei vielen Fällen eine Kombination der Methoden, wie sie von uns vorgenommen wurde, das beste Verfahren darstellt.

Nach der Beobachtung von ungefähr 150 Fällen (die älteste Behandlung liegt vier Jahre zurück) glauben wir, daß uns das Radium bei allen Formen der Hauttuberkulose allerdings in verschiedenen Graden Dienste leisten kann, daß es aber eine besondere Erwähnung verdient bei der Behandlung der Wucherungen, der tuberkulösen Ulzerationen, des Lupus der Konjunktiva, des Lupus erythematodes discoides, der Tuberculosis verrucosa cutis, gewissen Infiltrationen und vorspringenden schlechten Narben nach Drüsenvereiterungen.

Wir wollen dieses Kapitel nicht abschließen, ohne nochmals auf die Versuche zurückzukommen, die in anderer Richtung unternommen worden sind. Es handelt sich um die Wirkung des Radiums in Lösungen, die als radiumhaltige oder radioaktivierte Flüssigkeiten in die lupösen Gewebe injiziert werden. Wir haben diese neue Methode bei mehreren Fällen probiert. Die Radiumdosen sind unter diesen Bedingungen äußerst schwach und die Flüssigkeit wird wahrscheinlich sehr rasch resorbiert, aber sie enthält einen Bestandteil, welcher den von den Apparaten kommenden Strahlen fehlt: die Emanation. Es handelt sich um eine Form der Energie, der ausgesprochene bakterizide Eigenschaften innewohnen.

Wie wir ganz allgemein und bei der Behandlung anderer Affektionen gesagt haben, könnte man versuchen, gewisse unlösliche Radiumsalze mit schwer resorbierbaren Substanzen emulgiert zu injizieren, um so eine Kontaktwirkung des Salzes mit den lupösen Geweben und eine energischere Wirkung der ausgesandten Strahlen und der Emanation zu erzielen.

Unsere klinischen Versuche mit radiumhaltigen und radioaktivierten Lösungen haben uns zu ermutigenden Erfolgen geführt. Bei einem Fall von Lupus vulgaris mit Knötchenbildung kam es zu einer gewissen Rückbildung. Bei einem Lupus erythematodes discoides mit multiplen Herden konnten wir konstatieren, daß die mit Injektionen behandelten Herde ohne Rezidivbildung verschwanden, während die zu gleicher Zeit in gewöhnlicher Weise behandelten Stellen rezidiviert waren.

Es handelt sich da um ein sehr interessantes Studium, das praktische Verwendung finden kann, sobald das Radium einmal leichter zu beschaffen sein wird.

6. Schmerzlindernde Wirkung des Radiums. Pruritus, Neurodermitiden, Ekzeme.

In diesem Teile unserer Arbeit werden wir die Radiumtherapie einiger entzündlicher, mehr oder weniger ausgedehnter, pruriginöser Affektionen der Haut behandeln, ein Problem, das vor unsern Untersuchungen noch wenig studiert worden ist.

Man war der Ansicht, das Radium könne nur bei Läsionen von kleinen Dimensionen Verwendung finden, und man verfiel kaum auf die Idee, das Mittel bei ausgedehnten Dermatosen anzuwenden. Einige kleine und isolierte Herde von Psorasis und Ekzem gingen unter seiner Wirkung wohl zurück, aber man war weit davon entfernt, das Radium für ein praktisch brauchbares Mittel zu halten. Es wäre in der Tat im Jahre 1905 schwierig gewesen, die Radioaktivität als ein Mittel zur Behandlung z. B. eines Ekzems hinzustellen. Selbst wenn die Theorie der Rückbildung dieser Dermatosen durch Radium angenommen worden wäre, so hätten es die ungenügenden Apparate, über die man damals verfügte, zur Unmöglichkeit gemacht, für diese großen Läsionen die Theorie in Praxis umzusetzen. Deshalb ist nach den ersten Mitteilungen von Lassar und Blaschko dieser Teil der Radiumtherapie im Dunkeln geblieben.

Heute, nachdem wir im Verlaufe von ungefähr vier Jahren 160 derartige Fälle behandelt haben, sind wir der Überzeugung, daß uns diese Behandlung praktisch sehr schätzenswerte Dienste leisten kann.

Unter den Ursachen, welche bei der Rückbildung in Betracht kommen, finden wir die kongestionsvermindernden und modifizierenden Eigenschaften des Radiums; seine schmerzlindernde Wirkung aber scheint die Hauptrolle zu spielen. Es muß also vor allem auch das wirkliche Vorhandensein der analgesierenden Wirkung deutlich bewiesen werden; das Studium der Radiumwirkung auf die pruriginösen und schmerzhaften Affektionen, bei denen das entzündliche Element in den Hintergrund tritt, gibt uns dazu die beste Gelegenheit. Wir behandeln deshalb diesen Teil in zwei Abschnitten:

1. Die Pruritusformen, die Neurodermitiden, die Neuralgien;
2. Die entzündlichen pruriginösen Dermatosen.

a) Schmerzlindernde Wirkung des Radiums: Lokalisierter Pruritus, Hyperästhesien, Neuritiden, Neuralgien.

Wir haben schon in den vorhergehenden Abschnitten Gelegenheit gehabt, die analgesierende Wirkung des Radiums konstatieren zu können. Bei den schmerzhaften Epitheliomen und Keloiden tritt als erstes Zeichen der Besserung gerade ein Nachlassen der Schmerzen ein. Nirgends aber zeigt sich diese Eigenschaft der Strahlen deutlicher als in diesem Abschnitt.

Neben die lokalisierten Pruritusformen und die Hauthyperästhesien haben wir hier die Neuralgien und Schmerzempfindungen eingereiht, die nicht mehr in den allgemeinen Rahmen unserer Einteilung passen, die aber an der analgesierenden Wirkung des Radiums partizipieren und das Verständnis für dieselbe fördern.

Die Erfolge, welche der eine von uns (in den Jahren 1905/1906) bei Neuralgien, Neuritiden, schmerzhaften Krisen bei Gastritis acuta, gonorrhoischen Athritiden erzielt hat, und die analogen Ergebnisse anderer Autoren haben uns veranlaßt, die Frage der Analgesie gründlicher zu prüfen. Einige unserer seither erhaltenen Resultate wurden in verschiedenen Mitteilungen niedergelegt, besonders in derjenigen vom IX. medizinischen Kongreß (Paris, 16. Oktober 1907) unter der Mitarbeit von Dr. de Beurmann.

Man findet übrigens in der Literatur ein großes Tatsachenmaterial über die schmerzlindernde Wirkung des Radiums.

Im Jahre 1903 hat A. Darier das Nachlassen der Schmerzen bei subakuter Iritis, bei Irido-Cyclitis und bei Orbitalneuralgie beschrieben.

Im Jahre 1904 hat Foveau de Courmelles auf dem Kongreß von Pau einen Fall von rascher Heilung einer hartnäckigen Gesichtsneuralgie vorgestellt; er hatte schon vorher, 1902 und 1903, auf die schmerzlindernde Wirkung des Radiums hingewiesen.

Im Jahre 1904 haben Raymond und Zimmern in der „Académie de Médicine“ über günstige Erfolge bei vier Tabikern berichtet, bei denen die Gürtelschmerzen, die gastrischen Krisen und die lanzinierenden Schmerzen verschwanden.

Am 11. November 1904 hat Soupault in der „Société des Hôpitaux" nicht nur die kongestionsvermindernden, sondern auch die schmerzlindernden Wirkungen des Radiums bei Gelenkrheumatismus und verschiedenen anderen Gelenkaffektionen betont.

Im Jahre 1907 hat H. Dominici unter der Mitarbeit des Dr. Ertzbischoff in der Abteilung des Professors Albarran bei fünf Fällen von schmerzhafter tuberkulöser Zystitis dreimal eine deutliche Linderung beobachtet, welche mehrere Wochen anhielt. Er konstatierte überdies die Heilung von zwei Fällen von Interkostalneuralgie und von zwei Ischiasfällen und bestätigte mit Gy die Resultate von Soupault bei chronischen Gelenkrheumatismen und gonorrhoischen Arthritiden, indem er gleichzeitig weiteres Material lieferte.

Bongiovanni berichtete im Jahre 1907 über vier Fälle von Neuralgie und zwei Fälle von Fazialislähmung, die mit Erfolg behandelt wurden.

Neben diesen guten Erfolgen, die in unbestreitbarer Weise die schmerzlindernde Wirkung des Radiums dartun, gibt es eine gewisse Zahl von Mißerfolgen besonders in bezug auf die tiefen Schmerzen; wir glauben aber, daß bei verbesserter Technik auch die Zahl der positiven Erfolge steigen wird, ein Schluß, zu dem in sehr richtiger Weise Barcat und Delamarre in ihrer Arbeit über die Radiumtherapie der Neuralgien und Neuritiden am I. französischen Kongreß über Physiotherapie (22. April 1908) gekommen sind.

Wir verfügen persönlich über 30 Beobachtungen, geben aber im folgenden von jeder Art der Affektionen nur je ein Beispiel.

1. Pruritus ani. Es ist allgemein bekannt, daß der Pruritus, welcher am Anus und an der Vulva lokalisiert ist, manchmal heftig auftritt und schwierig zu beseitigen ist. Wir haben mehrere Male mit dem Radium ganz günstige Erfolge erzielt.

Eine 36jährige Patientin wurde uns wegen eines Pruritus ani zugewiesen, der vor 12 Jahren angefangen hatte. Alle Behandlungsversuche blieben bisher erfolglos. Der Anus und die Perianalgegend zeigen eine leichte und vorübergehende Entzündung infolge des Kratzens; es besteht keine Lichenifikation. Der Pruritus sitzt mehr außerhalb der Analöffnung.

Der mit einer Kautschukmembran umhüllte Apparat 16 wird eine Viertelstunde auf jeder Seite des Anus und auf die Perianalgegend appliziert. Diese erste Sitzung bewirkt eine Abnahme der entzündlichen Läsionen. Acht Tage später wird Apparat 1 (mit $^1/_{100}$ mm Aluminium) während 10 Minuten direkt auf den Anus appliziert, indem die beiden Gesäßhälften tüchtig auseinandergezogen wurden. Das Jucken nimmt ab und verschwindet innerhalb von 14 Tagen. Im Verlaufe des folgenden Monats hatte die Patientin einen leichten Rückfall; Apparat 2, von $^1/_{100}$ mm Aluminium umhüllt, wird 15 Minuten appliziert. Das Jucken verschwindet definitiv und hat sich seither nicht wieder gezeigt, obwohl seit der Behandlung 15 Monate verstrichen sind.

2. Pruritus ani und Hämorrhoiden. Oft sind Hämorrhoiden die Ursache des Pruritus am After. Nun kann gerade die Wirkung des Radiums auf die Blutgefäße gegen die Hämorrhoiden verwendet werden, während die analgetische Wirkung ihren Einfluß auf den Pruritus und die begleitenden Schmerzen ausübt.

Ein 48jähriger Mann wird periodisch von sehr heftigem Analpruritus befallen; die Anfälle entsprechen Kongestionen in den Hämorrhoiden. Die inneren Hämorrhoiden bestehen seit ungefähr 20 Jahren und es zeigt sich ganz deutlich, daß immer zur Zeit der Hämorrhoidalkrisen der Pruritus geweckt wird.

Seit mehreren Jahren verschwindet der Pruritus zwischen den periodischen Krisen nicht ganz, so daß das unbewußte Kratzen während der Nacht zu häufigem Erwachen, zu Schlaflosigkeit und zu beständigen Exkoriationen und Analfissuren führt.

Der später beschriebene Radiumapparat für den Uterus eignet sich sehr gut für diese Gegend, da mit dem Stiele die ganze Schleimhaut der sackartigen Erweiterung des Anus bestrahlt werden kann, während das schalenförmige Ende sich flach den Schleimhaut- und Hautfalten der Analöffnung anpassen läßt. Nachdem dieser Apparat mit einer $^5/_{10}$ mm dicken Bleihülle umgeben worden ist, die ihrerseits eine Kautschukmembran trägt, um die Sekundärstrahlen aufzuhalten, wird er tief in den Anus eingeführt, so daß das schalenförmige Ende der Analöffnung direkt aufliegt. Er trägt an seiner Oberfläche 5 cg Radiumsulfat von 500000 Aktivitäten.

Er wird an 10 aufeinanderfolgenden Tagen je 15 Minuten appliziert. So wird die ganze mit Hämorrhoiden besetzte juckende Gegend zu gleicher Zeit mit genügend penetrierenden — da die ultrapenetrierenden Strahlen fast allein dem Apparate entströmen — und genügend aktiven Strahlen behandelt, da die $^5/_{10}$ mm dicke Bleihülle die harten β-Strahlen in großer Zahl passieren läßt. Im Laufe des folgenden Monats nimmt das Jucken deutlich ab. Zu einer artifiziellen Entzündung der Oberfläche ist es nicht gekommen.

Nach dem gleichen Modus wird 1 Monat später eine zweite Serie von Sitzungen gemacht, bloß wird der Apparat 20 statt 15 Minuten appliziert. Das Jucken verschwand alsdann vollständig. Betreffs der Hämorrhoiden kann wegen der Kürze der Beobachtungszeit noch kein endgültiges Urteil gefällt werden; indessen sind seit 3 Monaten keine kongestiven Anfälle mehr aufgetreten, während sie vorher wenigstens einmal im Monat wiederkehrten.

Die Doppelwirkung des Radiums, die zu gleicher Zeit eine kongestionsvermindernde und schmerzlindernde ist, scheint für die Behandlung besonders der Hämorrhoiden, die mit Jucken verbunden sind, vorzüglich geeignet zu sein.

Der Fall beweist überdies, daß der Radiumapparat, der ursprünglich nur für den Uterus bestimmt war, auch noch anderweitige Verwendung finden kann.

3. Pruritus vulvae. Eine 72jährige Dame leidet seit 10 Jahren an einem Pruritus der Vulva und der Umgebung des Anus, bei dem bisher alle Mittel versagten. Sie kann nicht lange eine sitzende Stellung einnehmen, und nachts wird sie immer durch ein unwiderstehliches Kratzbedürfnis im Schlafe gestört. Es besteht kein Ausfluß aus der Vagina. Die großen Labien und die angrenzenden Partien sind verdickt; der Damm, die Analgegend und deren Umgebung sind gerötet und entzündet.

Eine 3 Minuten dauernde Applikation des Apparates 2 an jeder Stelle, an 3 aufeinanderfolgenden Tagen wiederholt, verschlimmert die schmerzhaften Empfindungen und besonders das nächtliche Jucken.

Eine zweite identische Sitzungsreihe nach 8 Tagen ist von einer bemerkenswerten fortschreitenden Besserung gefolgt. Die Kranke kann längere Zeit sitzen bleiben, ohne Schmerzen zu verspüren, und das nächtliche Jucken hat aufgehört. Die Besserung macht immer weitere Fortschritte und führt zum vollständigen Verschwinden sämtlicher Beschwerden.

Die Heilung besteht schon seit 12 Monaten. Die Dienste, die das Radium bei derartigen Fällen zu leisten imstande ist, zeigen sich besonders schön, wenn wir die Einfachheit der Behandlung mit der Bedeutung dieses

Erfolges vergleichen. Es handelte sich für die Patientin, die ein trostloses Alter hatte, um ein wirkliches Wiederaufleben, um eine Rückkehr der Lebenskraft, die im Schwinden begriffen war.

4. Hyperästhesie nach Herpes zoster. Da die Überempfindlichkeit hier eine ganz oberflächliche ist, so sollte man glauben, daß hauptsächlich Strahlen von sehr schwacher Penetrationskraft indiziert wären. Da aber unter Vermeidung der leisesten Irritation eine ziemlich langdauernde Strahlenwirkung nützlich zu sein scheint, so tut man bei der praktischen Anwendung besser, die α- und einige β-Strahlen auszuschalten. Wir verfügen über mehrere Beobachtungen, bei denen sich dieser Behandlungsmodus als vorteilhaft erwiesen hat.

Eine 35jährige Dame konsultierte im April 1905 Dr. Wickham in der medizinisch-chirurgischen Klinik der Herren Cazin und Banzet. Die Dame bot ein eigenartiges Bild dar. Die Augen waren infolge der Schmerzen weit geöffnet, der Kragen wird vom Halse entfernt gehalten; die Patientin kann kaum sprechen und wird von zwei Personen gestützt. Es handelt sich um eine außerordentlich starke Hyperästhesie der ganzen Zervikalgegend nach einem Zoster.

Die Hauterscheinungen des Zosters sind beinahe verschwunden, nur einige rosa gefärbte Zonen sind noch übrig geblieben. Schon das Blasen auf die betreffende Gegend genügt, um die Empfindung des Brennens auszulösen; das leichte Auflegen des Fingers ist unerträglich, auf Druck aber treten keine Schmerzen in der Tiefe auf.

Apparat 4 (S. 6) kann ohne Schwierigkeiten je 10 Minuten an sechs verschiedenen Stellen appliziert werden, im ganzen also 60 Minuten. Nach dieser einstündigen Behandlung verspürt die Patientin nichts mehr; sie ist darüber sehr erstaunt und kann kaum an einen solchen Erfolg glauben. Dieses plötzliche Nachlassen war sehr merkwürdig; man mußte sich zuerst fragen, ob dabei nicht die Suggestion die Hauptrolle spielte.

Wie dem auch sein mag, es bleibt die Tatsache bestehen, daß sich die Dame bequem ankleiden und ohne Stütze ihrer Freundinnen gehen konnte; der Kragen konnte dem Halse ruhig anliegen.

Nach 48 Stunden kehrte die Patientin zurück und klagte über den Rückfall ihres Leidens. Während 24 Stunden hatte sie fast vollständige Ruhe; nachher kam die Empfindlichkeit allmählich wieder. Letztere ist indessen viel weniger lebhaft und es wird jetzt mehr das Gefühl des Prickelns als das des Brennens empfunden.

Gleiche Behandlung wie bei der ersten Sitzung. Es tritt wiederum ein rasches Nachlassen der Überempfindlichkeit ein und hält 24 Stunden an. Hierauf neuerdings Hyperästhesie, aber wiederum schwächer als beim vorigen Mal, und so ging es nach jeder Sitzung besser bis zur völligen Heilung. Es wurden im ganzen acht Sitzungen mit 48stündigen Intervallen gemacht.

Von der fünften Sitzung an war von Rückfall nichts mehr zu konstatieren; die weiteren Applikationen sind der größeren Sicherheit wegen gemacht worden. Seither ist die Kranke vollständig frei geblieben. Während der ganzen Behandlung und auch nachher ist es nicht zur geringsten Irritation der Oberfläche gekommen.

Bei diesem Falle dürfte es schwierig sein, die analgetische Wirkung des Radiums zu verkennen; eine suggestive Beeinflussung kann nicht wohl angenommen werden, da bei der Wiederholung derselben Applikationen stets derselbe Erfolg eintrat.

Der mit Absicht gewählte Apparat hatte einen Filter von $^{1}/_{10}$ mm Aluminium und war überdies mit einer schützenden Watteschicht versehen, so daß hauptsächlich die mittelstark penetrierenden Strahlen, welche für die Behandlung dieser Läsionen sehr geeignet sind, zur Anwendung kamen. Die Applikation an sechs verschiedenen Stellen garantierte für eine genügend ausgedehnte Wirkung.

Im folgenden Fall handelt es sich um eine selten beobachtete Überempfindlichkeit, bei der mit Hilfe der Strahlen eine ziemlich deutliche Beruhigung erzielt wurde.

5. Schmerzempfindung in der Stirnhaut. Eine Dame konsultierte uns am 6. Juli 1908 und brachte von Dr. Brocq folgende Diagnose mit:

„Herde von schmerzhaften Hautpartien an der Stirn ohne deutliche Hautläsionen; leichtes Chloasma an der Stirn und einige stark entwickelte Teleangiektasien bei einer neuro-arthritischen, seit einigen Monaten graviden Patientin; Kniereflexe sehr wenig ausgesprochen.“

Die Überempfindlichkeit betrifft die ganze Stirngegend. Der Druck bewirkt eine augenblickliche Steigerung der Schmerzen, welch letztere übrigens auch spontan vorkommen, den Charakter von Brennen haben und ganze Tage dauern. Die Beschwerden sind unerträglich; sie haben vor ungefähr 2 Monaten angefangen.

Apparat 2 mit $^{4}/_{100}$ mm Aluminium, 10 Blättchen Papier und einer Kautschukmembran wird an 6 aufeinanderfolgenden Tagen auf jede Stelle 5 Minuten appliziert.

Am 15. August gibt uns die Patientin von Hause folgenden Bericht: „Die ersten 4 Tage nach der Behandlung vom 12. bis 16. Juli war eine leichte Besserung zu konstatieren, denn die Stirnschmerzen bestanden nicht den ganzen Tag wie vorher und waren weniger heftig. Vom 17. bis 20. kamen plötzliche Schmerzen und ließen die Rückkehr starker, dauernder Krisen befürchten, sie verschwanden aber augenblicklich wieder. Es schien, als ob zwischen dem Übel und den aufgespeicherten Strahlen ein Kampf bestände. Seit jener Zeit sind die Schmerzen nicht mehr zurückgekehrt und ich glaube, daß die Strahlen den Sieg davongetragen haben.“

Nach Ablauf von 6 Monaten zogen wir bei der Patientin neuerdings Erkundigungen über ihr Befinden ein. Wir erhielten folgende Antwort:

„Am 16. August bekam ich einen neuen Anfall (vom 20. Juli bis 16. August bestand also vollständige Ruhe), die Schmerzen traten aber nur intermittierend auf. Auf jeden Fall waren diese Schmerzen nie mehr so heftig und so lang anhaltend wie vor der Behandlung, so daß ich der letztern sicherlich eine große Erleichterung zu verdanken habe. Es wäre vielleicht angezeigt gewesen, im August nochmals eine Radiumsitzung vorzunehmen; wegen der Beschwerlichkeit der Reise haben wir davon Abstand genommen.

Die Geburt ist am 30. Oktober ganz normal vor sich gegangen. Der braune Fleck auf der Mitte der Stirn ist fast vollständig verschwunden und seit der Geburt habe ich nichts mehr von Schmerzen verspürt.“

Bei diesem Falle muß man den Einfluß der Gravidität stark in Anschlag bringen. Aber trotz der Rolle, die die Geburt bei der gegenwärtig definitiv scheinenden Heilung gespielt hat, darf die ganz deutliche analgesierende Wirkung des Radiums nicht verkannt werden, die eine Zeitlang partiell, während fast eines Monats aber komplett war; sie ist gleich nach der Behandlung und vor der Geburt eingetreten. Die Behandlung war übrigens eine ganz ungenügende, es wären wenigstens noch zwei Sitzungsreihen nötig gewesen. Es muß noch bemerkt werden, daß sich weder eine Irritation der Oberfläche, noch eine neue Pigmentierung gezeigt hat, sondern daß im Gegenteil das Chloasma verschwunden ist.

6. Lepröse Neuritiden. Dr. Degrais hatte Gelegenheit, unter der Leitung des Dr. de Beurmann in dessen Abteilung im Spital Saint-Louis mehrere Fälle von lepröser Neuritis zu behandeln. Diese Affektion scheint für die Radiumbehandlung besonders geeignet zu sein, denn bei allen Fällen waren die Resultate analog wie bei der folgenden Beobachtung:

Ein 21jähriger Mann leidet seit 4 Jahren an Lepra; er klagt über Schmerzen auf der Außenseite der Oberschenkel, über der Tibia und auf der Dorsalseite der Füße. Die Schmerzen bestehen Tag und Nacht, exazerbieren aber während der Nacht und sind so peinlich, daß Patient nicht schlafen kann. Er leidet ferner an heftigen Schmerzen an der Dorsalseite der Hand und in der unteren Hälfte der Vorderarme.

Apparat 1 (mit $^{4}/_{100}$ mm Aluminium) wird während je 10 Minuten an so viel Stellen appliziert wie nötig ist, um die gesamten schmerzhaften Partien zu bedecken

Der Patient konnte die erste Nacht nach dieser Sitzung schlafen, so ausgesprochen war die Abnahme der Schmerzen, und nach und nach haben letztere vollständig aufgehört.

Seit $1^1/_2$ Jahren sind sie nicht wiedergekommen.

Unsere Versuche haben sich übrigens nicht nur auf diese Manifestationen der Lepra beschränkt: wir haben auch sichtbare Erscheinungen in Angriff genommen, und die Erfolge, die wir bei der Ausgleichung der Leprome erzielt haben, berechtigen uns, obschon sie noch zu kurze Zeit beobachtet sind, zu der Hoffnung, daß wir im Radium ein wertvolles Hilfsmittel zur Beseitigung der charakteristischen Deformationen des Gesichtes besitzen.

7. Interkostalneuralgien. Hier handelt es sich um tiefer sitzende Schmerzen, und die Resultate der Radiumtherapie sind, obschon sie öfters günstig ausfallen, weniger konstant oder unvollständiger.

Eine Dame litt an einer äußerst schmerzhaften Interkostalneuralgie unterhalb der Mamma. Die Atembewegungen waren sehr peinlich und das Niesen und Husten lösten besonders heftige Schmerzen aus.

Apparat 1 wird mit $^8/_{100}$ mm dickem Aluminiumfilter während je 10 Minuten an den betreffenden Stellen appliziert.

Deutliche Abnahme der Schmerzen. 2 Tage später Wiederaufnahme der Behandlung mit dem gleichen Apparat und der gleichen Sitzungsdauer. Gleiche Sitzung nach weiteren 3 Tagen. Nach dieser letzten Sitzung vollständiges und definitives Verschwinden der Schmerzen.

8. Ischias. Im Jahre 1905 wurden zwei Fälle von Neuralgie des Nervus ischiadicus mit Radium merklich gebessert. Der eine verdient eine besondere Erwähnung, da die gewählte Technik als Ausgangspunkt und Basis gedient hat für die Entdeckung der Methode des „Kreuzfeuers".

Es handelte sich um einen Arbeiter, der sich nur dreimal pro Woche zur Radiumbehandlung einfinden konnte. Er hatte einen weiten Weg zu machen, kam teils zu Fuß, teils per Wagen und strengte sich bei jeder Reise stark an. Die Bedingungen für eine erfolgreiche Behandlung waren also ganz ungünstig, und trotzdem wurde eine deutliche Besserung erzielt. Der Patient, der bei seinen ersten Besuchen, obwohl er sich stützte, nur mit großer Mühe gehen konnte, war nach zwölf Sitzungen in seinen Bewegungen viel freier. Er fühlte sich besser und wollte wegen des Zeitverlustes die Behandlung nicht fortsetzen.

Die Neuralgie bestand mit leichten Remissionen seit 2 Jahren und steigerte sich beim Stehen und Gehen.

Man mußte versuchen, mit zahlreichen und genügend penetrierenden Strahlen in die Tiefe zu wirken, ohne die Haut zu reizen.

Wir verwendeten dazu folgendes Verfahren:

1. Zwischenlegung eines mit einem doppelten Goldschlägerhäutchen umwickelten Wattepolsters, das einen Filter von 1 cm Durchmesser bildete. Dadurch wurden die α-, die weichen und mittleren β-Strahlen eliminiert, und die Apparate konnten etwas länger appliziert bleiben.

2. Gleichzeitige Applikation mehrerer Apparate (Nr. 1, 2 und 3, S. 6).

3. Keiner der Apparate durfte so lange liegen bleiben, daß es zu einer Irritation der Oberfläche kam. Apparat 1 z. B. 5 Minuten.

4. Verschiebung des Apparates in der doppelten Absicht, einerseits eine möglichst große Oberfläche der schmerzhaften Partie, besonders der speziell neuralgischen Stellen zu behandeln, andererseits durch Diffusion

der stark penetrierenden Strahlen in der Tiefe eine Wirkung auszulösen, welche der Gesamtheit der Applikationsdauer mehrerer Apparate entspricht.

Nehmen wir, um die Sache etwas anschaulicher zu gestalten, an, es handle sich um eine schmerzhafte Körperpartie von 70 qcm Oberfläche, welche mit drei oder vier Apparaten bedeckt ist. Da jeder Apparat nur 5 Minuten liegen bleibt, so wird die Hautoberfläche nur während dieser 5 Minuten beeinflußt; in der Tiefe aber wird die Wirkungsdauer der sehr stark penetrierenden Strahlen fünfmal die Zahl der Apparate, also 15 oder 20 Minuten betragen.

Mit dem ganz gleichen Verfahren hat der eine von uns die Beseitigung sehr heftiger Schmerzanfälle bei einer chronischen Gastritis erzielt. Die gesamte einstündige Applikationsdauer wurde auf die epigastrische Gegend in der Weise verteilt, daß jede Stelle nur 5 Minuten der Strahlenwirkung ausgesetzt war.

Diese Ergebnisse zeigen deutlich, daß Wickham schon damals (1905) das Bestreben hatte, die stark penetrierenden Strahlen unter Ausschaltung der schwach penetrierenden zu verwenden und daß er das Problem der Filtrierung gelöst hatte, einmal durch das Einschieben von Filtern und dann dadurch, daß er die Gewebe selbst als Filter benützte.

In diesem Sinne haben wir weiterhin gemeinsam die Wirkung der Filter, besonders der Bleifilter, welche mit Kautschuk überzogen sind[1]), studiert und die Methode des „Kreuzfeuers“ begründet.

Gegenwärtig wenden wir für die verschiedenen Körperpartien, die eine Applikation der Apparate einander gegenüber gestatten und bei denen tiefe Schmerzen bestehen, mittlere Filter von $^{1}/_{10}$ bis $^{5}/_{10}$ mm Blei an und verschieben die Apparate nach einer gewissen Applikationszeit, da sonst bei längerer Fortsetzung eine Irritation der Oberfläche zustande kommen würde.

Wir glauben, daß die hauptsächlich durch γ-Strahlen bewirkte sehr starke Penetrierung vorzugsweise bei Schmerzen an einer kleinen Stelle Verwendung findet; wenn eine größere Oberfläche zu bedecken wäre, so müßte die Applikationsdauer eines jeden Apparates eine lange sein und es wäre demzufolge die Behandlung weniger praktisch.

9. Gelenkschmerzen. In vielen Fällen weichen diese Schmerzen sehr schnell. Soupault kannte den Wert des Radiums bei den Gelenkentzündungen sehr gut, als er im Jahre 1904 in der „Société médicale des hôpitaux“ unter Betonung der schmerzlindernden Wirkung des Radiums sagte, daß die Gelenksaffektionen mit chronischem oder subakutem Verlaufe, wie die gonorrhoischen Arthritiden, durch die Radiumbestrahlung sehr günstig beeinflußt zu werden scheinen. Wir haben selbst mehrere demonstrative Fälle zur Verfügung und zitieren hier eine besonders interessante Beobachtung vom 17. Juni 1905.

Ein 40jähriger Arbeiter, von Beruf Maler, leidet an einer gonorrhoischen Arthritis des linken Zeigefingers, einer Form, die von Prof. Fournier als

---

[1]) Siehe: Verschiedene Affektionen, Glaukom.

spindelförmiger Typus bezeichnet wird. Der Patient kann den Finger nicht biegen und klagt über heftige Schmerzen. Er leidet an „goutte militaire".

Apparat 3 wird 3 Minuten an vier verschiedenen Stellen appliziert und so die Arthritis gewissermaßen umkreist. Der Patient fühlt sich nach der ersten Sitzung schon erleichtert. Von diesem Tage an wurden innerhalb von 3 Wochen noch 9 analoge Sitzungen gemacht. Letztere haben nur noch eine leichte Hautreaktion bewirkt. Von der zweiten Woche an trat eine deutliche Abschwellung ein; der Patient hat keine Schmerzen mehr und kann den Finger etwas biegen.

Seither ist durch die sehr interessanten Arbeiten von Dominici und Gy die schmerzlindernde Wirkung des Radiums bei Gelenkschmerzen durch ein großes Tatsachenmaterial bewiesen worden.

Kurz die vorstehenden Ausführungen zeigen die analgetische Wirkung des Radiums deutlich. Dank der vervollkommneten Technik kann das Radium mit Vorteil zur Bekämpfung des Pruritus und oberflächlicher oder tiefer lokalisierter Schmerzen verwendet werden, vorausgesetzt, daß sie nicht durch allgemeine Ursachen oder zentrale Störungen unterhalten sind; dabei kann man zu Gesamtbestrahlungen von starker Intensität seine Zuflucht nehmen oder zu Strahlen von starker Penetrationskraft. Die Technik hat sich zu richten nach der Tiefe, in die man eindringen will, nach der Notwendigkeit, Hautalterationen zu vermeiden, und nach der Ausdehnung der zu behandelnden Flächen.

Man wird vorzugsweise große und kräftig wirkende Apparate verwenden und damit kurze und wiederholte Sitzungen ohne Filtrierung vornehmen, wenn es sich um oberflächliche und ausgedehnte Läsionen handelt, längere Sitzungen mit mittlerem Filter, wenn die Läsionen tiefer sitzen und ausgedehnt sind, endlich sehr lange Applikationen mit sehr dichten Filtern, wenn die Läsionen tief sitzen und ziemlich lokalisiert sind.

In gewissen Fällen wird man indessen schätzenswerte Vorteile ziehen aus Apparaten oder Gewebsstücken mit schwacher Aktivität, wenn man sie lange Zeit unter leichtem Filtrieren liegen läßt.

b) Neurodermitiden, Lichenifikation, Ekzeme.

Dieser Abschnitt bietet ein besonderes Interesse dar; es soll hier im Gegensatz zu der Meinung der ersten Beobachter gezeigt werden, daß die Radiumtherapie für Flächen von großer Ausdehnung praktisch verwertbar ist. Wir finden hier ferner eine neue und sehr geeignete Anwendungsweise der Gesamtstrahlen von starker Intensität, besonders der Strahlen von mittlerer und schwacher Penetrationskraft. Es zeigt sich endlich, daß sich dank der speziellen Technik die Wirkung dieser Strahlen entfalten kann, ohne die geringste sichtbare Reizung selbst entzündeter, besonders reizbarer und empfindlicher Gewebe zu bewirken.

Das sind die Hauptpunkte, die aus unseren Beobachtungen hervorgehen. Bei jeder Gruppe werden wir ein oder zwei Fälle kurz besprechen.

Tafel XX.

Neurodermitis (S. 223).

Fig. 1. Die verschiedenen Eigenschaften des Prozesses sind typisch, und die Abbildung gibt die Läsion in sehr exakter Weise wieder.

Fig. 2. Von der Neurodermitis ist nichts mehr zu konstatieren. Die Haut ist ganz normal.

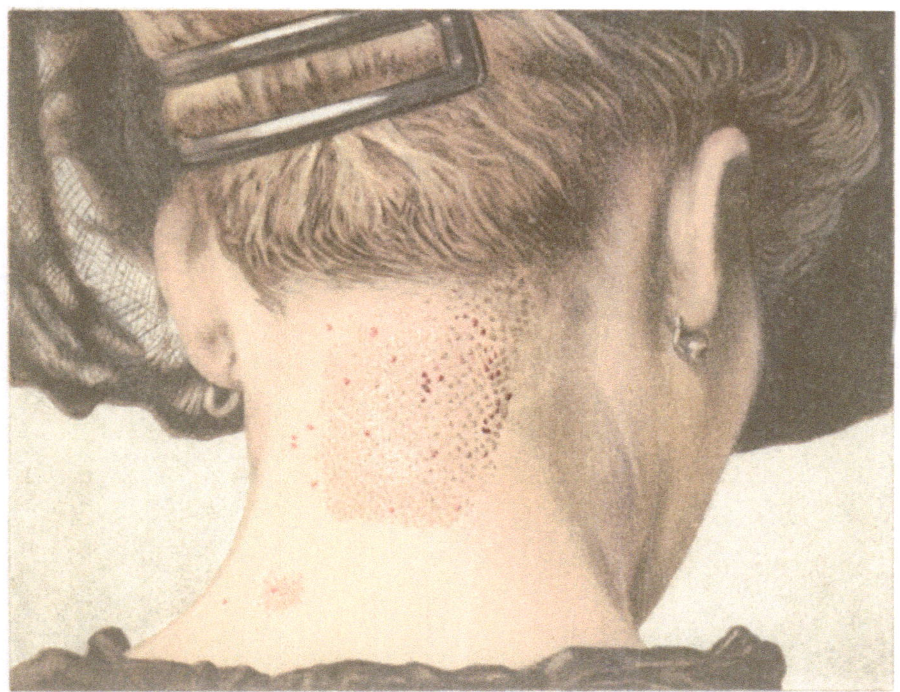

1

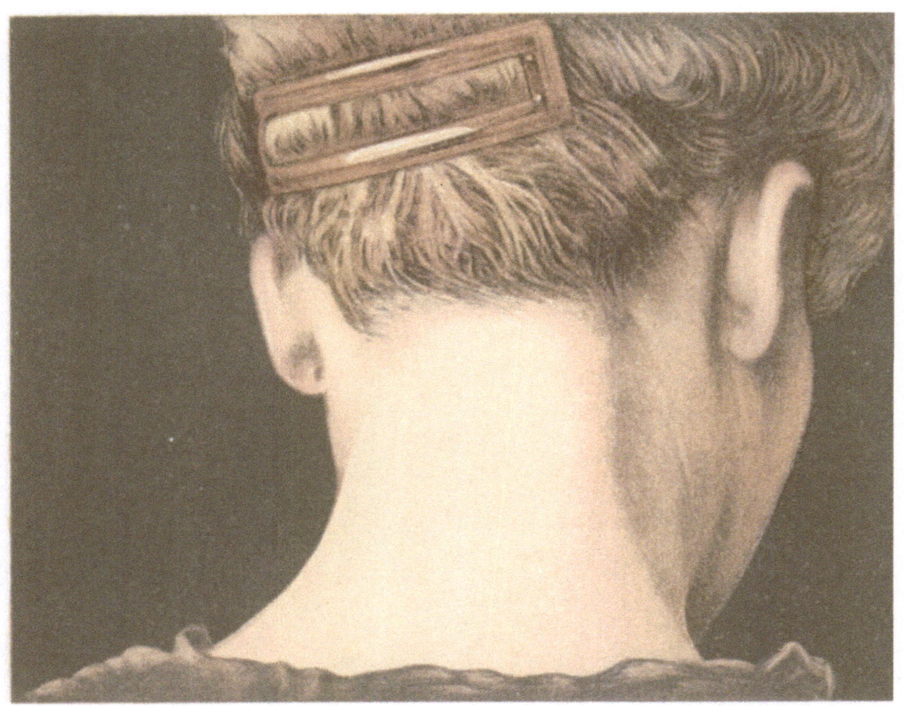

2

Neurodermitis.

Unsere Studien wurden in einer gewissen Reihenfolge unternommen; und wir wollen diese berücksichtigen und besprechen daher zuerst die Neurodermitiden, dann die chronischen lichenifizierten, endlich die akuten Ekzeme.

a) Neurodermitiden.

Wir haben unsere Studien über die Radiumwirkung bei entzündlichen und juckenden Dermatosen an Herden von lichenifiziertem und lokalisiertem Ekzem („Névrodermites circonscrites" Brocq) begonnen. Bei allen Fällen bekamen wir gleich nach den ersten Sitzungen deutliche Resultate. Einige sind seit der Heilung nicht mehr rezidiviert, trotzdem die Behandlung schon ziemlich lange zurückliegt, bei anderen ist es nach 8 Monaten bis zu einem Jahre an einigen Stellen zum Rezidiv gekommen, welch letzteres aber auf eine neuerdings eingeleitete Therapie sehr leicht geheilt wurde.

Manchmal sind allerdings diese Rezidive sehr hartnäckig, wie aus folgender Beobachtung hervorgeht:

Ein ungefähr 70jähriger Mann leidet seit vielen Jahren an Jucken in der Falte des rechten Gesäßes an der Vereinigungsstelle der Hinterseite des rechten Oberschenkels mit der rechten Hinterbacke, die beim Sitzen der Reibung ausgesetzt ist.

Zahlreiche Behandlungsversuche haben jeweilen nur vorübergehende Besserungen gebracht.

Es handelt sich um eine Neurodermitis circumscripta ohne nennenswerte Verdickung der Haut, die aber mit starkem Jucken verbunden ist. Die Oberfläche ist braunrot und die Hautfältelung ist etwas stärker als normalerweise ausgeprägt.

Apparat 17 wird innerhalb von 14 Tagen viermal je 20 Minuten ohne Filter appliziert. Das Jucken läßt rasch nach, und kurze Zeit nachher ist jede Spur von Irritation verschwunden; die Haut ist nur etwas mehr pigmentiert als normalerweise. Die Affektion bleibt während ungefähr 9 Monaten anscheinend geheilt, und das ist ein sehr bemerkenswerter Erfolg, wenn man die Wirkungslosigkeit der Therapie der vorhergehenden 8 Jahre berücksichtigt.

Nach diesem langen Stillstande hatte sich in der Mitte des alten Herdes ein kleines Rezidiv gebildet. Der Patient konsultierte einen Spezialisten; trotz Anwendung verschiedener Salben und Pflaster verschlimmerte sich das Rezidiv, und es stellte sich der alte Herd in seinem vollen Umfange wieder ein. Die Radiumbehandlung wird neuerdings eingeleitet, diesmal mit 0,08 mm dickem Aluminiumfilter. Die Entzündung verschwindet nach und nach, und seit 2 Monaten hat sich von Rezidiv nichts mehr gezeigt.

Von unseren demonstrativsten Beobachtungen führen wir noch zwei Fälle von typischer Neurodermitis an, der eine mit Lokalisation am Nacken, der andere an Ober- und Innenseite des Oberschenkels.

1. Neurodermitis am Nacken (Tafel XX). Ein uns von Dr. Triboulet zugewiesenes 25jähriges Mädchen leidet seit 6 Jahren an Neurodermitis; diese nimmt die ganze Nackengegend ein und erstreckt sich auf den behaarten Kopf, wo zahlreiche Prurigo-Knötchen zu konstatieren sind. Der Herd ist ganz typisch: er ist scharf konturiert, verdickt, die Oberfläche ist leicht lichenifiziert und mit Exkoriationen versehen, die von abgekratzten Knötchen herrühren. Der Juckreiz ist sehr heftig. Links in der unteren Partie des Halses besteht ein zweiter kleiner neurodermitischer Herd.

Die Behandlung und deren Folgeerscheinungen sind sehr einfach. Auf die große Stelle am Nacken wird Apparat 2 während 10 Minuten appliziert, dann wird in fünftägigen Intervallen Apparat 7 zweimal je 3 Minuten angewendet. Gleich nach den ersten Sitzungen empfindet die Patientin eine wesentliche Abnahme des Juckens. Allmählich verschwindet der Pruritus vollständig. Die ganze kranke Oberfläche erleidet eine Modifikation, die sich in der Abnahme der charakteristischen Erscheinungen der

Neurodermitis dokumentiert. Die Haut wird weich, die Lichenifikation geht zurück und der Glanz der Haut verschwindet. Seither haben sich die Läsionen weiter gebessert, so daß es gegenwärtig, 20 Monate nach der Behandlung, unmöglich ist, das geringste Zeichen der früheren Affektion wiederzufinden.

2. Neurodermitis am Oberschenkel. Eine 40jährige Dame leidet oben an der Innenseite des linken Oberschenkels an sehr heftigem Jucken; es ist die klassische Form der Oberschenkelneurodermitis. Mit keiner Behandlung, auch nicht mit den Röntgenstrahlen, war eine dauernde Besserung zu erzielen. Die kranke Oberfläche ist ziemlich ausgedehnt.

Apparat 1 wird mit eintägigen Intervallen an jeder Stelle sechsmal je 2 Minuten appliziert. Sehr deutliche Remission während 5—6 Monaten. Ein Rezidiv wird von neuem nach der gleichen Methode behandelt, und die Affektion scheint nun definitiv geheilt zu sein. Zuerst zeigte sich eine erhebliche Pigmentation, die nach und nach schwächer wurde.

β) Ekzeme.

Die Radiumtherapie ist deshalb für ausgedehnte Ekzeme praktisch verwendbar, weil diese Dermatosen durch im ganzen schwache Dosen beeinflußt werden und ein kräftig wirkender Apparat in sehr kurzer Zeit, in 1—5 Minuten, eine genügende Strahlenmenge liefert.

Im folgenden soll gezeigt werden, wie ein Ekzem trotz seiner Ausdehnung leicht behandelt und geheilt werden konnte.

1. Chronisches lichenifiziertes Ekzem, das die beiden unteren Extremitäten in ihrer ganzen Ausdehnung befallen hatte. Ein 53jähriger Mann hat ein lichenifiziertes Ekzem der unteren Extremitäten. Beginn vor 4 Monaten an der rechten Wade mit einem kleinen Herde, der sich allmählich so ausdehnte, daß die Ober- und Unterschenkel befallen wurden. Die Haut läßt sich nur in dicke Falten legen, die Oberfläche ist gerötet, trocken, rauh und lichenifiziert. Der sehr heftige Juckreiz stört den Patienten im Schlafe.

Apparat 1 mit 0,01 mm dickem Aluminiumfilter wird an zwei Vormittagen je 10 Minuten an jeder Stelle appliziert. Nach diesen ersten Bestrahlungen hört das Jucken sehr bald auf und die durch das Kratzen unterhaltene Lichenifikation geht zurück. Es konnte dabei eine interessante Beobachtung gemacht werden. Es wurde nämlich das Anlegen des Apparates dem Patienten überlassen und ihm empfohlen, die Apparate nicht übereinander liegen zu lassen. Da nun der Apparat eine runde Form hatte, so mußten zwischen drei Applikationsfeldern dreieckige Zwischenräume entstehen. Nun konnte man sehr schön das Abschwellen und das Einsinken der behandelten Stellen beobachten beim Vergleich mit den nicht modifizierten Zwischenräumen; an den letzteren allein hat das Jucken fortbestanden. Diese grundlegende Beobachtung zeigt die Radiumwirkung in unzweifelhafter Weise. An den behandelten Stellen, bei denen die Kongestion verschwunden war, konnte nicht die leiseste Spur von Irritation (Revulsion) konstatiert werden.

Die Behandlung wurde mit Apparat 4 zu Ende geführt, der auf jede Stelle 10 Minuten lang appliziert wurde; seither sind die Läsionen nicht wieder zum Vorschein gekommen.

Sehr günstige Erfolge haben wir auch bei Fällen erzielt, bei denen die Lichenifikation seit mehreren Jahren bestand.

Wir wollen nicht verfehlen, hier die Aufmerksamkeit darauf zu lenken, daß es möglich ist, große Flächen zu behandeln. Man hatte in der Tat immer geglaubt, daß die Wirkung des Radiums wegen der relativen Kleinheit der Apparate beschränkt bleiben würde. Das wäre richtig, wenn man die Dosen durch lange Sitzungen kumulieren müßte. Nun genügen aber Applikationen von 1—10 Minuten

Dauer, und wenn die Apparate 20 oder 30 qcm Oberfläche haben, so können mit 20 Sitzungen große Flächen bestrahlt werden. Die vorstehende Beobachtung beweist das deutlich, da zwei Vormittage genügt hatten, um alle Stellen zu bestrahlen. Da die Handhabung des Apparates eine äußerst einfache ist, so konnte sich der Patient selbst behandeln.

Übrigens wäre bei Anwendung von zwei Apparaten zu gleicher Zeit die Totaldauer der Sitzung noch kürzer geworden, und auch mit unserer gewöhnlichen Methode hätte man das gleiche Resultat erzielen können; letztere besteht darin, daß an drei aufeinanderfolgenden Tagen kräftig wirkende Apparate je 3 Minuten appliziert und daß nach einwöchentlichen Intervallen drei gleiche Serien wiederholt werden. So wird jede Sitzung relativ kurz.

Wenn die Lichenifikation sehr stark ist, so empfiehlt es sich, wie wir sehen werden, die Apparate mit 0,1 mm dicken Bleifiltern zu versehen und die Behandlung mit einer oder mehreren solchen Serien zu Ende zu führen. Durch die am stärksten penetrierenden Strahlen werden die Gewebe in der Tiefe modifiziert, und dabei sind Rezidive weniger zu befürchten.

2. Chronisches Ekzem der oberen Extremitäten. An den Händen sind Dauerresultate oder wenigstens längere Remissionen gewöhnlich schwieriger zu erzielen; indessen verfügen wir doch über mehrere Patienten, die mit Handarbeiten beschäftigt sind, bei denen die Behandlung schon weit zurückliegt und sich von Rezidiv nichts gezeigt hat. Beispiele:

1. Ein Coiffeur konsultierte uns wegen eines lichenifizierten Ekzems der Handrücken. Die Affektion besteht seit 10 Jahren und ist seit 2 Jahren im Spital Saint-Louis ohne Erfolg behandelt worden. Der Patient ist sehr skeptisch geworden und behauptet, daß er nicht geheilt werden könne. Nur weil ihm etwas freie Zeit zur Verfügung steht, will er sich behandeln lassen.

Apparat 1 (mit $^1/_{100}$ mm Aluminium und Kautschukmembran) wird an jeder Stelle appliziert, 4 Minuten am ersten, 3 Minuten am zweiten und 2 Minuten am dritten Tag. In der folgenden Woche zweite Serie der Applikationen von 3 Minuten pro Stelle, jeden zweiten Tag, mit dem gleichen Apparat.

Nach einem Monat besteht nur noch eine leichte Rötung an der Außenseite des linken Mittelfingers mit etwas Jucken. Der viereckige Apparat 3 wird während 3 Minuten auf den rötesten Punkt und 1 Minute auf einige Herdchen appliziert. Von der Zeit an (März 1908) hat der Patient seine Arbeit wieder aufgenommen, und trotzdem er genötigt ist, häufig seine Hände zu waschen, ist die Heilung bestehen geblieben.

2. Eine 52jährige Patientin leidet an einem trockenen Ekzem beider Handteller, das von starkem Jucken begleitet ist (Fig. 63 und 64). Rechts besteht das Ekzem seit 8 Jahren, links sind die Läsionen erst vor einem Jahre aufgetreten. Die Haut ist auf der rechten Seite gerötet, derb, rissig und stellenweise mit Schuppen bedeckt. Es bestehen mehrere schmerzhafte Rhagaden, so daß die Kranke die Hand nicht schließen und sie nur mit Mühe benützen kann. Beim Waschen verspürt sie sehr heftiges Jucken und Brennen. Trotz verschiedener Behandlungsversuche im Spital Saint-Louis konnte Patientin nicht von ihrem Ekzem befreit werden, das sie gewissermaßen arbeitsunfähig machte.

Die Radiumbehandlung bestand in zwei Applikationsreihen mit einer achttägigen Pause. Apparat 1 wurde mit einem von einer Kautschukmembran umhüllten, 0,04 mm dicken Aluminiumfilter bedeckt und an jeder Stelle an drei aufeinanderfolgenden Tagen je 6 Minuten appliziert. Diese leichte Filtrierung hatte den Zweck, die Strahlen von sehr schwacher Penetrationskraft zu verringern und dadurch eine verlängerte Bestrahlung zu ermöglichen. Gleich nach der ersten Serie zeigte sich eine deutliche Besserung durch die Abnahme des Juckens und die größere Weichheit der Haut des Handtellers; die Rhagaden gehen der Vernarbung entgegen und die Finger können besser gebeugt werden. Um das Resultat zu vervollständigen, hatten wir uns zu einer dritten Applikationsreihe entschlossen. Die Patientin, die auf dem Lande wohnte, teilte uns aber mit, daß sie die Behandlung leider nicht fortsetzen könne, da inzwischen ein Interkostalzoster aufgetreten sei.

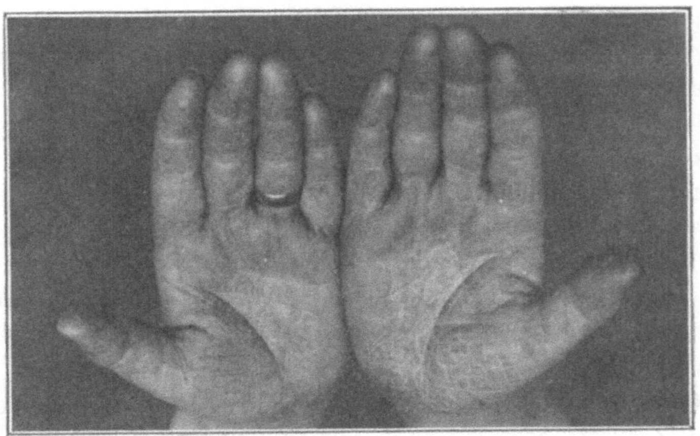

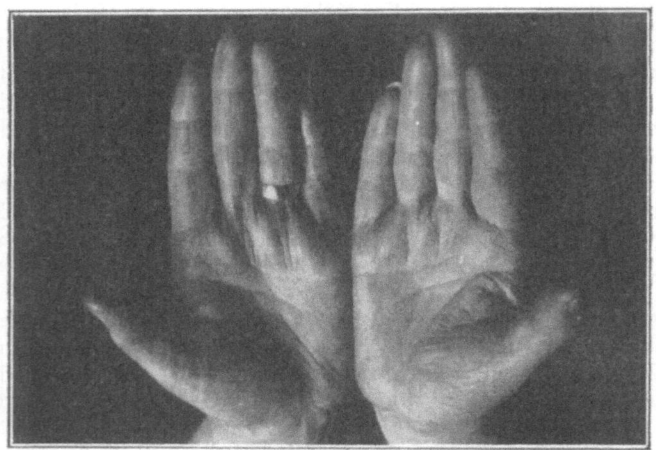

Fig. 63 und 64. Chronisches Ekzem.

Nach 2 Monaten, als der Zoster geheilt war, schrieb uns die Patientin, daß die Besserung des Ekzems immer weitere Fortschritte gemacht habe, und daß das Jucken jetzt vollständig verschwunden sei; die Haut der Beugeseiten der Hände habe wieder ein normales Aussehen bekommen und die Beugung der Finger sei frei.

3. Chronisches Ekzem des Gesichtes. Diese Lokalisation ist für die Behandlung mit den gewöhnlichen dermatologischen Mitteln vielleicht am schwierigsten und unbequemsten. Wir werden nun sehen, daß alte und hartnäckige Läsionen ohne jeden Verband und ohne besondere Vorsichtsmaßregeln mit der größten Leichtigkeit geheilt werden konnten. Einer der überzeugendsten Fälle bildete den Inhalt einer Arbeit von P. Combres[1]) (Fig. 65 und 66).

„Am 8. April 1908 kam ein Mann von ungefähr 50 Jahren zur Konsultation ins „biologische Radiumlaboratorium“, Abteilung Dr. Wickham, wegen eines seit 12 Jahren bestehenden chronischen Ekzems im Gesicht.

Bei der Untersuchung konstatierte man eine tiefe entzündliche Infiltration der Gewebe, die sich durch Rötung und Ödem manifestierte. Letztere waren besonders stark ausgesprochen: oberhalb der Augenbrauen, an den Lid-, Wangen-, Nasen- und Lippenpartien. Analoge Läsionen bestehen an der Dorsalseite der rechten Hand, im Bereich der Metacarpo-Phalangealgelenke und auf der Dorsalseite des linken Ringfingers. Es handelt sich um ein lichenifiziertes Ekzem, dessen häufige akute Schübe heftiges Jucken bewirken. Der Patient ist schon verschiedentlich behandelt worden, es kam aber dabei nur zu vorübergehenden leichten Besserungen. Diese Mißerfolge führten ihn der Radiumbehandlung zu.

Es wird der kräftig wirkende Apparat 1 ohne Filter verwendet und die Gesamtstrahlenmenge nutzbar gemacht, wobei die schwach und mittelstark penetrierenden Strahlen vorherrschen.

Im Gesicht und an den Händen werden an jeder Ekzemstelle Sitzungen von 3 Minuten Dauer an drei aufeinanderfolgenden Tagen gemacht. Bei einer so kurzen Applikationsdauer wirken hauptsächlich die α-, die weichen und mittleren β-Strahlen, Strahlen von schwacher und mittelstarker Penetrationskraft; die ultrapenetrierenden harten β- und γ-Strahlen können kaum in Betracht kommen, da sie schwach vertreten sind; um sie zur Wirkung zu bringen, müßten also sehr langdauernde Applikationen gemacht werden. Man hätte glauben können, daß diese schwachen und mittelstark penetrierenden Strahlen nur durch sichtbare Irritation wirken würden; das ist aber nur dann der Fall, wenn schlecht dosiert wird. Bei unserem Fall sind im Gegenteil Beruhigung und Schwund der Entzündung der so leicht verletzlichen und empfindlichen ekzematösen Gewebe ohne die leiseste sichtbare Irritation eingetreten. Am zwölften Tage waren das Jucken und die Rhagaden verschwunden und die Lichenifikation war erheblich zurückgegangen. Trotz Widerratens reist der Patient nach Grenoble heim, bevor ein definitives Resultat hatte erreicht werden können; nichtsdestoweniger bestand während 6 Monaten vollständige Remission. — Am 25. November 1908 kehrt der Patient nach Paris zurück, um sich wieder behandeln zu lassen; das Ekzem war seit einem Monat an den gleichen Stellen im Gesicht rezidiviert; die Hände blieben diesmal verschont. Wir nehmen den Patienten in Behandlung und wenden den gleichen Apparat und das gleiche Verfahren an wie im April; es wird eine Serie von Sitzungen von 3 Minuten Dauer an drei aufeinanderfolgenden Tagen gemacht. Vom vierten bis zum neunten Tage konnten wir ein allmähliches Verschwinden zuerst des Pruritus und dann der meisten entzündlichen Erscheinungen konstatieren. Es bleibt noch eine Infiltration in der Tiefe bestehen. Die beiden Abbildungen geben den Status des Gesichtes am ersten und am neunten Tage wieder. Der Patient hielt sich für vollkommen geheilt; wir konnten ihn aber von der Notwendigkeit einer Fortsetzung der Behandlung überzeugen. Es wurden alsdann noch drei weitere Applikationsreihen gemacht: die zwei ersten nach dem vorher beschriebenen Modus mit einem Intervall von einer Woche, die dritte mit dem gleichen Apparat, der aber mit einem 1 mm dicken Bleifilter, fünf Scheiben schwarzen Papiers und einer Kautschukmembran bedeckt war. Durch diese Einlage wurde die nutzbare Radioaktivität auf ungefähr 7500 Ξ reduziert; sie war dann ausschließlich aus harten β- (30%) und γ-Strahlen (70%) zusammengesetzt. — Wir ließen den Apparat an jeder Stelle 15 Minuten einwirken und wiederholten die Sitzungen an acht aufeinanderfolgenden Tagen, um eine Tiefenwirkung zu bekommen. Als der Patient fortging, war nichts mehr von der früheren Affek-

[1]) Combres, La Clinique, März 1909.

tion zu sehen; die Haut hatte wieder normales Aussehen und normale Konsistenz angenommen.

Dieser typische Fall bildet eine Bestätigung der schon vorher von Wickham und Degrais publizierten analogen Resultate. Es ist wirklich erstaunlich, zu sehen, wie rasch und wie leicht Läsionen verschwinden, die den gewöhnlichen dermatologischen Mitteln so hartnäckigen Widerstand leisten. — Während der Behandlung wurde kein anderes Medikament verordnet und keine besondere Vorsichtsmaßregel getroffen. Der Patient wurde einfach angehalten, sich nicht mit Seife zu waschen.

Wäre diese Beobachtung isoliert geblieben, so hätte sie nur ein relatives Interesse; es gibt aber andere Fälle, durch die Kontrolle geübt und die erste Beobachtung bestätigt wurde.

Ein 27jähriger Arbeiter einer Buchdruckerei leidet seit 7 Jahren an einem chronischen lichenifizierten Gesichtsekzem, das gewöhnlich im Frühjahr besser wird und sich beim Beginn des Winters wieder verschlimmert. Der letzte Anfall datierte vom Oktober 1906, und der Patient konsultierte uns deswegen im Februar 1907; die Attacke ist diesmal besonders intensiv und juckend.

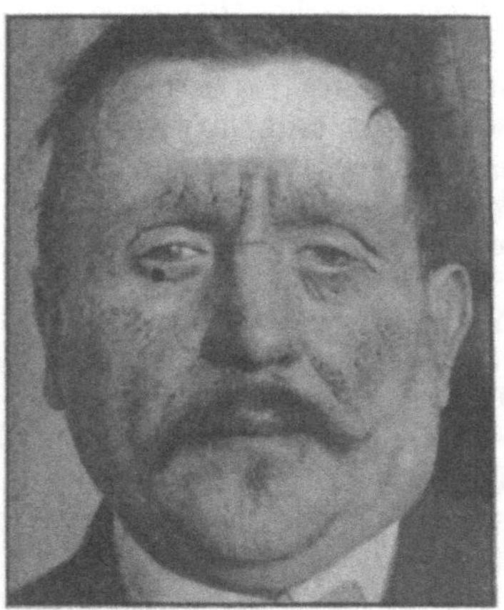

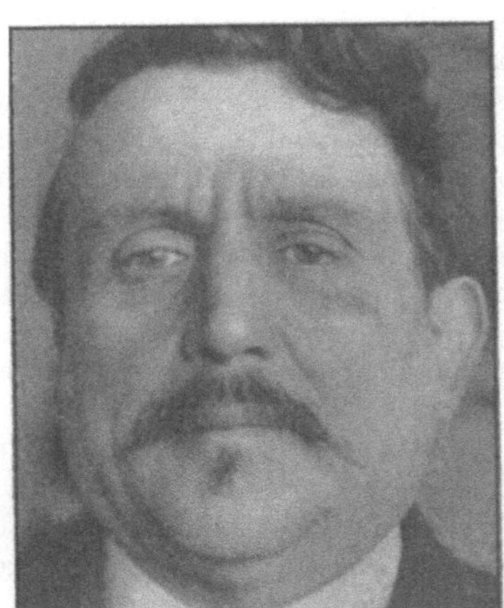

Fig. 65 und 66. Lichenifiziertes chronisches Ekzem.

Bis jetzt war jede Behandlung erfolglos. Das ganze Gesicht und besonders die Augenlider sind heftig entzündet; die Haut ist verdickt, braunrot verfärbt und lichenifiziert.

Apparat 1 wird an drei aufeinanderfolgenden Tagen an jeder Stelle je 3 Minuten appliziert, ausgenommen an den Augenlidern, wo die Sitzungen nur 2 Minuten lang gemacht werden. Gleich nach den ersten Applikationen fühlt der Patient eine große Erleichterung, so daß er endlich ganze Nächte hindurch schlafen konnte, während er vorher wochenlang an Schlaflosigkeit gelitten hatte. Nach 8 Tagen gleiche Serie, die von einer vollständigen Remission gefolgt war. Im Juni 1907 rezidivierende Stellen an der Oberlippe, den Mundwinkeln und der Stirn, worauf die gleiche Behandlung wie das erste Mal eingeleitet wird. Im Dezember 1907, also später als gewöhnlich, empfindet der Patient ein leichtes Prickeln, das mit jedem Tag stärker wird. Er klagt über Jucken im ganzen Gesicht, das aber viel weniger stark ist als bei den früheren Schüben im Winter. Das Gesicht ist leicht erythematös.

Wiederum Behandlung wie zuerst, d. h. es werden zwei Serien mit achttägigem Intervall, die Sitzung zu 3 Minuten und 3 Tage nacheinander gemacht. Seither scheint definitive Heilung eingetreten zu sein, denn im Winter 1908 bekam der Mann kein Ekzem.

4. Ekzem der kleinen Kinder. Wir haben es hier mit einer ganz unerwarteten Verwendbarkeit des Radiums zu tun. Bis jetzt sprachen wir nur vom chronischen Ekzem der Erwachsenen. Nun konnte aber das Radium bei ganz kleinen Kindern, die sehr empfindliche Gewebe haben, bei denen durch das Kratzen und die Kleider jede Therapie erschwert und der hartnäckige Charakter ihrer Ekzeme bedingt wird, mit gutem Erfolge verwendet werden.

Im März 1907 wurde uns ein 8 Monate altes Kind zugeführt wegen eines äußerst juckenden Ekzems, welches das ganze Gesicht (Ohren, Augenlider, Nase, Lippen und den behaarten Kopf) einnahm. Der Zustand des Kindes ist ein beklagenswerter. Wir sehen diese Affektion sehr häufig bei kleinen Kindern in den Kliniken des Hospitals Saint-Louis. Das Jucken führt zu beständigem Kratzen. Die Läsionen nässen, bluten und sind stellenweise mit Krusten bedeckt. Wegen Mangel an Schlaf und Appetit und beständiger Reizung des Nervensystems hat das Allgemeinbefinden gelitten. Verschiedene Behandlungsversuche haben versagt.

Da wir es bis jetzt noch nicht gewagt hatten, das Radium bei so akuten und empfindlichen Läsionen anzuwenden, wurde das Kind 6 Monate mit den verschiedenen, bei der gewöhnlichen Therapie gebräuchlichen Mitteln behandelt: spezielle Ernährung, sehr sorgfältige Pflege, Wattekataplasmen von Langlebert, feuchte Kompressen, Eibisch, Hollunder, Süßmandelöl, Kasein, Vaselin, Zinkoxyd, verschiedene Puder. Diese verschiedenen Agentien wurden methodisch und regelmäßig appliziert, aber es war alles umsonst. Nach kurzen Besserungen folgten immer wieder heftige Rückfälle. Im Oktober entschlossen wir uns zur Radiumbehandlung. Wir wußten damals, daß die kräftigsten filterlosen Apparate zur Wirkung gelangen konnten, ohne sichtbare Irritation (Revulsion) zu erzeugen, wenn die Dauer der Sitzungen gehörig bemessen wurde, aber wir vermuteten nicht, daß dieses Ergebnis auch bei sehr leicht brüchigen und sehr empfindlichen Geweben Anwendung finden könnte.

Um die folgenden Ausführungen richtig würdigen zu können, muß daran erinnert werden, daß dieser Fall zu den Ekzemen gehört, die so empfindlich sind, daß die Anwendung eines indifferenten und gewöhnlich unschädlichen Puders statt eines Fettes oder umgekehrt eine plötzliche Verschlimmerung bewirken kann. Die Dermatologen kennen die großen Schwierigkeiten, welche die Behandlung solcher Läsionen darbietet. Es konnte daher gewagt erscheinen, einen Apparat von einer solchen Aktivität in Anwendung zu bringen, daß eine Sitzung von 5 Minuten genügt, um auf der gesunden Haut ein Erythem zu erzeugen. Nun ist gerade der Apparat (Nr. 1 unserer Tabelle), den wir wählten, der kräftigste von allen, die uns damals zur Verfügung standen. Dieser Apparat wurde einfach mit einer Kautschukmembran umgeben und an allen Stellen im Gesicht und am behaarten Kopfe $1^1/_2$ Minute appliziert, die zartesten Stellen, wie Augenlider, Ohren usw., nicht ausgenommen. Am folgenden Tag wurde die gleiche Prozedur nochmals wiederholt.

Man reiste mit dem Patienten ab, und nach 14 Tagen schrieb uns die Mutter, daß das Kind von seinem Ausschlage befreit sei. Es waren indessen noch einige Sitzungen nötig, um vollständige Heilung zu erzielen. 1 Jahr später zollte uns der behandelnde Arzt volles Lob für den ausgezeichneten Erfolg und teilte uns mit, daß seit der Radiumbehandlung keine Spur von Ekzem mehr aufgetreten sei.

Vielleicht hatten wir es hier mit einem außergewöhnlich glücklichen Fall zu tun. Wir haben indessen seither fast analoge Erfahrungen bei Ekzemen kleiner Kinder sammeln können, gleichgültig, ob diese am behaarten Kopf, im Gesicht, an den Extremitäten oder am Rumpf lokalisiert waren.

5. Kreisförmige Ekzeme der Lippen. Diese Affektion ist besonders hartnäckig, namentlich wenn sie die Haut-Schleimhautpartie der Lippen betrifft; gewöhnlich leistet sie den verschiedenen Behandlungsmethoden Widerstand.

Beim folgenden Fall konnte unter anderen ein sehr gutes Resultat erzielt werden.

Ein 17jähriger Patient leidet an einem chronischen kreisförmigen Ekzem der Lippen, das er nicht los werden konnte. Beginn vor 6 Jahren. Trotz fortgesetzter zahlreicher Behandlungsversuche traten nur vorübergehende, kurze Erleichterungen ein und die Affektion verschlimmerte sich immer mehr. Die Lippen weisen in ihrem ganzen Umfange Einrisse und Schuppen auf, die Mundwinkel Rhagaden. Das Sprechen ist erschwert, denn nach den leichtesten Bewegungen springen die Rhagaden wieder auf und erregen heftige Schmerzen. Durch die blau-rötliche Verfärbung bekommt die Affektion ein abstoßendes Aussehen. Der Patient leidet sehr unter der Krankheit und ist auf dem besten Wege, neurasthenisch zu werden, so peinlich berührt ihn in diesem Zustande das Zusammenleben mit seinen Pensionskameraden.

Apparat 1 wird an 3 aufeinanderfolgenden Tagen je 3 Minuten pro Stelle appliziert. 2 Monate später sind das Jucken und die Schuppen verschwunden. Es ist bloß an jedem Mundwinkel wieder eine Rhagade zum Vorschein gekommen. Die übrigen Lippenpartien befinden sich in gutem Zustand. Jeden zweiten Tag wird auf die Rhagaden Apparat 9 während 5 Minuten appliziert, im ganzen viermal. Es zeigt sich hierauf eine ziemlich lebhafte entzündliche Reaktion, und der Patient sieht sich schon in seinen Hoffnungen getäuscht, indem er glaubt, das Ekzem rezidiviere. Aber nach 14 Tagen nimmt die Entzündung ab, verschwindet allmählich und läßt ganz weiche Gewebe zurück. Nach 1 Monat sind die Mundwinkel vollständig geheilt. Die Lippen sehen normal aus, die Einrisse sind verschwunden und die bräunliche Farbe hat einem normalen Farbenton Platz gemacht. Der junge Mann, den wir kürzlich, 10 Monate nach der Behandlung, wiedergesehen haben, befindet sich in einem ausgezeichneten Zustande.

6. Hartnäckiges seborrhoisches Ekzem der Retroaurikularfalten. Eine Dame leidet an einem hartnäckigen seborrhoischen Ekzem der Retroaurikularfalten beiderseits. Diese Dame kam zu wiederholten Malen von auswärts zur Röntgenbehandlung, ohne befriedigenden Erfolg. Ein neuer Schub mit starkem Nässen und sehr heftigem Jucken führte sie neuerdings nach Paris, wo ihr zur Radiumbehandlung geraten wurde.

Apparat 7 mit Kautschukmembran wird an 3 aufeinanderfolgenden Tagen an jeder Stelle je 3 Minuten appliziert. Die Patientin hatte nicht mehr Zeit zur Behandlung übrig und wir betrachteten die verabreichten Dosen als ganz ungenügend. Trotzdem schrieb sie uns mehrere Monate später, daß das Jucken sofort nach ihrer Heimkehr aufgehört hätte und daß ihr Ekzem gegenwärtig geheilt oder verschwunden sei, wie vorher noch nie.

7. Torpides Ekzem in Form von nicht juckenden Herden bei einem skrofulösen Individuum. Ein junger Mann von 19 Jahren litt in seiner frühesten Jugend an vereiterten Drüsen, und noch gegenwärtig ist bei ihm eine Reihe von Zervikaldrüsen zu konstatieren. Die linke Spitze ist verdächtig. Im Winter leidet er fortwährend an Schnupfen, der sich wochenlang hinzieht.

Seit 3 Jahren haben sich auf den Handrücken ganz torpide, nicht juckende Ekzemherde langsam entwickelt. An jeder Hand bestehen drei Herde von Zweifrankstückgröße. Die Mutter des Patienten, eine Hebamme, hat die verschiedensten Mittel vergeblich angewendet. Es wurde ihm dann zur Radiumbehandlung geraten.

Apparat 4, mit $^{8}/_{100}$ mm Aluminium und einer Kautschukmembran umhüllt, wird an jeder Stelle $^{1}/_{2}$ Stunde appliziert, dreimal in 3 Wochen. Die Dosis ist stärker als gewöhnlich üblich ist; sie wurde wegen der Torpidität der Läsionen, die einer gründlichen Modifikation bedurften, so gewählt. Mit dem

Filter wurde eine stärkere Tiefenwirkung auf die Haut bezweckt, ohne eine Reizung der Oberfläche befürchten zu müssen.

Es kommt zu einer leichten und oberflächlichen entzündlichen Reaktion, die 14 Tage dauert; nachher nimmt die Haut allmählich wieder ein normales Aussehen an.

Es sind jetzt seit der Heilung 2 Jahre verflossen, ohne daß ein Rezidiv eingreteten wäre.

8. Akutes Ekzem. Erst neuerdings haben wir das Radium auch bei akuten Ekzemen zur Anwendung gebracht, nachdem wir die hervorragende und spezielle Wirkung der Strahlen von schwacher Penetrationskraft auf die akuten Schübe der chronischen Ekzeme und auf die Ekzeme kleiner Kinder konstatiert hatten. Wir können hier also noch keine bestimmten Schlüsse formulieren; indessen wollen wir nicht verfehlen, im folgenden über zwei interessante Resultate zu berichten.

1. Eine 60jährige Patientin konsultierte uns am 10. November 1908 wegen eines akuten Ekzems beider Hände. Das Ekzem hatte den Charakter einer frischen Eruption mit Bläschen und Knötchen. Die Dame litt wohl von Zeit zu Zeit etwas an Ekzem, der gegenwärtige Schub bedeutet aber keineswegs die Steigerung eines chronischen Entzündungszustandes. Die Apparate 1 und 2 werden 10 Minuten an fünf verschiedenen Stellen jeder Hand appliziert. Schon am folgenden Tag zeigt sich eine auffallende Besserung; nach 10 Tagen aber erfolgt wieder eine leichte Verschlimmerung. Diese leichten Verschlimmerungen haben wir häufig 10 bis 14 Tage nach den Sitzungen beobachtet; dieselben dürfen nicht falsch gedeutet werden. Es handelt sich dabei nicht um einen neuen Schub von Ekzem, sondern um eine vom Radium ausgelöste leichte und oberflächliche entzündliche Reaktion. Diese beweist übrigens, daß die Dosis etwas zu stark war; man sucht sie besser zu vermeiden. Eine einmalige Sitzung von 10 Minuten mit unserem Apparat 1 scheint überdies ein weniger gutes Resultat zu ergeben als eine gleich lange Applikation, die auf drei Sitzungen verteilt ist. Bei unserem Falle ist die Irritation von selbst ohne jeden Eingriff binnen weniger Tage verschwunden.

Am 2. und 9. Dezember wurde Apparat 2 fünf Minuten pro Stelle appliziert, um die Heilung zu konsolidieren. Am 16. Dezember wurde Apparat 4 fünf Minuten zwischen den Fingern appliziert, wo vereinzelte Reste des Ekzems übrig geblieben waren.

Zurzeit befindet sich die Patientin in einem vortrefflichen Zustande.

2. Ein 35jähriger Mann ist seit 6 Jahren von einem Ekzem befallen, das im Sommer exazerbiert, im Winter aber vollständig ruhig ist. In den letzten Jahren hat das durch sein Jucken fast unerträglich gewordene Ekzem regelmäßig im Frühling angefangen, um sich erst gegen Ende Oktober zu beruhigen. Der dyshidrotische Charakter ist sehr deutlich. Der Patient leidet an starkem Schwitzen, besonders der Füße, und zeigt dyshidrotische Bläschen an den Seitenflächen der Zehen und der Finger. Das Ekzem sitzt an der unteren Hälfte der Unterschenkel und an den Fußrücken. Bis jetzt war man nicht imstande gewesen, Erleichterung zu verschaffen und der Patient wartete jeweilen mit Resignation die Rückkehr der Kälte ab.

Der Mann konsultierte uns im Mai bei Anlaß eines besonders heftigen und juckenden neuen Schubes. Nach der Radiumbehandlung ist alles sehr rasch zur Norm zurückgekehrt und das Ekzem blieb während des Sommers aus.

Bei der ersten Untersuchung zeigte sich in der unteren Hälfte der Unterschenkel eine Eruption von kleinen Bläschen und aufgekratzten Knötchen; nur das Kratzen bringt dem Patienten etwelche Beruhigung in seinem peinlichen pruriginösen Zustande. Während der Untersuchung bedeckten sich die Dorsalflächen der Füße und Zehen mit Schweißtröpfchen, die sich leicht von ekzematösen Nässen unterscheiden ließen.

Apparat 1 wird während 3 Minuten an so viel Stellen appliziert, wie nötig ist, um alle kranken Partien zu bestrahlen; im ganzen genügte dazu 1 Stunde. Zwischen Apparat und Haut wird ein Aluminiumblatt von $^1/_{100}$ mm Dicke eingeschoben. Diese

Sitzungen werden an 3 aufeinanderfolgenden Tagen wiederholt, in toto wird also in 3 Tagen jede Stelle 9 Minuten behandelt. Nach der dritten Sitzung hat das Jucken aufgehört und das Nässen scheint abgenommen zu haben. Am achten Tag zeigen die Läsionen starke Kongestion und sehr deutliche Beruhigung.

Eine zweite gleiche Serie nach 12 Tagen bringt das Ekzem allmählich zum Verschwinden. Um die Heilung zu konsolidieren, wird nach weiteren 12 Tagen noch eine dritte Serie gemacht.

Diese Technik hat uns die besten und schnellsten Resultate gebracht.

Aus unseren Beobachtungen lassen sich zusammenfassend einige Schlußfolgerungen und allgemeine Indikationen ableiten, von denen wir im folgenden nur die wichtigsten anführen.

Die Strahlen von schwacher und mittlerer Penetrationskraft üben eine günstige und selektive Wirkung auf gewisse entzündliche juckende Dermatosen von der Kategorie der Ekzeme aus, die heilen, ohne eine sichtbare Irritation zu erleiden. Letztere Tatsache verdient ganz besonders hervorgehoben zu werden, da im Gegensatz zu dem, was man hätte vermuten können, die pathologischen Gewebe von äußerster Reizbarkeit nicht nur, ohne sich mehr zu entzünden, der Wirkung der Strahlen ausgesetzt werden dürfen, sondern sich unter ihrem Einflusse beruhigen. Es bedeutet dies die formelle Negation der ausschließlich irritierenden Wirkung, auf welche man die Wirkung der Strahlen von schwacher und mittlerer Penetrationskraft zu beschränken versucht sein könnte.

Wir können nicht genug betonen, daß das Zustandekommen der sichtbaren Irritation („Revulsion") einzig von der Dosierung abhängig ist, und bei der Ekzemgruppe genügt es zur Vermeidung der Irritation, die Sitzungsdauer im umgekehrten Verhältnis zur Gesamtradioaktivitätskraft zu reduzieren. — Es wurde in diesem Abschnitt gezeigt, daß es möglich sei, die Radiumtherapie für große Flächen anzuwenden. Wenn wir gleichzeitig mehrere große Apparate mit Firnis oder aus Hanfgewebe applizieren, so können wir dank der Kürze und Bequemlichkeit der Bestrahlungen z. B. in einer oder in zwei Stunden leicht ein ganzes Bein behandeln.

Nachdem wir die verschiedenen Verfahren ausprobiert haben, empfehlen wir jetzt, ausgenommen für kleine Herde, folgende Maßnahmen.

a) Anwendung von Apparaten von großen Dimensionen und starker Radioaktivitätskraft.

b) Die Applikationen sollen kurz und durch Pausen getrennt sein.

c) Die Strahlen von schwacher und mittlerer Penetrationskraft sollen in möglichst großer Zahl verwendet werden, es sollen daher keine Filter oder nur solche von schwacher Absorptionskraft ($^1/_{100}$ bis $^8/_{100}$ mm Aluminium) zur Anwendung gelangen, ausgenommen für tiefe Infiltrationen.

d) Irritationen sind zu vermeiden.

Aus diesen verschiedenen Gründen haben wir bei Fällen von oberflächlicher Entzündung stets die Apparate 1 und 2 verwendet und damit an jeder Stelle 3 Minuten dauernde Sitzungen an 3 aufeinanderfolgenden Tagen gemacht; die Applikationsserien wurden in wöchentlichen Intervallen dreimal wiederholt. Bei Fällen mit tieferer Infiltration muß man stärker penetrierende Strahlen nehmen und Filter von mittlerer Absorptionskraft, z. B. $^1/_{10}$ mm Aluminium oder $^1/_{10}$ mm Blei, sie mit

Papierscheiben versehen und das Ganze in Kautschuk einhüllen. Die Zahl der Sitzungen wird dann vermehrt und ihre Dauer verlängert.

Die Erfolge waren rasch und günstig auch bei hartnäckigen Fällen, die jahrelang der gewöhnlichen dermatologischen Behandlung getrotzt hatten (Fette, Puder, Waschungen, Einhüllungen, Kataplasmen usw.). Gewöhnlich mußten die Patienten während der Behandlung ihre Arbeit nicht unterbrechen; sie konnten ihrem Beruf nachgehen, hatten keine unangenehmen und störenden Verbände anzulegen, und trotzdem gingen die Läsionen zurück.

Die Bequemlichkeit des Verfahrens zeigt sich also auch hier in sehr schätzenswerter Weise und seine Vorteile treten besonders bei der Behandlung der Ekzeme kleiner Kinder hervor.

Es ist klar, daß es sich bei dieser Beeinflussung durch Radium nur um eine lokale Wirkung handelt und daß die allgemeinen Ursachen sehr sorgfältig verfolgt und bekämpft werden müssen.

Rezidive sind stets zu befürchten, da man nur daran denken kann, die Patienten „symptomfrei" zu machen. Indessen scheint der Einfluß der Radioaktivität manchmal doch ein besonders ausgesprochener zu sein. Wir haben beobachtet, daß nach der Heilung die Remissionen länger dauerten, als man hätte erwarten können, und daß sich die Rückfälle mehrere Male außerhalb der früher behandelten Stellen geltend machten. Bei einem Ekzem des Handrückens verschonte das sich ein Jahr später einstellende Rezidiv die Stellen, die ehemals mit Radium bestrahlt worden waren.

Die meisten Formen des chronischen lichenifizierten Ekzems und der Neurodermitis werden durch Radium sehr gut beeinflußt; die Resultate waren ganz hervorragende und wurden an einer größeren Zahl von Fällen bestätigt. Je mehr die Ekzemeffloreszenzen gruppiert sind, desto besser eignen sie sich für die Behandlung. Isolierte Knötchen, die über große Flächen zerstreut liegen und in akuten Schüben auftreten, sind kein günstiges Feld für die Radiumtherapie. Bei einem Fall von ekzematöser gichtischer Kongestion, Formen die wahre „noli me tangere" darstellen, konnten wir einen günstigen Erfolg nicht erzielen. Es ist allerdings wahr, daß wir damals die bei diesen ausgesprochen akuten Formen zu wählende Technik noch nicht genügend studiert hatten, so daß wir hier definitive Schlüsse noch nicht formulieren können.

Die isolierten Prurigoknötchen werden durch die Behandlung ebenfalls günstig beeinflußt, wenn sie nicht in allzu großer Zahl vorhanden sind; bei drei Fällen, in denen sie zusammengedrängt standen, waren die Erfolge durch die Beseitigung des Pruritus sehr gute.

Der erste Faktor für die Heilung ist zweifellos die Unterdrükkung des Juckreizes. Die schmerzlindernde Wirkung des Radiums, die im vorigen Abschnitt die Hauptrolle gespielt hatte, kommt auch hier in erster Linie in Betracht. Sie erklärt die hervorragende Wirkung der Strahlen bei den Neurodermitiden. Die ekzematösen Gewebe werden von dem beständigen Kratzen befreit, durch das die Entzündung unterhalten wird. Ist einmal das erste Resultat, die Analgesie, erreicht, so geht die Besserung gewisser Ekzemfälle aus verschiedenen Gründen sehr rasch vor sich, nämlich durch den Ausfall des Kratzens und die spezielle modifizierende und die kongestionbeseitigende Wirkung der Strahlen.

Bei keinem Falle hatten wir die Applikation des Radiums zu bereuen; wir schreiben dies dem Umstande zu, daß wir beständig darauf bedacht waren, jede künstliche Irritation der Oberfläche zu vermeiden. Trotz dieses Prinzips haben wir manchmal unabsichtlich die Dosen überschritten und 10 bis 14 Tage nach den Sitzungen einige sekundäre Reaktionen bekommen. Diese haben keine schlimmen Folgen gehabt. Man muß sie aber diagnostizieren können und sie nicht für Rezidive halten; man soll sie einfach mit mildernden Mitteln zu beruhigen suchen.

Bei gewissen Individuen mit Neurodermitis und lichenifizierten Ekzemen kommt es manchmal nach der Behandlung zu ausgesprochenen Pigmentierungen; glücklicherweise verschwinden letztere aber mit der Zeit wieder. Diese Komplikation wird sich aber meistens vermeiden lassen, wenn man sorgfältig unterhalb der Grenze der irritativen Dosen bleibt und langsam und geduldig vorgeht[1]).

7. Verschiedene Affektionen.

In diesem Teile unserer Arbeit stellen wir einige Beobachtungen zusammen, die wir über die Radiumwirkung an einer gewissen Zahl von Affektionen gemacht haben, die sich den gewöhnlichen Mitteln gegenüber als sehr widerstandsfähig erwiesen. Die einen sind in genügend großer Zahl vertreten, um einige Schlußfolgerungen daraus ziehen zu können, die andern werden ohne weitern Kommentar gegeben.

Psoriasis. Das Radium eignet sich gut für die pruriginösen Formen der Psoriasis, für Formen mit lokalisierten torpiden Herden, wie sie häufig am behaarten Kopf, an den Fingern, an Handtellern und Fußsohlen, an der Kopfhaargrenze zu finden sind usw.; besonders indiziert ist es bei der Nagelpsoriasis. Die zu stark ausgedehnten, kongestiven, leicht reizbaren Formen, die Eruptionen mit zahlreichen disseminierten kleinen Effloreszenzen und die Fälle, bei denen Rezidive auftreten, bevor die ersten Schübe abgelaufen sind, stehen außerhalb des Bereiches der Radiumwirkung.

Die Technik wechselt, je nachdem wir die Oberfläche oder die Tiefe der Gewebe modifizieren müssen und, ausgenommen spezielle Fälle, auf die wir noch zurückkommen werden, soll jede Reizung vermieden werden. Als gute mittlere Filter, die sich für pruriginöse Psoriasisfälle ohne Gefahr der Irritation eignen, können 0,03 bis 0,08 mm dicke Aluminiumfilter gelten, die mit 10 Papierscheiben und einer Kautschukmembran bedeckt sind. Ist die Psoriasis mit Lichenifikation kompliziert, so vollzieht sich zuerst die analgesierende Wirkung, wie bei den lichenifizierten Ekzemen. Wir

[1]) Es bleibt uns noch übrig, Herrn Dr. de Beurmann ganz speziell dafür zu danken, daß er uns die zahlreichen Fälle seiner Abteilung zur Verfügung gestellt und so das Material für diesen Abschnitt geliefert hat.

verfügen über 32 Beobachtungen, von denen im folgenden einige erwähnt werden.

Ein 87 jähriger Patient litt seit mehr als 20 Jahren an einer Psoriasis inveterata des gesamten Körpers mit Ausnahme des Gesichtes und der Hände; seit 5 bis 6 Jahren ist der Ausschlag äußerst juckend geworden. Nachdem der Kranke verschiedene Behandlungsversuche ohne jeden Erfolg durchgemacht hatte und ihm Salbenbehandlung, Bäder usw. zu mühevoll wurden, entschloß er sich zur Radiumtherapie. Einen besonders unerträglichen Juckreiz empfand er an den oberen Extremitäten. Morgens beim Erwachen und abends beim Entkleiden wurde der Mann von einem unwiderstehlichen Bedürfnis des Kratzens befallen, das er mit Hilfe einer harten Bürste befriedigte.

Der rechte Arm wurde mit den Apparaten 1 und 2 und $^{3}/_{100}$ mm Aluminiumfilter mit Kautschukmembran zu gleicher Zeit behandelt, dreimal je 5 Minuten pro Stelle; zwischen den Sitzungen wurde je ein Tag Pause gemacht. Nach 2 Wochen gleiche Serie. Schon nach der ersten Sitzungsreihe hat das Jucken aufgehört, die sonst reichliche Schuppenbildung ist nicht wieder aufgetreten, die Rötungen haben abgenommen und allmählich, nach Verlauf von 2 Monaten, hat die Haut ihre Weichheit und ihr fast normales Aussehen wiedererlangt.

Am behaarten Kopf darf die Wirkung nur eine oberflächliche sein, da sonst ein definitiver Haarverlust zu befürchten ist.

Eine Kranke weist eine Psoriasis inveterata des behaarten Kopfes auf. Kaum ist die Affektion mit Hilfe verschiedener Salben beseitigt, tritt sie von neuem auf. Nach der Radiumbehandlung blieb das Rezidiv mehr als 6 Monate aus.

Apparat 1 mit $^{8}/_{100}$ mm Aluminium wird 10 mal, jeden Tag 3 Minuten appliziert. Als erster Effekt zeigte sich eine etwas zu starke entzündliche Reaktion in Form eines leichten Ödems und eines Erythems mit Gefühl von Prickeln; der Reaktion folgte keine Kruste und in wenigen Tagen war sie erloschen. Zuerst scheint die Psoriasis wenig gebessert zu sein. Es zeigt sich indessen nach und nach eine günstige Modifikation und Schwund des psoriatischen Herdes. Die Haare, die nach den Sitzungen zum Teil ausgefallen waren, sind wieder gewachsen.

Wie Blaschko schon gezeigt hat, ist das Radium zur Behandlung der Nagelpsoriasis besonders wertvoll; dabei ist es den andern Mitteln entschieden überlegen. Durch die Penetrationskraft der β-Strahlen wird die unter dem Nagel liegende Keratose günstig beeinflußt.

Bei einem Patienten konnten mit den gewöhnlichen Mitteln verschiedene Psoriasiseruptionen, die sich von Zeit zu Zeit an seinen Armen einstellten, mit Leichtigkeit beseitigt werden; seit einigen Jahren aber bestehen an den Fingern und an den Daumennägeln Psoriasisherde, die sehr hartnäckig und in keiner Weise zu heilen sind.

Die Apparate 5 und 6 werden mit Zwischenlagerung eines $^{1}/_{10}$ mm dicken Bleifilters während im ganzen 5 Stunden auf jeden Nagel appliziert; die Sitzungen werden in gleicher Zeitdauer auf 10 Tage verteilt. Die Keratose ist ohne Irritation modifiziert worden und der Kranke, den wir erst lange Zeit nachher wieder sahen, darf als von seiner Nagelpsoriasis befreit bezeichnet werden.

Bei den Psoriasisfällen mit starker Keratose an den Händen, Füßen, Ellbogen, Knien soll man vor Dosen, welche die Gewebe stärker modifizieren, nicht zurückschrecken; eine leichte Irritation wird manchmal von guter Wirkung sein. Wo noch stärkere Verdickungen bestehen, kann man Bleifilter von $^{1}/_{10}$ bis $^{5}/_{10}$ mm gebrauchen und die Apparate die nötige Zeit, z. B. Apparat 1 3 bis 5 Stunden ($^{1}/_{2}$ Stunde pro Tag) liegen lassen.

Ein Kranker leidet an Parakeratosis psoriasiformis. Am linken Oberschenkel sitzt ein rundlicher frankstückgroßer Fleck mit einem Rosafarbenton und mit kleinen Schuppen bedeckt. Das ist die einzige Effloreszenz, die am Körper besteht, resp. je bestanden hat; von Ekzem oder irgend einer andern Eruption war nie etwas zu konstatieren. Jucken fehlt. Werden die Schuppen durch Kratzen entfernt, so bilden sie sich in den nächsten 48 Stunden wieder. Der Fleck hat vor 10 Jahren mit einer kleinen punktförmigen Effloreszenz angefangen, die sich ganz langsam zur gegenwärtigen Größe fortentwickelte.

Apparat 6 wird ein einziges Mal während 15 Minuten aufgelegt. Es bildet sich eine leichte Irritation, die 3 bis 4 Tage dauert; die Schuppen bleiben aus und die erythematöse Basis verschwindet. Es sind jetzt vier Jahre seither verflossen; und von der Läsion hat sich bis jetzt nichts wieder gezeigt.

Angeborene trophoneurotische Dyskeratosis. Ein $11^1/_2$jähriges Mädchen wurde uns von Dr. Hallopeau zugewiesen mit der Diagnose: Angeborene trophoneurotische Dyskeratose. Nach der Geburt des Kindes bemerkten die Eltern am linken Mittelfinger in der Nähe des Nagels eine kleine schuppende Fläche; sie vergrößerte sich allmählich bis zum Gelenk. Vor 4 Jahren kam eine gleiche Läsion am linken Zeigefinger zum Vorschein, dann zeigten sich keratotische Erscheinungen auf der Beugeseite. Ein Jahr später sind nach einer Verbrennung drei kleine psoriasisartige Herde an der Vorderseite des Handgelenkes aufgetreten, in deren Bereich die Haut schuppt und leicht rosa gefärbt ist. Gleiche Effloreszenzen bestehen an der Vorderseite der Achsel. Kleine keratotische Punkte liegen zerstreut auf der Vorderseite des Thorax und über dem Schulterblatt. Alle Effloreszenzen haben sich auf der linken Seite entwickelt, die rechte ist vollkommen frei.

Als wir das Kind zum ersten Male sahen, ist auf der Seitenfläche des Mittelfingers ein in der Längsrichtung des Fingers verlaufender Einriß vorhanden. Zwischen den Wundrändern ragen verruköse Wucherungen hervor, welche über das Hautniveau 3 bis 4 mm erhaben sind. Der linke Zeigefinger sieht gleich aus. Am Handteller besteht zwischen Daumenballen und Kleinfingerballen ebenfalls eine in Wucherung begriffene Spalte.

Es scheint als ob am Handgelenk und an der Vorderseite der Achsel kürzlich Bläschen bestanden hätten.

Diese verschiedenen Läsionen sind spontan nicht schmerzhaft; am Mittel- und Zeigefinger werden erst Schmerzen bei Beugebewegungen ausgelöst, da dabei Schrunden entstehen. Zahlreiche Behandlungsversuche blieben bis jetzt erfolglos.

Apparat 1, mit $^1/_{100}$ mm Aluminium und Kautschuk umhüllt, wird während zwei aufeinanderfolgender Stunden am Mittelfinger appliziert, auf den Handteller Apparat 6 mit $^1/_{100}$ mm Aluminium. Am Zeigefinger wenden wir die Apparate 7 und 3 mit $^1/_{100}$ mm Aluminium $2^1/_2$ Stunden nacheinander an. Die übrigens beabsichtigte Reaktion ist keineswegs sehr heftig; sie wird gut vertragen und verursacht keine Schmerzen. Einen Monat nach Wiederherstellung der Gewebe sind die Wucherungen und die dyskeratotischen Läsionen verschwunden. An ihrer Stelle kann man eine glatte, gleichmäßige, etwas mehr als normal glänzende Haut konstatieren.

Angiokeratom. Ein 21jähriges Mädchen, eine Patientin des Dr. de Beurmann, hat Effloreszenzen von Angiokeratom auf der rechten Hand. Die Dorsalfläche der Hand ist mit kleinen Läsionen übersät, und wir behandeln diese verschiedenen Punkte jeden für sich mit den Apparaten 12 und 5, nachdem wir sie mit unserer Methode der Schutzhüllen genau abgedeckt hatten. Die Apparate bleiben 3 Stunden liegen. Diese Applikationsdauer ist eine lange, aber wir mußten bedenken, daß nur eine kleine Oberfläche der Apparate zur Verwendung kam; zudem war ein gewisser Grad von Entzündung beabsichtigt.

Die entzündliche Reaktion ist zur gewünschten Zeit, 14 Tage nach den Sitzungen, eingetreten und war von kleinen Ulzerationen mit seröser Exsudation begleitet. 6 Wochen später sind die Effloreszenzen des Angiokeratoms durch kleine, glatte, sehr leicht narbige, wenig sichtbare Flächen ersetzt.

Zosterförmig angeordnete lineäre Ichthyosis. (Fig. 67 und 68.) Ein Kind von 7 Jahren weist an der rechten Halsseite eine kongenitale Keratodermie auf, eine Läsion, welche die Form eines schlangenartig gewundenen Streifens hat und unterhalb des Ohrläppchens ihren Anfang nimmt; am Ohrläppchen selbst können übrigens auch noch einige kleine isolierte Herde konstatiert werden. Auf der Höhe des Kieferwinkels teilt sich dieser Streifen in zwei Linien, die zuerst auseinandergehen, um sich nachher wieder zu nähern; sie umrahmen so gewissermaßen eine Raute von gesunder Haut. An der Vereinigungsstelle der beiden Streifen liegt eine Masse von ungefähr 1 qcm

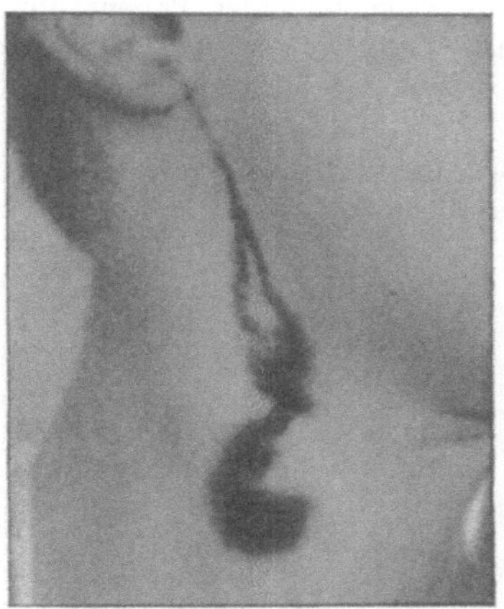

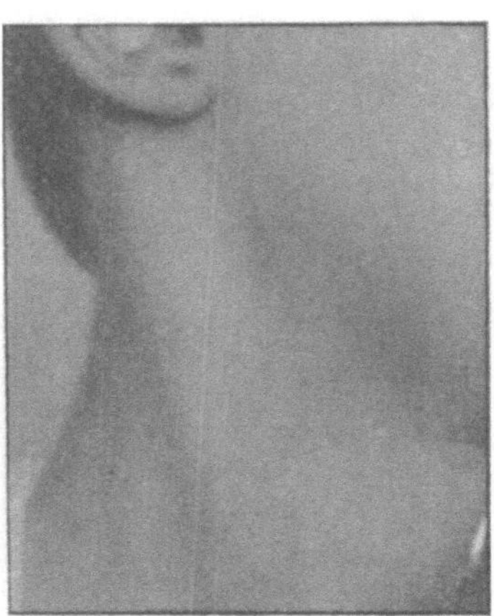

Fig. 67 und 68. Zosterförmig angeordnete lineäre Ichthyosis.

Größe, derselben hängt noch eine größere und ausgedehntere Masse in Form eines Kommas an. Die Affektion besteht aus kleinen hyperkeratotischen Elementen von ungefähr 3 cmm Größe, die nebeneinander liegen und eine grauschwarze Farbe haben.

Hier schien uns die destruktive Wirkung des Radiums angezeigt zu sein, und wir ließen die Apparate 7 und 16 an jeder Stelle während 4 Stunden liegen, nachdem

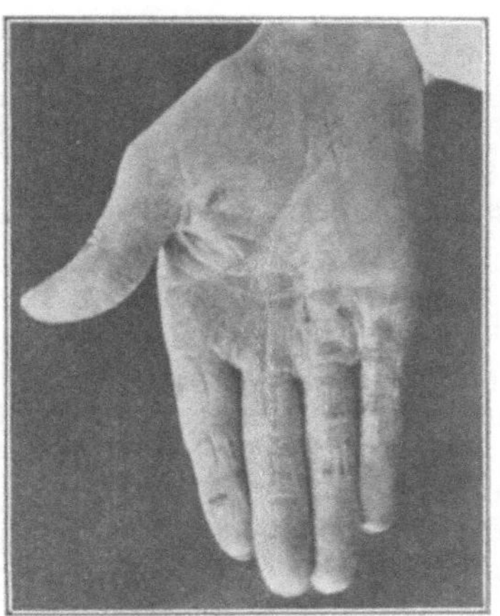

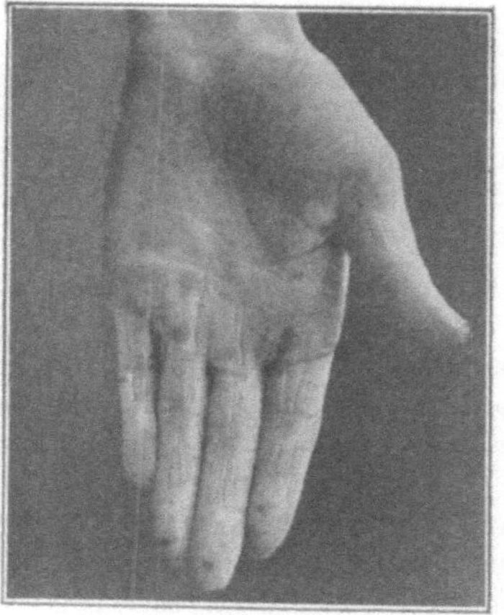

Fig. 69 und 70. Symmetrische Keratosis palmaris.

wir Hüllen geschnitten hatten, in welche die Schlangenlinien genau hineinpaßten. Es folgte eine normale Reaktion mit Heilung an einzelnen Stellen und Besserung an anderen. $2^1/_2$ Monate später gleich lange Applikation des Apparates 16 an einigen kleinen Stellen, die noch persistierten. Der gegenwärtige Befund ist ein sehr befriedigender, es bestehen nur noch weißliche Spuren. Wir haben noch mehrere ähnliche Fälle zu behandeln gehabt und hatten jedesmal guten Erfolg.

Symmetrische Keratosis palmaris. (Fig. 69 und 70.) Ein 29jähriger Mann leidet seit mehreren Jahren an der Beugeseite der Hände an reichlicher Krustenbildung. Die Haut ist verdickt und zeigt rechts besonders im Bereiche der Metacarpo-Phalangeal-Gelenke tiefe Schrunden. Der Patient kann wegen der Schmerzhaftigkeit der Bewegungen die Hand weder ganz öffnen noch schließen.

Apparat 1 mit $^1/_{10}$ mm Blei wird an fünf aufeinanderfolgenden Tagen auf jede Stelle 20 Minuten pro Tag appliziert. Am 15. Tage kann der Patient ohne allzu starke Schmerzen die Finger strecken; eine neue Serie, aber nur zu 15 Minuten pro Stelle, scheint daher ratsam. Diese zweite Behandlung führt zur Heilung, wie aus der Photographie (Fig. 71) zu ersehen ist.

Infolge Wiederaufnahme der Arbeit, wobei die Hände des Patienten häufig ins Wasser getaucht werden müssen, treten wieder einige Rhagaden auf.

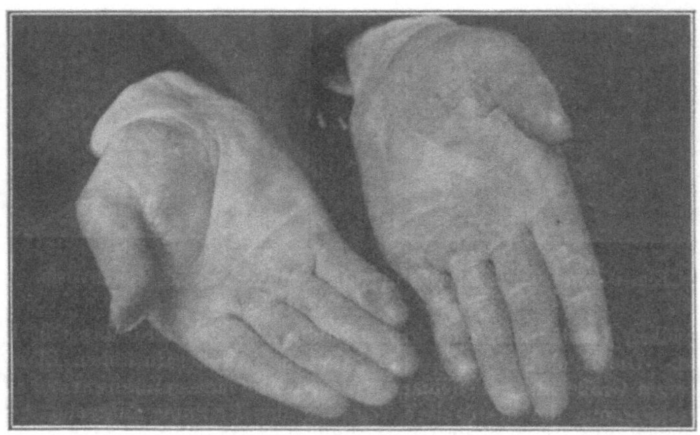

Fig. 71. Heilung der Keratosis palmaris.

Wir machen alsdann während 3 aufeinanderfolgender Tage an 5 Stellen 3 Minuten dauernde Sitzungen mit Apparat 1 an jeder Hand und wiederholen die gleiche Behandlung nochmals nach 8 Tagen. Von da an scheint eine definitive Heilung eingetreten zu sein; man konstatiert einen normalen Zustand der Haut, und auch nach mehreren Monaten hat sich ein Rezidiv noch nicht eingestellt.

Lokalisierter Lichen ruber planus. Mit Rücksicht auf die günstigen Erfolge, die wir bei verschiedenen chronischen Hautkrankheiten aufzuweisen hatten, überwies uns Dr. Milian in Vertretung des Dr. de Beurmann aus dessen Abteilung im Spital Saint-Louis ein Mädchen zur Behandlung, das am rechten Handrücken an mehreren Herden von Lichen ruber planus litt. Das Mädchen war auf die Arbeit seiner Hände angewiesen und wollte möglichst rasch von seinem Lichen befreit sein. Die Affektion bestand aus einem größeren und 3 kleineren Herden, die objektiv die typischen Zeichen des Lichen ruber planus darboten. Der übrige Körper war vollständig frei. Diese Lokalisation ist eine eigentümliche; die Affektion erwies sich als sehr hartnäckig. Die Radiumbestrahlungen wurden am 14. Dezember 1906 begonnen und täglich bis 20. Dezember fortgesetzt. Jede dauerte 45 Minuten.

Auf den großen Herd applizierten wir Apparat 4, auf die anderen Apparat 9. Die Apparate wurden mit Aluminiumfiltern und einer Kautschukmembran umhüllt.

Die Gewebe wurden unter dem Einfluß der Strahlen rasch modifiziert; es kam im Bereich der Herde zur Erosion und Krustenbildung. Am 15. Januar war vollständige Heilung eingetreten, aber mit einer leichten weißlichen Entfärbung der Haut, was auf leichtes Narbengewebe hinweist. Da wir von der Patientin gedrängt wurden, so haben wir die Behandlung etwas zu sehr beschleunigt, viel schwächere Dosen würden genügt haben. Trotzdem waren die Patientin und ihre Eltern mit unserem Resultat zufrieden.

Mit dem stärksten Apparate würden 4 Sitzungen zu 20 Minuten und mit dem schwächsten Apparate 6 Sitzungen zu 20 Minuten genügt haben, wie unsere Erfahrungen seither gezeigt haben. Auf diese Weise hätten wir die gleiche Heilung mit intakten Geweben erzielt.

Lichen ruber planus mit disseminierten zosterförmig angeordneten Effloreszenzen. Die Dermatosen mit disseminierten Effloreszenzen eignen sich gewöhnlich nicht für die Radiumtherapie; der folgende Fall beweist aber, daß auch hier nicht eine absolute Regel besteht.

Eine junge Engländerin wurde uns von Dr. Robinson wegen eines zosterförmig angeordneten Lichen ruber planus zugewiesen, der die ganze Länge des Vorderarmes und das untere Viertel des linken Oberarmes einnimmt. Typische Effloreszenzen, an denen die Diagnose gestellt werden kann, bestehen nur in der Gegend des Handgelenks, sonst ist überall nur eine Sprenkelung von kleinen roten Punkten mit abgeplatteter, wenig charakteristischer Oberfläche zu konstatieren. Eigentliches Jucken besteht nicht, sondern nur ein lästiges Gefühl von Ameisenkriechen.

Wir applizieren an vier aufeinanderfolgenden Tagen auf alle Stellen Apparat 1 während 3 Minuten. 8 Tage nach der letzten Sitzung kam es zu einer leichten erythematösen Reaktion, und einen Monat später war eine sehr deutliche Besserung zu konstatieren. Das Gefühl des Prickelns besteht in leichtem Grade nur noch am unteren Teile des Vorderarmes. 6 Wochen nach der Behandlung sind alle Effloreszenzen verschwunden. Diese Beobachtung datiert vom Juni 1907, und erst kürzlich hat uns Dr. Robinson mitgeteilt, daß die Heilung fortbestehe.

Wirkung auf das Haar-Talgdrüsensystem. Mehrere Heilfaktoren der Radiumstrahlen entsprechen den Bedingungen, die nötig sind, um eine Modifikation der Talgdrüsenentzündungen zu bewirken. Die epilierende, kongestionsbeseitigende und Atrophie erzeugende Wirkung eignet sich ganz gut zur Behandlung der Follikulitiden und der Akneformen. Die epilierende Wirkung ist evident; wir haben bei den Pigment- und Haarnaevis genügend darauf hingewiesen. In einigen Fällen kann man mit Hilfe sehr stark penetrierender Strahlen, die mit $^1/_{10}$ mm dicken Bleifiltern isoliert werden, eine destruktive Wirkung erzeugen, die sich nur in den Haarwurzeln ohne Irritation der Oberfläche geltend macht; es stellt dies ein ausgezeichnetes Verfahren zur Behandlung lokalisierter Hypertrichosen dar. Bei der Keloidakne konnten wir konstatieren, wie die Akneeffloreszenzen durch die Behandlung verschwanden. Bei den Fällen von Gesichtsekzem war nicht nur die kongestionsbeseitigende Wirkung auf die entzündeten Gewebe deutlich, sondern auch die resorbierende auf die sekundären Follikulitiden. Die spezielle Wirkung auf die Gefäßkapillaren und endlich die Beseitigung der Staphylokokkenherde durch Modifikation des Terrains[1]), nicht durch direkte bakterizide Wirkung, sind Gründe genug, um die radiumtherapeutischen Versuche bei Haar-Talgdrüsenentzündungen zu rechtfertigen. Überdies hat auch die Röntgentherapie bei vielen derartigen Fällen günstig gewirkt, und es scheint nach einstimmigem Urteil dabei eine leichte Irritation indiziert zu sein, um gewissermaßen eine „Reinigung" zu bewirken.

Durch eine analoge, oft wiederholte Einwirkung haben wir mit Radium ebenfalls interessante Resultate erhalten, allerdings unter Verwendung

---

[1]) Siehe Einleitung S. 11.

der schwach penetrierenden α-, der weichen und mittleren β-Strahlen. Wir sind indes der Meinung, daß den von den weichen β- und den α-Strahlen freien mittleren β-Strahlen — in geringerer Zahl, aber durch die harten β- und γ-Strahlen verstärkt — der Hauptwert bei der Behandlung dieser Läsionen zukommt. Man soll mit der Strahlenwirkung $^1/_2$ cm in die Tiefe gelangen, ohne aber eine zu heftige Irritation zu bewirken; es ist bekannt, wie reizbar diese Gewebe manchmal sind; oder eine zu brüske Wirkung anzustreben; das ist das beste Verfahren, um die Basis der Talgdrüsen zu treffen. Zum Zwecke dieser „Reinigung" müssen die großen und kräftig wirkenden Apparate 1 und 2 unbedeckt oder mit Aluminiumfiltern von $^1/_{100}$ bis $^1/_{10}$ mm Dicke Verwendung finden.

Die Sekundärstrahlen sollen mittelst Papierscheiben und einer feinen Kautschukmembran ausgeschaltet werden, wie wir das zu tun gewohnt sind; dadurch werden die Ursachen der Irritation und der nachfolgenden Pigmentbildung am besten vermieden. Die Sitzungen müssen kurz, von 3 bis 15 Minuten Dauer sein und jeden zweiten Tag wiederholt werden. Nach 5 bis 6 Sitzungen läßt man eine Pause von 10 bis 12 Tagen eintreten, um nachher wieder zu beginnen. Zeigt sich eine Irritation, so muß die Behandlung noch 10 bis 14 Tage nach Abklingen der Reizung ausgesetzt werden.

Um eine größere Tiefenwirkung ohne sichtbare Irritation zu bekommen, empfehlen wir, von den mittleren und harten β-Strahlen eine größere Zahl zu verwenden, bei Verminderung der Gesamtintensität, und Filter von $^1/_{10}$ bis $^3/_{10}$ mm dickem Blei zu verwenden; Apparat 1 würde dann je nach der Filterdicke 5 bis 6 Tage jeden Tag 15 Minuten oder alle 3 Tage 30 Minuten appliziert, im ganzen fünf- bis sechsmal pro Serie, und die Serien müßten mehrmals wiederholt werden.

Acne rosacea. Ein 16jähriges Mädchen konsultierte uns wegen einer hartnäckigen Gesichtsakne. Beginn vor 4 Jahren; ist bis jetzt ohne befriedigenden Erfolg im Spital Saint-Louis behandelt worden. Der Ausschlag bedeckt fast das ganze Gesicht; am Kinn, auf der linken Seite der Stirn und in der oberen Hälfte der Wangen konfluieren die entzündlichen Komedonen und Pusteln. Zuerst entfernten wir einige Komedonen und eröffneten die Pusteln. Diese vorhergehende Reinigung ist nötig und erweist sich als sehr nützlich. Die Strahlen entfalten eine bessere Wirkung auf den Nährboden der Staphylokokken, wenn dieser bloßgelegt ist. Zuerst wird die rechte Jochbeingegend behandelt, da hier beständige Schübe von Pusteln und indurierten Effloreszenzen statthaben.

Vom 29. Mai 1908 an wird Apparat 1 — mit $^4/_{10}$ mm Bleifilter und 5 Blättchen schwarzen Papiers bedeckt und das Ganze von einer Kautschukmembran festgehalten — während einer Woche jeden zweiten Tag eine Stunde appliziert. Im Verlauf der folgenden 20 Tage zeigt sich nichts von sekundärer Reizung; im Gegenteil kann eine ganz deutliche Abnahme des kongestiven Zustandes wahrgenommen werden.

Zweite Serie an der gleichen Stelle mit Apparat 2 und derselben Filtrierung; die ganze Sitzungsdauer beträgt aber 6 Stunden, jeden zweiten Tag eine Stunde. Auch diesmal kommt es nicht zu einer sekundären entzündlichen Reaktion, ein Zeichen, daß unsere Dosierung richtig ist. Die Rückbildung der Entzündung wird deutlicher. Seit Beginn der Behandlung sind an dieser Stelle keine neuen Pusteln aufgetreten, während in der Umgebung zu wiederholten Malen neue konfluierende Herde zu konstatieren waren. Ungefähr am 35. Tage sticht die behandelte Partie deutlich von der umgebenden Haut ab durch die Entfärbung, die gleichmäßige Fläche und die Abwesenheit von Pusteln.

Die Stirn und die linke Wange wurden alsdann in gleicher Weise behandelt wie die rechte Wange bei der zweiten Serie, und die Resultate waren dieselben. Es ist seit der Behandlung noch zu kurze Zeit verflossen, um definitive Schlüsse ziehen zu können, aber schon jetzt scheint dieser Fall absolut günstig verlaufen zu wollen.

Bei anderen Fällen haben wir ebenfalls gute Resultate erzielt, wenn wir den Apparat 1 mehrere Nächte hindurch appliziert ließen, nachdem er mit 2 mm dickem Blei umgeben war. Bei dieser ultrapenetrierenden Bestrahlung von schwacher Intensität sind die γ-Strahlen in einer Proportion von 90 Proz. und die harten β-Strahlen mit 10 Proz. zur Wirkung gelangt.

Sykosis. Bei der Sykosis muß man, nachdem alle Abszesse sorgfältig entleert und gereinigt worden sind, Dosen anwenden, die zur Epilation führen. In einem Falle, in dem der Patient keinen Wert auf die Erhaltung seines Bartes legte, wurde ein sehr schöner Erfolg dadurch erzielt, daß wir die Dosen bis zum vollständigen Verschwinden jedes Haarwachstums steigerten.

Rhinophyma oder hypertrophische Akne. Ein Fall von Rhinophyma bei einem Neger wurde uns von Dr. Hallopeau zugewiesen; auf ziemlich hohe Radiumdosen traten sehr deutliche Modifikation und Abflachung der zahlreichen Wucherungen ein, die die Nasenspitze und die Nasenflügel überlagerten.

Jede einzelne Stelle wurde folgendermaßen bestrahlt: Applikation des Apparates 6 mit $^4/_{100}$ mm Aluminium 5 Stunden in 10 Tagen, und zwar wurde zuerst eine Serie von 5 Sitzungen zu $^1/_2$ Stunde gemacht, dann eine Woche pausiert und dann nochmals 5 Tage hintereinander je $^1/_2$ Stunde bestrahlt.

Bei einem zweiten Patienten haben wir einen kleinen Tumor des Nasenflügels mit ultrapenetrierenden Strahlen behandelt, indem Apparat 9 (mit 1 mm Blei) während drei aufeinanderfolgender Nächte aufgelegt wurde; nach einer kurzen und leichten entzündlichen Reaktion trat ein ganz befriedigender Erfolg ein.

Bei einem weiteren Patienten führte das Auflegen des Apparates 7 mit 1 mm Bleifilter während einer Nacht nach einer leichten krustösen Reaktion eine Abnahme des Blutandranges und eine Verkleinerung der hypertrophischen Nasenspitze herbei.

Wir müssen endlich noch erwähnen, daß sich gewisse Körperpartien, wie die Lidränder, sehr gut für die Applikation derjenigen Apparate eignen, welche die Form von dünnen Platten haben. Mehrere Fälle von chronischer Blepharitis wurden bei ihrer Verwendung rasch gebessert.

Syphilis. Das Radium scheint bei der Lokalbehandlung hartnäckiger Läsionen gute Dienste leisten zu können. Manchmal konstatiert man syphilitische Effloreszenzen, die aus verschiedenen Gründen auf die Allgemeinbehandlung nicht zurückgehen; nun schien es uns, als ob die Radiumstrahlen bei einigen Fällen dieser Art die Heilung begünstigt und beschleunigt hätten.

Im Mai 1905 litt ein Patient an einer Syphilis von malignem Charakter; es traten fortwährend neue Schübe auf, bevor die früheren abgelaufen waren, und die Affektion leistete der Allgemeinbehandlung hartnäckigen Widerstand. An den Vorderarmen entstanden große papulöse Effloreszenzen, trotzdem Patient eine 6 Wochen dauernde Quecksilberbehandlung durchgemacht und Dosen bekommen hatte, die zu überschreiten schwierig gewesen wäre. Es wurde alsdann die Lokalbehandlung mit Radium vorgeschlagen. 5 bis 8 Tage nach der unmittelbaren Bestrahlung mit Apparat 3 (S. 6) während 15 Minuten verschwanden sämtliche Effloreszenzen.

In der Abteilung des Dr. Wickham (Saint-Lazare) kam im Oktober 1906 eine Frau zur Beobachtung mit großen Massen von hypertrophischen, gewucherten syphilitischen Papeln an beiden Gesäßhälften in der Umgebung des Anus, die trotz allgemeiner und lokaler Therapie nur sehr langsam zurückgingen. Ein Versuch mit Radiumbestrahlung auf der rechten Seite führte in 8 Tagen zum Verschwinden der Läsionen. Die linke Seite blieb während dieser Zeit unverändert; sie wurde nun ebenfalls behandelt und in der folgenden Woche zur Heilung gebracht.

Im April 1905 stellte sich in der medizinisch-chirurgischen Klinik der Doktoren Cazin und Banzet ein Patient ein, der ganz regelmäßig Injektionen von grauem Öl bekommen hatte, ohne daß er von einer ungefähr 1 qcm großen Ulzeration auf der Dorsalseite des Penis befreit werden konnte; es wurde zuerst die Diagnose auf ulzeröse Syphilis gestellt. Die Läsion hatte ein relativ torpides Aussehen, und wegen der Hartnäckigkeit gegenüber der Behandlung fing man an, die Diagnose in Zweifel zu ziehen. Seit der letzten Injektion sind jetzt 2 Monate verflossen und die Ulzeration hat sich noch nicht verändert.

Ein kleines Stück Hanfgewebe mit Radium von 1 qcm Größe und einer Aktivität von 8000 E wird über einem ersten Watteverband von 1 cm Dicke fixiert und 48 Stunden liegen gelassen. In den nächstfolgenden 14 Tagen wird die Ulzeration modifiziert, sie vernarbt und verschwindet. Die Diagnose Syphilis wurde in der Folge bestätigt, indem sich der Patient nach einigen Monaten mit neuen syphilitischen Läsionen einstellte.

Ein Mann ist von rezidivierenden serpigino-ulzerösen Syphiliden in der Umgebung des Mundes befallen (Oktober 1906). Wir leiten eine allgemeine Behandlung ein. Lokal wird Radium angewendet, aber vorerst nur auf der linken Seite, um Vergleiche anstellen zu können. Apparat 6 wird an jeder Stelle ungefähr 20 Minuten appliziert in 5 Sitzungen, die gleichmäßig auf 17 Tage verteilt werden. Wie gewöhnlich heilen diese Ulzerationen rasch unter dem Einflusse des grauen Öls, indessen vollzieht sich die Heilung auf der linken Seite schneller und die Narbe ist glatter und regelmäßiger als auf der rechten Seite.

Eine Dame ersuchte uns um unseren Rat wegen einer Ulzeration von beträchtlicher Größe und Tiefe, welche die vordere Hälfte des linken Unterschenkels einnahm. Es handelte sich hier wie beim vorhergehenden Falle um Lues III, ohne daß der Patientin etwas von ihrer Infektion bekannt war.

Lokal wird eine Radiumbehandlung eingeleitet, allgemein werden Hg-Injektionen gemacht. Die Oberfläche wird mit mehreren Apparaten zu gleicher Zeit bestrahlt (Nr. 4, 5, 6 und 7), während in die Aushöhlungen und Spalten, die bis 5 cm tief sind, ein radiumhaltiges Röhrchen eingeführt wird. Wir haben es hier mit konfluierenden, ulzerierten, gummösen Infiltrationen zu tun. Das Aussehen der Läsionen ändert sich sehr rasch; große Stücke von gangränösen Massen werden abgestoßen. Nach 14 Tagen ist das ganze Geschwür in rascher Ausheilung begriffen.

Wieviel bei diesem Falle auf Rechnung der Lokalbehandlung zu setzen ist, ist schwierig, genau festzustellen; es schien uns aber deutlich zu sein, daß das Radium bei der Raschheit, mit der die Gewebe zuerst von ihrem üblen Geruche und ihren nekrotischen Massen befreit wurden und sich nachher regenerierten, einen günstigen Einfluß ausgeübt hat.

Beim folgenden Falle handelt es sich um eine ulzeröse Lues, bei der wegen falscher Diagnose das Radium allein lokal zur Anwendung gelangte. Eine junge Frau leidet an großen, krustösen, tief ausgehöhlten und mit Eiter gefüllten Ulzerationen oben am Gesäß. Werden die Krusten abgehoben, so treten an den frei liegenden Geschwüren unerträgliche Schmerzen auf. Die Krusten bilden sich übrigens schnell wieder, trotzdem die Patientin die Wunden antiseptisch reinigt.

Das Radium wird zuerst an einer Ulzeration mittels Apparat 4 versuchsweise angewendet. Am zweitnächsten Tage hatte sich die Kruste nicht wieder gebildet; Patientin empfand keine Schmerzen, und der Boden des Geschwürs ist kaum feucht. Es werden unter den gleichen Bedingungen drei weitere Sitzungen alle zwei Tage gemacht. Von der dritten Bestrahlung an beginnt der Geschwürsgrund trocken zu werden und vernarbt rasch. Am achten Tage ist das Ulkus nicht mehr kenntlich; es vernarbt wie eine einfache aseptische Wunde. Am zwölften Tage ist die Vernarbung komplett. Drei weitere Geschwüre, die in ähnlicher Weise behandelt wurden, haben ungefähr ebenso reagiert.

Es handelte sich hier keineswegs um eine Tuberkulose, wie wir fälschlich geglaubt hatten, eine Diagnose, die auch im Spital Saint-Louis gestellt worden war, sondern um ulzeröse Syphilide; denn einen Monat später traten neue, diesmal typische Eruptionen auf, die den wahren Charakter der Affektion verrieten.

Diese Beobachtungen, die unsere beweiskräftigsten Fälle sind, stimmen bezüglich der Nützlichkeit des Radiums für die Lokalbehandlnug miteinander überein. Auf das, was wir S. 33 über die Injektionen von radioaktiver Bijodatlösung und radioaktivem grauem Öl, die an ungefähr 30 Patienten vorgenommen wurden, gesagt haben, wollen wir nicht weiter zurückkommen.

Krampfadergeschwüre. Die Radiumbehandlung der Krampfadergeschwüre begann bei uns mit der raschen und leichten Heilung eines bis dahin sehr hartnäckigen Falles[1]). Das Ulkus war aber von kleiner Ausdehnung. Bei anderen Fällen mit großen Geschwüren waren die Erfolge wechselnd. Bei zwei schmerzhaften Geschwüren wurde das Gefühl des Brennens beseitigt, die Geschwüre selbst schlossen sich aber nur sehr langsam. In anderen Fällen kam es zur Besserung und bis zu einem gewissen Grade zur Vernarbung, aber nicht zu definitiver Heilung.

Für ausgedehnte Ulzera mit dicken Rändern nnd variköser Basis empfiehlt es sich, mittelpenetrierende Strahlen zu verwenden, die $^1/_{10}$ mm dicke Aluminium- bis $^1/_{10}$ mm dicke Bleifilter passiert haben; vor einer gewissen Irritation braucht man sich nicht zu fürchten; es verlieren dabei die Läsionen sehr gut ihren torpiden Charakter.

Papillome, Warzen, spitze Kondylome. Mehrere Papillome des behaarten Kopfes sind mit zwei Sitzungen von 30 Minuten mittelst Apparat 7 geheilt worden. Auch ein ebenfalls im Jahre 1905 behandeltes Papillom der Zunge ist zurückgegangen, aber langsamer.

Wenn die Warzen klein und zahlreich sind, so dürfte sich die Behandlung, weil unpraktisch, nicht sehr empfehlen, denn die Apparate geben wegen der Kleinheit ihrer Oberfläche nur eine geringe Strahlenmenge ab und die Dauer der Sitzungen wird zu lang. Überdies ist es sehr schwierig, diese kleinen Läsionen gut abzudecken.

Bei konfluierenden, spitzen Kondylomen, die chirurgisch behandelt werden müßten, scheint das Radium sehr nützlich und den anderen Mitteln überlegen zu sein, denn die Patienten können sehr leicht und schmerzlos von ihrer Affektion befreit werden.

Ein Mann von 25 Jahren zeigt im November 1906 am Penis, an der Basis der Glans und am Frenulum eine Reihe von konfluierenden, spitzen Kondylomen. Patient ist seit einem Jahre mit verschiedenen Methoden behandelt worden: Abkratzen, Galvanokaustik, verschiedene Salben; nach ziemlich kurzer Zeit traten immer wieder Rezidive auf. Zu einer Narkose behufs vollständiger Entfernung konnte er sich nicht entschließen.

Wir haben die Wucherungen, nachdem sie durch gefensterte Schutzhüllen isoliert worden waren, mit den Apparaten 8, 9 und 7 bestrahlt. In drei Malen mit je einem Tage Intervall wurde eine Gesamtapplikation von $2^1/_2$ Stunden gemacht. Es kam eine mittelstarke Reaktion zustande, und nach einem Monat waren die Kondylome verschwunden. Seither nichts von Rezidiv.

Die konfluierenden Massen um den Zervix herum werden ziemlich leicht zur Resorption gebracht; wir werden in dem Abschnitt Gynäkologie

---

1) Wickham und Degrais, Soc. franç. de dermatologie. Juli 1907.

darüber sprechen. Auch bei mehreren Fällen von konfluierenden Wucherungen an der Vulva wurden rasche und leichte Erfolge erzielt.

Eine junge Frau wurde uns wegen spitzer Kondylome der Vulva von Dr. Camescàsse zugeschickt. Die Patientin ist gravid; schon bei Beginn der Schwangerschaft hat sich eine Aussaat von Kondylomen an den kleinen Labien und im Vestibulum gezeigt. Ein Kondylom hat sich bis zu dem Grade entwickelt, daß sein Volumen störend wirkt. Eine Beseitigung dieser starken Wucherung oder wenigstens eine Hemmung der weiteren ziemlich schnellen Entwicklung wäre wünschenswert; jeder chirurgische Eingriff muß aber vermieden werden, da er für die Gravidität schädlich sein könnte.

Der mit Kautschuk umhüllte Apparat 3 wird während $^3/_4$ Stunden auf das stark gewucherte Kondylom appliziert, nachdem es freigelegt und mit einer gefensterten Schutzhülle genau abgedeckt worden war. Am fünfzehnten Tage bemerkte die Patientin, daß die kleine Geschwulst ohne die geringste unangenehme Empfindung im Verschwinden begriffen war. Nach Verlauf eines Monats wird eine zweite Sitzung gemacht, worauf die Wucherung fast vollständig zurückgeht. Da die kleinen Kondylome von geringer Wichtigkeit waren und sich nicht weiter entwickelten, wurden sie nicht mit Radium behandelt.

Augenaffektionen; ein Fall von Glaukom. Das Radium ist von verschiedenen Autoren bei diversen Augenaffektionen angewendet worden, besonders von A. Darier; es scheinen dabei einige Erfolge bei nervösen Störungen erzielt worden zu sein und sehr deutliche Heilungen bei Trachomfällen. Wir haben unsererseits das Radium in einem Fall von Glaukom zur Anwendung gebracht, und wenn wir ihn hier erwähnen, so geschieht dies nicht wegen des erzielten Resultates — dasselbe ist keineswegs beweisend — sondern wegen der befolgten Technik.

In den letzten Tagen des Dezembers 1906 wurde uns von Herrn von M. . . ., der über die neuen radiumtherapeutischen Forschungen sehr gut orientiert war, ein Patient mit einem Glaukom zugewiesen; derselbe wurde im Spital der Brüder von Saint-Jean-de-Dieu in Saint-Barthélemy bei Marseille verpflegt. Der betreffende Herr besteht darauf, daß wir einen Versuch mit Radium unternehmen, bevor er aber seinen Schutzbefohlenen die lange Reise von Marseille nach Paris antreten läßt, informiert er sich über das Verfahren, das angewendet werden würde, um jede entzündliche Komplikation zu vermeiden. Wir antworteten, daß wir zwischen Apparate und Applikationsstellen eine mit Kautschuk umhüllte Bleiplatte einschieben würden. Dieser Filtrierungsmodus ist, soviel wir wissen, vorher noch nicht angewendet worden; es wurde damit unseres Erachtens ein Mittel geboten, um mit einem Minimum von Gefahr für die Oberfläche in große Tiefe wirken zu können.

Der Patient weist eine komplette Erblindung am linken Auge auf, während rechts die Sehkraft noch teilweise erhalten ist; es können auf dieser Seite noch einige Schatten unterschieden werden. Die Diagnose des Augenarztes im Asyl der Brüder lautete auf „inoperables Glaukom", das seit mehreren Jahren besteht. Die Behandlung wurde am 23. Januar 1907 angefangen und jeden Tag bis und mit dem 11. Februar fortgesetzt; sie dauerte 20 Tage. Es wurde Apparat 1 unter Verwendung eines mit Kautschuk umwickelten Bleiplättchens an jeder Stelle 20 Minuten lang appliziert. Der so armierte Apparat wurde rechts und links auf die Stirn-Augenbrauengegend, gerade oberhalb des Augapfels und auf die Schläfengegend gelegt. Das Verfahren war einfach und wurde der Laboratoriumswärterin anvertraut.

Da wir bis dahin diese mit Kautschuk umhüllten Bleiplättchen nur für „Schutzhüllen" verwendeten, indem wir sie mit einem „Fenster" versahen, so erregte unser Versuch, durch diese Schichten hindurch eine günstige Wirkung zu erzielen, das Erstaunen der Anwesenden. Unsere Absicht war, die Gesamtintensität zu vermindern, Wirkungen an der Oberfläche zu vermeiden, solche aber in großer Tiefe auszulösen. Die doppelte Applikation auf Stirn und Schläfe machten wir deshalb, weil uns die

Nützlichkeit, die Strahlen soviel wie möglich zu kreuzen und die Intensität der am stärksten penetrierenden Strahlen zu vermehren, schon damals bekannt war.

Diese mit Kautschuk versehenen Bleiplättchen glichen jenen, die in der Radiotherapie als Schutzblenden dienen.

Bei diesem Verfahren haben wir den Fehler begangen, daß wir die Sekundärstrahlen von Sagnac zur Wirkung kommen ließen. Diese werden beim Passieren der Strahlen durch Metalle in so großer Menge erzeugt, daß sie die Oberfläche reizen, und daher haben wir auch ein leichtes, sehr oberflächliches Erythem bekommen. Seither hat uns Beaudoin gezeigt, wie wir die Sekundärstrahlen aufhalten können, und wir haben das Verfahren sofort für unsere Schutzhüllen in Anwendung gebracht.

Am 12. Februar kehrte der Patient nach Marseille zurück; im Laufe der Behandlung glaubte er ungewöhnliche Lichtschimmer wahrnehmen zu können und war sehr ermutigt.

Am 26. März schrieb uns Herr von M . . . ., es scheine eine Besserung eingetreten zu sein; seither ist der Zustand wieder schlimmer geworden und Patient weist den gleichen Status auf wie vor der Behandlung.

Wir haben diese Beobachtung nur deshalb wiedergegeben, weil hier zum erstenmale der Versuch der Filtrierung der Radiumstrahlen durch ein Bleiplättchen hindurch gemacht wurde. Vorher, von Anfang des Jahres 1905 an, hatten wir nur Filter aus Wattepolstern und aus Aluminiumplättchen angewendet.

Unser zweiter Versuch fand unter den ganz gleichen Bedingungen am 6. November 1907 statt bei der Behandlung eines Mammakarzinoms, das uns von Dr. Triboulet zugeschickt wurde und bei dem wir jede Reizung der Oberfläche vermeiden wollten (siehe Neubildungen der Brust).

Basedowsche Krankheit. Im März 1905 wendete unser Freund Dr. Abbé (aus New York) in einem Fall von Kropf bei Basedowscher Krankheit mit Erfolg sein Verfahren an, radiumhaltige zylindrische Röhrchen in die Tumoren[1]) einzuführen. — Nach Kokainanästhesie wurde in der Mittellinie eine Inzision gemacht und die Öffnung durch anatomische Präparation unter Schonung der größeren Venen vergrößert. Das Röhrchen konnte auf diese Weise tief in den Mittellappen eingeführt werden und man ließ es 24 Stunden liegen. Nach 8 Wochen hatte die Struma ohne irgendwelche Störung des Allgemeinbefindens beträchtlich abgenommen.

Wir hatten Gelegenheit, ein analoges Resultat zu erhalten — wie es vorher in Frankreich noch nicht publiziert worden war — durch die Applikation der Apparate von der Außenseite her nach unserem Verfahren des „Kreuzfeuers".

Eine 40jährige Patientin ist uns am 6. November wegen einer Struma zugewiesen worden; der Exophthalmus und die Erscheinungen von seite des Herzens sind wenig ausgesprochen, hingegen bestehen deutliche Nervenstörungen. Der Tumor hat die Größe einer Mandarine, ist rechts vom Sternocleidomastoideus begrenzt und überschreitet links die Mittellinie; er besteht aus mehreren Lappen; die Oberfläche ist höckrig. Mehrere Apparate 4, 5 und 6 werden gleichzeitig an verschiedenen Punkten einander gegenüber appliziert und die Applikationsstellen bei jeder Sitzung so viel wie möglich gewechselt. Dadurch erhält die Oberfläche nur schwache Strahlen, in der Tiefe aber werden die Wirkungen der ultrapenetrierenden Strahlen kombiniert und kumuliert.

Jede Sitzung dauert nicht mehr als 5 Minuten. Die Behandlung wird während

---

[1]) Siehe S. 38 über die Einführung radiumhaltiger Röhrchen in Tumoren (Verfahren von Norton-Abbé).

eines Monats jeden Tag durchgeführt; der Tumor nimmt langsam an Umfang ab. Nach einer Ruhepause von der Dauer eines Monats wird eine zweite identische Sitzungsserie gemacht, die von weiteren Rückbildungserscheinungen gefolgt ist; die nervösen Störungen bessern sich.

Gegenwärtig würden wir zur Behandlung eines solchen Falles die Methode des „Kreuzfeuers" mit den Filtrierungen ($^1/_{10}$ bis $^5/_{10}$ mm Blei) kombinieren und eine sehr kräftige radioaktive Quelle verwenden.

8. Anwendung des Radiums bei Uterusleiden.

Das Radium kann bei verschiedenen Affektionen des Uterus gute Dienste leisten; die Indikationen gehen deutlich aus den Resultaten hervor, die verschiedene Beobachter und wir selbst seit Beginn des Jahres 1905 bei Metritiden, Fibromen und Karzinomen erzielt haben. Dank der Verbesserung der Technik ist es möglich geworden, die verschiedenen heilenden Eigenschaften, welche dem Radium eigentümlich sind, zur Anwendung zu bringen, und die Gynäkologie ist dadurch zweifellos im Besitz eines neuen therapeutischen Agens von höchster Bedeutung.

Es war leicht begreiflich, daß die Radiumtherapie sich speziell dem Uterus zuwandte, denn die verschiedenen Eigenschaften der Radiumstrahlen eignen sich sehr gut für die Bedürfnisse, welche bei der Therapie der uterinen Affektionen bestehen. Die analgesierenden, hämostatischen, kongestionsvermindernden, die destruktiven oder einfach modifizierenden Wirkungen der Radiumstrahlen auf die kranken Zellen, die je nach der Wahl der Technik und der Dosierung ausgeübt werden, die Möglichkeit, Oberflächen- oder große Tiefenwirkungen ohne entzündliche Reaktion der Oberfläche auszulösen, all das muß einzeln oder kombiniert in der Gynäkologie häufige Anwendung finden. Andererseits eignet sich das Instrumentarium für den Uterus sehr gut, da alle möglichen Formen von Apparaten ausgedacht werden können, um die Strahlen in diese oder jene Partie des Organs zu bringen. Ist der Apparat einmal appliziert, so kann er mit Leichtigkeit mittels Tampons festgehalten und Stunden, ja sogar Tage und ganze Nächte an derselben Stelle fixiert bleiben. Diese Therapie schien den andern Mitteln der physikalischen Behandlung einmal durch die Energie der Radioaktivität, andererseits durch die Art der Technik überlegen zu sein.

In der Literatur war über die gynäkologische Radiumtherapie nur eine kurze Bemerkung des Dr. Abbé (1905) über das Uteruskarzinom erschienen, bis dann in der Akademie der Wissenschaften 1906 die sehr bemerkenswerte Mitteilung unserer Freunde Oudin und Verchère über die Radiumwirkung bei Uterusfibromen, Metritiden und gonorrhoischen Urethritiden erfolgte. Diese Mitteilung wurde in einer Arbeit der Herren Oudin und Verchère[1]) und in einer Arbeit des Herrn Oudin[2]) über Uterusblutungen reproduziert und vervollständigt.

---

[1]) Oudin und Verchère, Ann. d'électrobiologie, 31. Okt. 1906.

[2]) Oudin, Ann. d'électrobiologie, Aug. 1907.

Endlich wurden neulich sehr interessante Studien in der Abteilung des Dr. Tuffier[1]) unternommen,

Instrumentarium. Die zylindrischen oder flachen Apparate können auch der Gynäkologie dienstbar gemacht werden, allerdings je nach ihrer Bestimmung in speziellen Formen und Dimensionen. Wir unterscheiden zwei Arten von zylindrischen Apparaten: die einen enthalten im Innern Radium, es handelt sich dann meistens um Silberröhrchen; die anderen haben die Form von Stäbchen, deren Oberfläche mit einem Radiumfirnis bedeckt ist, nach dem Typus des Apparates 15 unserer Tabelle bloß mit mehr oder weniger großem Durchmesser. Die Glasröhrchen, die einfach mit einer metallischen Filterhülle umgeben sind, haben sehr kleine Dimensionen; sie finden kaum eine andere Verwendung als für die Zervikalhöhle. Um sie tiefer einführen zu können, müssen sie an das Ende einer langen Hohlsonde gebracht werden, mit der man leicht in die Uterushöhle eindringen kann, oder man befestigt sie an einem Griff von genügender Länge. Die Filtration wird selbstverständlich je nach der Natur der Filterhülle oder der Sonde wechseln.

Die Stäbchen haben verschiedene Längen; sie besitzen den Vorzug, daß sie einfach mit einer Kautschukmembran umgeben angewendet werden können und stärkere Gesamtstrahlen aussenden. Man kann sie übrigens auch mit Filtern verschiedener Natur und Dicke versehen.

Die Apparate mit flacher Oberfläche werden mit Vorliebe aus Geweben mit starker Radioaktivität verfertigt; sie passen sich infolge ihrer Weichheit und ihrer geringen Dicke auch wenn sie mit ihren Filtern aus Aluminium oder Blei umwickelt sind, dem Uterushals mehr oder weniger genau an und bieten eine relativ geringe Dicke dar, was ihre Handhabung erleichtert. Die Gewebsstücke dürfen kaum größer als 12 qcm sein, um in die Vagina eingeführt werden zu können. Die Apparate von großen Dimensionen können ebenfalls nützlich sein, aber nur für Applikationen von der Abdominalwand aus.

Es schien von Interesse zu sein, die zylindrische und die flache Form in dem gleichen Apparate zu vereinigen und ein Instrument herzustellen, das verschiedenen Zwecken dienen konnte, je nachdem es als Ganzes oder als Teil zur Anwendung kam. In diesem Sinne haben wir den Radiumapparat für den Uterus ausgedacht, von dem wir schon gesprochen haben, und den Fig. 72 genügend veranschaulicht.

Je nach dem gewünschten Effekt, den lokalen Indikationen und der mit der Praxis vereinbaren Applikationsdauer wird man Apparate wählen, die Salze mit geeigneten quantitativen und qualitativen radioaktiven Eigenschaften enthalten. Der therapeutische Wert und die Anwendungsweise dieser Apparate werden sich in allen Punkten nach den allgemeinen Regeln über Technik und Filtrierung richten, welche wir im ersten Teile unserer Arbeit angegeben haben. Alle diese Apparate, Stiele und Radiumschalen für den Uterus müssen sorgfältig geschützt werden, und zwar wenigstens mit einer Kautschukmembran. Werden sie mit Metallfiltern umgeben, so

---

[1]) Tuffier, Internationaler chirurgischer Kongreß, Brüssel, Okt. 1908.

sollen diese ihrer Form genau angepaßt sein. Die Fixation ist leicht zu machen; sie besteht in einer Tamponade aus Watte oder steriler Gaze.

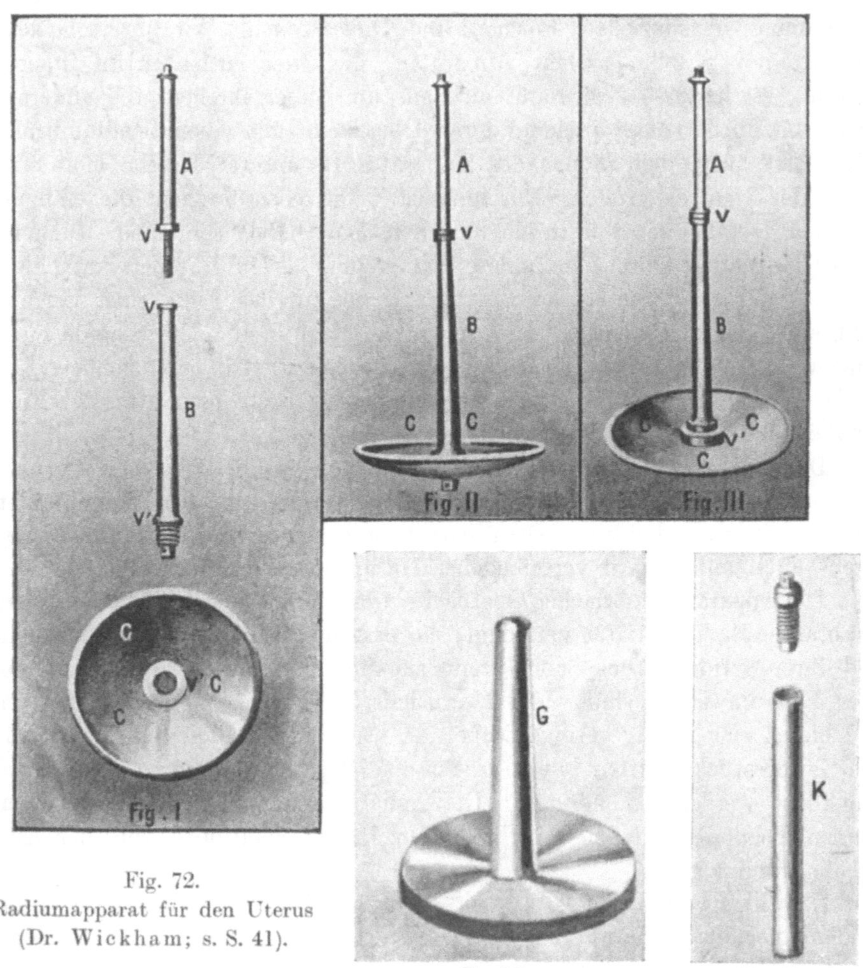

Fig. 72. Radiumapparat für den Uterus (Dr. Wickham; s. S. 41).

I. Die drei Teile, aus denen der Apparat besteht.

II. Die Fassung des festgeschraubten Apparats. Die Einsenkungen an den Stäben A und B dienen zur Aufnahme des Radiumfirnis. Der in die Einsenkung C gebrachte Firnis läßt die Konkavität der Schale bestehen. Die beiden abgeplatteten Teile an den Enden stellen Griffe dar, mittels deren der Apparat losgeschraubt wird, ohne daß der Firnis berührt werden muß. Das Ende, welches durch die Schale c tritt, ist durchbohrt, damit ein Band durchgeführt werden kann. Der Stab wird entweder ganz in die Uterushöhle eingeführt, wenn man das Corpus uteri behandeln will, oder das Stück A wird abgeschraubt, wenn man nur das Collum zu beeinflussen wünscht. Die Schale paßt sich dem Cervix an. Die losgeschraubten Stücke können einzeln verwendet werden oder kombiniert mit Teilen eines anderen Apparates von stärkerer oder schwächerer Radioaktivität.

III. Diese Figur zeigt die Konkavität der Schale, die allein verwendet werden kann wie die gewöhnlichen flachen Apparate.

IV. Blei- oder Silberfilter, der auf den Stab und die Schale genau paßt.

V. Röhrenförmiger Filter, der für den ganzen Stab oder einen seiner Teile dient. Dieser Radiumapparat kann in seinen Teilen oder als Ganzes noch andere Anwendungen finden als zur Behandlung des Uterus.

Die Technik ist folgende:

1. Sehr exakte Reinigung der Vagina;
2. Vollkommene Sterilisation des Filters oder des Hanfgewebsstückes, welche mit den Schleimhäuten in Berührung gebracht werden.
3. Einführung der Apparate.
4. Fixation mittels Tamponade.

Je nach der Natur der Läsionen wird eine etwas speziellere Technik angewendet, wir werden auf die Besonderheiten der Technik eingehen, wenn wir die zu erzielenden Resultate besprechen.

Im folgenden erörtern wir kurz die Rolle, welche die Radiumtherapie in der Gynäkologie spielt.

Karzinome.

Zwei von Dr. Lacapère in der Abteilung und unter der Aufsicht des Dr. Tuffier im Spital Beaujon behandelte Fälle.

„Der erste betrifft eine 56jährige Dame, die seit mehreren Monaten an einem Epitheliom des Uterus leidet. Die Kranke klagt über ein Gefühl von Schwere im Abdomen, besonders rechts, und hat häufig Abgänge einer dünnflüssigen, jauchigen, oft rosa gefärbten Masse, aber keine reinen Blutverluste. An der Zervikalportion sind schon Wucherungen mit dem scharfen Löffel entfernt worden. Man kann zwei Hauptgruppen von karzinomatösen Wucherungen konstatieren, von denen die eine an der vorderen, die andere an der hintern Lippe des Muttermundes sitzt; sie bilden blumenkohlartige Gewächse, sind durch eine horizontale Spalte voneinander getrennt und bluten auf die leiseste Berührung. Die Inguinaldrüsen sind nicht geschwollen; der Uterus ist sehr groß, unbeweglich, schmerzhaft; die Patientin wird von Dr. Tuffier für inoperabel gehalten.

Am 29. Mai 1908 wenden wir zum erstenmal das Hanfgewebe mit Radium an (Apparat 15), umhüllt mit einem Bleiblättchen von 1 mm Dicke und einer Kautschukmembran[1]). Dieser Apparat wird genau auf die Wucherungen des Uterushalses gelegt, die er bedeckt. Er wird mit Tampons fixiert und 13 Stunden liegen gelassen. Neue 13stündige Sitzungen am 2., 11., 19. und 30. Juni. Zu dieser Zeit sind alle Wucherungen an der Portio verschwunden. Dr. Tuffier konstatiert, daß der Uterus viel weicher geworden und nicht mehr im kleinen Becken fixiert ist; die blutgefärbten Abgänge haben aufgehört; Patientin verliert noch eine jauchige Flüssigkeit. Da zu dieser Zeit die Wirkung auf die blumenkohlartigen Gewächse des Uterushalses genügt zu haben schien, führen wir in die Uterushöhle ein zylindrisches Stäbchen ein, das mit einem Radiumsalz von 500000 E belegt und von einer dreifachen Kautschukmembran umgeben ist. Der Apparat wird 16 Stunden liegen gelassen und die Sitzungen werden am 6. und 7. Juli erneuert. Der Fundus der Vagina ist jetzt gerötet, das Karzinom vollständig beseitigt (wie weggekratzt). An der vorderen Wand des Halses besteht noch ein linsengroßes Krebsknötchen.

Wir sahen die Patientin Anfang Oktober wieder. Der Tumor hat sich noch mehr zurückgebildet; Dr. Tuffier hält eine Operation für möglich und nimmt eine totale Hysterektomie vor. Die vom Laboratoriumschef Dr. Mauté vorgenommene histologische Untersuchung ergibt Karzinom des Uterushalses ohne Beteiligung des gesamten Uterus. Die Wunde verheilt sehr gut und ist gegenwärtig vollständig vernarbt; es blieb nur oben rechts in der Vagina ein kleines Diverticulum mit einigen kleinen roten Vegetationen bestehen. Die Radiumbestrahlung hat also die Rück-

[1]) Dieser Apparat stammt aus der Abteilung des Dr. Wickham im Radiumlaboratorium. Die erste Sitzung wurde unter Mithilfe des Dr. Degrais gemacht.

bildung des Tumors äußerst rasch bewirkt und eine Totalexstirpation ermöglicht, die zuerst für unmöglich gehalten wurde und der eine Auskratzung vorangegangen war."

„Die zweite Patientin, 48 Jahre alt, erfuhr zum erstenmal im März 1907, daß sie mit einem Uterusleiden behaftet war; es bestand damals an der Portio eine kreisförmige rote Wunde, die nicht schmerzhaft war, aber leicht sezernierte, besonders wenn sich Patientin ermüdete; auf das Bestehen der Wunde wurde Patientin von einer Hebamme aufmerksam gemacht. 6 Monate später wurde sie von Dr. Prat in Nizza untersucht; derselbe exzidierte ein kleines Stück des Tumors und konstatierte, daß es sich um eine Neubildung des Uterus handelte. Das Karzinom wurde im Dezember desselben Jahres von Dr. Tuffier in Paris operiert. Im Juni 1908 war ein leichtes Rezidiv eingetreten und es wurde eine Radiumbehandlung vorgeschlagen. Als man Patientin am 19. Juni 1908 untersuchte, klagte sie über leichte Sekretion, jedesmal wenn sie längere Zeit marschierte; durch vaginale Spülungen kamen eitrige Flocken zum Vorschein. Bei der Besichtigung mittels Speculum zeigte sich, daß der Fundus vaginae in einem Blindsack endigte, an dem links eine Narbe von der im Dezember ausgeführten Hysterektomie übrig geblieben war. Diese Narbe war etwas infiltriert, dick und mit kleinen Rezidivwucherungen besetzt.

Am 26. Juni 1908 wird der gleiche Apparat in derselben Weise wie beim letzten Falle appliziert und 15 Stunden liegen gelassen. In der Folge traten Schmerzen im Bauch und einige Uteruskoliken auf, ebenso kam es zu einigen nicht blutigen Abgängen, die Patientin als leimartig bezeichnete. Am 29. Juni waren die Abgänge viel weniger reichlich; am 1. Juli waren sie noch nicht vollständig beseitigt. Am 10. Juli waren an einer anderen Stelle des Vaginalfundus einige krebsige Wucherungen zu konstatieren; die Erweiterung mit dem Speculum schien schwierig und schmerzhaft zu sein. Der gleiche Apparat wurde alsdann unter denselben Bedingungen ein zweites Mal appliziert und 16 Stunden liegen gelassen. Eine dritte Sitzung fand am 28. Juli statt. Zu dieser Zeit waren immer noch Abgänge, aber hauptsächlich wässeriger Natur, zu konstatieren; in den linkseitigen Adnexen bestand ein Gefühl von Schwere. Einige von den Wucherungen in der Vagina waren beträchtlich abgeflacht, andere blieben noch bestehen. Im Verlaufe des Monats August wurden mit dem nämlichen Apparate neun Sitzungen von je 24stündiger Dauer gemacht. Die aus dem Spital entlassene Patientin ließ sich abends den Apparat applizieren und am folgenden Morgen wieder entfernen. Im September war die Besserung schon sehr deutlich; fast die ganze Narbe war weich geworden, die Wucherungen vollständig abgeflacht und die Blutverluste sistierten vollkommen.

Im Oktober hatte Dr. Tuffier die Absicht, die wenigen übriggebliebenen Wucherungen zu kürettieren; als er aber am 26. Oktober fand, daß die Besserung noch sehr wesentliche Fortschritte gemacht hatte, verzichtete er definitiv auf jeden weiteren operativen Eingriff.

Es wurden endlich im Dezember noch zwei Sitzungen gemacht und damit betrug die Gesamtzahl der Radiumapplikationen 23.

Wir haben die Patientin kürzlich wiedergesehen. Sie empfindet nichts mehr von Mattigkeit, die Abgänge von Blut und Schleim haben endgültig sistiert, und lokal sind die Gewebe so weich geworden, daß man eine vollständige Heilung erwarten darf. — Am 8. April 1909 haben wir die Patientin nochmals zu sehen bekommen; ihr Zustand ist befriedigend."

Diese beiden Beobachtungen sind nach verschiedenen Richtungen hin interessant und zeigen deutlich den Einfluß des Radiums.

Unsere eigenen Beobachtungen haben uns zu den gleichen Schlußfolgerungen geführt. Die Besserung beginnt meistens mit dem Verschwinden des fötiden Geruchs. Bei zwei Fällen blieb dieser vom fünften oder sechsten Tage an aus. Die blutigen und eitrigen Ausflüsse versiegen. Der Effekt ist übrigens derselbe, wie wir ihn bei den größeren karzinomatösen Hautgeschwüren gefunden haben.

Bei gewissen operablen Fällen, bei denen die Wucherungen stark vorspringen und nur der Uterushals betroffen zu sein scheint, kann man vor der Exstirpation des Uterus eine Auskratzung vornehmen und dann das Radium zur Anwendung bringen.

Bei den inoperablen Karzinomen ist das Radium sehr angezeigt; es scheint hier die relativ wirksamste Hilfe zu sein, die man den Patienten bringen kann. Bei einem vorher für inoperabel gehaltenen Karzinom wurde die Rückbildung und die Beweglichkeit so groß, daß sich die Operation unter fast normalen Bedingungen vollziehen konnte. Auch bei schweren und hoffnungslosen Fällen kann man den Kranken noch nützen; denn es gelingt oft, die Schmerzen zu lindern, ja manchmal sogar ganz zu beseitigen. Auch die inoperablen Rezidive können mit Radium behandelt werden. Die Herde sind oft dick, liegen unter der Schleimhaut, und die Anwendung der ultrapenetrierenden Strahlen scheint den anderen Methoden überlegen zu sein.

Technik. Die Technik ist je nach den Fällen verschieden. Wenn eine deutliche epitheliale Wucherung besteht und ziemlich scharf am Hals lokalisiert ist, so kann man, wie wir es bei einem Falle getan haben, zuerst einen Apparat von sehr kräftiger Aktivität, bedeckt mit einem Filter von mittlerer Dichtigkeit ($^1/_{10}$ mm Blei) während 12 Stunden applizieren, um so die gewucherten Partien rasch zu zerstören. Nachher macht man eine Serie von Sitzungen, mit Vorzug jede Nacht, mit einem Apparate von der Konstruktion, wie wir ihn Dr. Lacapère empfohlen haben, aber wenn möglich von stärkerer Radioaktivität. Wir besitzen zu diesem Zwecke einen Apparat von 3 : 4 cm, der uns durch die Intensität seines ultrapenetrierenden Strahlenbündels eine beträchtliche Radioaktivitätskraft für Tiefenwirkungen zur Verfügung stellt. Wenn die Wucherungen eine Einführung in den Cervix nicht unmöglich machen, so wird man den Uterusapparat (Schale und ersten Teil des Stieles mit einem Silberfilter von gewünschter Dicke umhüllt) in der Weise in die Zervikalhöhle einführen, daß die Schale genau der äußeren Fläche anliegt. So kann das Epitheliom zu gleicher Zeit an verschiedenen Stellen in Angriff genommen werden.

Meistens dürfte es sich empfehlen, vor der Applikation der Apparate eine Auskratzung vorzunehmen.

Im Mai 1907 hatten wir ein inoperables, sehr wucherndes, äußerst hämorrhagisches Epitheliom zu behandeln. Die leiseste Berührung führte zu beträchtlichen Blutverlusten. In einem solchen inoperablen Falle ist es gewiß angezeigt, zuerst eine Auskratzung vorzunehmen. Die gleich nachher eingeführten und mittels Wattetamponade gut fixierten Apparate bleiben 24 Stunden liegen und können die Blutungen stillen, denn die hämostatische Wirkung des Radiums ist eine sehr deutliche; wir haben sie zu wiederholten Malen konstatieren können.

Zur Behandlung der Corpuskarzinome oder der Karzinome des ganzen Uterus muß man das Endstück vom Stiel des Uterusapparates oder ein Röhrchen einführen: diese Apparate werden mit einem Filter umgeben, so daß sie nur die ultrapenetrierenden Strahlen abgeben und jeden Tag mehrere Stunden appliziert werden können. Sie sollen so kräftig wie möglich gewählt werden. — Bei den inoperablen Krebsen mit Befallensein der benachbarten Organe wird man die Methode des „Kreuzfeuers" anwenden, indem auf die Abdominalwand zu gleicher Zeit Apparate von flacher Oberfläche und von hoher Radioaktivitätskraft, mit 1 mm Blei belegt, appliziert werden. Die Applikationsstellen sind häufig zu wechseln, damit die Haut nicht eine zu große Menge von Strahlen absorbieren kann. Bei gewissen Fällen ist auch eine Behandlung vom Rektum aus möglich.

Wenn es sich um Rezidive handelt, so wird man die soeben besprochenen Apparate auf die neugebildeten Knoten applizieren, und zwar unter beständiger Anwendung von Bleifiltern von ungefähr 2 mm Dicke. Der mit seinem Filter umwickelte Radiumapparat kann bequem mehrere Nächte an der Neubildung appliziert gehalten werden, ohne die Patientin zu stören oder die Schleimhaut speziell zu irritieren.

Zusammenfassend glauben wir, daß uns das Radium wegen der Bequemlichkeit der Technik und der großen Penetrationskraft der Strahlen besser als jedes andere Mittel die größten Dienste leisten und folgende Verwendung finden kann:

1. Stellt es ein Hilfsmittel der Chirurgie dar, sei es nach einer Auskratzung, oder präventiv, kurze Zeit nach einer Exstirpation, oder bei Rezidiven nach einer Hysterektomie;

2. kann es durch seine spezifische reduzierende Wirkung in Fällen wichtig sein, in denen der an sich operierbare Krebs aus anderen Gründen nicht operiert werden darf;

3. endlich vermindert es die Schmerzen, die Sekretionen und Hämorrhagien und erleichtert bis zu einem gewissen Grade die Kranken in inoperablen und hoffnungslosen Fällen; unter seiner Wirkung ist das Karzinom manchmal sogar operierbar geworden.

Fibrome und Uterusblutungen.

Oudin und Verchère kommen in ihrer interessanten Studie zu dem Schluß, daß die Hämorrhagien oder die alten und hartnäckigen Ausflüsse verschwinden und die Tumoren und besonders die sie begleitenden entzündlichen Schwellungen eine gewisse Abnahme zeigen. Sie belegen ihre Arbeit mit mehreren Beobachtungen, von denen wir die folgenden wiedergeben wollen:

„Marie, 36 Jahre alt, Haushälterin. In bezug auf hereditäre Belastung nichts Besonderes. Mit 19 Jahren nur mit Beschwerden menstruiert. Zu jener Zeit ziemlich schwere anämische Störungen, die einen Aufenthalt von 3 Monaten im Spital Laennec veranlaßten. Menses unregelmäßig, sehr schwach und schmerzhaft. Hat sich im 20. Lebensjahre verheiratet. Von da an sind die Menses nicht mehr schmerzhaft und regelmäßig. In 10 Jahren 6 Kinder. Schwangerschaften und Geburten normal.

Seit 18 Monaten Zunahme der Dauer und der Reichlichkeit der Menses, dazwischen Metrorrhagien, die ohne Schmerzen und ohne Kompressionserscheinungen auftreten; Patientin fühlt aber, daß der Bauch allmählich an Umfang zunimmt. Seit 6 Monaten verliert sie beständig Blut; einige Tage lang besteht nur ein leichtes Aussickern, dann folgt wieder Blut in größerer Menge. Die leiseste Anstrengung, die geringste Ermüdung, eine manuelle Untersuchung rufen wahre Hämorrhagien hervor.

19. Mai. — Gegenwärtiger Befund: äußerst anämische Frau mit wachsartiger Gesichtsfarbe, entfärbten, fast blutleeren Schleimhäuten, kalten Extremitäten, bei der geringsten Bewegung Schwindel. Ödem der Extremitäten und oft auch der Augenlider. Der Uterus ist antiflektiert und besonders antivertiert, die Portio liegt sehr hoch, ist kaum zu erreichen, die Öffnung ist nach hinten gerichtet. Der Fundus uteri liegt der Abdominalwand an und geht vier Finger breit über die Symphyse hinauf. In den seitlichen Scheidengewölben sind Massen von der Größe einer Mandarine fühlbar, weniger hart als der zentrale Tumor und wenig schmerzhaft; das ganze bildet einen Block, eine unbewegliche pastöse Masse, deren oberer Rand sich palpatorisch schlecht abgrenzen läßt. Am 20. sollte die Patientin laparotomiert werden und am 19. machten wir unsere erste Radiumapplikation von 15 Minuten[1]). Während des Tages geht immer noch Blut ab, am Abend aber ist der Ausfluß sehr schwach und am folgenden Tag hat er vollständig aufgehört.

24. Mai. — Der blutige und seröse Ausfluß ist vollständig verschwunden. Palpatorisch zeigen sich deutliche Modifikationen des Tumors; der Uterus ist beweglicher, der Fundus scheint weiter von der Abdominalwand entfernt und bei der Palpation weniger leicht erreichbar zu sein.

Am 28. Mai und 9. Juni neuerdings Sitzungen von je 15 Minuten.

19. Juni. — Seit 3 Tagen leicht blutiger Ausfluß, der in der Nacht vom 18. zum 19. spontan aufhörte und am Morgen des 19. vollständig verschwunden war. Die Patientin machte uns darauf aufmerksam, daß sie die Perioden früher jeweilen vom 15. bis zum 20. des Monats hatte. — Sitzung von 15 Minuten. Im Beginn leichtes blutiges Aussickern um das Röhrchen herum, das aber während der Sitzung aufhörte.

Wir sahen die Kranke zum letztenmal am 20. Juli. Seit dem 19. Juni hat sie kein Blut mehr verloren. Der Tumor ist viel beweglicher geworden als er vor der Behandlung war; die Tumoren in den seitlichen Scheidengewölben sind kaum mehr wahrnehmbar. Die Abnahme des Gesamtvolumens und die Beweglichkeit scheinen mehr auf die Resorption der Perimetritis, der entzündlichen, teigigen Schwellung zurückzuführen zu sein als auf das Verschwinden des Fibroms. Der Allgemeinzustand ist ausgezeichnet. — In den ersten Tagen des Septembers ist der Zustand noch gleich. Die Patientin hat im August ihre Menses 5 Tage lang gehabt.“

Im folgenden handelt es sich um einen Fall von Blutungen ohne Fibrom.

„Mme. G....., 35 Jahre alt, verheiratet, kinderlos, fühlt sich zum ersten Male im Mai 1905 krank. Sie wurde uns von Dr. Barthélemy zugeschickt. 4 Jahre vorher hatten sich Metrorrhagien gezeigt; zuerst traten länger dauernde und häufigere Perioden, dann ein beständiger blutiger Ausfluß auf, schließlich konnte Patientin betreffs ihrer Menses keine Angaben mehr machen. Gewöhnlich besteht nur ein leichtes Aussickern, das aber jeden Augenblick, bei der kleinsten Ermüdung oft ohne sichtbare Ursache sich bis zu dem Maße steigert, daß die Patientin während des Tages fünf bis sechs Binden beschmutzt; oft sieht sie sich genötigt, 24 oder 48 Stunden zu liegen.

Im Jahre 1902 wurde eine Auskratzung vorgenommen, worauf der Ausfluß 3 Wochen sistierte; nachher Wiederbeginn desselben. 50 elektrolytische Sitzungen, die nach Aussagen der Patientin sehr kräftig gewesen sein müssen, haben allmählich eine Abnahme und ein Versiegen des Ausflusses herbeigeführt, aber 14 Tage nach der letzten Sitzung war der Ausfluß wieder ebenso stark wie je zuvor. — Seit 18 Monaten haben die Blutverluste nicht einen Tag ausgesetzt, dazu fast beständige Lumbalschmerzen. Trotzdem ist der Allgemeinzustand nicht schlecht. Die Frau ist fett und sieht ziemlich gut aus. Der Uterus ist etwas groß, von Induration ist aber nichts fühlbar;

---

[1]) Der verwendete Apparat bestand in einem Glasröhrchen von 25 mm Länge und 2 mm Durchmesser, das 27 mg Radiumbromid zu 70 Proz. des reinen Produktes enthielt. Das Röhrchen war am Ende eines langen hohlen Aluminiumstäbchens befestigt, das die Form und die Größe einer Uterussonde von 3,5 mm Durchmesser hatte. Nach Angabe der Autoren gab der so hergerichtete Apparat 920 E ab.

kein fibröser Knoten; der Uterus ist eher weich und geht nicht über die Pubes hinauf. Cervix groß, aber nicht außergewöhnlich, keine Ulzeration oder Deviation.

Vom Mai 1905 bis Januar 1906 machte ich 20 Sitzungen mit positiver Elektrolyse, die Sitzungen wurden 20 Minuten lang mit 20 Milliampère, serienweise, 3 bis 7 Sitzungen pro Serie, vorgenommen. Es ist insofern eine Besserung zu konstatieren, als die heftigen Blutverluste stark abgenommen haben; aber ein leichtes Aussickern besteht fort, die Patientin wird der Behandlung überdrüssig und kommt nicht mehr.

Im Oktober 1906, nachdem wir die interessanten Erfolge bei Metrorrhagien bei Fibromen erzielt hatten, schrieb ich an die Patientin und ließ sie kommen. — Seit März war der Ausfluß wieder stärker als je aufgetreten. Am 19., 22. und 26. Oktober machte ich drei Radiumapplikationen von je 10 Minuten Dauer. Von der ersten Sitzung an wurde die Blutung durch den Abgang einer rötlichen wässerigen Flüssigkeit ersetzt, die allmählich immer weniger gefärbt war, am 28. Oktober versiegte, um am 10. November wieder aufzutreten; am 12. und 13. blutiger Ausfluß, der am 15. spontan vollständig aufhörte. — Am 22. November neue Sitzung von 20 Minuten. Vom 9. bis 15. Dezember einige Flecke von gerötetem Sekret. Von da an vollständige Heilung. Die Patientin hatte am 7. Januar ihre Menses, sie dauerten 5 Tage und waren etwas stark. Seither ist sie jeden Monat menstruiert, 5 Tage lang normal, in der Zwischenzeit besteht nicht der geringste Ausfluß. Die Lumbalschmerzen sind verschwunden. Ich habe die Kranke in den letzten Tagen wiedergesehen; der Zustand ist ein vortrefflicher geblieben.

Technik. Der Hohlstab, der das Radium im freien Zustande in einem Glasröhrchen enthält, scheint für die Behandlung der Fibrome am geeignetsten zu sein.

Wir haben zwei Sonden aus Gummi herstellen lassen, die an ihrem Ende mit einem Radiumfirnis überzogen waren; sie waren weich und es schien, als ob so der Durchgang durch gewisse gekrümmte Uteruspartien erleichtert würde. Es war indessen nötig geworden, diese Sonden mit Metallfiltern zu umgeben, nicht nur, um sie zu schützen, sondern namentlich, um die ultrapenetrierenden Strahlen so gut wie möglich isoliert zu bekommen, so daß diese Sonden, die für andere gynäkologische Affektionen nützlich sein können, den für die Behandlung der Fibrome nötigen Bedingungen nicht entsprachen.

Das in die Sonde eingeführte Glasröhrchen soll einen möglichst kleinen Durchmesser haben und im Minimum 1 cg des reinen Radiumsalzes enthalten. Eine größere Menge würde noch bessere Dienste leisten. Man soll die radioaktivsten Röhrchen zur Anwendung zu bringen suchen; mit Hilfe des „Kreuzfeuers", dessen Applikation wir erörtern werden, kann die Aktivität sehr gesteigert werden.

Der Hohlstab soll verschiedene Formen besitzen, um die praktische Tätigkeit zu erleichtern. Einige wird man gerade wählen, anderen die Form der Uterussonde geben und sie in diesem Falle an ihrem Ende abschraubbar machen, um das Glasröhrchen in den aufgerichteten Teil jenseits des Knies einführen zu können. Die Stäbe werden aus Aluminium verfertigt und sollen sowohl in ihrem hohlen Teile als in ihrem äußeren Umfange verschiedene Durchmesser besitzen, je nach der Dicke der Wände. So kann man dann das Glasröhrchen unbedeckt in einen Hohlraum mit dünner oder dicker Wand bringen oder das Glasröhrchen zuerst in eine kleine $^1/_{10}$ bis $^5/_{10}$ mm dicke oder wenn möglich noch dickere Bleischale einschließen und das Ganze in den Hohlstab einführen.

Zwei Arten von Erwägungen führten uns zu diesen verschiedenen Angaben:

1. Man hat oft große Schwierigkeiten, einen Stab in die Uterushöhle einzuführen. Die Fibrome deformieren das Organ häufig; die Uterushöhle ist stark geschlängelt und lang, sie kann 15 bis 20 cm messen. Bei einem Falle, der im Beginne unserer Versuche in unsere Behandlung kam, ging die Uterussonde nicht durch, nur mit einer weichen Sonde passierte man die 15 cm lange Uterushöhle. Wir mußten auf die Behandlung verzichten, da am Radiumfirnis, obwohl er mit einer Kautschukmembran umhüllt war, eine schädliche Reibung stattfand, und da man, weil Metallfilter fehlten, genötigt war, zu häufige und zu kurze Sitzungen zu machen, um entzündliche Reizungen zu vermeiden.

Man muß also verschiedene Formen zur Verfügung haben, um die Passage unter den besten Bedingungen erzielen zu können.

2. Für die Technik sind die ultrapenetrierenden Strahlen zu wählen. Die zu behandelnden fibrösen Gewebe sind dick und dicht; man soll sie so vollständig wie möglich mit sehr harten Strahlen überschwemmen. Mit einer äußeren Strahlenabgabe von 4000 E, die nur aus harten β- und γ-Strahlen bestehen, kann man den Apparat, falls keine Koliken auftreten, jede zweite Nacht liegen lassen und pro Serie fünf bis sechs Sitzungen machen; die Serien werden fünf- bis sechsmal in zehntägigen Intervallen wiederholt.

Bei großen Fibromen sind diese Dosen ungenügend. Man kann aber gleichzeitig durch die Abdominalwand hindurch folgendermaßen eine Wirkung auf den Tumor erzielen:

Ein sehr kräftiger Apparat, mit 2 mm dickem Blei umhüllt, der eine Strahlenmenge von 4000 bis 6000 E durchfiltrieren läßt, wird jede Nacht an einer anderen Stelle fixiert. Mit dieser Methode wird durch das „Kreuzfeuer" eine Kombination der ultrapenetrierenden Strahlen und damit eine beträchtliche Vermehrung der Strahlenintensität in der Tiefe erzielt.

Zusammenfassend vertreten wir den Standpunkt, daß man, falls kein dringender Grund für einen chirurgischen Eingriff besteht, berechtigt ist, einen Versuch mit Radium zu machen. In der Tat sind diese Versuche nirgends mehr angezeigt, denn das Risiko ist gleich Null und die Vorteile können groß sein. In gewissen Fällen hören die Blutungen und der Ausfluß auf; die Tumoren gehen partiell zurück und befreien die Kranken von einem Teile ihrer subjektiven Symptome. Die Geschwülste werden beweglicher und gewissermaßen frei durch Resorption ihrer peripheren entzündlichen Adhäsionen.

Metritiden.

Bei den chronischen katarrhalischen Metritiden ist die Zahl der behandelten Fälle groß genug, um uns zu einigen Schlußfolgerungen über die Zweckmäßigkeit der Radiumtherapie zu berechtigen; die verschiedenen Beobachter stimmen hierin alle miteinander überein. Wenn wir unsere 12 Fälle zu denjenigen unserer Kollegen hinzuzählen, so verfügen wir über ungefähr 30 Fälle, bei denen das Resultat stets interessant und günstig ausfiel. Leider konnten einige nicht lange genug verfolgt und nicht nachkontrolliert werden. Viele waren beweiskräftig, und in diesen Fällen haben die Rückbildungserscheinungen immer ungefähr in gleicher Weise stattgefunden.

Es dürfte schwierig sein, die günstige Wirkung des Radiums auf die Metritiden zu verkennen. Unter dem Einflusse der Strahlen geht das Ektropium zurück, die Hämorrhagien nehmen ab und die Schmerzen verschwinden meistens. Während der Wirkung der Strahlen — vielleicht handelt es sich dabei um eine mechanische Reizung infolge Druck des Instrumentes auf den Uterus — kommt es häufig zu uterinen Schmerzen, zu Koliken, die uns Veranlassung geben können, die Technik zu modifizieren, die Sitzungen kürzer aber häufiger zu machen. Jedenfalls soll man diese Schmerzen wohl unterscheiden von denjenigen, die durch die Metritis bedingt sind; letztere verschwinden nach den ersten Sitzungen. Mehrere Fälle von Metritis schienen einen Monat bis sechs Wochen nach Schluß der Sitzungen völlig geheilt zu sein, und hier hat die Uterussonde gezeigt, daß von irgendwelcher Atresie des Zervikalkanals nichts zu konstatieren war.

Wir führen von den von uns behandelten Fällen von Metritis drei an, die uns beweisend zu sein scheinen; die anderen sind ungefähr in der gleichen Weise zurückgegangen. Der eine von diesen drei Fällen war sehr ausgedehnt (Corpus und Cervix) und hartnäckig; es waren tiefe, entzündliche Infiltration, Blutungen, eitriger Ausfluß und ein bedeutendes Ektropium vorhanden. Wir führen ihn als Typus an, da er sehr intensiv war und ziemlich lange beobachtet werden konnte.

Eine 21 jährige Patientin hat spitze Kondylome um die Vulva herum; daneben kann am 13. Juni 1906 eine sehr starke Metritis konstatiert werden. Der Cervix ist äußerst groß und derb und fast ganz von einer gewucherten roten Masse bedeckt. Die Basis ist hart, und zwar so, daß man einen Moment an einen Schanker der Portio hätte denken können. Es handelt sich um ein beträchtliches Ektropium. Die ganze Schleimhaut blutet leicht: es kommen übrigens häufig Blutungen vor. Die Uterussonde dringt mehr als 7 cm vor. Die Scheidengewölbe sind mit schleimigem Eiter bedeckt und aus dem Muttermund entleeren sich reichlich schleimig-eitrige und jauchige Massen. Es bestehen Schmerzen im Abdomen, ebenso sind die Menses äußerst schmerzhaft. Nach Angabe der Patientin besteht die Affektion schon über ein Jahr.

Es handelt sich hier um einen jener hartnäckigen und sehr ungünstigen Fälle, bei denen eine Auskratzung unbedingt angezeigt zu sein scheint. Trotzdem entschließen wir uns, auf jeden chirurgischen Eingriff zu verzichten und zuerst die Wirkungen des Radiums zu erproben.

Wir verfügten damals (es war vor der Eröffnung des Radium-Laboratoriums) über einen Apparat mit zylindrischem Stabe vom gleichen Typus und von der gleichen Form wie Nr. 10 unserer Tabelle (Nr. 6 Seite 6), nur enthielt der Radiumfirnis auf einer Länge von 2 cm ein reines Salz. Dieser sehr kräftige Apparat wurde mehr oder weniger tief in die Uterushöhle eingeführt, so daß die entzündete Schleimhaut in ihrer ganzen Ausdehnung bestrahlt wurde. Zur Behandlung des Ektropiums benutzten wir Apparat Nr. 5 (S. 6), der ebenfalls ein reines Salz enthielt, dessen Oberfläche aber kleiner war als die Ausdehnung des Ektropiums. Indem wir denselben einige Millimeter entfernt hielten und ihn leicht verschoben, konnten wir die ganze Oberfläche bestrahlen. — Am 14. und 19. Juni wird der stabförmige Apparat während 20 Minuten appliziert. Die Sitzungen von 20 Minuten Dauer mit dem quadratischen flachen Apparate werden am 21. Juni begonnen. Schon damals sah das Ektropium blasser aus, es hat sich zurückgezogen und ist etwas kleiner geworden; der Cervix hat ein verändertes Aussehen bekommen und blutet weniger leicht. Im Verlaufe der Sitzungen sind einige Uteruskoliken aufgetreten. Eine doppelte Applikation von 20 Minuten in der Uterushöhle und im Zervikalkanal findet noch am 21. und 26. Juni statt. Am 28. Juni ist an der Oberfläche des sehr stark reduzierten Ektropiums eine weißliche, wenig adhärente Pseudomembran sichtbar, die sich mit Watte leicht beseitigen läßt. Am 11. August ist die Wucherung an der vorderen Lippe vollständig verschwunden, die Schleimhaut des Muttermundes scheint an dieser Stelle gesund zu sein. An der hinteren Lippe hat das Ektropium beträchtlich abgenommen, in der Mitte besteht aber noch eine kleine Rötung von der Größe einer Linse, die mit dem Muttermund im Zusammenhang steht. Die Uterussonde kann leicht eingeführt werden, ohne daß eine Blutung entsteht. Die Portio hat ein völlig verändertes Aussehen angenommen, Konsistenz und Form sind fast normal. Seit einem Monat ist keine Blutung mehr aufgetreten; der Ausfluß ist noch nicht vollständig beseitigt, aber er ist schleimig, hell und spärlich geworden.

2 Monate später befindet sich Patientin in einem ausgezeichneten Zustand. Die Portio sieht normal aus; die kleine Erosion an der Hinterlippe besteht noch, hingegen sind der Ausfluß, die Schmerzen und das Gefühl der Schwere verschwunden.

Wir halten diese Resultate nach verschiedenen Richtungen für sehr wichtig. Diese Applikationsdauer von 80 Minuten in der Uterushöhle, von 60 Minuten im Zervikalkanal, auf drei bis vier Sitzungen im Verlaufe von zwölf Tagen verteilt mit durchschnittlich dreitägigem Intervall, stellt eine Wirkungskraft dar, die auf gesunder Haut bei derselben hohen Radioaktivität eine heftige Entzündung ausgelöst hätte. Die Gesamtstrahlenmenge kam hier zur Verwendung, da die Strahlen von schwacher Penetrationskraft nicht zurückgehalten wurden. Die Uterusschleimhaut hat aber vollkommenen Widerstand geleistet, sie hat sich zurückgebildet ohne sichtbare ulzeröse Entzündung und ohne spätere Reaktionserscheinungen.

Bei Anlaß dieses Falles wollten wir die Resistenz der Schleimhaut experimentell prüfen. Bei den vorher behandelten Fällen haben wir ein mit einer Kautschukhülle umgebenes Aluminiumblättchen von $^1/_{100}$ mm Dicke eingeschoben und seither immer die α- und die weichen β-Strahlen ausgeschaltet, selbst wenn wir die Gesamtstrahlen verwendet hatten.

Die kongestionsbeseitigende und hämostatische Wirkung waren bei allen unseren Beobachtungen sehr deutlich. Betreffs der subjektiven Symptome konnte eine rasche Abnahme des abdominalen Schweregefühls konstatiert werden, auch wenn sich während der und einige Stunden nach den Sitzungen Koliken bemerkbar gemacht hatten.

Die zwei folgenden Fälle bilden eine Bestätigung der soeben angeführten Beobachtung:

Eine 25jährige Patientin leidet im Mai 1905 an einem chronischen Zervikalkatarrh mit beträchtlichem Ektopium. Wir wenden den gleichen Apparat an wie im vorhergehenden Falle, umhüllen ihn aber mit einem Aluminiumblättchen von $^1/_{100}$ mm Dicke und machen damit drei Touren, so daß die Dicke $^3/_{100}$ mm beträgt; das ganze ist in eine Gummimembran eingeschlossen und darin fixiert. Für das Ektropium wenden wir den quadratischen Apparat Nr. 5 direkt ohne Filter an.

In 19 Tagen wurden im Zervikalkanal 6 Sitzungen von je 20 Minuten, am Ektropium 4 von der gleichen Dauer gemacht. Es trat eine rasche Besserung ein und einen Monat nach der letzten Sitzung konnte man das Verschwinden des Katarrhs und des Ektropiums, mit Ausnahme einer kleinen Stelle an der Hinterlippe, konstatieren. Die Portio bekam wieder ihre normale Konsistenz und hatte keinen Schaden genommen. Das Zurückbleiben einer kleinen Erosion an der Hinterlippe findet sich fast bei allen Fällen, bei denen das Ektropium bedeutend war. Die Schleimhaut bietet an dieser Stelle eine schwache Resistenz dar, und wir haben das Bestehenbleiben dieser kleinen Erosion oft feststellen können. Die übrige Schleimhaut befindet sich aber wenigstens anscheinend in einem so guten Zustande, daß man die Erosion für bedeutungslos halten kann.

Im Folgenden berichten wir über einen Fall, bei dem der Firnis des Uterusapparates im ganzen 9 cg Radiumsalz mit einer ursprünglichen Aktivität von 500000 E enthielt.

Die Uterussonde läßt sich nicht leicht über den Zervikalkanal hinaufführen, das Ektropium bedeckt die ganze Hinterlippe, die Portio ist groß und derb. Es besteht das Gefühl von Schwere im Abdomen. Der schleimige Ausfluß ist ziemlich reichlich, aber wenig jauchig. Wir stellen die Diagnose auf eine auf den Cervix lokalisierte Metritis. Da in diesem Fall das Endstück des Stieles keine nützliche Verwendung findet, wird es losgeschraubt und es werden der schalenförmige Teil und das erste Stück des Stieles allein angewendet. Nach Umhüllung mit $^3/_{100}$ mm Aluminium und einer dicken Kautschukmembran wird der Apparat mit Hilfe langer Pinzetten an der Verlängerung des Stieles, welche auf der Rückseite der Schale sichtbar ist, gefaßt und kann leicht durch das Speculum in den Zervikalkanal eingeführt werden; die Schale liegt dem Muttermund an. Wir haben entsprechend der vorderen Muttermundslippe unter die Kautschukmembran ein Stück Blei von $^1/_{10}$ mm Dicke eingelegt, um die nicht kranke Partie zu schützen.

Es wurden 5 Sitzungen von 20 Minuten Dauer mit Intervallen von je 1 Tag gemacht. Nach 6 Wochen schien die Metritis verschwunden zu sein. Die vor der Behandlung bestehenden Symptome sind alle gewichen und die Rückbildung vollzog sich ohne Irritation oder sichtbare Entzündung.

Diese Resultate haben durch fast alle unsere Beobachtungen eine Bestätigung erfahren.

Die folgenden Fälle danken wir den Herren Emery und Lacapère.

Die mit Metritis behafteten Kranken, die in Saint-Lazare mit Radium behandelt wurden, schienen sich fast immer gebessert zu haben; einige von ihnen konnten nicht lange genug in der Abteilung behalten werden, als daß man sich genügend Rechenschaft über die Folgen hätte geben können. Im allgemeinen schienen die Besserungen hauptsächlich vier bis sechs Wochen nach der Behandlung aufzutreten, und die Patienten, die wir später wieder zu sehen Gelegenheit hatten, sind vollständig geheilt geblieben. Die Apparate stammten aus dem biologischen Radiumlaboratorium.

„Eine 22jährige Kranke leidet an einer Zervikalmetritis mit schleimigem Ausfluß und einer leichten Ulzeration. Am 11. Juni 1908 wird eine erste Sitzung mit einem mit Kautschuk umhüllten radiumtragenden Stäbchen von 3 cm Länge gemacht, was die Ausstrahlung auf die Aktivität von ungefähr 4000 E reduziert (Beaudoin). Die Sitzungsdauer beträgt 24 Stunden. Daneben Injektionen von Kalium permanganicum. An den folgenden Tagen werden unter den gleichen Bedingungen 5 weitere Sitzungen gemacht. Am 10. Juli hatte die Metritis schon bedeutend abgenommen."

„In einem Fall von schleimig-eitriger Metritis bei einer 25jährigen Kranken ist die Portio entzündet, groß und ektropioniert. Die Radiumsitzungen werden am 19. Juni 1908 mit einem mit Kautschuk umwickelten zylindrischen Stab von 2,5 cm Länge vorgenommen, der 2 cg Radiumsulfat von 50000 E enthält. Der Stab bleibt 24 Stunden liegen. Für die drei folgenden Sitzungen wird ein Apparat von 100000 E verwendet. Am 20. Juli besteht nur noch ein sehr schwacher Ausfluß, die Muttermundslippen zeigen noch Granulationen, sehen aber im übrigen sehr gut aus."

„Bei einer eitrigen Metritis macht man vom 22. Juni an Sitzungen mit dem Stab von 100000 E, der mit einer dünnen Kautschukmembran umhüllt ist. Applikationsdauer 24 Stunden. Zuerst wurden 4 Sitzungen mit dreitägigen Intervallen gemacht, nachher 2 Sitzungen mit Intervall von einer Woche. Nach Verlauf eines Monats ist der Ausfluß verschwunden."

„Wegen einer Metritis des Cervix mit Ektropium und serös-eitrigem Ausfluß wird am 19. Juni mit Radiumapplikationen begonnen; ein Stab von 500000 E mit Kautschukhülle wird 24 Stunden liegen gelassen. Es werden 5 Sitzungen in dreitägigen Intervallen gemacht. Am 10. Juli bemerkenswerte Besserung; Fluor sehr gering. Die Ulzeration (Ektropium), die nicht mit dem radiumtragenden Stabe in Berührung kam, ist nicht modifiziert. Am 19. Juli ist die Kranke geheilt; bei wiederholten Nachuntersuchungen konnte nichts von Rezidiv konstatiert werden."

Technik. Der Uterusapparat erfüllt die verschiedenen Bedingungen, welche für die Behandlung der Metritiden nötig sind. Seine Vorteile sind leicht zu verstehen. Wir wollen nicht weiter darauf eintreten. Interessant und schwer zu formulieren ist die Frage nach der Wahl der Radioaktivität. Im allgemeinen tut man am besten so zu verfahren, daß keine Irritation der Schleimhaut oder wenigstens nur leichte Irritationen ausgelöst werden. Drei Mittel stehen uns zur Verfügung, um zu diesem Resultate zu gelangen:

1. Man wird Stäbe anwenden, die mit einem schwachen Radiumsalz bedeckt sind (50000 oder sogar 30000 E.). Diese Radioaktivitäten, von denen man die α- und weichen β-Strahlen mittels Hüllen und leichten Filtern von 0,01 bis 0,05 mm Aluminium ausschalten wird, läßt man 4 bis 6 Stunden auf 5 Tage verteilt mit je einem Tag Intervall einwirken.

2. Man wählt Salze von sehr starker Intensität (500000, unter Elimination der α- und weichen β-Strahlen) und läßt sie 5 bis 10 Minuten in Kontakt, und zwar 5 bis 6 mal mit eintägigen Intervallen.

3. Endlich können diese letzteren kräftig wirkenden Salze unter Verwendung von $^1/_{10}$ bis $^5/_{10}$ mm dicken Blei- oder Silberfiltern zweimal je 5 Stunden mit einem Intervall von 2 Tagen appliziert werden.

Das sind die Methoden, welche die besten Resultate zu geben scheinen.

Um zum Schlusse zu gelangen, glauben wir, daß die Verwendung des Radiums bei den Metritiden, diesen hartnäckigen und durch ihre Hartnäckigkeit sehr störenden Affektionen, denen wir zu oft machtlos gegenüberstehen, sehr angezeigt ist; in gewissen Fällen scheint es sogar das wirksamste Mittel darzustellen, das wir besitzen.

Chronische Urethritiden.

Die Resultate der Herren Oudin und Verchère bei der Urethritis der Frau waren unbeständig. Wir glauben nach unsern eigenen Versuchen, daß man mit sehr kräftigen Strahlen vorgehen muß, allerdings nur sehr kurze Zeit, wie wir das bei der Technik der Ekzembehandlung angegeben haben. Die längere Dauer reizt mechanisch die Schleimhaut. Ein Stab von großer Radioaktivitätskraft, der mit einer ziemlich dicken Kautschukmembran bedeckt ist, behufs Eliminierung der α- und weichen β-Strahlen und der 5 bis 6 mal mit eintägigen Intervallen je 2 bis 3 Minuten appliziert gehalten wird, dürfte die Bedürfnisse der Technik am besten erfüllen.

Die chronische Urethritis ist so hartnäckig und mit den gewöhnlichen therapeutischen Mitteln so schwierig zu heilen, daß radiumtherapeutische Versuche gerechtfertigt sind.

Durch Verwendung des Radiums bei anderen uro-genitalen Affektionen haben wir ebenfalls interessante Resultate erzielt; wir wollen indessen auf diese vereinzelten Fälle nicht näher eingehen. Es handelte sich unter anderem um den Schwund einer Anhäufung von spitzen Kondylomen im untern Teil der Vagina (eine Analogie zu dem, was wir auf Seite 243 über die spitzen Kondylome gesagt haben); um einen Fall von Ulcus chronicum vulvae (esthiomène), der sehr deutlich gebessert wurde, nachdem verschiedene andere Behandlungsmethoden versagt hatten; um einen Fall von chronischem Ulkus, wahrscheinlich gonorrhoischen Ursprungs, bei dem ebenfalls eine wesentliche Besserung erzielt wurde.

Aus der Summe dieser Ergebnisse folgt, daß die Radiumbehandlung in der Gynäkologie, obwohl sie erst im Beginne ihrer Entwicklung steht, ihre Bedeutung schon genügend bewiesen hat, um sehr ernstlich in Betracht gezogen zu werden. Wir glauben, daß ihr eine große Zukunft beschieden sein werde.

Eigenschaften und Vorteile, die der Radiumtherapie eigentümlich sind.

Eine Wissenschaft ist erst dann fest begründet, wenn sie im Besitze exakter Forschungsmethoden ist, und eine genaue Vorstellung davon kann man sich nur dann machen, wenn man das von ihr benutzte Verfahren kennt. Gerade um der Radiumtherapie einen wirklich wissenschaftlichen Charakter zu verleihen, waren wir von Anfang unserer Untersuchungen an bestrebt, die Methoden und die Dosierungen genau zu bestimmen. Heute können wir sagen, daß dieser Zweig der physikalischen Therapie zum Teil definitiv aus dem Stadium des Tastens und des Empirismus, in dem er sich vorher befand, herausgetreten ist.

In physikalischer Hinsicht sind wir im Besitze bekannter analysierter Energien; wir kennen die uns zur Verfügung gestellten Strahlen quantitativ und qualitativ. In klinischer Beziehung sind uns die Handhabung der Apparate und die Dosierungen bekannt, die nötig sind, um diese oder jene Erfolge zu erzielen. Allerdings sind diese Begriffe nur in ihren allgemeinen großen Linien scharf umschrieben; die Erfahrung, der klinische Sinn und die Geschicklichkeit der Radiumtherapeuten spielen immer eine sehr große Rolle und geben bei den Details den Ausschlag. Hier wie bei jeder andern Therapie hängen die beste Verwertung des Mittels und der Erfolg von den individuellen Eigenschaften des Praktikers ab.

Zum Schlusse möchten wir die hervorragendsten Eigenschaften der Radiumtherapie, die ihre Eigenart bedingen, nochmals kurz analysieren, um sie noch mehr hervortreten zu lassen.

1. Selektive Wirkung. Die Radiumstrahlen haben eine spezifische Wirkung auf gewisse krankhafte Gewebe, unter anderem auf die Epitheliome, die Angiome, die Keloide, die Ekzeme usw.; sie können diese je nach der Dosierung modifizieren, ohne sie zu irritieren oder in Entzündung zu versetzen, indem sie den pathologischen Prozeß der Heilung entgegenführen. Diese Wirkung kommt nicht nur bei leicht zugänglichen Läsionen zustande, sondern auch dann, wenn sie in einer gewissen Tiefe liegen. So kann z. B. eine subkutane maligne Neubildung günstig beeinflußt werden, ohne daß die Haut eine Reizung erleidet.

2. Irritierende („revulsive") Wirkung zu therapeutischen Zwecken. Durch Modifikation der Dosierung wird es möglich, sowohl an der Oberfläche als in der Tiefe unter Mitbeteiligung der Oberfläche, eine Entzündung verschiedenen Grades zu bewirken, die zur Destruktion führen kann.

Diese therapeutische Wirkung der Strahlen (Gesamtstrahlen oder ultrapenetrierenden Strahlen) ist in vielen Fällen sehr nützlich; sie ist speziell charakterisiert durch gute, die erkrankten Gewebe ersetzende Gewebe. Man muß aber ihre Anwendung auf das nötige Maß zu beschränken wissen, denn eine Irritation muß jedesmal vermieden werden, wenn sie das kosmetische Resultat oder die spätere Evolution der neugebildeten Gewebe ungünstig beeinflussen könnte.

3. Die Verwendung der α- und β-Strahlen. Das Radium ist das einzige physikalische Agens, das uns gegenwärtig die Möglichkeit gibt, diese Strahlen praktisch zu verwenden. Ihre therapeutische Wirkung tritt sehr deutlich bei der Behandlung gewisser oberflächlicher Läsionen (Ekzem) hervor. Diese Strahlen üben je nach der Dosierung und nach der Natur der Gewebe bis zu einem gewissen Grade eine selektive Wirkung aus; sie sind nicht ausschließlich irritierend („revulsivisch").

4. Penetrationskraft der harten β- und der γ-Strahlen. — Ihre Verwendung. Die harten β- und γ-Strahlen haben den doppelten Vorteil, mit oder ohne Filtrierung verwendet werden zu können. Im letzteren Falle (Gesamtbestrahlung) kann man mit Hilfe verschiedener Methoden („Kreuzfeuer", kurze und häufig wiederholte Sitzungen usw.) ihren geringen quantitativen Wert kompensieren und in der Tiefe eine genügend starke radioaktive Kraft anhäufen, ohne daß die wenig penetrierenden Strahlen die Oberfläche irritieren.

Mittels verschiedener Filter gelingt es, eine Auswahl der harten β- und der γ-Strahlen zu treffen, sie von den wenig penetrierenden Strahlen zu isolieren und so je nach den Fällen ihre destruktiven oder speziellen selektiven Eigenschaften zu verwenden.

Durch lange dauernde Applikationen gelangt man dazu, ihre quantitative Schwäche zu kompensieren, ihre Energie zu kumulieren und so eine Tiefenwirkung zu ermöglichen. Das erklärt uns, daß, wenn die zu behandelnden Gewebe ein „geeignetes Terrain" darstellen und in der Tiefe sitzen, sie von den Strahlen günstig beeinflußt werden können, ohne daß die Oberfläche eine Veränderung erleidet.

Diese Eigenschaften sind der Radiumtherapie eigentümlich. Ihre praktische Bedeutung resultiert zum großen Teil aus folgenden zwei Vorzügen: Bequemlichkeit der Behandlung und Geschmeidigkeit der Apparate.

Die spezifische Wirkung gibt uns die Erklärung für die Möglichkeit einer heilenden Wirkung an der Oberfläche ohne notwendige Irritation.

5. Bequemlichkeit. Die Bequemlichkeit der Applikation gestattet lange dauernde Sitzungen. Die Leichtigkeit, mit der die Apparate transportiert werden können, das Fehlen jeden Zwanges und aller geräuschvollen Apparate sind wichtige Momente bei der Behandlung der kleinen Kinder, der Greise, der ängstlichen oder gebrechlichen Kranken.

6. Anpassungsvermögen. Diese Eigenschaft umfaßt die Leichtigkeit der Anpassung der Apparate an die verschiedenen Körpergegenden, die große Mannigfaltigkeit der Modalitäten und der technischen Kombinationen. Möge man die Hanfgewebsstücke mit Radium, die Röhrchen oder die metallischen Apparate mit Firnis verwenden, die Kraft jedes Apparates kann unendlich variieren je nach dem Gewicht des verwendeten Salzes, dem Gehalte dieses Salzes an reinem Radium und der Form der Apparate.

Wir wollen beispielsweise nochmals einige der möglichen Kombinationen anführen und als Typus den Apparat 1 wählen. Mit diesem Apparate kann man, je nachdem man ihn unbedeckt oder mit einer Reihe von Filtern versehen anwendet, oder ihn mehr oder weniger lange Zeit in Kontakt mit den Geweben läßt, folgende Effekte erzielen:

a) Wirkung hauptsächlich auf die Oberfläche ohne Irritation.

α) Oberflächliche Läsionen (Ekzeme, Neurodermitis usw.). Applikation des unbedeckten oder mit einer feinen Kautschukmembran versehenen Apparates.

Dauer: 1 bis 3 Minuten, 3 Tage nacheinander, in Intervallen von je einer Woche 3 bis 4 mal zu wiederholen.

β) Etwas tiefergreifende Läsionen (starke Lichenifikationen usw.). Der Apparat wird mit $^4/_{100}$ bis $^8/_{100}$ mm dickem Aluminium, 5 Blättchen Papier und einer Kautschukmembran bedeckt.

Dauer: 3 bis 6 Minuten 5 Tage nacheinander, in Intervallen von einer Woche je nach der Dicke der behandelten Gewebe mehr oder weniger häufig zu wiederholen.

γ) Läsionen, bei denen man mehr in die Tiefe wirken muß (Oberflächliches Karzinom, Keloid). Apparat mit $^1/_{10}$ mm Blei, 10 Blättchen Papier und Kautschukmembran bedeckt[1]).

Dauer: 2 Stunden auf 8 Tage verteilt, nach achttägigem Intervall zu wiederholen.

b) Oberflächenwirkung mit Zerstörung (Oberflächliches Karzinom, Pigmentnaevus usw.). Applikation des Apparates ohne Filter oder mit Aluminiumfilter von $^1/_{100}$ bis $^5/_{100}$ mm Dicke.

Dauer: 3 aufeinanderfolgende Stunden oder 4 Stunden in 4 Tagen je 1 Stunde pro Tag.

c) Tiefenwirkung ohne Irritation der Oberfläche (Keloide, Karzinome usw.). Filter von $^5/_{10}$ mm Blei.

Dauer: Je 1 Stunde 3 Tage nacheinander, nach einer Woche die Serie zu wiederholen.

Filter von 1 mm Blei.

Dauer: 3 Stunden 6 Tage nacheinander oder 12 Stunden in einer Sitzung.

Filter von 2 mm Blei (Krebse in der Tiefe, z. B. der Brust).

Dauer: Ungefähr 70 Stunden, alle 2 Tage 10 bis 12 Stunden.

Filter von 3 mm Blei.

Dauer: 150 Stunden, 10 Stunden alle 2 Tage.

d) Tiefenwirkung mit Irritation der Oberfläche (Krebs, der die Cutis betrifft und eine ziemlich tiefe Basis hat). Filter von 1 mm Blei.

Dauer: 62 Stunden nacheinander.

---

[1]) Wir haben in unserer Arbeit oft von Filtern gesprochen, ohne das Hinzufügen der Papierblättchen und der Kautschukmembran zu erwähnen. Wohlverstanden ist letztere immer vorhanden, und nur um Wiederholungen zu vermeiden, haben wir sie nicht immer wieder speziell erwähnt.

Diese verschiedenen Eventualitäten zeigen, wie vielfach derselbe Apparat verwendet werden kann, erschöpfen aber keineswegs die Zahl der möglichen Kombinationen. Sie sind überdies nur approximativ, denn sie variieren je nach der Natur der Läsionen und je nachdem die ganze Oberfläche des Apparates oder nur ein Teil derselben verwendet wird.

Fügen wir zu diesen zahlreichen Eventualitäten noch diejenigen hinzu, welche aus den Kombinationen der Apparate z. B. nach der Methode des „Kreuzfeuers" oder nach der Methode der Einführung der Röhrchen oder Injektionen resultieren, so wird man zugestehen, daß der Ausdruck „Anpassungsvermögen", den wir dem radiumtherapeutischen Instrumentarium beigelegt haben, durchaus gerechtfertigt ist.

7. Einführung des Radiums in die Gewebe. Endlich kann man dank der Löslichkeit des Radiums und dank der Leichtigkeit, mit der sich dieser Körper mit verschiedenen Substanzen mischen läßt, in das Innere der Gewebe und des Organismus radioaktive Energie nicht nur in Form von Strahlen, sondern auch von Emanation einführen. Es steht da der Radiumtherapie ein weites Feld offen, auf das gegenwärtig keine andere Substanz als das Radium Anspruch machen kann.

Man sieht, wie vollständig die neue Waffe ist, über die wir verfügen, und wie verschiedene Modalitäten sie ermöglicht; man soll sie unter den verschiedenen Formen anzuwenden verstehen und sich wohl hüten, ihre Benutzung auf eine Form beschränken zu wollen.

Wenn wir am Schlusse unserer Arbeit auf diese verschiedenen Eigenschaften und Vorteile einen besonderen Nachdruck gelegt haben, so geschah dies deshalb, weil diese zusammen ein Ganzes bilden, das der Radiumtherapie innerhalb der allgemeinen Therapie eine definitive und schon jetzt bedeutende Sonderstellung zuweist.

Anmerkung von Wickham.

Wir möchten am Ende dieser Arbeit, nach einer Erfahrung von weiteren 8 Monaten, in denen wir wieder zahlreiche und verschiedene Krankheiten behandelt haben, wiederholen, was wir am Ende des Abschnittes über Karzinome gesagt haben.

Die Radiumtherapie kann uns große Dienste leisten, und es steht ihr eine bedeutende Zukunft bevor, die in dem Maße an Bedeutung zunimmt, wie die Apparate an Kraft gewinnen; dies aber nur unter der Bedingung, daß unsere Studien frei bleiben von den Übertreibungen, die sich zuweilen zeigen, wenn es sich um eine neue Therapie mit großen Vorzügen handelt; unsere Untersuchungen müssen stets mit Klugheit und Mäßigung und mit einem gesunden wissenschaftlichen Skeptizismus vorgenommen werden.

Sachregister.

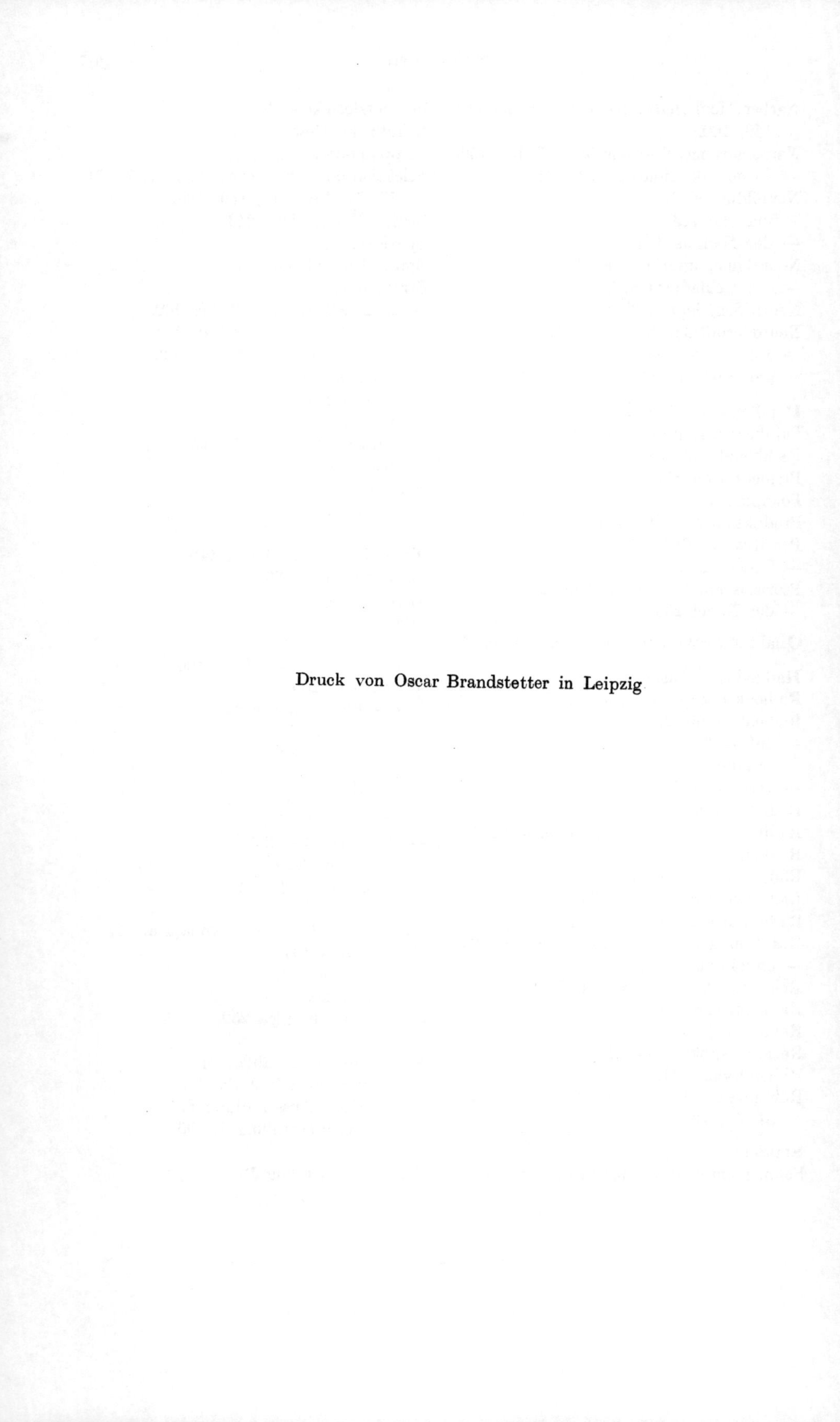

Druck von Oscar Brandstetter in Leipzig